DICTIONNAIRE

DE

LA CONSERVATION

DE L'HOMME.

DICTIONNAIRE

DE

LA CONSERVATION

DE L'HOMME,

OU D'HYGIÈNE, ET D'ÉDUCATION

PHYSIQUE ET MORALE.

Ouvrage élémentaire et à la portée de tous les citoyens; dans lequel on s'applique à détruire les préjugés, à fournir des précautions utiles aux différens états de la société, et à donner des avis pour les accidens qui exigent les plus prompts secours.

Par L. C. H. MACQUART,

Médecin de Paris, ancien médecin de la Marine, membre des sociétés de médecine, d'histoire naturelle, et philomatique de Paris, de celles de la Rochelle, Hesse-Cassel, et professeur d'histoire naturelle du département de Seine et Marne.

De l'ignorance et des préjugés, naissent presque tous nos maux.

TOME PREMIER

A PARIS,

Chez BIDAULT, libraire, rue Haute-feuille, n° 10.

AN VII DE LA RÉP.

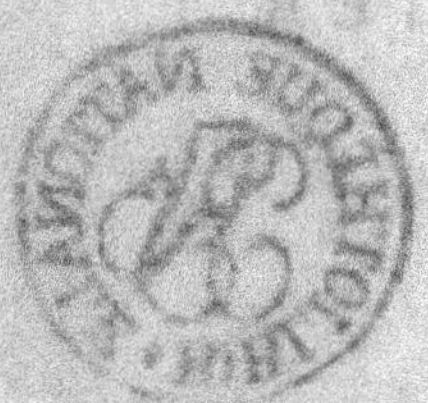

AVANT-PROPOS.

S'il est vrai que de tous les biens, le plus précieux est la santé, qu'il vaut mieux la conserver présente, que la rappeller absente, ou prévenir les maux, que les guérir, s'il ne l'est pas moins, que l'inobservation et l'ignorance des loix de la conservation de l'homme ou de l'hygiéne, ont suffi pour précipiter au tombeau une foule de malheureuses victimes, on conviendra qu'il n'est point d'objet d'une importance plus grande que celui qui nous occupe, puisqu'il tend à assurer un bonheur sans lequel s'évanouissent tous les avantages de la vie.

Il est de notre devoir de chercher, par tous les moyens, à enchaîner l'imprudence, la témérité et l'ignorance forcée du peuple, la légèreté, l'insouciance et les excès du riche.

Nous croyons donc nécessaire avant tout, de donner à chacun le degré d'instruction qui lui convient, pour que tous deviennent vigoureux, sages, sobres, tempérans, prudens et vertueux; et que faire pour y parvenir? fixer seulement l'attention sur des principes d'une évidence frappante, sur des préceptes aussi simples que sages, sur des préjugés qui pâlissent devant le jour de la raison.

Mais comment se fait-il que de si puissans motifs, soient si souvent méconnus, et qu'ils n'ayent pu déterminer la plus grande partie des hommes, à s'astreindre à cette sagesse de régime qui peut en tout tems les soustraire à la foule des maux qui entravent si douloureusement leur existence? C'est qu'ils se laissent facilement entraîner par les plaisirs du moment, c'est que combinant mal leurs intérêts, ils se livrent, sans réflexion, à l'impulsion qu'ils reçoivent de leurs passions dominantes.

Il résulte de ce que nous venons de dire, que relativement à cet objet, la médecine et la philosophie doivent se montrer des compagnes inséparables. Cicéron étoit si persuadé de cette vérité qu'il disoit : *Sapientiæ cognitionem, medicinæ sororem ac contubernalem esse puto.* Comment persuader fructueusement aux hommes ce qu'il faut faire pour obtenir la force et la santé, si l'on n'a pas l'adresse de bien apprécier en quelque sorte la constitution de leurs ames!

Il faut convenir que tout ce qui entre dans la tête de l'homme, et dans son estomac, est également du ressort de sa conservation. Car si les alimens sont de mauvais choix, si l'estomac ne fait pas bien sa fonction, bientôt le cerveau pâtit, et l'intelligence souffre ; de même, si de violens chagrins viennent à troubler l'ordre moral, sur-le-champ le cerveau, l'estomac, et les digestions se dégradent sensiblement.

Ainsi les maladies de l'ame désorganisent le corps, et celles du corps désorganisent l'ame : ainsi la morale et l'hygiène doivent marcher d'un pas égal à la conservation des hommes, pour éloigner les accidens, qui sont la suite, ou des passions mal dirigées, ou du mauvais régime.

Cet objet d'une importance majeure, doit nécessairement éveiller la sollicitude de quiconque a reçu de la nature un sens droit, et quelques principes d'éducation ; et en effet quel plus grand avantage que celui d'arriver par la connoissance de soi-même, soit au physique, soit au moral, à reconnoître un juste régulateur de la conduite, qui ne composant jamais avec les passions, ne s'écarte pas de la ligne tracée, ni dans l'un, ni dans l'autre cas.

L'orateur Romain a donc encore droit de dire : *Omnes homines artem medicam nosse oportet, et ex his maximè eos qui eruditionis ac eloquentiæ, cognitionem habent.*

Indépendamment de l'utilité personnelle qui

résulte de ces connoissances utiles , elles deviendront encore précieuses pour la société : car les personnes instruites , conseilleront celles qui ne le sont pas ; celles qui seront charitables , verront naître mille occasions d'exercer leur bienfaisance. Les parens y trouveront la loi impérieuse de donner le bon exemple à leur famille. Ils sauront encore , faire apprécier aux bonnes gens crédules , qui les entourent, cette foule d'assassins à brevet, bien plus dangereux que ceux des grands chemins, puisqu'on se méfie des uns , et qu'on se confie aux autres.

Ce n'est pas sans une vive douleur , que nous voyons avec quelle audace une foule de charlatans , grossiers et ignorans , inonde les villes et les départemens. Elle ose même attenter à l'existence des citoyens jusques sous les yeux des autorités constituées. La vie du peuple est-elle donc si peu de chose qu'on permette ainsi d'en disposer impunément, tandis que des médecins , aussi honnêtes qu'instruits , se font un devoir d'accueillir, sans intérêt , l'indigence souffrante , et de lui prodiguer des avis infructueusement salutaires ?

Il est bien tems qu'on fasse droit aux réflexions solides de ces hommes intègres , qui ont prouvé par leurs lumières et leurs écrits , combien étoit dangereuse pour la société, cette race

infernale d'empoisonneurs publics ; il est tems
que des loix sévères deviennent répressives d'aussi
crians abus. Le peuple est trompé , et l'humanité de ses représentans ne peut trop tôt le soustraire à l'ignorance et à la cupidité de ses plus
cruels ennemis.

Nous faisons assez connoitre au mot *hygiène*,
et dans le cours de ce Dictionnaire, les avantages que cette science peut procurer à la société ; il ne nous reste plus qu'à communiquer
ici les motifs particuliers qui nous ont déterminé
à la rédaction de cet ouvrage.

Quoique les règles de l'hygiène soient simples et faciles à saisir , l'expérience journalière
apprend que les hommes ont besoin d'être sol-
licités pour les mettre en pratique : on veut bien
convenir de leur utilité , mais les recherches
qu'elles nécessitent dans beaucoup de circonstances , et la difficulté d'avoir sous sa main l'objet dont on a des raisons de s'instruire , ne laissent pas de favoriser l'insouciance et la paresse
naturelle.

Nous avons donc cru qu'un ouvrage qui pré-
viendroit en quelque sorte les désirs , en offrant
sans retard ce qu'il importe de savoir, auroit l'a-
vantage de convenir aux personnes les moins
instruites.

L'ordre alphabétique est sans doute le plus propre à remplir ces intentions, et aura au moins l'utilité qu'offrent les autres dictionnaires pour s'é- clairer commodément: et si de toutes les parties des connoissances humaines, celle-ci est une des plus importantes, elle mérite bien la même fa- veur.

Nous y avons encore été engagés par la mul- tiplicité des objets que renfermoit notre plan. En effet, non-seulement nous avons réuni tout ce qu'il importe le plus de savoir, relativement à l'air, aux alimens, aux vêtemens, aux habi- tations, à l'exercice ou mouvement, au repos, au sommeil, aux sécrétions, et aux excrétions, aux tempéramens, et aux moyens de leur con- server un juste équilibre par le régime, l'exer- cice, etc. Mais encore persuadés de la grande influence du physique sur le moral, et récipro- quement, surtout relativement aux passions de l'homme, à ses sensations et à son éducation, nous avons donné à ces points une extension plus grande qu'on ne l'a fait jusqu'ici dans les ouvrages de cette nature.

Nous nous sommes fait un plaisir de réunir les principes et les définitions morales, les plus claires et les plus précises, celles que l'honnêteté aimera toujours à rencontrer, celles qui énon- cent les affections qui rendent l'homme heureux ou malheureux, digne d'estime ou de mépris, celles enfin qui expriment des vérités qu'on ne peut trop mettre en évidence dans l'enseignement de la jeunesse. Elles nous ont servi de délassement, et nous nous trouverons heureux qu'on veuille bien les considérer comme quelques fleurs utiles semées dans le champ pénible que nous cultivons.

Nous avons cru ne point devoir oublier dans ce Dictionnaire, le régime convenable aux différens états de la vie, qui ont le plus à redouter les inconvéniens qui résultent de leur genre d'occupation : ainsi les savans, les militaires, les marins, les mineurs, les gens sédentaires, les artistes, les artisans, et tous ceux qui rendent le plus de services à la société, trouveront, dans les articles qui les concernent, les précautions les plus importantes pour maintenir leur santé.

On verra dans beaucoup de circonstances, combien nous avons cru nécessaire de nous élever contre tous les préjugés physiques et moraux, soit relativement à l'éducation, soit dans la manière de se nourrir, de se vêtir, de prendre des remèdes de précaution, etc. etc.

Enfin pour que notre travail devînt d'une utilité plus générale, nous y avons fait entrer toutes les circonstances dans lesquelles l'homme peut

avoir besoin de secours prompts et momentanés, comme dans les asphyxies, les empoison-
nements, les évanouissements, les hémorragies, etc.

Quant à ce dernier article, on verra que notre
but n'a pas été d'empiéter sur les droits de la
médecine guérissante, mais de chercher à prévenir, le plus possible, le besoin qu'on pourroit
en avoir; ainsi, si nous conseillons quelques remèdes, ce n'est qu'autant qu'ils peuvent mettre
obstacle à des maux dont les suites pourroient
devenir funestes.

Tout malade qui en a la possibilité, doit se
confier aux soins d'un médecin habile : mais s'il
en étoit éloigné, et que l'ignorance ou l'empi-
risme vinssent lui offrir leurs secours, qu'il se
garde de les accepter; qu'il ait recours au régime,
à la diète et à l'eau; qu'il se jette plutôt dans les
bras de la nature, ses efforts ne seront jamais
aussi dangereux que l'impéritie, qui loin de secourir les malades, ne fait que hâter leur perte,
par une foule de remèdes, dont elle est incapable de combiner les effets.

Malgré la multiplicité de ces objets, le désir
de mettre cet ouvrage à la portée de tous les citoyens, est cause, que loin de nous étendre sur
beaucoup de sujets, nous n'avons cherché qu'à

préciser. Peut-être même nous fera-t-on le reproche de ne pas lui avoir donné assez d'extension ; mais nous répondrons que ce n'est pas pour
les savans que nous avons travaillé ; et l'on vou-
dra bien nous pardonner d'avoir essentiellement
considéré le père de famille, et ses enfans, le
militaire, le marin, l'artisan, l'instituteur, le
jeune homme surtout, qui a tant d'intérêt à savoir de bonne heure des vérités importantes à
toute son existence future ; car qu'on ne croye
pas que ces sujets sérieux soient hors de la portée de la jeunesse ; on sait au contraire qu'elle
est fort attentive à tout ce qu'on raconte des
merveilles des fonctions du corps humain ; et si
l'on avoit l'art de répondre avec précision à son
instinct curieux, il est certain que quelques connoissances personnelles, tirées de l'anatomie, de
la physiologie, et de l'hygiéne combinées ensemble, pourroient leur sauver bien des maux,
et concourir puissamment à leur bonheur futur.
Les professeurs d'histoire naturelle, des écoles
centrales 1), les parens instruits, en s'occupant

---

1) Dans toute école centrale, l'objet dont nous nous occupons doit être pris dans la plus sérieuse considération
par les professeurs d'histoire naturelle, et avant d'instruire les élèves sur aucune autre partie du tableau de
la nature, ils doivent s'appesantir particulièrement sur

des grandes vérités, qui émanent de ces connoissances, le feront immanquablement, au grand
avantage de leurs élèves.

Quant à nous, c'est particuliérement à tous
ceux qui veulent diriger les autres, ou se laisser
diriger par des principes et des moyens clairs,
simples et naturels, que nous dédions cet ouvrage.

Nous avons fait nos efforts pour le mettre
au niveau des connoissances physiques, chymi-
ques et philosophiques, qui distingueront à jamais dans ce siècle fameux, les Français qui
lui ont imprimé le sceau de la célébrité.

On sent qu'au milieu des recherches multipliées
qu'il nous a fallu faire, il nous eut été plus que
difficile de citer à chaque instant les auteurs
qui nous ont aidé de leurs lumières; mais nous
ne sommes pas pour cela dispensés du tribut de
reconnoissance qu'ils ont droit d'attendre de
nous.

Nous devons la majeure partie des objets importans que nous avons rassemblés, aux ex-

---

celle que l'homme a le plus d'intérêt de connoître, et
dont les résultats peuvent être si utiles à toutes les époques de l'existence.

cellentes observations de Buchan, de Tissot, de le Bègue de Prèle, de Jacquin, de Désessartz, de Petit Radel, de Pressavin, de Jaucourt, de Robinet, de Saint-Lambert, et surtout aux remarques précieuses des C^{ns}. Fourcroy et Hallé, sur la physique animale. Nous avouons, avec autant de plaisir que de justice, que les mots *air* et *aliment* de ce dernier, qui ont été publiés dans l'Encyclopédie, par ordre de matières, nous ont été d'une très-grande utilité.

Nous sentons que ce travail, nouveau dans sa forme, est encore bien éloigné de la perfection à laquelle il auroit pu s'élever dans des mains plus habiles; c'est pourquoi nous remercions d'avance les critiques éclairés, qui voudront bien nous donner des renseignemens sur les objets oubliés, ou qui sont susceptibles de corrections. Le seul mérite dont nous nous fassions gloire, est de prouver par cet écrit, que nous sommes bien sincèrement amis des hommes, que nous serions heureux d'avoir pu leur rendre plus sensibles, et plus aisées à saisir, des vérités, qui ne tendent qu'à les conserver physiquement et moralement.

C'est dans les institutions publiques et particulières, c'est dans les différens états de la société, c'est partout où l'on sentira le prix de la

santé , et le désir de prolonger son existence ;
enfin c'est où l'on sera bien convaincu de l'a-
vantage de connoître ce qui est en soi utile et
honnête , qu'on nous saura quelque gré de nos
recherches et de nos veilles.

Si quid novisti rectius istis ,
Candidus imperti, si non, his utere mecum.

DE LA CONSERVATION

DE L'HOMME,

OU

DICTIONNAIRE D'HYGIÈNE

ET D'ÉDUCATION

PHYSIQUE ET MORALE.

A.

ABATTEMENT. On nomme abattement un état de foiblesse ordinaire chez les personnes qui viennent d'être malades, et souvent chez celles qui vont le devenir. Dans le premier cas, la foiblesse n'a rien de fâcheux, et elle se dissipe à mesure que la maladie s'éloigne. Mais dans le second cas, lorsque la prostration subite des forces est considérable, c'est l'annonce de maladies d'un mauvais caractère. On doit sur-le-champ, se mettre au régime, à la tisane, interrompre ses occupations, prendre des lavemens, et s'il le faut, envoyer chercher le médecin.

Les personnes nerveuses sont sujettes à l'abattement, c'est souvent l'effet de leur sensibilité et de leur affection morale. Dans ce cas, l'exercice, l'amusement, les alimens nourrissans et toniques, et sur-tout quelques doses de raison ou de philosophie, sont ce qu'on peut conseiller de mieux.

ABATTIS. On donne ce nom aux extrémités de volailles,
à la tête, aux ailerons et aux pattes, auxquels on joint
souvent le foie, le gésier ou l'estomac, et le col, etc. Les
personnes saines mangent ces abattis à toute sauce. On
fait bouillir les extrémités des volailles, pour les personnes
qui ont l'estomac foible, et qui sont convalescentes ; le
foie et le gésier ne leur conviendroient pas ; l'un est
trop dur, l'autre contient un suc assez âcre. On les cuit
légèrement, pour qu'ils soient moins coriaces.

ABEILLE. Parmi les personnes qui vivent à la campagne, il y en a peu qui n'ayent quelques démêlés avec les
abeilles ; les mâles, ainsi que chez les fourmis, sont
privés de ce perfide aiguillon qui cause ordinairement
une si vive douleur ; elle est accompagnée d'une enflure érésipélateuse, dure dans le milieu, qui blanchit
et persiste aussi long-tems que l'aiguillon reste dans la
plaie : son venin est subtil et caustique ; lorsqu'on a été
attaqué à la face, le mal est plus considérable qu'ailleurs, et donne quelquefois la fièvre.

On sera promptement guéri si l'on retire l'aiguillon
aussitôt qu'il a été implanté, ce qu'il faut faire sans
comprimer la plaie, parce qu'on comprimeroit aussi
l'étui qui contient le venin ; il faut donc d'abord in-
ciser le lieu où est le mal, en retirer l'aiguillon avec
une aiguille fine ; cela fait, on suce fortement la plaie,
on la bassine avec de l'eau végéto-minérale, ou quelques
gouttes d'huile d'olive, d'ammoniac, ou de laudanum.

Pour se soustraire à la piqûre des abeilles, il ne faut
pas les aborder brusquement, ni les déranger sans de
grandes précautions.

ABLACTATION. Ce nom est synonime de sevrage.
(Voyez ce mot).

A B L E. Petit poisson de rivière, très-glouton, et de la longueur du doigt, qui n'a point de fiel, dont la chair est fade et mollasse. Il fournit la matière avec laquelle on colore les fausses perles. Cette matière enveloppe et brillante la membrane extérieure de ses intestins et de son estomac. Il ne convient pas aux personnes délicates et convalescentes.

A B L U T I O N S. Ce sont des cérémonies religieuses, fort sages, qui consistent à nettoyer ou laver une partie du corps, ou le corps entier, dans certaines circonstances et avec certaines formalités, et dont les législateurs des pays situés dans les climats chauds, ont fait une loi aux peuples qui leur étoient soumis. Cette loi par une suite nécessaire de l'ignorance, de la paresse, ou de la négligence, eût été bientôt abandonnée, si la religion n'en eût fait un devoir.

Chez les Juifs, les Arabes, les Mahométans, l'excrétion de la sueur étant très-abondante, et se portant plus aisément à l'altération, les maladies pestilentielles et contagieuses s'y renouvellent souvent : on sent qu'il étoit essentiel d'entretenir chez eux une excessive propreté, sur-tout lorsqu'on avoit touché des cadavres, des malades, et après l'exercice de toutes les fonctions corporelles. Dans nos climats les ablutions fréquentes sont moins nécessaires que dans l'Orient; mais on pourra connoître combien les bains qui les remplacent sont utiles à beaucoup d'égards. (V. Bain).

A B R I. C'est un des moyens de garantir le corps de l'influence nuisible des causes environnantes, et sur-tout des variations de l'atmosphère, du soleil, du froid, du chaud, de la pluie, de l'humidité, du vent, et des autres intempéries qui pourroient nuire à l'existence.

L'homme qui vit trop à l'abri, est facilement saisi par des influences auxquelles il faut s'habituer petit à petit, pour en supporter les vicissitudes, sans éprouver aucune incommodité.

Voyez les enfans de la campagne ; élevés à la dure,
ils s'y accoutument tellement, qu'un abri leur devient
très-souvent inutile, tandis qu'il est indispensable pour
ceux des villes, qui ont été nourris dans la mollesse, et
en quelque sorte à l'ombre. Je compare ces derniers à
des plantes foibles et tendres, auxquels l'étiolement a
enlevé leur couleur et leur force, en les rendant plus
douces et plus agréables au goût. Mais aussi elles perdent
leur droit à la reproduction, le plus petit vent les ren-
verse, le moindre accident les désorganise. (V. Atmosphère. Habitation).

ABRICOT. C'est un fruit succulent, d'un usage très-
commun dans les années abondantes, qui joint à sa
saveur sucrée un léger aromate qui se développe en le
mâchant. Bien mûr, il nourrit en rafraîchissant : dans
le cas opposé, il est lourd, de difficile digestion, et
donne des crudités. Le meilleur est celui qui vient en
plein vent, dans un bon terrain. Lorsque ce fruit est
mûr, il n'y a guère que la trop grande quantité qui
puisse nuire à l'estomac.

On en prépare des confitures et des marmelades excellentes, au moyen d'une forte coction avec du sucre.
Les convalescens, ainsi que les personnes bien portantes, en mangent avec grand plaisir et avec sécurité ;
on en fait encore de très-bonnes compotes ; infusé dans
l'eau-de-vie, l'abricot perd de sa qualité ; quoiqu'il se
conserve plus long-tems, il est alors bien moins sain
qu'en marmelades et en compotes.

ABSINTHE. C'est une plante amère, avec laquelle

les personnes bien portantes, en Allemagne et dans le Nord, font un vin qu'on nomme *Wermuth*, dont on fait grand usage avant de se mettre à table; on veut par-là exciter l'appétit, mais c'est au grand désavantage de ceux qui en usent, car on force ainsi l'estomac à demander au-delà de ses besoins, ou bien on le rend tellement paresseux, que par suite on ne peut plus digérer sans cet auxiliaire dangereux; le seul cas où ce vin peut être utile, c'est lorsque l'on veut faire couler la bile, et donner à l'estomac plus de ressort. On doit en faire un usage très-modéré.

ABSORBANT. (Vaisseau). Les anatomistes ont donné ce nom à une foule de petits pores ou tuyaux de la peau, qui passent pour être les extrémités des veines, et qui ont la faculté de se charger de l'humidité extérieure et de la porter dans le torrent de la circulation. C'est par les vaisseaux absorbans de la peau, que les bains produisent leurs bons effets. C'est aussi par eux que l'humidité qui nous environne, pénètre chez nous, et produit la plus grande partie des maux auxquels les hommes sont sujets, dans les pays et dans les saisons où règne l'humidité. Les moyens de s'opposer aux accidens qui en sont la suite, sont indiqués aux mots Transpiration, Humidité, Habitation, Marais.

On donne encore le nom d'absorbans, à des substances propres à dénaturer et à neutraliser les substances acides et âcres qui restent dans l'estomac, comme la craie, la magnésie, les yeux d'écrevisse, qu'on ne donne plus que très-divisés dans un véhicule aqueux.

ABSTÈME. C'est-à-dire qui ne boit point de vin. On peut étendre ce mot aux liqueurs fermentées et spiritueuses en général. Cette privation convient aux tem-

péramens bilieux et pituiteux, au premier âge sur-tout ;
quelques nations en ont fait pour les femmes une règle
de décence, des législateurs une loi, et plusieurs religions un précepte.

C'est sur-tout dans les pays froids, humides, marécageux, et dans les pays très-chauds, que l'usage des
spiritueux est utile. Cependant dans ceux où la sécheresse est jointe à la chaleur, les corps ont plus à craindre
qu'ailleurs de l'usage immodéré des substances toniques
et échauffantes. Ce sont des vérités de sentiment auquel
l'homme n'a pas besoin d'être conduit par la réflexion,
et vers lesquelles la nature guide autant par le besoin
que par le plaisir. Dans les chaleurs humides et lourdes,
après des exercices violens, des manœuvres, des marches
forcées et au soleil, du vin pur, un peu d'eau-de-vie,
empêchent les sueurs excessives, et même cette dernière simplement agitée dans la bouche, préserve de
l'altération qui incommoderoit sans cela.

ABSTINENCE. J'entens par ce mot la privation
momentanée ou partielle de certains alimens ; car si elle
étoit habituelle, ce seroit un régime. Son effet physique est de diminuer la charge de l'estomac et le travail
de la digestion, de rendre cette dernière plus prompte,
plus facile et plus complette, conséquemment de faciliter toutes les fonctions, et sur-tout celles du cerveau,
enfin de consommer les crudités, qu'auroient pu laisser
dans l'estomac plusieurs digestions laborieuses.

Si une abstinence raisonnable est utile, celle qui est
trop long-tems prolongée peut-être nuisible, parce qu'il
ne faut pas que le corps ait moins à dissiper qu'à réparer ; car sans cela il prendroit sur sa propre subs-

tance, il s'affoibliroit bientôt, et s'épuiseroit, à la suite d'une inanition complette.

Quant à la qualité et à la variété des alimens dont on doit se priver, c'est sur-tout d'après leur nature et les constitutions qui les employent, qu'on doit se déterminer. (V. Alimens, Régime, Tempéramens).

L'abstinence bien réglée et à laquelle on arrive petit à petit, a l'avantage de ramener à une nourriture plus simple, plus uniforme, qui fournit des sucs homogènes, plus purs, de rappeller l'homme à son état naturel et originaire, et sur-tout à une sobriété précieuse qui doit nécessairement prolonger des jours qu'abrège la grande variété des mets inventés par la sensualité et la gourmandise ; quant à la ridicule abstinence imaginée par certaines religions pour plaire à la divinité, Voyez Jeûne.

A B U S. (Mauvais usage, erreur, tromperie en médecine). On pourroit faire un long article de tous les abus que fait éclore la médecine, soit pour conserver les hommes, soit pour les guérir. Celui qui les dévoileroit tous, auroit à faire un ouvrage aussi long que digne d'un siècle éclairé ; nous indiquerons rapidement quelques-uns des plus dangereux.

En médecine c'est abus, de parler d'esprits animaux qu'on ne connoît pas, de saburre des premières voies, d'acrimonies, d'humeurs peccantes qu'on ne connoît pas davantage, d'avoir des systèmes pour expliquer une foule de choses qu'on ne comprend pas, et qu'on ne comprendra peut-être jamais.

C'est abus, d'être toujours en contradiction avec la nature, que l'on veut savoir interpréter, diriger, tandis qu'on lui vole ses succès, ou qu'on gêne ses opérations.

C'est abus, de surcharger les formules d'un assemblage monstrueux de plantes, d'huiles, de sels, dont les vertus se détruisent réciproquement. C'est abus, de mépriser la chymie, comme s'il pouvoit y avoir sans elle de connoissances bien assurées sur la nature des corps ; de négliger l'anatomie, tandis qu'elle seule peut dévoiler le siége des maux qui nous affligent.

C'est abus, de ne pas convenir qu'on ne sait pas ce qu'on ignore, de n'avoir que peu d'écoles pratiques bien fondées pour l'instruction de l'art, qui doit être le plus utile, ou le plus pernicieux aux hommes.

C'est abus, de n'avoir foi qu'aux étrangers, aux empiriques, aux charlatans, ou aux imprudens, qui assurent d'avance des guérisons impossibles ; de ne pas choisir pour médecin celui qui à la probité et à une grande instruction, réunit beaucoup d'esprit, parce que quand même son art seroit quelquefois conjectural, il est à présumer qu'il conjecturera mieux qu'un autre ; enfin c'est abus, de trop demander, et de trop promettre de la part du malade et du médecin, etc. etc.

Les abus relatifs à la conservation de l'homme, consistent essentiellement dans l'usage excessif des choses que la nature lui a fournies pour ses besoins, mais que le plaisir convertit souvent en douleur, lorsque la raison n'en a pas dirigé la quantité et la qualité. (V. Excès, Régime).

ABUS DE SOI-MÊME. (V. Onanisme).

ACADÉMIE. Ce mot désigne ici l'usage gymnastique du cheval.

On a depuis long-tems observé que cet exercice donne de la force et de la vigueur aux corps, qu'il agit d'une manière particulière sur les organes de la digestion, mais il épaissit et gonfle souvent les extrémités inférieures.

Si l'on considère les positions auxquels on assujettit les jeunes gens qui se livrent à ce genre d'exercice, on voit qu'elles tendent la plupart à donner du développement à tout le corps, et particulièrement à la poitrine.

Dans l'équitation, l'effort continuel que le cavalier fait pour se maintenir malgré les mouvemens violens et variés de sa monture, confère une souplesse au corps et une force de reins que cette habitude seule peut donner. En général il est peu d'exercices aussi salutaires : les personnes jeunes et très-replètes, chez qui on observe que les mouvemens du cheval portent à la graisse, doivent s'abstenir de cet exercice.

A C A J O U. C'est une plante du Brésil et du Malabar, qui donne un suc qui fermente, et dont la boisson est enivrante ; le noyau qui est à l'extrémité de ce fruit, contient une amande émulsive et douce, qu'on mange ordinairement rôtie ; mais la capsule a dans son épaisseur un suc très-âcre qui ulcère les gencives et enflamme la bouche. (V. Accommodage des alimens, Assaisonnemens, Aromates).

A C C O T E R. (s') C'est s'appuyer ou maintenir son corps dans une position verticale, ou qui en approche. On doit particulièrement dans l'enfance veiller à ce que les enfans en s'accotant ou en s'asseyant, ne prennent pas de mauvaises positions, de mauvaises habitudes, qui empêchent le développement de leurs organes délicats et flexibles. (V. Siége, Repos).

A C C O U C H É E S. (Régime des). Les fatiguans efforts d'une femme qui accouche, sa sensibilité excessivement exaltée, des secrétions d'un nouveau genre qui suivent l'accouchement, exigent qu'on emploie les plus grandes précautions pour ne troubler en rien la marche de la nature. Mais ce seroit à tort qu'on voudroit traiter une femme en couche comme un malade, et qu'on prodigueroit, ainsi qu'on l'a fait si souvent et si mal-adroitement, les diaphorétiques, les apéritifs, les purgatifs et les anti-laiteux. Dès qu'une femme est accouchée, le calme revient, l'équilibre se rétablit dans ses fonctions. Vers le commencement du troisième jour, le pouls s'élève ; il s'établit une fièvre sensible ; l'écoulement se tarit ou diminue considérablement sur la fin de ce troisième jour, la peau s'humecte, le sein se remplit, et si la mère allaite, les autres évacuations paroissent peu ou point.

Chez celles qui ne nourrissent point, le gonflement des seins est souvent douloureux, la sueur abondante, le lait s'échappe, partie par le sein, partie par les sueurs, partie par en bas ; le lait quitte les mamelles, et on a un écoulement d'autant plus long, que les femmes sont plus délicates et dans un climat moins chaud.

On distingue trois tems dans l'étendue des couches. Le premier depuis la délivrance jusqu'à la fièvre de lait ; le second est la fièvre de lait elle-même ; le troisième s'étend jusqu'à la terminaison de l'écoulement laiteux.

Dans le premier temps, lorsque les lochies abondantes sont écoulées, si l'on doit changer la femme de local, il faut le faire tout de suite, pour ne pas interrompre son repos dans le moment où il sera le plus précieux ; c'est encore l'instant de faire tout ce qu'exige la propreté, d'évacuer tout ce qui reste dans les gros instestins par les lavemens ; il faut lui éviter les courans d'air, et toutes les impressions de cet agent atmosphérique, sur-tout s'il est froid et humide. On aura soin de le renouveller souvent, lors de l'excessive chaleur qui n'est pas moins à craindre. On ne doit point forcer la transpiration, ce qui infecte les vêtemens et affoiblit. La nature saura favoriser les évacuations utiles, il suffit de ne pas la contrarier.

L'accouchée doit rester au lit, tant que les lochies coulent abondamment. Toute émanation odorante, même agréable, lui est dangereuse. Il est bon de couvrir les parties qui sont habituellement exposées à l'air, telles que les bras et la poitrine : lorsqu'elle se trouve dans un air doux et tempéré, l'augmentation des couvertures est souvent de trop.

La propreté est très-essentielle, et c'est une mauvaise habitude d'exciter les sueurs pendant neuf jours ; c'est à la nature à choisir l'émonctoire qui lui convient, et le plus souvent, c'est par la peau qu'elle la débarasse le mieux. Elle doit être sur son séant le plus qu'il est possible, pour faciliter l'évacuation des vidanges ; et son linge doit être très-souvent renouvelé.

Les alimens doux et de facile digestion lui conviennent. Avant la fièvre de lait, des potages suffisent ; pendant son cours, il ne faut que des alimens liquides, à moins qu'elle ne soit nulle, ou presque nulle. On doit prendre garde de ne pas trop contrarier les habitudes favorites des accouchées.

On leur donne pour boisson des tisanes légères de chiendent, avec la réglisse, des pommes de reinette, du pain, etc.

Quoiqu'on ne doive point traiter une femme en couche

comme si elle étoit malade, cependant il faut être nécessairement très-strict sur le régime, parce qu'elles
sont alors plus que jamais sensibles, irritables, et susceptibles d'incommodités.

Plus l'accouchée restera de temps au lit, plus il
faudra lui donner des lavemens ; mais, plutôt ses forces
lui permettront de se lever, mieux elle s'en trouvera.

On doit purger le plus tard et le moins possible, pendant l'écoulement, surtout si les forces permettent
à l'accouchée de faire un exercice qui rende la transpiration bien libre ; et si la saison est chaude, on ne risque
pas de déranger la sécrétion qui se continue encore
quelque temps dans les organes du lait. On a des raisons
de purger quand l'appétit diminue : mais quoique la
langue d'un grand nombre d'accouchées soit toujours
plus ou moins chargée, à cause des restes de lait qui
subsiste encore, ce n'est pas toujours une raison suffisante pour le faire.

Les affections de l'ame sont très-dangereuses chez
les accouchées, et deviennent les causes de fâcheuses
suppressions ; ainsi de ce côté, il faut être très-circonspect auprès d'elles, surtout si elles sont délicates et
sensibles. On doit par gradations les ramener à la vie
commune, parce que tout changement subit leur nuiroit
infailliblement.

La tête, étant de toutes les parties du corps de l'accouchée, la plus sujette aux sueurs, et aux sueurs âcres,
sa sensibilité étant très-grande, elle doit toujours être
bien couverte. Cependant, dès que la fièvre de lait est
passée, on doit la peigner et la nettoyer ; elle observera
seulement de ne pas se coeffer trop tôt, surtout en
hiver.

Toutes ces règles de régime sont relatives aux constitutions, aux tempéramens, aux saisons, aux localités;
et elles regardent peu ces femmes de campagne qui
connoissent à peine ce que c'est qu'un lit, la fièvre et
des couches; mais, dans toutes les circonstances, on a
toujours plus ou moins à faire attention à trois choses:
la fatigue qui suit le travail de l'accouchement, la
sensibilité nerveuse augmentée, enfin les nouvelles sécrétions qui s'établissent.

ACCOUCHEMENT ET ACCOUCHEUR. Lorsque
l'accouchement doit se faire naturellement, on ne doit
pas traiter les femmes comme des malades, mais il faut
toujours quelques ménagemens, et quelques précautions
pour les empêcher de le devenir.

Avant tout, on doit être assuré d'un accoucheur, ou
d'une sage-femme dont les connoissances éprouvées et
soumises à l'examen, répondent qu'elle sera en état
de rendre service dans des accouchemens qui seroient
difficiles. Malheureusement on ne voit que trop arriver,
par leur impéritie, une foule de malheurs, qui souvent
entraînent une double victime. La police générale ne
devroit donc permettre l'exercice des accouchemens
dans les campagnes, qu'aux femmes qui auroient reçu,
d'après l'examen, des attestations de capacité; et chaque
canton devroit en faire instruire une pour son arrondissement. Jusque-là, il sera toujours plus prudent d'employer un chirurgien-accoucheur, que des sages-femmes
ignorantes, parce qu'ils auront toujours l'avantage dans
un cas de besoin; parce qu'avec plus d'instruction, ils
employeront plus de force, d'adresse, et moins de
préjugés que les femmes, qui, pour dire vrai, jusqu'à
présent, n'ont presque jamais rendu de services dans les

accouchemens contre nature. Il vaut donc beaucoup mieux , dans tous les cas , quand on le peut , se donner toute sécurité , en prenant d'abord pour accoucheur celui qu'on seroit obligé d'envoyer chercher ensuite , pour peu qu'il y eût de difficulté.

Qu'on se garde bien de donner rien d'échauffant aux femmes en travail , ni vins , ni liqueurs , ni potions cordiales ; elles ne feroient qu'augmenter la fièvre , enflammer et resserrer la matrice , en prolongeant le travail ; elles pourroient encore par suite , occasionner des pertes considérables , des fièvres éruptives , etc., etc., etc.

L'accouchement quoique préfix à neuf mois , arrive quelquefois un peu avant, ou après cette époque ; si le travail devient long et pénible , il faut saigner , baigner , et donner des lavemens adoucissans , faire asseoir sur la vapeur d'eau émolliente , tenir sur le ventre des linges imbibés de la même eau bien chaude ; ce n'est que lorsque la nature paroît s'affoiblir , que du bon vin sucré , ou une potion cordiale sont indiqués.

L'accouchement simple , qui est le plus ordinaire, est toujours l'ouvrage de la nature , et souvent lorsqu'on veut précipiter sa marche , on ne fait que le retarder , ou le rendre plus difficile. Lorsque l'instant n'est pas arrivé , c'est en vain qu'on emploie le toucher , les lavemens irritans , les dilatations , les onctions ; il faut au contraire que les femmes retiennent tous leurs efforts pour le moment où elles auront besoin de faire valoir les véritables douleurs de l'enfantement.

Dès les premières douleurs qu'on a nommées mouches, il sort un mucus épais , qui sert à lubréfier les parties. S'il est sanguinolent , on dit vulgairement que la femme marque : lorsque les vraies douleurs arrivent , elles se

multiplient, deviennent plus fortes, s'étendent circulairement de chaque côté pour se réunir au nombril, et
de là, à l'orifice de la matrice; c'est alors que la femme
doit employer tous ses efforts pour les diriger vers le
siège. Alors le pouls est fort élevé, le visage rouge, et
le corps est quelquefois saisi de tremblement. Après
plusieurs retours de ces douleurs, les eaux forment un
sac au dehors, qui peu-après crève; la tête de l'enfant
s'engage, et bientôt une forte douleur entraîne l'enfant
avec le reste des eaux. Quand le délivre suit l'enfant, on
dit qu'il naît coëffé; mais ce cas n'arrive pas très-souvent;
il ne cède ordinairement, quelques minutes après
l'accouchement, qu'à la suite des tranchées qu'éprouve
la mère pour s'en débarasser.

D'après la structure et la forme des parties, on
sent aisément que la dilatation forcée qui a lieu,
doit nécessairement causer de fortes douleurs. S'il n'y
en avoit pas, et que l'accouchement se fît par relâchement spontané, des accidens funestes en seroient la
suite.

En général, les jeunes femmes ne doivent point s'effrayer de l'accouchement, la nature leur a donné des
forces très-suffisantes pour le terminer bien avantageusement, à moins que leur travail n'ait été troublé par
des imprudences, ou qu'une conformation vicieuse ne
s'oppose à la sortie de l'enfant. Que les femmes perdent
donc le préjugé absurde, que, plus on les aide, plus on
rend l'accouchement facile. Il faut, dans ces momens,
savoir encourager une femme qui souffre, et sur-tout qui
n'est point encore accouchée, égayer son imagination, la
distraire de ses douleurs, et éloigner d'elle les *commères*,
aussi dangereuses par leurs craintes pusillanimes, que

par les conseils ridicules et fatiguans dont elles as-
somment.

Aussitôt qu'une femme est accouchée, on se sert d'un
fil fort et plié en quatre, qu'on a préparé, ainsi que
des cizeaux, pour lier fortement le cordon ombilical
de l'enfant à deux pouces environ de l'ombilic, et empêcher qu'il ne répande son sang par l'artère ombilicale.
Lorsque le délivre est resté dans la matrice, on fait une
seconde ligature au cordon, et on le coupe entre les deux
ligatures.

Voyons comment on peut souvent sauver des enfans,
qu'on croit morts en arrivant à la lumière. Si l'enfant
sorti du sein de sa mère ne donnoit aucun signe de vie;
si l'on ne sentoit ni le battement de son cœur, ni celui
des artères, il ne faudroit pas lier le cordon ombical,
à moins que le placenta ne fut sorti avec lui : il faut faire
de légères frictions avec la main gauche sur le ventre et
la poitrine ; quelquefois il n'en faut pas davantage pour
voir le mouvement du cœur se ressusciter, alors on peut
faire la ligature du cordon.

Si cet expédient n'est pas suffisant, on soufflera de
l'air dans la bouche de l'enfant à l'aide d'un soufflet, en
pinçant son nez ; c'est le moyen de forcer les poulmons
à se dilater. On continue jusqu'à ce qu'on voie le corps
de l'enfant se couvrir d'une couleur un peu animée, qui
annonce le succès ; on secoue, on ballotte l'enfant, et on
continue les frictions ; on projette sur la poitrine et sur
le visage des petites gouttes d'eau froide.

Dans le cas où l'enfant paroîtroit mort, le délivre
étant sorti avec lui, le cordon étant conséquemment
lié et coupé, il faut donner un coup de lancette dans
la veine ombilicale, au-dessus de la ligature : cette

saignée est de toute nécessité quand les vaisseaux sont gonflés , et que le visage et le corps de l'enfant sont violets.

Il est surtout bien important de ne rien faire avaler aux enfans qui sont dans ce cas , à moins qu'on ne veuille risquer de les tuer.

Lorsque l'enfant est bien vivant , que le cordon est lié et coupé , on le pose près du feu sur des linges blancs , et sur le côté , pour qu'il puisse se débarrasser de l'humeur visqueuse qui se détache de sa bouche et de son gosier.

Si le délivre ne venoit pas de lui-même après dix ou douze minutes , on peut l'avoir aisément avec le cordon , dont on a toujours retenu un bout dans ses doigts , et qu'on tire doucement pour le détacher petit-à-petit de la matrice. S'il en restoit une partie considérable dans ce viscère , il faudroit sur-le-champ y porter la main pour ne pas l'exposer à une hémorragie dangereuse ; s'il en reste un peu , la nature en débarrassera facilement.

On garnira l'accouchée de linges bien chauds , et on la laissera au moins une demi-heure sur le lit de misère : le sang s'écoulera de la matrice , et pendant ce temps on aura bien le soin qu'elle ne puisse pas être saisie par le froid.

Il faudra bien se garder de suivre le préjugé qui fait journellement employer des ventrières pour resserrer la peau du ventre. Il en est souvent résulté des compressions fâcheuses , le ralentissement des lochies , et la suppression de cette évacuation importante , etc. Une simple serviette chaude , dans laquelle on peut aisément passer les doigts , suffit pour maintenir le ventre : on ne doit pas plus garotter le sein des nouvelles accouchées.

On examine si les enfans n'ont pas l'anus ou l'urètre

fermés ; alors on appelleroit un chirurgien pour en faire l'ouverture le plutôt possible. Il faut encore voir si l'enfant n'a pas le filet, ou une trop grande petitesse du ligament membraneux, qui concourt à attacher la langue à la mâchoire inférieure, ce qui l'empêcheroit de téter, et de parler dans un âge plus avancé. Quand on s'est bien assuré que tous ses membres sont en bon état, on enlève la croute muqueuse qui existe sur son corps, en le frottant légèrement avec de l'huile, puis en le lavant doucement dans une eau tiède dans laquelle on aura mis un peu de vin. On le placera sur le côté bien chaudement, dans une corbeille garnie de linges ; on l'y laissera dix à douze heures avant de le présenter au téton de la mère, puis Voyez le Régime des Accouchées à l'article précédent.

ACCROISSEMENT. (Régime de l'). L'accroissement est l'augmentation et le développement successif de notre corps, ou de quelques-unes de ses parties. Le mécanisme de cette action a lieu par l'extension des parties, et l'addition de substances qui en augmentent la masse.

Pour que l'accroissement se fasse avec succès, il faut qu'il soit égal, uniforme, et qu'il n'ait pas lieu aux dépens des forces. C'est l'ouvrage de la nature ; mais les alimens, l'exercice et les habillemens sont les causes extérieures qui influent le plus sur la régularité et la perfection de l'accroissement.

C'est donc sur l'emploi bien combiné de toutes ces choses que l'Hygiène insiste : mais leur application dépend du temps et des circonstances.

En effet, l'homme croît sensiblement jusqu'à vingt-cinq ans environ. Chaque âge présente différens degrés d'accroissement, et chaque degré de l'accroissement a ses besoins, et ses indications particulières.

L'indication générale est que les habillemens ne produisent aucune géne dans la jeunesse ; que l'exercice soit égal, libre et presque constant ; qu'aucune évacuation prématurée n'épuise une machine qui n'a encore rien à perdre ; qu'on ne fasse usage que de bons alimens, qu'on évite tout ce qui peut donner naissance à la moindre âcreté, afin de ne fournir à la nature, dans son travail, que de bons matériaux. Ces régles sont d'autant plus nécessaires que le corps est plus jeune, plus susceptible de croissance. Elles sont plus nécessaires encore à certaines époques, comme dans la première et la seconde dentition ; vers le temps où la puberté se prépare, et vers celui où elle se complette ; enfin, chez certains sujets, dans un âge, où pour l'ordinaire, on y fait le moins d'attention, celui où les maladies des glandes, du poulmon se déclarent le plus généralement, depuis dix-huit jusqu'à trente-cinq ans. Pour les précautions nécessaires, Voyez Alimens, Exercice, Habillemens, Age.

ACERBE, se dit des substances qui ont en même-temps un goût acide et astringent, plus ou moins fort. L'acerbité dans les végétaux appartient à un acide particulier qui précipite le fer en noir, ce qu'on a nommé acide gallique, ou de la noix de galle, que paroissent contenir presque tous les végétaux astringens. Le goût acerbe est celui de la plupart des fruits, avant de mûrir. Les acerbes sont en général des alimens mauvais et de difficile digestion ; ils resserrent les entrailles et donnent des obstructions, et des coliques. Les sucs exprimés acerbes sont moins malfaisans, et on s'en sert quelquefois comme assaisonnement : le verjus en est une preuve.

L'action du feu, et la cuisson détruisent cette saveur, et lui en substituent une, fade et légèrement douceâtre; c'est pour cela qu'on ne doit manger aucun fruit acerbe sans l'avoir fait cuire, et sans l'avoir corrigé avec du sucre et des aromates.

ACESCENT. Ce nom ne signifie proprement ni acide, ni aigre, mais l'état où se trouve une substance, qui devient acide ou aigre, et qui fermente ou se décompose. L'usage de ces substances donne des aigreurs, des flatuosités et des coliques, à moins qu'on ne trouve moyen de les adoucir, ou que, comme le petit lait et le caillé, elles ne contiennent des principes doux, qui s'opposent aux mauvais effets de l'acescence.

ACIDES. Ce sont des substances qui ont une saveur piquante, et qui ne peuvent se définir bien que par la sensation qu'elles impriment sur l'organe du goût.

La décomposition de l'eau est un des moyens auxquels on doit la production spontanée des acides, qui diffèrent suivant la base à laquelle s'unit l'oxigène, pendant les différens progrès qui conduisent les fruits à la maturation.

Il y a des acides minéraux, végétaux et animaux. Tous les acides, en général, lorsqu'ils sont étendus d'eau, sont regardés comme rafraîchissans et antiputrides.

On peut employer les acides minéraux, savoir l'acide sulfurique et le muriatique, pour rafraîchir et s'opposer à l'exaltation de la bile, et des humeurs. Mais on ne le fait, en général, dans les maladies putrides surtout, que quand on manque d'acides végétaux, qui sont beaucoup plus faciles à adoucir avec le sucre, et à réduire en sirop, etc., etc.

Les acides végétaux des fruits verts, comme le verjus, sont aussi acerbes. Ils rafraîchissent et resserrent, et on doit les mêler avec du sucre, beaucoup plutôt que ceux qui viennent des fruits mûrs, auxquels la nature a donné ce que l'art fournit aux précédens. Ces derniers s'unissent promptement à nos humeurs, rafraîchissent très-bien et très-vite. Les acides tartareux rendent le ventre libre en rafraîchissant. (Voyez Tartre.)

L'acide du vinaigre est toujours en même-temps rafraîchissant et antiputride; il conserve quelque chose d'aromatique, qu'il paroît tenir de la fermentation qui a produit le vin.

Les acides végétaux sont moins antiputrides que les minéraux, parce que ces derniers sont très-purs, et ne contiennent point ces substances muqueuses et extractives, qui ont plus de rapport avec nos humeurs, qui les font mieux couler; aussi agacent-ils, et picotent-ils moins les organes que les acides minéraux.

Les tempéramens délicats et très-irritables, les poitrines foibles s'en accommodent beaucoup mieux.

On peut assurer sommairement que les acides réussissent moins aux enfans qu'aux adultes; qu'ils sont, à juste titre, plus en usage dans les pays chauds que dans les contrées septentrionales; plus favorables, l'été que l'hiver; plus utiles aux tempéramens bilieux qu'aux flegmatiques; aux hommes qu'aux femmes; enfin, ils sont généralement nécessaires dans toutes les circonstances qui peuvent contribuer à augmenter l'abondance et la force de la bile, ainsi que pour s'opposer à la putréfaction des humeurs.

ACIDE. (Carbonique). Cet acide ou gaz qui est celui du charbon, des cuves à bierre en fermentation, de la grotte de Naples, tue les hommes et les animaux; il les asphixie, en arrêtant la respiration, qu'il ne peut pas plus entretenir que la combustion. Les substances alkalines et la chaux sont les moyens les plus utiles contre ses mauvais effets. Lorsqu'on veut désinfecter les lieux qui sont remplis de ce gaz, il faut recourir aux moyens indiqués aux articles charbon et méphitisme, ainsi que pour remédier aux accidens qui en sont les suites.

ACIDULER. Se dit d'une boisson quelconque, à laquelle on ajoute assez d'acide pour lui donner une saveur aigrelette.

ACRE. C'est une saveur d'un piquant désagréable, accompagné de chaleur.

Les âcres ne sont considérés ici que comme faisant partie de nos alimens. A cet égard, il en est d'aromatiques, comme le poivre, la muscade, le gingembre, etc. d'autres qui sont piquans et volatils, comme le raifort et la moutarde, etc.

Ces substances sont toniques, échauffantes, peuvent exciter l'appétit et accélérer la digestion. L'abus des âcres de la première espèce, qui contenant une huile essentielle fort exaltée, ont une âcreté plus fixe, plus pernicieuse pour les humeurs, peut causer des maladies très-graves. Au contraire ceux de la seconde espèce, comme la moutarde, le raifort et l'ail, ont une action bien moins durable; quoique très-vive, les urines et la transpiration en débarrassent assez vite.

ACRIDOPHAGES, ou mangeurs de sauterelles. Drack nous a dit que des habitans des frontières de l'Ethiopie, se nourrissoient de sauterelles; Adanson, que les habitans des côtes de Mosambique les mangeoient avec avidité. On a ajouté qu'on exprimoit du ventre de ces animaux une farce verte, résultante de la quantité d'herbe qu'ils ont dévorée , et qu'elle est supérieure par le goût et la délicatesse à nos meilleurs épinards.

ACTEUR. L'art de l'acteur se compose du talent de la parole , de l'expression du sentiment , du charme de la voix , des avantages du jugement et de la mémoire. Il faut , pour réussir dans tous ces points , une bonne organisation , et sur-tout une excellente poitrine ; car c'est toujours sur l'organe de la respiration que pèse le plus le travail ou l'exercice que fait l'acteur ; aussi on a vu d'excellens acteurs ne pouvoir jouer de grands rôles sans cracher le sang. Il faut donc , pour embrasser cet état , y apporter une forte constitution , et pour la maintenir , être bien en garde contre les excès auxquels l'attrait et la facilité des plaisirs n'invitent que trop souvent les personnes qui en font choix.

Il faut les précautions les plus grandes pour passer de l'état violent , où une situation aura forcé , à celui du calme naturel ; on doit alors éviter les courans d'air frais , les boissons glacées , tièdes , et même l'eau pure ; rien ne convient mieux que le vin trempé d'une égale partie d'eau , ou quelqu'autre boisson tonique et légèrement aromatique , comme l'orangeade bien sucrée , etc. Il faut éviter d'un côté le réfroidissement subit dans des organes très-échauffés ; de l'autre , le relâchement trop prompt dans des fibres qui viennent d'être exercées sur un ton fort au-dessus du naturel. On doit se déshabiller et se r'habiller auprès du feu.

ACTIONS. Nous donnons le nom d'actions à toutes les fonctions qui s'exercent par le mouvement sensible de quelques-uns de nos organes , ou de nos membres. (V. Exercice , Mouvement).

ACTIVITÉ. C'est une propriété dépendante et du

corps et de l'esprit. L'activité physique est un état du corps dans lequel l'homme est tellement disposé à agir et à se mouvoir, que l'action est pour lui un besoin, et l'inaction un état pénible ; ce qui fait qu'il exécute tous les mouvemens avec promptitude et célérité.

L'activité appartient en propre aux enfans et aux tempéramens bilieux ; elle suppose des fibres douées d'une grande mobilité, mises en jeu par une sensibilité exquise ; ce qui cause l'extension presque habituelle, soit physique, soit morale.

Il faut à l'homme actif du mouvement et de l'occupation ; mais lorsque l'activité est trop pétulante, on doit la modérer par tout ce qui diminue le ton des fibres, comme les bains, les boissons délayantes, adoucissantes et rafraîchissantes.

Quant à l'activité morale, lorsqu'elle est excessive et que les passions sont au plus haut dégré d'énergie, elle produit les mêmes effets que l'activité physique, mais avec plus de force et de constance ; aussi cause-t-elle souvent le marasme chez les personnes qui en sont consumées. Les inclinations physiques demandent les mêmes moyens préservatifs ou curatifs ; quant aux effets moraux, la dissipation, la raison, la philosophie peuvent seuls apporter du soulagement. (V. Affections de l'âme, Passions).

A D O L E S C E N C E. (Régime) Les anciens ont compté l'adolescence chez les hommes, depuis quatorze ans jusqu'à vingt-cinq ans ; chez les femmes, depuis douze ans jusqu'à vingt-un. Il est plus dans l'ordre de la nature de dire que l'adolescence s'étend depuis le terme où s'annonce la puberté, jusqu'à celui où finit l'accroissement. C'est pendant cette époque que se développent les organes sexuels , en même temps que la croissance acquiert son complément , et que les facultés de l'ame s'agrandissent. C'est donc alors qu'il faut veiller à ce qu'un jeune homme ne se livre point à des abus qui , nés d'un sentiment imparfait , ébranlent un corps mal affermi , et le privent d'une substance qui doit être employée au profit de la machine ; les préservatifs , de tous les meilleurs , sont les soins mêmes qu'on donne au perfectionnement du corps et de l'esprit.

On affermit et on perfectionne le corps par les exercices , et l'esprit par les réflexions et par l'étude ; mais il ne faut pousser ni les exercices ni l'étude jusqu'à la fatigue ; sans cela , le corps trop épuisé perd le ressort nécessaire à son développement, acquiert une rigidité , qu'on prend mal-à-propos pour de la force. C'est ce que prouve la vieillesse anticipée des paysans , qui ont été forcés à des travaux trop pénibles dès l'adolescence.

Trop d'application à l'étude , est également nuisible, car l'esprit ne peut suffire à une attention trop long-tems soutenue ; l'imagination s'égare , le corps oisif est replié sur lui-même, s'échauffe et voit détruire , plutôt que perfectionner ses organes.

Parmi les exercices physiques , ceux du cheval , des armes , de la course , les jeux de paume , de la balle , du volant , etc. sont les meilleurs , parce qu'ils mettent tous les membres en action ; quant aux exercices moraux , ils doivent être dirigés par le goût ; les dispositions et l'inclination d'un jeune homme. On doit sur-tout éviter de chercher à former de ces prodiges précoces , qu'on admire dans des sociétés , où peu de gens ont calculé que les fruits hâtifs ne valent jamais ceux que donne la saison véritable qui doit les faire éclore. Quant au régime, il doit être simple, doux, aqueux, exempt de toute substance échauffante, irritante, aromatique. Il faut éviter tout ce qui peut amollir le corps et échauffer l'imagination ; cependant il faut bien se garder de ces remèdes dangereux capables de réfroidir et d'arrêter les sources de la reproduction.

ADOUCISSANS. L'Hygiène ne connoît dans ce mot que le synonime d'un aliment doux.

ADULTE. (Régime). On donne ce nom à l'homme qui a atteint le dégré de perfection dont il est susceptible. Quoique cette époque soit fixée à vingt-cinq ans, il y a des personnes qui croissent jusqu'à trente. Beaucoup de maladies héréditaires, sur-tout celles qui affectent les glandes du poulmon, se développent jusqu'à trente-cinq ; alors, on doit prendre des précautions suivant que les circonstances l'exigent, et c'est particulièrement à la médecine pratique à les déterminer.

Les adultes sains n'ont de règles à suivre que celles de la sobriété, de l'exercice modéré, et des autres attentions qui dépendent de la nature des choses qui nous environnent, et des usages auxquels elles sont destinées. (Voyez Tempérament).

AÉRER. C'est ouvrir une habitation de manière à ce qu'on puisse y établir des courans, qui renouvellent l'air avec facilité.

On doit aérer toutes les fois qu'on a à craindre les effets de la stagnation de l'air, toutes les fois que des vapeurs nuisibles de la respiration, de la transpiration, des feux, des lumières, des atteliers, ont besoin d'être emportés dehors.

Il n'est pas indifférent de faire arriver l'air qu'on introduit, de tous les lieux et de tous les côtés ; les expositions et d'autres circonstances, doivent faire varier le choix des courans, ainsi que leurs forces et leurs directions. (V. Air, Habitations, Ventilateur).

AÉRIFICATION. C'est l'action d'exposer un corps à l'air libre; c'est en ce sens que l'aérification est le principal remède des asphyxiés.

AÉROMÉTRIE. Science qui traite de l'air et de ses propriétés, telles que sa pésanteur, son élasticité, son dégré de chaleur et de froid, et l'influence qu'il peut avoir, sous ces différens rapports, sur l'économie animale. (Voyez Air).

AFFECTIONS (de l'ame). Ce sont les sensations que produisent sur nous les objets hors de nous.

Les affections de l'ame sont naturellement divisées en agréables et pénibles; elles le sont plus ou moins, selon la force des circonstances et le tempérament des individus; ce qui les rend très-fâcheuses, c'est le passage subit du calme à l'orage.

L'effet des affections dont nous parlons ici, est, en général, de causer plus ou moins de spasme, si elles sont vives; c'est tantôt de porter le sang vers la tête et la face, comme dans la colère; tantôt de concentrer au contraire la circulation, comme dans la jalousie, les profondes douleurs; de faire pâlir, trembler, palpiter, de déranger les fonctions du corps et celles de l'ame. Les affections douces accélèrent un peu la circulation, peuvent quelquefois fatiguer, mais ne portent aucun trouble dans les fonctions.

De toutes les affections, il n'y a de physiquement utile à l'homme, que la gaîté douce et tranquille; c'est donc à la propager qu'on doit s'étudier. Il faut en consé- quence éviter les passages rapides d'une passion à une autre ; fuir la contrainte et la contradiction , savoir que la joie n'est pas le remède de la douleur , plus que l'amour , celui de la haine ; mais pour affoiblir la douleur , on doit au moins paroître la partager , etc.

Le préservatif essentiel contre les affections vives , consiste dans une morale saine et douce ; il faut apprendre de bonne heure aux hommes, à ne sentir qu'autant qu'il convient , à ne vouloir qu'autant qu'il faut , à se mettre souvent à la place des autres , à ne point se roidir contre des circonstances qu'on ne peut empêcher. Quand l'esprit aura éclairé l'ame , son sentiment se modérera , le jugement dirigera la volonté , et le cœur réglé par la raison , maîtrisera ses passions.

L'homme a reçu par dessus tout le désir de se conserver heureux , et de se perpétuer. De ces désirs sont nées toutes ses affections ; il faut qu'il sache les borner et les régler , sans quoi immanquablement elles le mèneroient à sa destruction , comme on le voit tous les jours.

AFFLICTION. C'est une affection de l'ame , qui présente l'idée d'une grande tristesse. Les suites en sont d'abord un spasme plus ou moins considérable , quelquefois la palpitation , l'évanouissement , etc.

La prolongation du chagrin constitue proprement l'affliction , qui gêne et détruit peu-à-peu les fonctions , en attaquant le plus souvent le foie , l'estomac , la poitrine et les nerfs.

Dans le premier moment, il faut abandonner l'affliction à elle-même. Lorsque , petit à petit , elle se change en tristesse , et commence en quelque sorte à se délayer , on doit employer les distractions , les dissipations ; on doit chercher à occuper tour-à-tour les sens et l'esprit , afin d'enlever cette fâcheuse impression physique qui ameneroit après elle une tristesse lente ou une mélancolie dont les suites pourroient devenir funestes.

AGAÇANT. Se dit des substances qui sont propres à irriter les nerfs des dents. Cette sensation est plus facile à concevoir qu'à rendre ; elle est due aux fruits verds, aigres et acerbes, au sucre candi, au bruit des scies, des limes, des lièges qu'on coupe, etc. On doit éviter toutes les impressions désagréables dues à ces substances, quand elles portent trop d'action.

L'acide même des végétaux, employé pour blanchir les dents, les agace et les use à la longue, les rend sensibles au froid et les dispose à se gâter. Korri parle d'une femme de trente ans, qu'une semblable habitude avec l'oseille, avoit entièrement édentée.

AGALACTIE. On donne ce nom au défaut de lait dans les femmes en couche.

AGES. On entend par ce mot les parties de la vie des hommes, qui renfermées entre certaines époques, offrent différens changemens sensibles, depuis la naissance jusqu'à la mort.

Les âges entre lesquels la vie se partage, sont ; 1°. l'enfance, qui dure depuis le moment de la naissance jusqu'à celui de la raison.

2°. La puberté, qui se termine à quatorze ans dans les hommes, et à douze dans les filles.

3°. L'adolescence, qui finit au moment de l'accroissement, entre vingt-cinq et trente ans, plus ou moins vite.

4°. L'âge viril, dont on sort à cinquante ans.

5°. Enfin la vieillesse, qui se subdivise en caducité

et en décrépitude ; cette dernière annonce la fin de l'existence.

Tel est l'ordre et la succession des âges de l'homme. A l'égard du régime qui leur est propre, comme les besoins et les goûts changent avec la constitution des différentes époques, il faudra suivre les variations du tempérament.

La quantité des alimens doit être proportionnée à l'étendue du corps, à la grandeur et à la fréquence de ses pertes ; ses exercices changeront avec ses forces, ses occupations avec ses facultés, ses précautions avec la sensibilité. A l'article de chaque âge, on y verra que les alimens, les travaux, les occupations, les plaisirs d'un âge, ne doivent point appartenir aux autres ; que dans les époques les plus tranchées de la vie, il faut de grandes précautions pour en rendre le passage moins dangereux. Ainsi la dentition, la puberté, les tems critiques des hommes et des femmes, sont des momens marqués pour la nécessité et l'exactitude du régime.

Il faut autant ménager les facultés morales que physiques, pour en tirer tout le parti possible dans tous les âges. L'imitation est l'apanage de l'enfance ; celui de la mémoire s'étend depuis les secondes dents jusqu'à la puberté ; la puberté donne naissance à la comparaison des idées, à l'imagination ; la réflexion, le jugement et les productions importantes de l'esprit caractérisent la virilité. On ne peut qu'oublier à mesure que l'on vieillit ; qu'on ne cherche donc point à intervertir l'ordre moral, dans l'homme physique, à moins qu'on ne coure après une fertilité prématurée, qui sera presque toujours suivie d'une affligeante stérilité.

Il est important d'observer qu'à chaque grande époque

où l'homme souffre des maux inaccoutumés, il ne faut pas le traiter en malade, et le droguer en conséquence. Ce sont, dans la vie de l'homme, des crises, qui comme dans les maladies, ne doivent point être dérangées. Observez donc la nature, mais ne la troublez point. (V. Enfance , Puberté , Adolescence , Virilité , Vieillesse).

AGILITÉ. L'agilité est cet état du corps dans lequel l'homme exerce ses mouvemens avec facilité, liberté et souplesse.

L'agilité est relative au tempérament ; le sanguin, non pléthorique, est celui auquel elle appartient le plus complettement ; le tempérament mélancolique et sur-tout le phlegmatique, lui sont opposés.

On jugera aisément de l'agilité des hommes, par la proportion de leurs membres et par leur position. Il est encore une agilité que donne l'exercice et l'étude des mouvemens, et qui peut suppléer, jusqu'à un certain point, l'exercice naturel, quoique le tempérament semble s'y refuser ; sans parler de ce que peut produire le désir de plaire par les grâces dans la société, n'a-t-on pas vu sur nos théâtres les mouvemens les plus difficiles exécutés avec une agilité surprenante, par des personnes qui sembloient, par leur constitution, devoir être lourdes et pesantes.

AGITATION. Ce mot s'entend au physique et au moral. L'agitation physique est une alternative de mouvemens différens ou opposés, qui se succèdent plus ou moins rapidement ; dans ce sens tous les genres d'exercices produisent de l'agitation. (Voyez Exercice).

L'agitation morale est une alternative d'affections différentes ou opposées, qui se succèdent plus ou moins rapidement ; dans ce sens toutes les passions produisent différentes sortes d'agitations, relativement à leur intensité. (Voyez Affections de l'ame).

Les agitations produites par des exercices modérés, ainsi que les agitations qui accompagnent les spectacles amusans, les sociétés gaies, ne peuvent qu'être infiniment utiles à la santé.

AGNEAU. La chair de ce jeune animal est molle, glaireuse, douce et même fade ; cependant elle est tendre et délicate ; mais elle a besoin d'être rôtie et bien assaisonnée. Beaucoup d'estomacs ne peuvent la supporter ; cependant il en est qui n'en sont pas dévoyés et qui la digèrent très-bien. L'agneau ne convient pas aux personnes glaireuses ; au surplus, chez celles qui sont saines, il faudra, avant tout, calculer les caprices de l'estomac, pour savoir s'il convient ou ne convient pas.

Les issues d'agneau sont encore plus glaireuses que l'agneau lui-même, et beaucoup de personnes s'en accommodent fort mal.

AGONISTIQUE. C'étoit chez les anciens la science des exercices relatifs aux combats. On sait que dans les républiques romaines et grecques, cette partie de l'éducation étoit très-soignée, et qu'elle étoit très-propre à conférer aux jeunes gens, non-seulement le courage nécessaire à des républicains, mais encore la force et la vigueur, sans lesquels le courage lui-même est insuffisant.

AGRICULTURE. Cette connoissance la plus ancienne et la plus utile aux hommes, est considérée sous trois points de vue, par l'Hygiène.

1°. Comme perfectionnant les substances destinées à nos usages, surtout les alimens;

2°. Comme contribuant à la salubrité de l'air et des lieux;

3°. Comme influant sur la santé des cultivateurs.

1°. Chacun connoît la perfection que donne l'agriculture à nos alimens, dans les fruits, les herbes potagères, les racines alimentaires, et les graines dont nous faisons usage. Si l'on compare l'espèce première à l'espèce perfectionnée, on trouvera des sucs adoucis, plus gros, plus abondans, plus rafraîchissans, etc.

2°. Cet art le premier, et la base de tous, agrandit la terre en la rendant plus fertile, en mettant par-tout la régularité à la place du désordre; il donne aux climats qu'il embellit, une salubrité qui prolonge la vie des hommes. On sait quelle influence les lieux ont sur l'air, combien ils lui fournissent d'émanations. L'agriculture, en brûlant les forêts, en facilitant la vue du soleil, en desséchant, en cultivant, en ramassant les eaux stagnantes dans des fossés, en leur donnant des écoulemens, en les privant d'humidité, est parvenue à rendre salubres des climats, où auparavant on ne rencontroit que la mort; elle est devenue un ange bienfaisant qui veille et préside au bonheur des hommes.

3°. Si les agriculteurs sont la source de si grands biens, la nature semble les en payer avantageusement, en leur accordant une santé qui est la suite nécessaire de leurs exercices, du bon air qu'ils respirent, de leur tempérance et de leur frugalité.

O fortunatos nimium, sua si bona norint agricolas!

Parmi les hommes en société, l'agriculteur est celui qui en général a le plus de vigueur, et qui conserve le plus

Tome I.   C

de santé , quand il n'a pas abusé des dons de la nature.
Cependant il en est qui sont beaucoup plus misérables
que les autres , ce sont, en général, ceux qui cultivent
les risières , dont le sol est souvent fort mal sain ;
ceux qui travaillent la vigne , dont les demeures sont
humides , et dont le travail , rarement récompensé,
abandonne forcément ses profits à des mains plus fortunées , ceux qui vivent dans des pays ingrats , ou mal
cultivés , enfin les journaliers dont les travaux , les alimens,
et le salaire ne sont souvent pas en proportion de leur
force individuelle ; ceux-là sont réduits par la misère à
s'user fort vite , et à mourir avant la vieillesse. Il n'y a
qu'un gouvernement sage et heureux qui puisse améliorer
leur sort , en proportionnant leurs travaux à leur âge ,
en leur permettant d'user des alimens les plus sains , et
qui leur conviennent le mieux ; enfin , en leur faisant
retrouver dans la nature , ce que souvent l'injustice des
hommes leur dispute et leur enlève.

Les laboureurs ou les gens occupés des travaux de
l'agriculture , doivent être en garde contre les alternatives
du chaud et du froid. Ils doivent éviter de rester assis et
couchés sur la terre humide , fuir le serein ou l'air de la
nuit , ne boire que de l'eau bien pure , avoir un pain
sain et bien cuit ; il doit être moins léger que celui des
habitans des villes , pour éviter les mouvemens d'une
réparation trop fréquente, ou d'une voracité insupportable. Leurs alimens doivent répondre à la force de leurs
organes , c'est pourquoi ils s'en permettront , qui
restant plus long-temps dans leurs estomacs , et prolongeant la digestion , leur feront réparer petit-à-petit
les pertes auxquelles ils sont sujets. C'est la foiblesse des
gens qui vivent éloignés des champs , qui a produit une

foule d'inventions et d'assaisonnemens inutiles aux constitutions fortes et robustes des agriculteurs. Ils devroient
boire plus fréquemment de l'oxicrat, mais surtout éviter
de se livrer à l'excès du vin et de l'eau-de-vie, qui ne
manque jamais d'abréger beaucoup leur existence.

AGRIOPHAGE. On a donné ce nom à des peuples
sauvages qui mangent des bêtes féroces.

AGUL, ou ALHAGI, ARABIBUS. C'est un
arbrisseau sur lequel se forme un suc sucré, nourrissant,
non laxatif, qui paroît être la vraie manne des Hébreux,
et qu'on trouve abondamment en Arabie, en Perse, en
Mésopotamie. Le citoyen Andy en a un morceau, qui
sans offrir la saveur nauséabonde de la manne de la
Calabre, conserve un petit goût de sucre brûlé.

AIGRE. Le mot aigre donne l'idée de cette espèce
d'acidité qui se développe dans le premier moment de
la décomposition du mucilage, et des substances qui en
fournissent. Les corps s'aigrissent lorsqu'ils perdent leur
consistance, lorsque les liens formés par le mucilage,
se rompent, qu'il se forme des flocons, des moisissures.
Les gommes, les colles, les gelées, le lait sont sujets
à tourner à l'aigre.

Le pain a subi une certaine aigreur, qui a été arrêtée
à temps, pour le faire lever et le cuire. L'espèce d'analyse
naturelle que l'aigreur fait éprouver au lait, n'empêche
pas que le caillé et le petit-lait ne conviennent à beaucoup
de personnes, quand cette altération n'est pas trop
avancée. Les pâtes, les confitures, où l'aigreur fait naître
des moisissures, ne sont pas gâtées pour cela, il suffit
d'enlever les parties attaquées.

Il faut prendre garde à une sorte d'aigreur qui existe
dans l'estomac de quelques individus, pour ne pas leur

permettre des alimens qui ont une tendance très-prochaine à la favoriser.

Les enfans, les histériques, les brasseurs, les amidonniers, ceux qui travaillent sur les matières acides, sont sujets aux aigreurs. Lorsqu'on a évacué celles qui surchargent l'estomac, il faut avoir soin d'éviter les alimens qui sont sujets à en procurer la récidive, et qui tournent à l'aigre.

AIGUILLE (à coudre). Beaucoup de personnes sont gravement blessées par la piqûre des aiguilles et des épingles, et même ont eu des panaris fâcheux, pour n'avoir pas été instruites d'un moyen très-simple de s'y opposer. Il consiste, après avoir fortement sucé la piqûre dans le moment même de l'accident, à placer une petite pièce de carton de trois lignes au plus de largeur sur la piqûre, à faire une forte compression sur le mal, avec des petits cordons de fil, ou des faveurs de soie, qu'on serre en tournant, de manière que sur la piqûre, et à un demi pouce au-dessus et au-dessous, on ait fait une compression bien égale ; on peut ajouter un peu d'encre sur l'endroit blessé. Ce moyen bien facile ne manquera jamais son effet, quand on n'a pas laissé le temps à l'humeur de s'amasser dans le tissu cellulaire du lieu blessé.

AIGUILLE. (poisson.) L'aiguille est remarquable par la longueur de sa mâchoire inférieure. Elle donne une chair de bon suc, quoique de difficile digestion : elle ne ne convient pas aux personnes délicates et convalescentes.

AIGUILLON (des insectes.) On ne peut rien faire de mieux pour s'en guérir, que d'employer les moyens que nous avons indiqués au mot *Abeilles*.

AIL. C'est une plante potagère, bulbeuse, dont le

mucilage visqueux s'est uni à une substance volatile, qu'on a nommée alliacée ; ses racines ou gousses sont seules en usage dans nos cuisines. Il y en a de deux espèces, l'une est l'ail ordinaire, *allium sativum* ; l'autre est l'ail recambole, ou échalotte d'Espagne, qui est plus doux et d'une odeur plus agréable que le premier.

On mange l'ail cru ou cuit, seul ou mêlé dans les sauces, ou haché avec des alimens dont on veut relever le goût. Il est bien plus doux, cuit que cru ; on ne peut le regarder comme un aliment qui fournisse beaucoup de nourriture.

L'ail est dans nos climats la substance la plus active pour exciter l'appétit, et donner du goût aux alimens. Il est à la classe bulbeuse âcre, ce que le raifort est à celle des plantes crucifères. C'est le chef.

Les deux familles d'aulx et de raiforts renferment une substance âcre, très-développée, très-active, très-pénétrante ; ils forment aussi des assaisonnemens très-piquans, et des médicamens très-importans par l'activité de leurs principes, et l'évidence de leurs effets. Ils excitent les larmes, rougissent, irritent, et forment des cloches à la peau.

L'ail infecte la transpiration, l'haleine et les excrémens. L'action du raifort ne produit point ces effets. Les aulx donnent à l'analyse, de l'acide, le raifort, de l'ammoniac, ce qui mérite confirmation.

Les aulx semblent diviser mieux les glaires et les matières visqueuses, contenues dans les poulmons et dans les reins ; les raiforts empêchent leurs formations, en atténuant les principes du sang. Ainsi, les premiers agissent plus sur les produits du système lymphatique, et les seconds sur ceux du système sanguin : les premiers

conviendront mieux aux affections pituiteuses et glaireuses ; les seconds, à celles qui sont scorbutiques.

En général, l'ail sera un assaisonnement utile aux
personnes phlegmatiques, il relevera le ton de leur estomac, et corrigera les viscosités de certains alimens.

Les hommes robustes qui vivent d'alimens grossiers,
de pain mal fermenté, de viandes presque crues, de
poissons, de farineux épais, qui boivent des eaux impures, ont raison de faire usage de l'ail ; c'est ce qui
arrive chez les Russes, chez les montagnards des Alpes,
des Pyrénées, de l'Auvergne, etc., etc.

Dans les pays chauds, on employe plutôt les âcres aromatiques, les épices, dont l'impression est bien plus forte
et plus durable que celle de l'ail et du raifort : aussi
l'estomac, dans les pays chauds, est souvent très-paresseux,
et nécessite des substances dont l'action tonique soit plus
énergique que dans les pays froids.

On a remarqué que des personnes à qui l'ail ne convient
point, comme assaisonnement, ont pu le manger comme
on mange des haricots, sans qu'il leur ait produit aucune
incommodité.

On a cru que l'ail étoit un préservatif souverain contre
la peste ; il peut être utile, mais bien moins qu'on ne l'a
prétendu jusqu'à présent.

Les tempéramens chauds, bilieux, ardens, doivent en
faire un usage très-modéré.

AILE (l') ou ALE des Anglais, est une espèce de bierre
qu'on fait sans houblon, mais avec des ingrédiens âcres
et piquans, qui excitent une fermentation très-vive. Elle
est d'un jaune clair, transparent et fort piquante ; elle
est plus agréable que la bierre commune ; elle mousse et
sort avec impétuosité de la bouteille.

L'aile est plus rafraîchissante, plus légère, plus apéritive et plus diurétique que les autres bierres ; la quantité
d'acide carbonique qui s'en dégage, la rend facilement
enivrante.

Les médecins anglais la font couper avec de l'eau, et
la donnent à leurs malades comme une tisane apéritive,
tonique et rafraîchissante.

L'aile de nos brasseurs n'est autre chose que ce qu'ils
appellent encore *métiers* : c'est la simple décoction de
l'orge et du grain germé et moulu, et que l'on nomme
encore drèche, ou malt moulu. Cette liqueur dont on
doit obtenir la bierre, est sucrée, fade, lourde et ven-
teuse ; mais si on ne fait du malt qu'une infusion légère,
cette infusion doit faire une boisson très-douce, nourrissante, apéritive, et préférable, dans beaucoup de
cas, à l'eau ou à la tisane d'orge simple, mondé ou
perlé.

AILE, AILERONS. Ce sont des parties très-
délicates dans les oiseaux, qui sont d'une digestion
assez facile. L'aileron, ou l'extrémité de l'aile, fait
souvent partie des abattis. Dans les oiseaux bouillis, la
cuisse est plus agréable que l'aile ou les blancs, parce
qu'elle est plus épaisse, et conserve mieux son goût et
son suc. Lorsqu'ils sont rôtis, l'aile et la cuisse sont
d'égale bonté. (V. Abattis.)

AIMANT. On sait que l'aimant attire le fer, et qu'il
peut, par le contact ou le frottement, lui communiquer sa
vertu. On ne connoît point la nature du fluide qui produit
cette action ; mais une propriété aussi singulière a dû
faire croire qu'il pouvoit avoir de l'influence sur nos
corps. Aussi l'aimant a beaucoup occupé les médecins.

On a employé l'aimant à l'intérieur, on l'a appliqué sur

les parties douloureuses, on l'a porté comme amulette : ses bons effets, sous ces différens rapports, ont été niés par les uns, certifiés par les autres ; je crois que tous les corps n'étant pas également perméables à l'action de cet agent, ils pourroient bien avoir raison à certains égards. Les connoissances les plus précises nous apprennent que les personnes sensibles et irritables ne doivent point porter sans nécessité de forts aimans, à moins qu'elles ne se soient assurées qu'ils n'ont point d'action sur elles. Le Cⁿ. Hallé observe, que pour bien déterminer cette action sur un corps souffrant, il faudroit disposer deux aimans de manière qu'ils pussent agir l'un sur l'autre au travers de la partie souffrante. Cette idée mérite bien qu'on s'en occupe.

On a vu plus d'une fois l'aimant appliqué sur les dents, en détruire subitement les douleurs. J'ai quelquefois arrêté des spasmes nerveux très-violens, en appliquant les aimans du Cⁿ. Lenoble ; mais aussi j'ai plusieurs fois observé en Russie qu'il sembloit les augmenter.

On a voulu faire croire, pendant bien long-temps, que tous les phénomènes de la nature étoient liés entr'eux par un fluide universel, désigné comme une cause, un enchaînement magnétique. Des charlatans, des médecins même ont cherché à tirer parti de cette opinion, pour duper des ignorans, en leur faisant croire qu'ils avoient trouvé, dans ce qu'ils nommoient le magnétisme animal, les moyens les plus sûrs de guérir toutes les maladies sans médicamens.

On n'ignore pas à quels degrés d'illusion et d'esprit de vertige, Mesmer et ses acolytes avoient entraîné les classes mêmes qui passoient pour les moins ignorantes.

Quand la nature guérissoit les malades qui leur étoient

confiés, on crioit au miracle ; on passoit sous silence les
cas où leur art mensonger étoit insuffisant ; et d'ailleurs ,
le chatouillement employé sur certains plexus nerveux ,
portoit une véritable action sur les nerfs , dont il étoit
possible de tirer quelquefois avantage, mais dont le plus
souvent la friponnerie et l'immoralité ont indignement
abusé. Qui ne sait l'influence que peuvent avoir sur un
sexe avide de nouveautés , sans expérience , aussi mobile
qu'irritable , l'art d'exciter les désirs , en flattant et en
exaltant l'imagination par des sons harmonieux , par des
regards, par des attouchemens particuliers, qui donnoient
véritablement des crises , que des gens sans pudeur ont,
plus d'une fois , mis indécemment à profit.

AIR. L'air est pour le médecin ce fluide élastique,
invisible , qui nous environne , et qui entretient la respiration et la vie des animaux.

On peut le considérer , ou comme mêlé de fluide élastique , de chaleur, de lumière , et autres émanations ,
c'est l'atmosphère ; ou , comme agissant immédiatement
sur nous , et en dedans de nous , par ses qualités inhé-
rentes et individuelles ; c'est l'air , qui doit particulièrement , sous ce dernier rapport , nous intéresser le plus.

CHAPITRE PREMIER.

*Des effets de l'air , dépendans de ses combinaisons ,
et des changemens que lui fait éprouver l'animal.*

Dans l'étude des effets de l'air sur nos corps, il y a
toujours deux choses à considérer , les changemens que
l'air éprouve de notre part, et ceux qu'il nous fait éprouver.
Cette double considération a lieu dans trois cas les plus

importans , soit qu'on examine l'air qui nous presse , ou celui que nous respirons , ou celui que nous avalons.

Il est nécessaire , avant tout , de dire quelque chose des brillantes découvertes modernes , qui nous ont appris à mieux connoître la nature de l'air qu'on ne l'avoit fait jusqu'alors.

On convient presque généralement que l'air atmosphérique contient vingt-sept parties d'air ou gaz oxigène , et soixante-douze d'air impur non respirable, qu'on a nommé moffette ou azote , avec une centième partie de gaz acide carbonique. Lorsque l'air a pénétré dans les poulmons, d'après les expériences du célèbre Jurine de Genève , on l'expire chargé d'une bien plus grande quantité d'azote, et d'acide carbonique.

On a prouvé que dans la combustion, les mêmes phénomènes avoient lieu : ainsi , il n'y a qu'une portion de l'air atmosphérique qui peut entretenir la respiration et la combustion , c'est l'oxigène ou l'air vital. Dans ces deux actions, les résidus de l'air épuisé par la respiration et par la combustion , sont l'azote et l'acide carbonique , en observant que la combustion donne plus d'acide carbonique que la respiration.

On a remarqué que l'air vital pur respiré , donnoit aux animaux beaucoup d'activité et de force , et que le charbon brûlé dans le même air , donnoit plus de chaleur et une lumière plus vive. D'après cela , on a pu croire que l'admission de l'air dans les poulmons communique de la couleur et de la chaleur au sang , le rafraîchit , et anime la circulation , et que celui qui en sort , perd la faculté d'entretenir la vie des animaux. On peut aussi admettre avec Lavoisier, que dans la respiration , ainsi que dans la combustion, l'acide carbonique est produit par la décomposition de l'air vital de l'atmosphère, dont la base se mêlant aux principes du charbon contenu dans le sang, forme avec lui l'acide carbonique, tandis que le principe de la chaleur, séparé de la base de l'air vital, devient libre.

On sent déjà que, si l'air atmosphérique qu'on respire, est impur, et n'a pas les proportions indiquées plus haut, l'animal doit souffrir beaucoup. C'est précisément ce qui arrive, lorsque des gaz émanés de différentes substances animales, végétales et minérales, viennent enlever à l'air ambiant le fluide vital qu'il contenoit, alors il n'est plus respirable, et ne peut servir à la combustion.

Les anciens avoient bien observé que l'air atmosphérique n'est respirable que jusqu'à un certain point, puisqu'ils avoient reconnu que l'insalubrité des lieux où l'on rassemble beaucoup de personnes, est très-grande ; que le voisinage des caves en fermentation, des égoûts, des lieux d'aisance, des mares, étoit dangereux, que l'air renouvellé étoit de la plus grande utilité. Mais on voit par ce que nous venons de dire, combien les modernes ont ajouté aux connoissances, par l'analyse qu'ils ont faite de l'air de l'atmosphère.

Ils en ont déduit l'art de mesurer à volonté la pureté de l'air, ou l'eudiométrie, qui vient d'être perfectionnée par le citoyen Seguin. Ces connoissances ont mené à corriger l'atmosphère altérée par la respiration et la combustion, et à la rétablir entièrement dans sa pureté, soit en augmentant la quantité d'air vital, soit en faisant disparoître l'acide carbonique répandu dans l'air, soit en diminuant la quantité absolue d'azote qu'il contient.

De ces trois moyens, les deux premiers sont praticables, et sur-tout le second. On obtient à volonté de l'air vital avec l'oxide de manganèse que le feu dégage du nitre. A l'égard de l'acide carbonique, l'eau fraiche seule l'absorbe très-rapidement, et l'eau de chaux encore mieux. Il suffit d'en exposer des terrines dans des lieux où l'air est vicié par la respiration et la combustion.

Ce qu'on a observé de plus curieux relativement au contact de l'air sur la peau des hommes, c'est que la peau altère sensiblement l'air, et de manière à former de l'acide carbonique.

A l'égard des effets de l'air dans le canal alimentaire, cette matière est peu connue. Le citoyen Fourcroy a découvert que l'air contenu dans la vessie des carpes, et qui paroît venir de leur estomac, est entièrement du gaz azote, qui paroît exister abondamment dans les substances animales. Il ne seroit donc pas étonnant que l'estomac de l'homme pût fournir cette sorte de gaz et même plusieurs autres. Nous n'avons pas encore de lumières suffisantes sur cet objet ; il faudroit examiner l'air qui sort par l'œsophage, ce qui est difficile. A l'égard de celui qui vient du rectum, on peut l'assigner, et on sait bien que c'est un véritable gaz hydrogène, fœtide ou inflammable.

CHAPITRE II.

Des effets que l'air produit sur nos corps, par ses propriétés et qualités physiques.

Nous considérons ici l'air comme un fluide immense qui agit sur nous, en contrebalançant la résistance de nos organes par ses propriétés physiques. L'air est 811 fois plus léger que l'eau, ou à poids égal, il occupe un espace 811 fois ½ plus grand ; mais cette pesanteur, éprouve des variations causées par la chaleur et la compression. La chaleur raréfie, dilate l'air, et augmente son volume, en diminuant sa pesanteur spécifique : la compression au contraire le condense, ou diminue son volume, en augmentant sa pesanteur ; ainsi la chaleur et la compression produisent dans le volume, et la pesanteur de l'air, des effets absolument contraires.

La pesanteur de l'air dépend plus souvent de ses mélanges, relativement aux différens gaz qu'il contient, et sur-tout à la quantité d'eau réduite en vapeurs qui s'y trouve unie ; mais le mélange des vapeurs atmosphériques, quand l'air est surchargé, diminuant sa pesanteur spécifique dans un grand espace, diminue aussi sa pesanteur totale ; c'est ce que prouve le baromètre, relativement aux météores aqueux, à l'humidité, à la sécheresse. On sait que le poids de l'atmosphère varie suivant ses différentes élévations ; que plus on s'élève, moins l'atmosphère pèse ; qu'on s'est servi de ce principe pour calculer l'une par l'autre la pesanteur de l'atmosphère, et l'élévation des lieux au moyen du baromètre. A l'égard de l'élasticité de l'air, elle est démontrée par sa compressibilité, et elle éprouve des variations relatives à sa température, et aux mélanges des différens gaz qu'il contient.

Le changement des densités de l'air qui nous environne ne doit pas occasionner en nous un effet considérable, lorsqu'il se fait d'une manière lente et insensible. Mais quand le contraire a lieu, on ressent plus ou moins les effets particuliers qu'éprouva Saussure dans son voyage au Mont Blanc, lorsqu'il fut à une élévation de 2450 toises au-dessus du niveau de la mer ; alors il sentit

une grande prostration de forces, une respiration ha-
letante, une fréquence dans le pouls, qui s'éleva de 72
pulsations à 100 ; parceque la diminution dans la densité de l'air, fait que sous un même volume, il y en
a une moindre quantité, et qu'il ne suffit pas pour la
respiration, et les autres combinaisons qui doivent s'o-
pérer dans les poumons ; delà la respiration courte,
delà la fièvre, la foiblesse, etc. On pourroit sur cet article faire de bonnes observations dans les aérostats.

Les principales propriétés accidentelles de l'air sont
la chaleur, le froid, l'humidité et la sécheresse.

En général plus les corps sont denses, moins la chaleur
les pénètre aisément ; l'air étant le plus léger des corps
qui nous environnent, se chauffe le plus promptement,
et se réfroidit aussi le plus vite ; il est le meilleur conducteur de ces propriétés.

Les causes principales de la chaleur de l'air sont le
frottement, la percussion, la décomposition des corps,
comme la fermentation, la combustion, la concentra-
tion des parties de la chaleur isolée, comme le prouve
le verre ardent ; cette chaleur cherche toujours à se
mettre en équilibre avec le corps environnant.

Les causes des vicissitudes de l'atmosphère, en chaud
et en froid, sont dans les météores.

Les observations modernes, ont appris que le principe de la chaleur entre réellement, comme principe
constitutif, dans la composition de tous les corps ; que
lorsqu'il s'en dégage et devient libre, il produit beaucoup de chaleur sensible, au lieu qu'en s'y mélant ou
en s'y combinant en certaine quantité, il produit du
froid, enfin que la décomposition des gaz, et sur-tout

celle de l'air vital , par la combustion , produisoient beaucoup de chaleur.

De ces causes de la chaleur, on peut aisément déduire celle du froid.

On entend par humidité de l'air , la présence sensible d'une certaine quantité d'eau qui s'y trouve unie. La sécheresse ne donne aucun signe sensible d'eau. La chaleur peut mettre l'eau en état de vapeur ou de fluide élastique. La vapeur de l'eau est plus légère que l'air atmosphérique ; dans l'état de gaz , elle est encore plus légère et se combine intimement avec l'air ; ce qu'on nomme évaporation insensible de l'eau , n'est qu'une dissolution de l'eau par l'air. Comme l'a démontré le Roy, le médecin de Montpellier , il faut distinguer dans l'air , la quantité d'eau qu'il contient , de son humidité.

Il suit de la méthode d'observation de le Roy , 1°. que l'air contient d'autant plus d'eau , toutes choses égales , que son degré de saturation sera plus élevé ; 2°. que quelque quantité d'eau qu'il contienne , il sera d'autant plus sec, qu'il y aura plus de distance entre son degré de saturation et son degré de température, et il sera d'autant plus humide que ces deux degrés sont moins éloignés l'un de l'autre. Ainsi, ce n'est point la quantité d'eau qu'un air contient , mais seulement la proportion de cette quantité , avec la faculté dissolvante de cet air , qui le constitue humide ou sec, en observant que la chaleur augmente la force de dissolubilité de l'air. Cela n'empêche pas que dans les froids , quand l'air est serein, il ne se fasse une évaporation considérable de la neige et de la glace elle-même. Le meilleur hygromètre pour s'assurer de l'humidité de l'air , est celui qu'a imaginé Saussure.

(V. Hygromètre.) L'air contient l'eau dans plusieurs états, selon sa force de combinaison, et sa faculté dissolvante. Combinée, elle augmente la pesanteur de l'atmosphère, et lui communique peu d'humidité ; sensible, dissoute, elle rend l'air plus humide et plus léger, échappe à notre vue, et non à l'hygromètre ; suspendue, elle ne rend réellement l'air, ni plus humide, ni plus léger, que quand elle est dissoute, parce que, dans cet état, elle n'y est pas mêlée, elle n'affecte point l'hygromètre, mais elle est sensible à nos yeux sous forme de vapeurs.

Les combinaisons de la chaleur et de l'humidité donnent l'air froid et sec, qui contient le moins d'eau, il est le plus dense, et pèse le plus sur le baromètre : cet air est très-sain, et conserve bien les corps putrescibles.

L'air froid et humide contient peu d'eau combinée ; beaucoup d'eau dissoute, et pèse peu sur le baromètre ; il est très-mal-sain. L'air chaud et sec contient beaucoup d'eau combinée, peu d'eau dissoute, et peu sensible à l'hygromètre ; il est très-pesant.

L'air chaud et humide, est celui qui contient le plus d'eau, tant combinée, que dissoute. Cet air est dangereux, et hâte la putréfaction des corps.

CHAPITRE III.

De l'effet des propriétés physiques ou accidentelles de l'air sur nos corps.

Ces effets sont subordonnés à beaucoup de variations dans l'air, et à la sensibilité individuelle.

En général, la chaleur du sang ou du corps humain est de vingt-sept à vingt-neuf degrés du thermomètre de

Réaumur. Comme il ne monte dans nos climats, pendant les plus fortes chaleurs, guères qu'à vingt-six degrés, il en résulte que nos corps sont presque toujours plongés dans une atmosphère moins chaude qu'eux.

Les bornes des températures naturelles connues, auxquelles les hommes sont exposés sur le globe habité, sont depuis trente à trente-un degrés au-dessus du zéro jusqu'au soixante-dixième au-dessous, ce qui fait environ cent degrés de différence.

On ne parle pas ici des essais qu'on a faits momentanément, et qui ont prouvé qu'on pouvoit supporter trente-trois degrés au-dessus de l'eau bouillante.

Les effets de la chaleur qui n'excède pas la température naturelle des corps, sont le relâchement des solides, l'expansion des fluides, la sueur, la soif, l'indolence, la foiblesse de l'estomac, la diminution de l'urine. Lorsqu'on éprouve les plus grandes chaleurs dont nous parlons, les liqueurs spiritueuses, l'eau-de-vie, le vin sont fort recommandés.

Les expériences de Tillet, Blagden, Fordice et autres, concourent à démontrer que le corps humain a la propriété de conserver sa chaleur naturelle, même au milieu d'un air plus chaud que celui qui a lieu pour les parties qui sont le plus en contact avec lui, comme la peau, les poulmons; cependant il est prouvé qu'une pareille chaleur est très-stimulante, par l'accélération du mouvement du cœur, l'irritation des nerfs, de la peau, mais sans que la respiration soit moins libre, moins intacte.

Si la lumière est jointe à la chaleur, elle est encore plus tonique et plus stimulante; elle colore la peau et l'affermit: si elle est trop vive, elle frappe subitement la peau, elle l'enflamme, c'est ce que font les coups-de-soleil; si elle est trop vive et trop long-temps continuée, elle la colore et la noircit, l'endurcit, la racornit, enfin elle épaissit les humeurs.

Les effets généraux du froid supportable, sont, de diminuer le volume des corps, et leur expansion, d'affoiblir la transpiration, de stimuler les fibres organiques, de donner de la force et du ton au corps. Un froid très-rigoureux supprime la transpiration, resserre vivement les fibres organiques, empêche la circulation vers la peau et l'épaissit, gêne les mouvemens, sans affecter aucunement le poulmon; si le froid est excessif, et qu'on ne soit pas bien couvert, le tremblement convulsif prend; il est suivi d'une rigidité effrénée des membres, qui finissent par se geler. Lorsque le sang s'est arrêté tout-à-fait, lorsque les membres sont devenus violets et insensibles, lorsque tout le corps est prêt à être gelé, on tombe dans un sommeil doux, dont on ne se relève pas, à moins qu'il n'arrive du secours.

Ce qu'on appelle froid modéré, relativement à nos sensations, est si variable qu'il est impossible à déterminer.

A l'égard de l'humidité et de la sécheresse, elles ont pour effet, la première en général, de diminuer la transpiration, de relâcher, d'amollir les fibres, d'augmenter la force absorbante de la peau. L'air froid paroît plus froid, quand il est humide; de même, l'air chaud est plus chaud, quand il est humide.

Quand les lieux humides deviennent chauds, les fièvres putrides, malignes et intermittentes y ont bientôt pris naissance. Dans les lieux humides et marécageux, le froid fait naître des fièvres d'accès très – opiniâtres, accompagnées souvent d'engorgement. Par-tout l'humidité tend à décomposer les substances, à altérer les humeurs des hommes; cet air est toujours très - malsain.

La sécheresse, au contraire, est presque toujours salubre, et l'on peut comparer l'effet de l'air humide et sec sur nos fibres, à son effet sur le cheveu, dont Saussure a formé son hygromètre. L'air sec augmente la transpiration. Il est moins accablant quand il est chaud que l'air humide, et moins pénétrant quand il est froid. L'air sec resserre et tend les fibres, diminue la tendance des humeurs à la putridité.

Dans les pays chauds, les lieux élevés, éloignés des marais et des mares, sont les plus sains à habiter. On en a des exemples dans les montagnes de l'Auvergne et de l'Ecosse. L'air de Montmorency est nuisible aux poitrinaires, dont la délicatesse s'accommode mieux des endroits moins secs.

D'après ce que nous avons dit, on conçoit facilement quels doivent être les effets des combinaisons de la chaleur et du froid, avec l'humidité et la sécheresse.

On peut connoître plus au long dans mon traité des bains, les avantages qui résultent de l'impression d'une vapeur chaude sur nos organes.

Indépendamment des températures extrêmes et excessives, qui blessent toujours, l'air nuit encore fort souvent par ses vicissitudes; c'est ce qui a fait dire à Hyppocrate, que c'étoient principalement les changemens de tems qui engendroient les maladies.

De toutes les vicissitudes de l'atmosphère, celle du chaud au froid, sur-tout au froid humide, est la plus dangereuse; elle cause des constrictions spasmodiques, irrite les nerfs, répercute la transpiration; elle coagula la substance albumineuse du sang, gêne la circulation, cause des engorgemens, occasionne des fièvres catharrales, des rhumatismes, la goutte, des rhumes de poitrine. La transpiration cutanée paroît absorber des particules propres à donner des épidémies, selon le docteur Hallé, et il croit que dans le travail périodique ou journalier de l'économie animale, il est des tems marqués pour l'abfortion, comme il en est pour la véritable transpiration, excrément de la coction humorale.

Les circonstances dans lesquelles ces effets des variations atmosphériques se font le plus remarquer, sont lorsqu'elles affectent des personnes dont la sensibilité se trouve accidentellement augmentée, lorsqu'on se lève, lorsqu'on digère, lorsque les femmes sont en couche, lorsqu'on a des rhumatismes, la goutte sur-tout, lorsque la rapidité du changement est extrême, ou qu'il est fort long.

Le passage du froid au chaud a toujours des inconvéniens moins grands, que celui du chaud au froid. Le passage du froid glacial au chaud, fait que, dans les personnes gelées, et qu'on fait dégeler, si l'on n'apporte pas les plus grandes attentions, la surface du corps se réchauffant avant que le centre ait repris ses fonctions, les liqueurs en se dégelant, rompent leurs enveloppes, s'extravasent et s'altèrent; delà les mortifications, la gangrène. Quand le froid forme une engelure, c'est l'effet d'une dilatation locale de la partie malade, et si l'affection est forte, il y a dilacération, ulcère; il faut alors traiter avec un très-grand soin, de crainte qu'il ne survienne une dégénérescence dans les humeurs que repompe la circulation.

Le passage du froid à une chaleur excessive, produit souvent l'extrême dilatation des vaisseaux, cause la suffocation, l'évanouissement, et même l'apoplexie. Dans le passage du chaud au froid médiocre, comme dans le dégel, les effets sont moins sensibles. Alors tous les corps inanimés, comme les métaux, les pierres, le verre, les bois, se couvrent de gouttes d'eau, par la raison que tous ces corps s'échauffent plus lentement que l'air, et ne parviennent pas aussi promptement à la température que lui ; alors l'eau, dont l'air se charge, en prenant une température plus chaude, se dépose sur tous les corps qui sont restés froids.

Le passage de la température sèche à l'humide, est très-sensible, et procure le sentiment d'un poids qui nous presse de tous les côtés. L'air est lourd, disons-nous, et cependant le baromètre annonce sa légereté ; c'est que nos membres sont ramollis, et relâchés par l'humidité, ce qui fait que le poids de l'atmosphère, quoique très-léger, est capable de nous affecter ; c'est ce qui arrive dans la constitution du printemps.

Enfin le passage de l'humidité à la sécheresse n'a produit que de bons effets : il ranime, rend de la force aux fibres, quoique le poids de l'air soit le plus souvent augmenté.

Pour bien sentir l'importance de tout ce que nous avons dit sur ces différentes qualités physiques de l'air, il suffit d'être persuadé que la médecine étant difficile à bien connoître, et souvent conjecturale, il faut une grande sévérité d'exactitude, dans les connoissances qui en forment la base. Il doit résulter de ces connoissances trois grands avantages.

1°. L'intelligence des phénomènes atmosphériques.

2°. La perfection de la météorologie.

3°. La connoissance plus exacte de l'influence de l'air sur nos corps.

Il résulte encore de ce que nous venons de dire, des préceptes d'hygiène qui ne laissent pas d'avoir leur importance : tels sont les suivans.

Les températures de l'atmosphère ne sont nuisibles qu'autant qu'elles sont excessives.

Les qualités de l'air nuisent le plus souvent par leurs vicissitudes.

Les qualités extrêmes de l'air sont nuisibles, parce que les corps n'y sont pas habitués, ou parce qu'elles sont bientôt remplacées par des qualités contraires.

Puisque l'habitude a tant de forces sur nous, il faut pour être sain et vigoureux, s'endurcir de bonne heure aux températures différentes.

C'est un mal, dans un pays ou dans une saison froide, de rester toujours dans des appartemens très-clos, et fort chauffés, (*et vice versa*).

La température froide, est celle à laquelle il est le plus nécessaire de s'habituer.

L'habitude du froid se contracte mieux par degrés que par un passage rapide.

Il faut, dans ces cas, prendre garde aux âges, aux constitutions, et à d'autres circonstances.

Sur les plus hautes montagnes, il y a moins d'eau en dissolution dans l'air.

La hauteur habitable et salubre paroît fixée à 1900 toises au-dessus du niveau de la mer.

A l'égard de la manière dont l'air peut-être vicié par différentes émanations, gaz ou fluides élastiques, il y en a bien quelques-uns dont la nature et les propriétés sont connues. Mais il sera fort difficile à l'analyse de saisir une foule de mélanges auxquels il est sujet. Comment déterminer les mélanges de substances odorantes, et reconnoître la nature de ces miasmes délétères, qui portent le ravage dans certaines contrées, en y répandant des épidémies dangereuses!

Comme c'est dans le voisinage des eaux, et dans les saisons humides que se répandent les épidémies, l'analyse de l'air et de l'eau qui y est contenue dans ces circonstances, pourroit peut-être faire éclore quelques vérités sur cet objet important.

Relativement aux effets des mélanges connus, qui altèrent les différentes qualités de l'air, et qui paroissent sur-tout agir sur les poulmons, V. Emanation, Charbon, Méphitisme, Miasme, Odeurs).

Quant aux effets de l'air occasionnés par les divers mouvemens qui lui sont propres, et qu'on peut lui imprimer, il faut voir les mots, Atmosphère, Ventilateurs, Vents, Hôpitaux, Prisons, Salles de Spectacles.

AISSELLES. La transpiration des aisselles est une des plus fortes du corps, elle a un caractère d'âcreté capable de décolorer et de brûler en quelque sorte les vêtemens, sur-tout chez les personnes rousses, à qui les anciens ont attribué une odeur de bouc.

Les observations modernes ont démontré que la transpiration étoit acide; celle des aisselles paroît l'être éminemment, et on pourroit croire que cet acide seroit le phosphorique. Quant au principe odorant, il n'est pas même encore soupçonné.

Il faut craindre de laisser répercuter l'humeur des aisselles, qui ne manqueroit pas de se porter sur la poitrine; ainsi on ne doit employer aucune liqueur répercussive pour en faire passer la mauvaise odeur ; on pourra seulement les laver avec de l'eau dans laquelle on mettra quelques gouttes d'eau de Cologne , de Lavande , etc. C'est une circonstance où l'on ne peut trop recommander la propreté , et le linge blanc.

ALBERGE. Espèce d'abricot alongé , qui a la chair rougeâtre et qui est fort doux, dont on fait beaucoup de confitures aux environs de Tours. Ce qu'on a dit de l'abricot convient à l'alberge. (V. Abricot).

ALBINOS. Les Albinos ne forment point un peuple , comme le dit l'ancienne encyclopédie , mais une variété très - accidentelle chez les hommes de différens pays. Ils ont la peau d'un blanc mat , ainsi que les cheveux blancs , l'iris couleur de rose , et la vue délicate ; on en a fait voir deux à Paris , il y a quelques années , qui venoient des montagnes d'Auvergne. Deshayes a constaté que les Albinos avoient la vue assez bonne , et qu'ils étoient susceptibles de tous les travaux dont les nègres s'acquittent dans nos colonies.

Il en résulte , qu'à quelque degré de foiblesse près , on pourroit insensiblement , par l'exercice et l'habitude, corriger les défauts de cette constitution.

ALBUMINEUSE. (substance) De toutes les substances animales , l'albumineuse est celle dont on trouve le moins de traces dans les végétaux. Cette substance qui est celle du blanc d'œuf , ressemble à la gélatineuse par sa transparence et sa solubilité dans l'eau ; elle en diffère , parce que, dans l'eau chaude , elle se coagule et y devient absolument insoluble , comme la matière glutineuse et fibreuse ; elle ne se forme point en gelée , et se pétrifie aisément. Il sembleroit que l'état albumineux seroit intermédiaire entre celui de la gelée animale et celui de la matière fibreuse.

L'aliment qui fournit la substance albumineuse ne se digère pas facilement par tous les estomacs, sur-tout quand elle est congelée par la chaleur, comme le blanc de l'œuf qu'on fait cuire. Les chairs animales, quelques sucs végétaux, comme le citron, les œufs de poisson, les polypes, les vers, les coquillages, fournissent la substance albumineuse. (V. ces mots).

ALCALESCENS. (Alimens) Nous nommons alcalescens, les alimens susceptibles de passer à la putréfaction, et de donner naissance à l'ammoniac qui s'en dégage à cette époque ; toutes les substances animales, sur-tout les œufs, les bouillons faits avec la chair des animaux adultes, sont dans ce cas.

Le docteur Hallé divise les alimens alcalescens en trois classes.

1º. Ceux non décomposés, et dont l'ammoniac n'est pas libre ;

2º. Ceux dont l'ammoniac paroît libre, sans décomposition ;

3º. Ceux qui doivent leur odeur ammoniacale au commencement de leur décomposition.

1º. Les alimens qui, sans contenir d'ammoniac, sont disposés à l'alcalescence, sont particulièrement ceux qu'on tire des animaux, et qui sont essentiellement alimenteux, tels que la gelée, le corps sucré, la lymphe, la partie destinée à former les fibres, enfin la partie extractive.

Plus un aliment, soit animal, soit végétal, contiendra de substance albumineuse ou glutineuse, ou d'azote, plus il sera alcalescent ; plus au contraire, il contiendra de matière sucrée et de gelée ou mucilage , plus il sera disposé à l'acescence ; et dans les mélanges de ces différentes substances qui constituent souvent nos alimens , ceux dans lesquels l'une ou l'autre de ces matières dominera davantage , seront disposés à l'acescence ou à l'alcalescence , selon la portion qu'ils en contiendront.

Les animaux sont , en général, plus alcalescens que les végétaux , parce qu'ils contiennent beaucoup plus de matière glutineuse et fibreuse. Si donc , on a à craindre l'effet des alimens alcalescens , on préférera les chairs aux entrailles des animaux, les chairs saignées à celles qui sont abreuvées de sang, lequel par lui-même est fort alcalescent , à cause de la partie fibreuse qu'il contient, les chairs des jeunes animaux à celles des animaux âgés, les bouillons aux viandes , le lait aux bouillons, aux fromages.

Les extraits des végétaux nourrissans passeront avant ceux des animaux , quand on aura à craindre des altérations putrides. Les fécules amilacées vaudront mieux que celles qui sont glutineuses , à moins qu'elles n'ayent subi une préparation comme le pain.

D'un autre côté , les alimens disposés à l'alcalescence , redoutables dans les dispositions putrides du corps , se digèrent bien plus facilement que les alimens acescens et végétaux. Ils réparent vite et sont en petit volume ; ils soutiennent bien mieux les forces , et conviennent en conséquence aux personnes foibles et convalescentes.

2°. Les alimens dans lesquels l'ammoniac est ou paroît libre , sont en très-petit nombre , si néanmoins ils existent réellement. Les exemples qu'on en peut donner , sont les truffes et les plantes crucifères. Il n'est pas encore décidé si les émanations de ces végétaux sont alcalines. Alors l'effet de ce genre d'alcalescence seroit de stimuler et d'augmenter l'activité de l'estomac ; mais quelques-uns de ces végétaux ont l'inconvénient de laisser dégager une grande quantité de gaz , comme les choux, les choufleurs , etc. ou d'offrir une grande résistance à l'action des sucs digestifs, comme les champignons.

3°. Les alimens dont l'alcalescence dépend d'une décomposition commençante, favorisent la putridité , communiquent aux excrémens une fétidité remarquable ; cet effet a lieu quand on fait usage des viandes attendues, faisandées ou mortifiées , ce qui les attendrit beaucoup. Mais si leur degré d'alcalescence étoit trop avancé , alors ils causeroient des rapports désagréables, des dévoiemens , et des levains de maladies putrides. Enfin, dans le dernier degré , on auroit des vertiges , des maux de cœur , des vomissemens violens, des diarrhées colliquatives , et des fièvres malignes putrides.

En général, les personnes dont les humeurs sont disposées à la putridité , et chez lesquelles la bile , la plus alcalescente de nos humeurs excrémentielles , domine , feroient bien d'éviter tous les alimens alcalescens.

ALCALI (Volatil). L'alcali volatil n'est autre chose que l'ammoniac pur et fluide. C'est un stimulant fort actif, qu'on ne doit pas employer intérieurement comme on a eu la manie de le faire , mais qui peut être utile pour ranimer les asphixiés , etc. (V. Asphixié).

ALCANNA. Espèce de ciste , dont les feuilles donnent une teinture d'un rouge vif , qui sert de fard à beaucoup de peuples de l'Asie.

Il y a une sorte d'*Alcanna spuria* , qui est remarquable par la belle couleur rouge qu'elle communique

à l'huile et aux substances grasses, c'est la racine d'or=
canette.

ALCHOLLEA. C'est un mets recherché des Maures,
qui consiste à préparer les viandes de bœuf, de mouton,
de chameau, avec de l'huile et de la graisse.

ALCOOL, (ou esprit de vin). C'est une liqueur
très-forte, miscible à l'eau, très-volatile et très-inflam-
mable, qui ne se retire que des substances qui ont
subi la fermentation vineuse.

Les parfumeurs et distillateurs en font un grand usage ;
les premiers pour dissoudre les huiles essentielles des
plantes aromatiques et des vraies résines, qu'ils employent pour former leurs eaux odorantes ; les seconds,
pour obtenir des liqueurs de table très-fines, et qui à
raison de leur force doivent être employées avec beaucoup de modération. (V. Liqueurs, Odeurs).

ALCOVE. C'est une cloison disposée dans une chambre
pour recevoir un lit. C'est une commodité, mais non
pas une méthode saine de se livrer au sommeil dans des
alcoves, sur-tout quand elles sont fermées par des rideaux. Il vaudroit mieux dormir dans un lit exposé
entièrement à l'air, pourvu qu'on fût préservé des
courans.

ALHAGI. V. Agul.

ALICA. L'alica étoit un mets dont il paroît que
les anciens faisoient beaucoup de cas ; les Romains le
préparoient avec un farineux de la nature du maïs. Ce mets
devoit être nourrissant, tonique et resserrant. (V.
le Dictionnaire de James),

ALICANTE. (Vin d') Le vin d'Alicante est un vin
d'Espagne très-renommé par les qualités toniques et
stomachiques, qu'il possède au plus haut dégré ; on a

observé que, pris à petite dose tous les matins à déjeûner, il restaure très-bien les estomacs délicats et
fatigués.

A L I M E N T. Les alimens sont des substances qui in-
troduites dans notre corps, servent à le nourrir en
fournissant des sucs, ou propres à son accroissement,
ou destinés à réparer les pertes journalières que nous
faisons.

Nous considérons ici l'aliment en général, dans sa
nature et ses effets, et non dans ses modifications qui
sont infinies; nous parlons en particulier de chaque
aliment à chacun des articles qui les concernent.

Il a été donné sur l'article Aliment de l'encyclopédie
par ordre de matières, un article très-essentiel et très-
étendu, par le citoyen Hallé; on pourra y recourir pour
trouver tout ce que les anciens et les modernes ont
dit de plus important sur ce sujet. Nous ne parlerons ici
que de ce qui est indispensable pour être au niveau des
découvertes nouvelles sur ce point de physique animale.

Relativement à la nature de l'aliment ou de la substance nourrissante, il paroît qu'une grande partie du
mécanisme de l'assimilation se passe dans le canal intestinal, dans les poulmons et à la surface de la peau;
que ce mécanisme peut-être divisé en trois tems, dans
lesquels l'air atmosphérique, et particulièrement sa partie
vitale, est le principal moyen d'assimilation ou de combinaison; qu'il agit probablement en enlevant à la matière alimentaire une portion de son principe charbonneux, et en facilitant sa combinaison avec la base de
la mofette excédente dans les humeurs animales : qu'alors
il se fait à la fois un changement réciproque, tant dans
la substance de l'aliment, que dans celle des humeurs

animales, parce que l'une étant animalisée, les autres perdant, s'il est permis de parler ainsi, l'excès de leur animalisation, toutes sont amenées comme à un même niveau, et par conséquent mutuellement animalisées.

Si cette théorie n'explique pas la formation de tous les produits de l'assimilation animale, les sels phosphoriques, la matière grasse analogue au blanc de baleine, c'est que les faits et les observations du moment n'ont pas encore permis d'aller plus loin; mais la combinaison de la base de la mofette ou de l'azote dans les substances animales, est déjà un objet assez important pour que le mécanisme de cette combinaison puisse être regardé comme un des objets les plus intéressans de l'économie animale.

Les anciens avoient établi que la matière nutritive étoit essentiellement une; on avoit ensuite cru reconnoître qu'elle résidoit dans la substance muqueuse des alimens, et que le travail de la coction lui imprimoit un degré d'atténuation, qui en les assimilant, opéroit la nutrition.

Mais les modernes ont prouvé par leurs recherches sur la nature de nos organes et sur celle des substances alimentaires 1°., que la substance de nos organes ne varie pas seulement dans son organisation, mais encore dans sa composition; par conséquent la matière assimilée destinée à réparer nos organes doit varier de même, puisqu'elle doit leur être parfaitement semblable.

2°. Que les différentes substances de nos organes retrouvent leurs analogies dans les fluides nourriciers de notre corps, et dans les substances animales et végétales qui nous servent d'aliment. D'où il suit que la matière nutritive est de nature différente et variée, même avant son assimilation ; qu'elle n'est pas essentiellement et exclusivement fournie par le mucilage, mais qu'elle peut être tirée de plusieurs substances très-différentes entre elles par leur nature et la combinaison de leurs principes.

3°. Que malgré la différente nature des matières nutritives, toutes contiennent un même principe diversement modifié, qui est la base de l'acide oxalique ; que quand ce principe est altéré ou détruit, comme il arrive par la fermentation et la putréfaction, le corps qui le contient perd, en tout ou en partie, sa propriété nourrissante, d'où il résulte que la base oxalique est une partie constituante, et essentielle de presque toutes les substances nutritives.

4°. Qu'il est des corps qui sont peu nutritifs, et qui néanmoins contiennent la base oxalique dans une grande proportion, tels sont les sels oxaliques ; que les plus nutritifs de tous sont les substances fermentescibles ou putrescibles des trois règnes, dans lesquels cette base plus ou moins abondante, n'est point dans l'état acide, mais placée de manière à pouvoir passer aisément à d'autres combinaisons : d'où l'on doit conclure que toutes les subtances qui contiennent la base oxalique ne sont pas également nutritives, qu'elles ne le sont pas toujours en proportion de la quantité qu'elles en contiennent, mais plus généralement en raison de la manière dont elle y est combinée, et que c'est à raison de l'état de cette base dans les substances muqueuses, qu'elles ont été regardées de tous temps comme les plus favorables à la nutrition.

Ceci prouve que les anciens ne se sont pas trompés, en donnant, dans la nutrition, le principal rôle à la ma-

tière muqueuse , et qu'ils n'ont erré qu'en la lui attri-
buant exclusivement.

5°. Les modernes ont encore démontré , que les substances qui forment nos alimens d'une part , et de l'autre
celles qui constituent nos organes , étant presque toutes
composées d'une même base , la seule différence qui les
distingue , consiste dans les combinaisons de cette base ,
et les proportions de ces combinaisons.

Ainsi l'assimilation des alimens ne doit être en général
autre chose qu'une nouvelle combinaison par laquelle
la base oxalique contenue dans nos alimens , s'unit au-
dedans de nous aux principes , et prend les proportions
propres à nos organes.

6°. Que ce qui distingue principalement les substances
végétales des substances animales analogues , et nos alimens de nos organes , c'est la proportion dans laquelle
la base oxalique commune est combinée , soit au principe du charbon , soit à la base de la mofette , que la
proportion du carbone est plus considérable dans les
substances végétales que dans les animales , dans nos
alimens que dans nos organes , et qu'au contraire la
proportion de l'azote ou de la base de la mofette , est
toutes choses égales , plus forte dans les substances animales que dans les végétales , dans nos organes que dans
nos alimens. Ainsi la substance de nos alimens , s'assimile à celle de nos organes , principalement parce que
la base oxalique qu'elle contient , se combine à la base
oxalique de la mofette , et perd une partie du principe
du charbon qui lui étoit uni.

7°. Quoique le mécanisme , par lequel s'opèrent ces
combinaisons , ne soit pas encore bien développé à nos
yeux , cependant d'après la connoissance que nous avons

de la coction des alimens dans le canal intestinal ou alimentaire , d'après des observations sur les phénomènes
de la respiration , par Priestley , Lavoisier , Jurine , d'a-
près celles qu'ils ont faites sur les fonctions de la peau,
on peut former des conjectures probables , en concluant
que les combinaisons principales qui constituent l'assimilation des alimens , se font sur-tout dans le canal
intestinal , dans les poulmons , et à la peau , par l'intermède de l'air vital contenu dans l'atmosphère. C'est par
son moyen que l'aliment se débarrasse d'une partie de
son principe du carbone , et se combine avec la base
de la mofette devenue excédente dans les liqueurs animales.

Quant à la matière nutritive considérée dans les substances alimentaires , d'après les lumières que les modernes ont ajoutées aux connoissances des anciens. On
peut distinguer trois classes de substances alimenteuses.

1°. Les substances fermentescibles et putrescibles , qui
contiennent la base oxalique.

2°. Les substances extractives savonneuses.

3°. Les substances grasses et huileuses.

Dans la première classe , celle des substances fermentescibles et putrescibles , d'après les analyses modernes , on trouve deux ordres principaux de substances.

1°. Les mucilages proprement dits , les gommes ,
les huiles ou gelées sèches , les sucs gélatineux doux ,
les sucs gélatineux mêlés de sucre ou d'acide , le sucre
et les acides végétaux eux-mêmes , enfin les mucilages
animaux solubles , les gelées animales , ou en général
tous les corps disposés à la fermentation ou à l'acescence , c'est-à-dire tous ceux dans lesquels la base de

Tom. I.   E

l'acide oxalique ou du sucre est particulièrement combinée avec le principe du charbon.

2°. Toutes les substances glutineuses végétales, ou
animales fibreuses, les sucs albumineux, et la partie
caseuse du lait, ou en général toutes les substances
immédiatement disposées à l'alcalescence, c'est-à-dire
où la base oxalique est sur-tout combinée avec la base
de la mofette ou l'azote.

On pourroit regarder comme des passages du corps
muqueux végétal pur à la substance glutineuse ou fibreuse animale, les mucilages animaux et les gelées
animales, les substances caseuses et albumineuses.

On ne proposera pas de distinctions particulières pour
les deux classes de substances extractives, et de substances grasses et huileuses, parce que leur nature ne
nous est pas aussi bien connue que celle des substances
de la première classe.

Il est bon de remarquer deux choses, c'est que parmi
les substances dont nous venons de parler, il en est
qu'on ne trouve jamais seules, mais toujours mélangées
dans les corps nutritifs, avec quelques autres. Ensuite, il
en est d'autres qui contiennent en très-grande quantité
les corps nutritifs, et qui semblent avoir été destinées
par la nature, plus que les autres, à nous servir de nourriture. On les divise en six classes.

1°. Les alimens qui contiennent la fécule nutritive en
farine.

2°. Ceux qui contiennent une grande portion de matière animale, soit glutineuse, soit fibreuse, soit caseuse, soit albumineuse.

3°. Les gommes, les mucilages, les gelées.

4°. Les sucs gélatineux, sucrés, acides. Le sucre et les acides.

5°. Les extraits savonneux.

6°. Les huiles et les émulsifs.

PREMIÈRE CLASSE.

Parmi les alimens de la première classe qui contiennent la fécule essentiellement nutritive, on aura à observer, d'abord qu'elle est pure dans la fécule de pommes de terre, l'igname, et le sagou.

Ensuite il y a, 1°. des alimens dans lesquels la fécule est unie à des substances vénéneuses, comme dans le manioc, et l'yvraie. (V. ces mots).

2°. Des alimens dans lesquels la fécule est presque absolument pure, comme l'orge, le riz, le salep, le maïs, et les millets.

3°. Des alimens dans lesquels la fécule est mélangée d'autres substances, la plupart nutritives, et d'abord où la fécule est unie à une substance sucrée, tels que la châtaigne, les haricots, les vesces, le sarrasin, et l'avoine.

4°. Des alimens où la fécule est unie à une partie extractive et à des substances colorantes, les pois, les fèves, les lentilles, et les gesses.

5°. Des alimens où la fécule est unie à une huile grasse et à un mucilage doux ; tels que les graines émulsives, la pistache, les amandes, douces, amères, inodores, concretes, comme le cacao.

6°. Des alimens farineux où la fécule est unie à un mucilage visqueux, tels que la fève de marais, le seigle, la pomme de terre.

7°. Des alimens farineux où la fécule nutritive est

unie avec la matière glutineuse ou végéto-animale, tels que le froment.

8°. Des diverses préparations qu'on fait subir aux alimens qui ont la fécule pour base principale, soit en pain, gateaux, décoction, torréfaction, fermentation, émulsion.

I Ie C L A S S E.

Cette classe contient les alimens qui renferment les substances glutineuses, fibreuses, albumineuses et caseuses.

Ici on passe de la substance végéto-animale ou glusineuse du froment, à la substance animale glutineuse fibreuse, qui ne se trouve jamais seule dans nos alimens, et à laquelle il est si utile de mêler dans les repas, les substances végétales.

On observe 1°. Qu'on peut placer les truffes et les champignons dont la nature n'est pas encore assez connue, dans les alimens composés de matière glutineuse, végétale, ou animale, ou albumineuse.

2°. On place ici les chairs des animaux en général parmi les alimens dont la principale partie est la matière molle fibreuse animale : on y distingue la gélatine, une partie extractive, une graisseuse, une autre lymphatique.

On classe après, les divers alimens fournis par les animaux, à raison des diverses combinaisons de leur matière fibreuse et de leur consistance.

On y observe des chairs blanches, dans lesquelles la matière fibreuse combinée avec la gélatine, n'est point pénétrée de matière extractive.

Dans cet ordre on divise les substances en cinq parties.

1°. Les chairs dont la gélatine est imparfaite, qui

sont glaireuses humides ; tels sont tous les animaux qui viennent de naître.

2°. Les chairs un peu plus faites , d'agneau , veau , chevreau , etc.; on en tire une gelée douce , un peu laxative.

3°. Les chairs tendres , blanches et gélatineuses sans viscosité , les jeunes volailles et gibiers , les poissons blancs.

4°. Les chairs blanches pénétrées d'une lymphe grasse, comme les animaux engraissés , poulardes , dindons , etc.

5°. Les chairs fermes compactes , avec peu de lymphe et de graisse. Les lapins , le porc , l'esturgeon , le maquereau.

Les chairs colorées dans lesquelles la substance fibreuse est pénétrée de matière extractive colorante viennent ensuite.

Ces sortes d'alimens se préparent de quatre manières , savoir en les faisant rôtir , bouillir , étuver et frire.

On peut encore les conserver avec le sel , en les faisant boucaner, ou sécher à la fumée de cheminée , en les imbibant d'huile ou de graisse.

Viennent ensuite les alimens dont la base est une substance albumineuse. Tels sont les œufs , ceux de poisson , les coquillages.

Cet article comprend les alimens qui ont pour base une substance caseuse , c'est-à-dire le lait et le fromage.

III.e CLASSE.

On trouve dans la troisième classe les alimens dont la base est une matière mucilagineuse , gommeuse , gélatineuse , douce , et sans saveur étrangère. Tels sont les gommes , les mucilages, les gelées végétales animales,

On y distingue les alimens dont la base est un mucilage visqueux, tels que le mucilage végétal , comme dans
les mauves.

Les alimens dont la substance est un mucilage plus
ou moins étendu d'eau , comme la bette , l'épinard.

Les alimens dont la base est un mucilage combiné
avec l'acide oxalique , tels que l'oseille.

Les alimens dont la base est un mucilage visqueux,
combiné avec plus ou moins de substance sucrée ; les
figues , les dattes , les miels , les carottes , les panais ,
les navets , les bettes , etc. en sont des preuves.

Les alimens où le mucilage visqueux , sucré , très-
aqueux, est uni à un principe âcre, volatil, comme dans les
crucifères. Les radis , raves , raiforts , choux , sont dans
cette série , ainsi que le cresson, la capucine , la graine
de moutarde.

Les alimens où le mucilage visqueux sucré est uni
à la substance volatile des alliacés. L'ail , l'échalotte , la
ciboule , les oignons , les poreaux tiennent ici leur place.

Les alimens animaux dont la base est un mucilage visqueux ; tels sont les animaux naissans , et sur-tout
leurs extrémités.

Les alimens gommeux. La gomme arabique , dont se
servent les caravanes , la gomme adragant , qui se
gonfle tant, y sont comprises.

Les alimens dont la base est une substance gélatineuse animale , comme les os , les extrémités des animaux , la colle de poisson, la chair des jeunes animaux ,
qui fournissent de la gelée.

La colle de poisson qui n'a éprouvé aucune altération du feu , ne seroit-elle pas pour les vaisseaux un
approvisionnement fort utile ; et d'autres poissons tels

que l'esturgeon, ne fourniroient-ils pas une gelée analogue !

I Vᵉ. C L A S S E.

Dans cette classe se trouvent les acides végétaux et les alimens qui ont pour base une substance mucilagineuse ou gélatineuse combinée principalement avec un acide ou une matière sucrée.

Les diverses combinaisons de la base oxalique produisent les acides végétaux , le sucre , le mucilage , la fécule , ainsi que les parties gélatineuses végétales , et fibreuses animales ; les organes des animaux et des végétaux forment du sucre , avec des acides , et avec le sucre de la fécule , de la gelée , etc.

Tous les fruits sucrés , en effet , sont d'abord acerbes , puis acides , enfin sucrés ; ainsi l'acide gallique se change en acide oxalique ou sucré.

Dans les semences légumineuses et céréales , le sucré paroit se changer en fécule.

Dans notre estomac , tous les alimens deviennent acescens , sans que nos humeurs soient acides. Le sucre se change en substance albumineuse , gélatineuse , et fibreuse , sans que l'on remarque son passage dans aucune humeur excrémentitielle.

Dans cette classe , on distingue les acides végétaux des fruits , comme alimens. Le sucre , les fruits sucrés , acides , acerbes , les fruits acides et sucrés , qui contiennent souvent diverses sortes d'acides , tels que l'acidule , le malique , l'oxalique , le tartareux , le citrique.

En général les fruits acides et succulens , nourrissent d'autant moins , qu'ils sont plus aqueux , et contiennent moins de parties gélatineuses et mucilagineuses. Ainsi

les cerises, les pêches, les citrons, les oranges, les
mûres, nourrissent moins que les abricots, les prunes,
les raisins, les poires et pommes, les figues, etc. surtout, lorsque ces fruits sont bien mûrs ; mais s'ils sont
trop acides, l'eau, le sucre et la cuisson les adoucissent.
En général, les sucs visqueux ne conviennent pas aux
estomacs délicats. L'acide acescent est probablement
un acide particulier dont les chymistes feront bien d'examiner tous les degrés dans les corps qui peuvent y
donner naissance : l'acide acescent du lait n'a pas l'inconvénient des autres.

V^e. C L A S S E.

Cette classe renferme les parties extractives colorantes et odorantes, comme alimens.

La partie extractive seule, est toujours plus ou moins
amère dans les végétaux, plus ou moins amère dans
les animaux. Le mucilage et les gelées l'adoucissent ;
l'acide la masque, et la fait disparoître. Le mucilage,
la gomme, les gelées, se ressemblent dans presque tous
les alimens ; la partie extractive les différencie tous.

La partie extractive n'est point la base des alimens,
mais plusieurs la tiennent en grande proportion.

Parmi les végétaux, les farineux, les fruits ne contiennent point de partie extractive ; les feuilles vertes seules
et les tiges en laissent appercevoir. Le mucilage de
l'épinard en cache le goût ; l'acide de l'oseille produit
le même effet. L'amertume se trouve bien mieux développé dans le pissenlit et la chicorée sauvage. Ces
extraits sont utilement employés comme fondans et
savonneux dans les engorgemens du foie, etc.

Les parties colorantes des alimens peuvent teindre les

différentes substances animales ; on sait que la garance teint les os. L'indigo colore le chile. C'est peut-être bien la partie colorante des alimens qui donne au sang sa couleur.

On ne voit pas que les parties odorantes qui pénètrent dans nos humeurs soient nourrissantes , mais elles peuvent servir d'assaisonnement , et elles ont la propriété d'échauffer.

VIe. CLASSE.

Cette classe renferme les alimens dont la base est une partie huileuse ou grasse.

Lavoisier dit qu'il y a , entre la base oxalique et l'huile , cette différence , que l'huile composée du principe du charbon ou carbone et d'hydrogène , est simplement formée par la réunion de ces deux principes ; au lieu que la base oxalique contient ces deux mêmes bases , mais oxidées ou unies à l'oxigène , en proportion insuffisante pour en faire des acides. Après avoir passé par les degrés de beurre et de graisse , l'huile passe à l'état de base oxalique et devient susceptible de toutes les combinaisons nutritives.

Les huiles concrètes ou les graisses se digèrent plus aisément que les huiles fluides , et se rancissent moins , parce qu'elles sont plus près de l'état alimenteux.

Les graisses salées et fumées , comme dans les jambons , causent souvent des ardeurs d'estomac , des rapports , et se digèrent difficilement.

Celles qui entrelardent les fibres animales , les rendent au contraire plus faciles à digérer. Dans les roux et les fritures , le développement de l'acide de la graisse , ou de l'acide sébacique , est un des grands inconvéniens de ces sortes de préparations. Pour la friture, le beurre est bien préférable aux graisses, et les huiles au beurre.

D'après les citoyens Fourcroy et Thouret, le blanc de baleine se trouve principalement dans le foie et le cerveau, où il est combiné avec un alcali fixe dans l'état savonneux.

Nous n'ajouterons plus ici que quelques réflexions qui naissent naturellement de ce sujet; il en est beaucoup d'autres qui se trouvent éparses dans différens articles de cet ouvrage.

La machine animale ne se soutenant que par une réparation continuelle des pertes qu'elle fait habituellement, et les alimens en conséquence étant indispensables, il a été nécessaire de choisir ceux qui étoient les plus analogues avec nos humeurs, et qui pouvoient se digérer le plus facilement, pour conserver la santé.

L'homme s'étant familiarisé avec une foule de substances qui lui sont étrangères, il est moins aisé de reconnoître celles qui lui sont naturelles, et qui conviennent le mieux à sa constitution; mais on peut dire que, plus il varie ses alimens, plus il agit contre ses intérêts, plus il est exposé à une foule de maux dont les brutes qui ne vivent que d'un seul aliment, se trouvent naturellement exemptes.

Il ne paroît pas que l'homme soit né carnivore, quoiqu'il se nourrisse très-bien avec la chair des animaux; son organisation anatomique, son caractère doux et humain, parmi les peuples qui ne vivent que de végétaux, fait regretter que nous n'ayons pas toujours été fixés à ce régime. Pour augmenter ses jouissances, il a réfléchi sur celles des animaux, et a voulu réunir en lui toute l'industrie que la nature a partagée entre eux. Il en est certainement résulté une grande altération dans sa constitution physique, et dans sa constitution morale, et de grandes différences dans les tempéramens, une tendance plus grande aux pléthores, aux inflammations, aux fièvres, etc.

Mais quoique l'usage de la viande ne nous paroisse pas naturelle à l'homme, il seroit absurde de lui conseiller aujourd'hui d'en proscrire l'usage ; tout ce que nous devons désirer, c'est qu'il le modère, et qu'il sache tellement mêler ce régime avec celui des végétaux, qu'il affoiblisse la trop forte influence du premier, par l'intervention du dernier.

Il faut encore qu'il ne commette point dans l'usage des alimens, des abus qui sont indépendans de leur quantité. En effet, il est important relativement à la quantité des alimens, qu'ils soient proportionnés au besoin, à la force individuelle, aux travaux, à l'âge et au sexe, etc.

On doit bien se garder de forcer, par une trop grande abondance d'alimens, le ressort naturel de l'estomac ; c'est s'exposer à des pesanteurs, à des spasmes, à des coliques, à des maux de tête et de poitrine, qui, répétés, deviennent peu-à-peu la source d'une foule de maladies, soit aiguës, soit chroniques.

On craindra plus encore de surcharger son estomac par gourmandise ou par sensualité ; l'homme prudent, restera toujours sur son appétit, afin que la digestion présente ne contrarie pas celle qui doit suivre, pour que son bien-être soit toujours le même ; c'est mal entendre ses intérêts, que de se satisfaire une fois, pour n'avoir ensuite que des privations ou des douleurs.

Souvent la déperdition journalière exige beaucoup

moins pour sa réparation qu'on ne l'imagine communément, sur-tout chez les personnes sédentaires ; car tous les sucs qui sont les résidus des alimens, ne sont pas à beaucoup près des sucs nourriciers, mais la majeure partie s'échappe sous forme excrémentitielle, et quand les alimens en fourniroient un peu moins aux organes, ils n'en seroient pas moins bien nourris.

On sait que la surabondance des sucs nutritifs transformés en sang, forme les pléthores, et altère la nature des sucs digestifs ; car il n'y a guères que les jeunes gens, et ceux qui s'exercent à des travaux très-forts et très-continués, qui puissent digérer utilement une grande quantité d'alimens ; d'ailleurs nous voyons qu'en général les grands mangeurs terminent leur carrière beaucoup plutôt que les gens sobres.

Ce qui prouve combien il seroit nécessaire que les hommes connussent bien la nature des alimens dont ils font le plus usage, c'est que, sans cela, ils seront souvent dans le cas de manger en égale quantité des substances très-nourrissantes, et d'autres qui ne le sont pas. Beaucoup ne savent pas qu'ils peuvent être aussi bien nourris sous un petit volume, qu'avec une grande quantité d'alimens.

Cependant on doit observer que ceux qui font de violens exercices, et les ouvriers sur-tout qui sont dans ce cas, doivent choisir des alimens qui nourrissent peu sous un volume considérable. Souvent on les voit se plaindre de n'être pas nourris avec du pain blanc sans son, ou se donner des indigestions de ce même pain, parce qu'en effet il tient bien moins leur estomac lesté, et qu'il ne leur convient pas autant que l'autre.

Quant aux différentes heures auxquelles il faut prendre

les alimens et aux intervalles qu'ils exigent , V. le mot
Repas.

ALLAITEMENT. C'est une fonction au moyen de
laquelle les petits de plusieurs classes d'animaux trouvent
dans les mamelles maternelles , un lait approprié à
chacun d'eux , jusqu'à ce qu'ils puissent être nourris
par des alimens plus solides.

On distingue deux sortes d'allaitement.

1°. L'allaitement naturel , qui fournit à l'individu le
lait d'une mère de la même espèce.

2°. L'allaitement artificiel , dans lequel on substitue
le lait de certains animaux , à celui de quelques-autres
d'une espèce différente.

La nature a voulu que les mères de tous les animaux
veillassent à la conservation de leurs petits ; la tendresse maternelle et la foiblesse d'un enfant , en font
à une femme raisonnable une loi indispensable. Le plus
bel ornement du buste féminin , le plus doux charme
des yeux , pouvoit il être destiné à une plus noble
fonction que celle de fournir au nouveau né le soutien
de sa frêle existence ; une femme ne peut se soustraire
à ce devoir sans en être punie par des maux , qui souvent
influent sur le reste de sa vie : ces maux sont des engorgemens , des squirres au sein , à la matrice , des vapeurs , des suppressions , des avortemens , des couches
pénibles ; c'est ainsi qu'on s'expose aux cris de la douleur , pour avoir été insensible à ceux de la nature.
Par malheur , souvent ces excès d'insouciance pèsent sur
un être infortuné qu'on abandonne à des secours
mercenaires , bien moins appropriés à ses besoins , à sa
constitution : on en fait ainsi des victimes volontaires.
Ce n'est pas qu'il ne se rencontre des circonstances ,

tant physiques que morales, qui s'opposent à l'allaitement maternel. Nous allons les énoncer, autant pour l'avantage des mères que pour celui des nouveaux nés.

Une femme peut manquer de lait, ou en avoir d'une mauvaise qualité, et qui deviendroit plus nuisible qu'utile à l'enfant ; alors elle ne doit pas nourrir. Quelquefois le lait ne manque pas tout-à-fait, mais il est en si petite quantité, qu'il ne suffit pas pour la nourriture de l'enfant. Alors il faut que la mère nourrisse, et que pour le supplément, on ait recours à des panades, faites avec du pain desséché et pilé, du riz broyé, ou de la fécule de pomme de terre, qu'on mêle avec du lait de vache et de chèvre. Si la mere est bien portante d'ailleurs, souvent le sein se prête petit-à-petit, et finit par fournir suffisamment, quelquefois même par une seule mamelle.

Un grand obstacle à l'allaitement, assez commun aux accouchées et aux nourrices, c'est l'engorgement des seins, et leur inflammation causée par le froid, par quelque passion vive, ou par quelqu'intempérance ; ces obstacles, lorsqu'ils ne sont que momentanés, avec un régime bien observé, cessent bientôt ; lorsque les engorgemens sont légers, la succion est souvent le remède le plus approprié, et n'empêche pas qu'on ne nourrisse l'enfant, auquel momentanément on en substitue un plus fort, pour augmenter l'effet de la succion.

Lorsque l'inflammation n'est pas telle que le sein s'enflamme et s'altère, il faut faire ensorte que toute la succion se porte à l'autre sein ; c'est le meilleur moyen de dégager celui qui est malade.

Si les mamelons étoient détruits, l'allaitement seroit impossible. Il doit être absolument défendu, quand les humeurs sont généralement viciées par des virus contagieux ou héréditaires , comme le scorbut , la phtisie , les écrouelles , la vérole , les dartres , la gale , la croûte laiteuse.

Dans une dissertation couronnée à l'académie de Lyon, il est dit, que les mères qui ont reçu la croûte laiteuse, et qui la communiquent à leurs enfans , peuvent être guéries très-facilement avec la jacée ; *jacea tricolor hortensis repens.* On la regarde comme le spécifique de cette maladie.

Lorsque les enfans naissent avec la vérole , le scorbut invétéré , la gale , on ne doit point les livrer à aucune nourrice saine étrangère , parce qu'ils l'auroient bientôt gâtée , mais il faut traiter la mère avec précaution , et le lait de cette dernière amélioré , suffira pour les guérir.

Lorsqu'une femme a une maladie grave , ou une fièvre violente , elle ne doit point allaiter , non plus que lorsqu'elle devient grosse ; les femmes trop jeunes , trop vieilles, trop délicates , doivent s'abstenir de nourrir.

Il arrive quelquefois qu'une nourrice , après dix ou douze mois d'un allaitement bien soutenu , perd l'appétit, ses forces et sa gaieté ; il faut , sans perdre de temps , sevrer l'enfant , surtout s'il se manifeste des attaques d'histéricisme : c'est le moyen d'éviter la fièvre lente et le marasme.

Pour paître l'homme également au gré de la morale et de la santé , il lui faudroit une nourrice qui eût l'ame aussi saine que le corps. On doit craindre de faire élever ses enfans par des nourrices d'un mauvais caractère , et sujettes à l'intempérance ; car il est de fait que les enfans sucent avec le lait le germe des passions de leur nourrice.

Quant à ces rejetons vigoureux de la nature, qui naissent dans les campagnes, la santé passe avec le lait, des mères aux enfans; mais dans nos grandes villes corrompues, avec des parens malingres, dans un air épais et mal-sain, avec des nourritures peu analogues aux enfans, surtout lorsque les mères ont peu de force, on doit malheureusement désirer de voir interrompre l'analogie qui se trouve entre elles et leurs enfans; on fera bien de raviver la nature abâtardie par un lait étranger, et qui peut devenir aussi utile que le sont les précautions qu'on prend pour le croisement des races dégénérées.

Si donc la mauvaise santé de la mère, ou quelqu'autre circonstance, l'empêche de se charger de l'allaitement, il faudra trouver une nourrice, qui puisse, sinon procurer tous les avantages d'une bonne mère, au moins la suppléer dans ses fonctions principales. Cette femme, d'une bonne constitution et bien saine, doit avoir la bouche et les dents en bon état; son lait doux et substanciel, ne datera pas de plus de quatre à cinq mois, après un accouchement heureux. Le bon âge d'une nourrice est de vingt à trente-cinq ans, ses mœurs doivent être pures, son caractère égal et gai.

Si la nourrice elle-même manquoit de lait, qu'on ne pût sur-le-champ s'en procurer une autre, ou qu'on ne fût pas assuré d'en avoir une qui remplît toutes les conditions nécessaires, on seroit obligé d'avoir recours à l'allaitement artificiel.

On a souvent exagéré l'imperfection des mères et des nourrices, ainsi que les avantages qu'on pourroit retirer du lait des animaux : il ne faut pas croire que la délicatesse de constitution soit toujours une exclusion à l'allaitement; car un régime bien sain, chez une femme délicate, donne souvent les élèves les mieux constitués ; et par là elle évite tous les maux qui sont la suite du refoulement du lait dans les différentes parties du corps.

Strabon dit, que, nulle part, les hommes n'étoient aussi grands, aussi beaux, et les femmes aussi charmantes, qu'en Géorgie, parce que toutes les femmes y allaitoient elles-mêmes leurs enfans.

Du temps de Démosthène, dans la Grèce, on méprisoit les femmes que l'on payoit pour nourrir les enfans des autres. Les Romains avoient la même façon de voir ; Tacite dit que chaque Romaine donnoit son propre lait à ses enfans, et jamais à d'autres. Dans toute l'Europe, il n'y a guère que les Françaises, et surtout celles qui sont de la société soi-disant du bon ton, qui se soient soustraites au devoir le plus imposant de la nature ; mais nous voyons avec plaisir que beaucoup de mères sentent aujourd'hui la noblesse de leur fonction, et les avantages qui en résultent, soit pour leurs enfans, soit pour elles-mêmes.

L'excrétion du lait dépend d'une sorte d'érétisme et d'irritation, que sollicite le chatouillement ou la succion de l'enfant, ce qui produit à la mère une sensation plus ou moins voluptueuse ; surtout lorsque l'excrétion des mamelons se manifeste. Avant que la succion d'un enfant ait mis en jeu le sein de la nourrice, il est bon de titiller un peu le mamelon, d'exciter le jeu qu'il doit avoir lorsqu'elle devra nourrir.

Si le mamelon de la mère au lieu d'être gros, cylindrique, pyriforme et long, est court, dur, pointu, l'enfant ne pourra le saisir et le retenir dans ses lèvres. L'allaitement deviendra difficile, et même souvent impossible. Il faut donc chercher de bonne heure à prendre les précautions

propres à remédier à ces inconvéniens, surtout la première
fois qu'une mère se propose de nourrir.

Dans ce cas, on prendra garde que les vêtemens ne
pressent continuellement le bout des mamelons, de la
pointe à la base. Les femmes qui ne perdent pas de lait pendant la grossesse, peuvent travailler à donner à leurs mamelons la forme et la consistance requises, dès qu'elles ont
atteint leur neuvième mois ; au-lieu que celles qui en perdent, ne doivent s'occuper de ces précautions qu'après l'accouchement. Les principales sont, d'enduire le mamelon
avec du cérat de Gallien ; on ôte le lendemain cet enduit
avec une petite éponge fine, imbibée d'eau de savon, ce
qui le nettoye, et l'excite à saillir davantage. On emploie
encore la succion, qui aide à déboucher les canaux
laiteux ; celle de la bouche est la meilleure, ou l'on se sert
de petits vases destinés à cet office. Vers les derniers
temps, on répéte la succion plusieurs fois par jour ; on
bassine ensuite les mamelons avec du vin tiède, sucré
ou miellé, pour donner de la solidité à l'épiderme qui est
sujet à s'écorcher. Il est très-important d'empêcher que
les bouts des mamelons très-petits, ne se raccourcissent
par la pression des vêtemens qui les couvrent. Pour les
ménager, on les place dans un étui de buis fait exprès,
on les enduit de cérat, ou de beurre frais, on a soin de les
nettoyer, et de les tenir très-propres ; ou bien l'on fait
avec de la soie des petits bourrelets, au milieu desquels
le mamelon peut se placer commodément.

Si un enfant bien constitué ne peut pomper le lait
de sa mère, on employe des chiens nouveaux nés,
et de grosses races, dont on entortille les pattes, et
on nourrit l'enfant avec du lait de vache ou de chèvre,
coupé plus ou moins, avec de l'eau d'orge sucrée, ou

miellée, qu'on donne avec un biberon, ainsi qu'il en sera fait mention plus bas.

Il arrive souvent, chez les femmes qui n'ont point cherché à former leurs mamelons avant leur couche, que le lait se gruméle dans le sein : alors elles allaitent difficilement. Avant que le mouvement du lait soit passé, par conséquent vers le sixième jour de la couche, on leur applique des cataplasmes de mie de pain et de lait qu'on renouvelle tous les quatre à cinq heures, ou de l'eau de racine de guimauve avec la mie de pain qu'on renouvelle moins souvent; on en seconde l'effet, par des boissons délayantes, des lavemens émolliens, et des juleps tempérans pour procurer le sommeil.

Lorsque les seins sont trop durs et trop distendus, l'application la plus résolutive et la plus utile, est celle qui se fait avec l'ammoniac ou alcali volatil mêlé avec le jaune d'œuf.

Il faut bien s'assurer, de la part de l'enfant, s'il n'a pas le filet ou la langue comme collée, ou appliquée au palais, ou des brides qui sont ordinairement plus charnues que membraneuses. On ne donne rien du tout à prendre à l'enfant, dans le moment où l'on remédie à ces inconvéniens ; ce seroit l'exposer à être étouffé.

De la conduite ou du régime que doivent suivre les femmes pendant l'allaitement, résulteront des individus dont l'existence première, solide et vigoureuse, promettra pour la suite des hommes physiquement et moralement bien constitués.

En général les femmes qui allaitent ne sont pas obligées de s'astreindre aux mêmes précautions que celles qui ne le font pas. Ainsi elles pourront manger, et plutôt, et en plus grande quantité. Elles ne resteront point aussi long-tems dans leur lit ; elles se couvriront moins , et on excitera moins leur transpiration , que chez celles qui ne nourrissent pas. Elles doivent manger plus de végétaux que d'animaux. Les farineux leur conviennent beaucoup ; l'eau rougie avec du bon vin est pour elles une excellente boisson ; les mets très-aromatisés , très-assaisonnés , les chairs fumées et salées des animaux , des poissons , les liqueurs trop aqueuses , et le vin pur , ne leur conviennent pas , et en s'en abstenant , elles éviteront les tranchées , les crudités , les aigreurs , les coliques auxquelles les femmes peu raisonnables sont fort sujettes.

Les mères donneront à téter à leurs enfans quand elles sentiront le lait monter et distendre leur sein.

L'expérience a appris que le lait d'une femme nouvellement accouchée , est celui qui peut convenir le mieux à l'enfant ; il est séreux, le purge légèrement , le débarrasse du méconium qui farcit les intestins , et lui évite des tranchées fâcheuses.

Dès qu'un enfant crie , il faut lui donner le teton ; on ne doit pas manquer le moment du désir et du besoin , car il y auroit à craindre que le retard de plusieurs heures ne causât un gonflement , une tension douloureuse au sein de la mère. On aura soin de placer le nouveau né sur le côté , pour qu'il puisse rendre les phlegmes qu'il doit évacuer , et au bout de quelques heures , s'il crie , on pourra le faire téter.

Lorsque l'enfant ne témoignera pas trop ses besoins par des cris , et que le sein de la mère ne sera pas trop gonflé , on pourra bien attendre douze heures. Après cette petite abstinence , la succion sera plus active , et dégorgera mieux le sein de la mère.

Dès le second jour le lait prend de la consistance et devient plus nourrissant. Dans ces premiers momens, on allaite l'enfant plus souvent, pour que son estomac soit moins fatigué. On mouillera le bout du teton avec du lait, pour l'engager à le prendre, et on changera de sein chaque fois qu'il aura besoin de nourriture.

Si par quelque circonstance que ce soit, on ne pouvoit donner à teter à l'enfant, et qu'il en exprimât le désir, il faudroit prendre du lait de vache, et le couper avec de l'eau et un peu de sucre. (V. Allaitement artificiel).

Si la mère a peu de lait, elle devra manger beaucoup de farineux, de carottes, de navets, faire de l'exercice, boire de la bierre, et se tenir au grand air. On pourra accoutumer l'enfant à ne prendre que deux fois le teton pendant la nuit. Dans le jour, toutes les deux heures, il faudra le lui présenter.

On ne doit pas trop couvrir les enfans qu'on allaite; pour les accoutumer, de bonne heure, aux influences atmosphériques; on les tiendra très-propres, en les changeant de linge, aussitôt qu'il seront mouillés.

Après six mois d'allaitement, lorsque les dents paroissent, on peut, indépendament de l'allaitement, accoutumer les enfans, petit à petit, à quelques nourritures plus solides, telles que des soupes, ou plutôt des panades faites avec des croûtes de pain pilées, qui seront aussi bonnes que la bouillie.

Lorsqu'on craint que le lait d'une nourrice ne soit pas bon, il vaut mieux sevrer un enfant, même à cinq ou six mois, que de l'exposer aux inconvéniens d'un mauvaise nourriture première.

Ordinairement on sevre graduellement un enfant à douze ou quinze mois, et c'est toujours sa force, l'accroissement de ses dents, et l'abondance du lait de la mère qui déterminent. (V. Sévrage).

A cette époque la mère doit prendre des précautions, pour empêcher que le lait ne s'engorge, ou n'aille se déposer dans quelqu'autre partie. Elle mangera peu, usera d'aliments moins nourrissans, boira pendant quelques jours des tisanes faites avec de la fleur de sureau; elle couvrira sa poitrine avec le plus grand soin, ne s'exposera pas trop à l'air, et si le besoin l'exige, elle sera purgée, une ou plusieurs fois, avec des médecines douces.

On ne peut défendre aux nourrices la cohabitation avec leurs maris, parce qu'il est rare que ces femmes non réglées conçoivent ; mais quand cela arrive, elles doivent absolument renoncer à donner à leurs enfans un lait qui pourroit leur nuire.

ALLAITEMENT (artificiel). Lorsque les mères ou les nourrices, par un accident quelconque, ne peuvent donner à leurs enfans le lait que la nature leur avoit destiné, on est obligé d'avoir recours à l'allaitement artificiel, ou au lait des animaux. Ce moyen est souvent employé pour les enfans-trouvés, pour lesquels il faudroit un trop grand nombre de nourrices étrangères, qu'on craindroit souvent d'infecter du virus vénérien, dont beaucoup de ces enfans sont atteints.

La méthode la plus commune pour nourrir artificiellement les enfans, c'est de leur donner le lait des animaux, à l'aide d'une cuiller ou d'un biberon. On a fait des essais, et on a prétendu qu'ils pouvoient être également bien nourris avec des panades et sans lait, mais nous ne croyons pas qu'il y ait des alimens capables de remplacer, après le lait de femme, celui des animaux

Si l'on a perdu tant d'enfans par l'allaitement artificiel, c'est qu'on n'a pas assez réfléchi sur les circonstances qui doivent l'accompagner ; c'est qu'on n'a pas fait choix d'un local convenable, c'est qu'on a nourri dans le même lieu un grand nombre d'enfans, c'est qu'on n'a pas assez fait attention au mauvais air, né de l'encombrement, et de leurs maladies ; c'est que leurs cris, le peu de soin des préposés à leur maintien, le peu de propreté, sont autant de vices capitaux qu'on peut cependant facilement éviter, en les élevant isolement. Alors on veillera beaucoup plus soigneusement à proportionner la nourriture à la force ou à la foiblesse individuelle ; les enfans ne seront pas continuellement interrompus dans leur sommeil, et ils seront tenus bien plus proprement que de toute autre manière.

Quant à l'usage du lait, on a éprouvé que des enfans avoient été très-bien élevés en tetant des chèvres, sur-tout ceux dont les organes étoient délicats. On a observé que ceux qui ne tetoient pas, mais à qui on donnoit le lait pur, se trouvoient beaucoup mieux du lait chaud, que du lait froid, d'un lait plus séreux, que d'un lait trop épais : c'est pourquoi les Anglais l'ont souvent coupé avantageusement, dans le commencement des nourritures, avec du petit lait.

On a encore remarqué, qu'il valoit mieux chauffer le lait au bain-marie qu'au feu nud ; qu'il falloit continuer le lait du même animal ; que plus il étoit récemment tiré des mamelles, plus il valoit ; qu'il convenoit d'en donner peu et souvent à l'enfant, mais d'une manière réglée ; que lorsqu'on étoit décidé d'avance à cette nourriture artificielle, les enfans en étoient moins dérangés, que lorsqu'ils avoient fait usage d'une autre nourriture ; qu'un enfant de trois mois peut consommer environ une pinte de lait dans les vingt-

quatre heures ; un peu plus ou un peu moins , selon
sa force.

Les inconvéniens qu'on a reconnu au biberon , malgré
les avantages qu'on en retire dans bien des pays , ont
déterminé beaucoup de médecins à préférer la méthode
de la cuiller pour faire prendre le lait aux enfans ,
d'autant plus qu'elle est plus commode , et n'expose pas
aux désagrémens qui ne manquent pas d'avoir lieu, quand
la plus scrupuleuse propreté ne surveille pas les bibe-
rons et les éponges qu'on est obligé d'employer.

Quand les enfans commencent à prendre de la force ,
on peut les nourrir avec des panades dans lesquelles on
mettra du lait , ou avec des bouillies légères qui n'auront pas à beaucoup près tous les inconvéniens qu'on
leur prête , si on les fait avec soin , et si on y mêle un
peu de sucre , et qu'on employe la croûte de pain pilée
de préférence à la farine. On peut également employer
la fécule de pommes de terre, la crème de riz. Il faut
faire attention de donner aux enfans qui ont été nourris
artificiellement , même après leur seconde année , du
bon lait , au moins une fois par jour , et de préférence ,
au déjeûner : c'est une très-bonne méthode à suivre.

Quant au choix des animaux , à la manière de les
soigner et de les nourrir , ainsi qu'au choix des différentes espèces de nourriture et de lait , qu'on doit proportionner à l'état de force ou de foiblesse des enfans ,
V. l'article rédigé par le cit. Thouret , dans l'Encyclopédie méthodique et de médecine. tom. II , deuxième partie , pag. 35.

A L O S E. L'alose étoit peu considérée des anciens ;
elle foisonne d'arêtes ; cependant sa chair est tendre,
nourrissante , et agréable au goût , sur-tout quand elle

a demeuré long-tems dans l'eau douce. Celles qui remontent la Seine sont excellentes.

ALOUETTE. C'est un petit oiseau des champs, dont la chair a un très-bon goût, et qui est de facile digestion; c'est particulièrement vers l'automne que les alouettes ont le plus de délicatesse.

ALOYAU. L'aloyau est une pièce de bœuf prise le long dès vertébres, sur-tout celles du dos. Lorsque l'animal est encore jeune et gras, c'est un morceau délicat et savoureux. La partie interne des muscles est la plus tendre. (V. Bœuf).

ALPHITE (l') étoit une préparation alimentaire des anciens, faite avec de la farine d'orge perlée, ou toute autre farine qu'Hyppocrate permettoit à ses malades, en y supprimant le sel.

ALTÉRATION. C'est le besoin habituel qu'on a de boire, ou la soif.

La nature a voulu que l'eau servit à désaltérer tous les animaux, mais l'homme a su trouver encore d'autres moyens de se satisfaire, en imaginant des boissons, quelquefois plus utiles, quelquefois plus agréables, mais souvent bien plus dangereuses; c'est ainsi que le vin et les liqueurs ont été très-souvent mal-à-propos substitués à la plus salubre des boissons.

En général, lorsqu'on a légèrement chaud, rien n'est plus agréable que de mêler quelques acides végétaux à l'eau qu'on veut boire; mais si l'on a une soif ardente, après quelques violens exercices, on doit laisser les acides, pour prendre un verre de vin; rien alors ne seroit plus dangereux que de boire à la glace. On a vu plus d'une fois cette mauvaise pratique, suivie des plus fâcheuses inflammations,

Quant aux enfans, on ne doit leur permettre que de l'eau quelquefois rougie avec le vin; car on est bien assuré que le vin et toutes les autres liqueurs, fortes ou spiritueuses, empêchent généralement tous les animaux de grandir.

On dit, en médecine, qu'il y a *altération* dans la santé, quand on la voit sensiblement diminuer; ce qui exige, sur-le-champ, une diète sévère, de la tisane simple et des lavemens, de la part des personnes raisonnables, qui veulent s'opposer à des maux plus ou moins graves, qui sont sur le point de les saisir.

AMAIGRISSEMENT. L'amaigrissement est une diminution d'embonpoint, qui souvent n'est accompagnée d'aucune lésion de fonctions; alors il peut-être un défaut d'agrémens, mais ce n'est point un mal, sur-tout s'il naît à la suite de travaux considérables, physiques ou moraux, après avoir été privé long-tems d'alimens restaurans, ainsi qu'il arrive dans des voyages de long cours. Un régime fortifiant, des alimens nourrissans et toniques, ont bientôt ramené l'embonpoint, sur-tout si la gaieté est de la partie. L'amaigrissement qui a pour cause la dégénérence des humeurs, doit être traité par les moyens qu'employe la médecine guérissante.

(AMANDE DOUCE). C'est une semence bilobée, que fournit l'amandier doux. Elle donne un aliment sain, lorsqu'on la broye bien, et qu'on a l'estomac fort. On la prépare de mille manières agréables avec le sucre, ce qui donne les massepains, les macarons; on en fait sur-tout une liqueur très-rafraîchissante, qui porte le nom d'orgeat. (V. Orgeat).

Les amandes vieilles et rances ne valent rien; celles qui sont amères ne doivent être employées à l'intérieur qu'à très-petite dose pour relever le goût des liqueurs, mais on peut s'en servir à l'extérieur comme lait d'amande cosmétique. On fait avec les amandes douces une huile qui se rancit facilement et qu'il ne faut employer qu'avec la plus grande circonspection. Il vaut mieux même, dans beaucoup de cas, ordonner de la bonne huile d'olive; que de risquer l'huile d'amande douce des pharmacies mal montées.

AMBIDEXTRE. Se dit de la facilité qu'on a de se servir de ses deux mains, et non pas toujours de la droite, qu'on a appellée ridiculement la belle main. Comme il peut résulter des avantages réels de l'usage égal de chaque main, on ne peut trop recommander d'élever les enfans à faire la même chose avec les deux mains; il faudroit être ambidextre pour écrire et travailler, comme pour saigner.

AMBITION. L'ambition est la passion qui fait que l'homme aime avec excès à aggrandir son nom, sa puissance et ses richesses. Lorsqu'on met en avant la vertu, les talens pour y parvenir, l'ambition est louable, mais quand elle se permet tous les moyens d'élévation, alors elle devient un malheur, non-seulement particulier, mais encore public, parce qu'elle entraine à sa suite une foule de malheureux que l'ambitieux dupe, et ne craint jamais de faire servir d'échelons à sa grandeur future.

AMBRE. C'est une espèce de parfum gris, d'une grande force, et qui se forme dans le canal alimentaire de la baleine. On en a trouvé en France vers l'embouchure de la Gironde; l'ambre se mêle avec le musc, dont il adoucit l'odeur; on en forme des eaux de senteur qu'il faut bien se garder de porter dans les appartemens des femmes en couches. (V. Odeur).

On le regarde comme un bon aphrodisiaque ; mais il peut-être très-dangereux dans de pareilles circonstances. Il y a eu un morceau d'ambre pesant près de cinquante livres, qui a été vendu à l'Orient 5o,ooo liv. Pour l'ambre jaune. V. Succin.

AME. L'influence du physique sur le moral, et réciproquement du moral sur le physique, a engagé les médecins à s'occuper de cet être métaphysique.

On a donné le nom d'ame à la faculté que nous avons de connoître et de sentir. Jusqu'ici elle n'a encore pu donner d'elle-même des idées claires et précises.

Parmi les philosophes et les médecins, les uns ont voulu que l'ame fût séparée du corps, d'autres que le corps fût organisé à penser ; selon Gallien, le corps animé ressemble à la forge de Vulcain, où les soufflets même étoient vivans. Enfin, suivant d'autres, ce principe de vie et d'action n'est qu'une propriété physique des organes excités par l'effet des impressions qu'ils reçoivent, soit de l'intérieur, soit de l'extérieur, par les sens et les nerfs dont l'empire s'étend sur toutes les fonctions. En effet, les nerfs par leur sensibilité, dominent également sur la santé et sur les maladies, ce qui les rend la boussole du médecin.

Les anatomistes et les physiciens se sont beaucoup occupés de donner à l'ame un poste fixe dans le corps. La majeure partie a cru que c'étoit dans le cerveau qu'elle devoit résider. Il y en a même qui ont voulu qu'elle sortit d'une glande grosse comme un pois, et qu'on nomme pinéale.

Mais il résulte de ces recherches et des expériences du célèbre Lorry, que ce n'est ni dans le cerveau ni dans le cervelet, ni dans le corps calleux que réside le

principe du sentiment, puisqu'on peut détruire, enlever, affecter diversement ces parties, sans produire
des morts subites, sans donner lieu à des convulsions,
à des assoupissemens, et au désordre complet des fonctions animales. Ainsi il semble plus conforme à l'observation, de ne fixer le siége de l'ame dans aucune des
parties du cerveau, mais de la croire toute entière dans
toutes les parties sensibles du corps, et principalement
à l'origine des nerfs, de la moëlle allongée, et de
l'épine, qui ne peuvent être attaquées, sans que la mort
s'ensuive, chez les hommes, ainsi que chez les animaux.

Ce qu'il y a de très-certain, c'est que quand le corps
se porte bien, l'ame est souvent bien portante ; mais s'il
est malade, le principe des sensations est bientôt affecté : de même lorsque la sensibilité est trop émue, et
qu'à la suite de quelque passion violente, l'ame est
blessée, son enveloppe souffre, et souvent on voit le
chagrin et tous les maux qui en sont la suite, désor-
ganiser la machine.

Malheur à l'ame qui se trouve prise dans un corps
grossier, mal-sain, mal nourri, mal élevé; c'est un fruit
abâtardi sur un sauvageon.

On demande ce que devient l'ame d'un fou !

AMERS. On fait peu d'usage des substances amères
comme aliment, parce qu'elles ont une sorte d'âcreté
et de chaleur qui répugne au goût. Telles sont les
plantes qu'on nomme gentiane, absinthe, fumeterre, etc.
qui conviennent beaucoup dans les vices de digestion :
cependant on mange en salade, crue et cuite, la chicorée, même sauvage, qui n'a pas le degré d'activité
des autres amers, et qu'on employe néanmoins avec

avantage dans les mêmes circonstances. (V. Absinthe, Chicorée).

AMICULUM. (Gymnase). C'est une espèce de vêtement que les jeunes gens mettoient anciennement sur les parties de la génération , losqu'ils faisoient leurs exercices et qu'ils étoient entièrement nuds.

AMITIÉ. L'amitié , le plus doux charme de la vie , est un vif attachement réciproque entre deux personnes vertueuses , que des rapports de caractère de fortune , d'état et de goûts , entrainent et réunissent souvent dans l'âge où le besoin d'aimer et d'être aimé se fait ordinairement sentir. Ce mariage de l'ame n'existe pas long-tems parmi les personnes qui ne sont pas honnêtes ; car les méchans n'ont pour amis que des complices , les voluptueux , des compagnons de débauche , les politiques , des factieux , les grands , des courtisans et de sots adulateurs , les riches , de bas parasites et de vils complaisans. Il n'y a donc que parmi les hommes vertueux qu'on peut trouver de solides et véritables amis.

Quant aux femmes , l'amitié est tres-rare parmi elles , parce qu'elle n'est ordinairement que la suite d'un engouement passager et peu combiné , que leur mobilité et les intérêts les plus minces font promptement disparoître. Comment ose-t-on prostituer le nom de l'amitié , au point de le donner à des liaisons frivoles , dont les membres ennuyeux et ennuyés , se recherchant pour se livrer aux mêmes fantaisies et aux mêmes ridicules , peuvent être agréables les uns aux autres , mais jamais nécessaires ; enfin ils sont incapables de se faire mutuellement d'autre sacrifice que celui de la raison.

Le seul charme attaché au besoin d'aimer, uniroit deux hommes estimables; mais la philosophie fonde l'amitié sur deux autres besoins, celui de la vérité et du bonheur.

L'amitié double les forces, les vertus, les talens et les moyens; elle offre des secours pour remplir tous ses devoirs et pour soulager de tous les maux.

Ainsi veux tu ajouter à ton existence, augmenter en toi l'ame de la vie, le sentiment de tes forces, la raison qui te conduit, la vertu qui te soutient, le prix de tous les plaisirs que tu peux goûter? Prends un ami.

Toi dont la raison est sortie de l'enfance, choisis pour ami le jeune homme sage, vers lequel ton penchant et la réflexion t'entraînent.

Ne cède ni à ton goût ni à ton engouement pour un homme frivole, quelqu'aimable qu'il soit d'ailleurs.

Choisis celui dans lequel tu as remarqué de la raison et de la disposition à t'aimer.

Qu'il soit simple et vrai, et que son esprit puisse se confondre avec le tien.

Ce choix fait, oublie toi pour ton ami; c'est à lui à te ramener à toi.

Laisse lui voir ton cœur jusques dans les derniers replis, et sois sûr qu'il faut en extirper les sentimens que tu crains de lui montrer.

Saisis toutes les occasions d'être utile à ton ami. L'amitié prodigue sans compter; elle se plait à répandre, sans songer si elle a recueilli.

Ne sacrifie à l'amitié aucun de tes devoirs.

Crains de blesser l'amour-propre de ton ami, et de lui montrer de l'humeur.

En conseillant ton ami, fais lui sentir que tu n'as sur lui que l'avantage du sang froid, que tes opinions méritent d'être examinées, et qu'il voye moins la force de ton esprit que la bonté de ta cause.

Occupez-vous ensemble de la grande affaire de vous perfectionner, et des agrémens de la vie.

Dans votre prospérité, redoublez d'égards; dans ses afflictions, oubliez votre joie.

Le tems donne un charme inexprimable à l'habitude d'aimer, et les anciennes amitiés sont ce qu'il y a de plus aimable et de plus sacré sur la terre.

Si l'amitié telle que nous la concevons, est difficile à rencontrer parmi des nations peut-être plus déréglées que corrompues, ne désespérons pas de l'inspirer, ainsi que toutes les autres vertus, à celles où l'on trouve encore l'enthousiasme de l'honneur.

AMOUR MORAL. L'amour moral est une passion qui nait dans le cœur des deux sexes par une force de simpathie ou d'inclination, dont les sens cependant forment le nœud. Dans les jeunes personnes bien nées, ce sentiment a un degré de pureté qu'on ne rencontre pas ordinairement dans celles qui n'ont pas été bien élevées, qui ne sont plus déjà très-jeunes, et dont les mœurs sont au niveau d'une société corrompue.

Le véritable amour exige qu'on estime la personne qu'on aime, et quand on l'estime, on est bien loin de rien entreprendre contre l'honneur et contre le vœu de la moralité : un amour raisonnable est fait pour former l'ame, le cœur et l'esprit ; mais il ne faut se le permettre, que quand les convenances de l'éducation, de l'âge, un état acquis, de la fortune, accréditent le choix qu'on est dans le cas de faire,

C'est folie de croire à des amours éternels ; l'amour, ainsi que le feu, exige un mouvement continuel, qui devient impossible, quand une fois on n'a plus rien à demander, à craindre, ou à espérer ; mais l'amour fondé sur l'estime se change, petit à petit, en une amitié solide, qu'avec le temps on finit par trouver bien préférable au sentiment tumultueux que les sens ne dirigent que trop souvent. Nous faisons voir dans l'article suivant ce qu'on risque à se livrer à ses dangereuses amorces.

AMOUR PHYSIQUE. De toutes les fonctions la plus agréable pour l'homme, et celle pour laquelle il paroît spécialement avoir été créé, c'est la génération. Cette fonction, de race en race, devient pour lui une source féconde d'immortalité ; mais si elle est importante, elle n'est pas sans inconvéniens, et c'est surtout sous ce point de vue que nous avons à la considérer.

La nature, en donnant à l'homme le desir ardent de se reproduire, ne l'a pas affranchi de l'affoiblissement qui pourroit être la suite d'un plaisir trop répété, et qui donneroit à sa constitution des secousses violentes, dont elle doit se garantir, pour pouvoir remplir également bien toutes les autres fonctions auxquelles elle est destinée. Ainsi, l'homme sage qui désire conserver sa santé, sa vigueur physique et morale, doit être circonspect sur cette sorte de jouissance, dont l'excès se changeroit bientôt en chagrins amers.

Nous sommes loin de penser comme ces obscurs misantropes qui ont osé proscrire l'amour de certaines classes de la société. C'est le comble de l'extravagance d'avoir voulu dégrader un sentiment sans lequel on n'existeroit pas ; sentiment qui est inhérent au besoin qu'on a de vivre en société, et qui en faisant désirer une compagne,

Tome I. G

impose nécessairement la loi d'un amour vertueux ; mais nous avons le droit de désirer qu'on sache mettre des bornes à ses desirs , et surtout de faire sentir ce qu'on risque en s'y livrant imprudemment.

L'instant où le germe des desirs se développe , est celui où tous les organes acquièrent leur degré de perfection. C'est donc contre les premières atteintes du tempérament, que l'éducation doit diriger les moyens qu'elle possède. C'est à elle à enchaîner le torrent des passions , et le penchant qui entraîne les jeunes gens , souvent avant l'âge requis , vers des plaisirs qui leur deviennent si pernicieux.

C'est dans les bons principes de mœurs et de conduite qu'on trouve la sauvegarde la plus assurée contre la plus dangereuse des amorces : c'est en évitant toutes les occasions capables d'égarer de jeunes cœurs , qu'on les soustrait à la tentation.

Il faut les empêcher de se lier avec des jeunes gens étourdis, et dont les mœurs et l'honnèteté sont suspectées à juste titre. On les éloignera des spectacles immoraux, et sur-tout de ceux dont les chants et les danses lubriques et séduisantes , pourroient facilement éveiller les yeux et enflammer le cœur de l'inexpérience. Le bon exemple des parens et des supérieurs , rendra aux jeunes gens cette privation moins sensible. On les conservera facilement dans le degré de pureté qui leur convient , en supprimant tout discours libre , en éloignant de leurs yeux tout ce qui pourroit provoquer des désirs , comme des livres trop libres , des estampes peu décentes , et des ajustemens qui ne le seroient pas moins.

Un point capital est de savoir les occuper si utilement , et si fortement , qu'il ne leur reste aucun tems pour des futilités dangereuses. Il faut leur faire sentir quelles sont les suites fâcheuses qu'entraîne après lui le déréglement, leur faire envisager ces terribles maux vénériens, fruits assurés de la débauche et du libertinage, dont le traitement, même le plus sûr, et le mieux conduit, ne laisse pas que d'influer souvent sur le reste de l'existence.

On peut, avec prudence, les mener dans ces asiles, où le gouvernement fait traiter les maladies honteuses, qui sont la suite de l'inconduite. Il n'y a pas de doute que la vue de pareilles horreurs, ne fasse, dans de jeunes têtes, une impression aussi profonde que salutaire.

Le régime peut être aussi fort utile, dans l'âge où la vigueur commence à s'énoncer avec énergie. Il faut alors faire choix d'alimens moins nourrissans, employer les plantes adoucissantes et rafraîchissantes; ces moyens éloigneront la jeunesse des plaisirs qui leur conviennent si peu, dans un âge où la liqueur qui sert à la génération, doit être entièrement employée chez eux, à consolider leurs forces, à leur donner par la suite toute l'étendue et toute l'énergie qu'on a droit d'attendre.

L'hymen est l'état naturel de l'homme fait, et l'on peut dire qu'il est même nécessaire à sa santé, quand la nature l'a doué d'une bonne constitution, et que de ce côté, rien ne s'oppose à l'accomplissement de son vœu; mais tous n'ont pas été également appellés à ce but.

L'expérience a prouvé que le tempérament bilieux portoit infiniment à l'amour, et donnoit, avec le génie, de grandes facultés pour la réproduction, mais il ne faut pas qu'il se lie avec une femme de la même constitution.

Le mélancolique est un dangereux séducteur, et l'amour est souvent chez lui une combinaison , une passion secondaire qui ne le domine pas , et peut devenir l'aliment de plusieurs autres.

Le sanguin, par son extérieur seul , sait imprimer le plaisir qu'il recherche avec plus d'empressement que d'avidité ; il s'attache moins à ce qu'il aime , qu'à ce qui lui paroît aimable ; souvent il est étourdi , léger , et inconséquent en amour , et rarement il lui sacrifie son existence.

Le pituiteux ou phlegmatique est , de tous les tempéramens , celui qui est le moins propre à l'amour; son énergie physique , n'est pas mieux prononcée que sa force morale ; il a les humeurs lentes , les fibres relâchées ; il est moins propre que tous les autres , à propager une race qui ne pourroit lui en savoir beaucoup de gré.

Il est rare de trouver des tempéramens tranchés , tels que ceux que nous venons de citer ; mais suivant que l'un d'eux domine davantage , il est plus ou moins porté à l'amour ; d'ailleurs , les climats , l'âge , et d'autres circonstances , influent encore beaucoup sur les désirs ou les besoins des hommes.

Comme il n'est pas indifférent de savoir quelles sont les circonstances qui sont les plus propices à l'amour , nous dirons que la première de toutes , tient à l'âge ; ainsi , pour qu'un mariage soit sortable , les filles doivent avoir au moins dix-sept ans , dans nos climats , et les garçons , de vingt à vingt-cinq ans , quoique leurs facultés physiques s'annoncent bien auparavant.

C'est à cette epoque , qui peut varier un peu relativement à la force et à la constitution individuelle , que le mariage doit être avantageux pour la société.

Quant aux circonstances, qui sont relatives aux rapprochemens des époux, nous dirons que, de toutes les saisons, le printems est la plus favorable, que de toutes les heures, la plus propice est celle qui suit le retour de l'aurore, parce qu'alors on ne risque pas de troubler la digestion, qu'à moins d'une constitution très-vigoureuse, on s'expose presque toujours à déranger dans tout autre tems : à chaque retour périodique des lunes, la nature impose, aux hommes raisonnables, la loi de respecter le repos de leurs femmes. Les hommes peuvent donner, à la société, des rejetons depuis quinze à seize ans, jusqu'à soixante et plus. Les femmes ordinairement deviennent stériles vers quarante ans, quoiqu'on en ait vues, à cinquante ans, donner des enfans.

Les médecins ont observé, que dans l'âge de la vigueur, la surabondance du fluide régénérateur peut causer des maladies graves dans l'un et l'autre sexe ; telles sont les maladies histériques, hypocondriaques, le priapisme, l'épilepsie, les pâles couleurs, les fleurs blanches, les excrétions involontaires nocturnes, l'âcreté du liquide séminal. De sages loix viennent, en France, de rendre à la nature tous ses droits, en y proscrivant des institutions barbares et antisociales, qui retenoient dans le célibat une foule d'imprudens, de fanatiques ou de charlatans ; quant à ces derniers, ils savoient, avec le ciel, prendre de doux accommodemens ; mais ces pauvres filles qu'on rafraichissoit avec le nénufar, pour éteindre des desirs si naturels, et dont la santé se perdoit par des moyens encore plus absurdes, on ne les verra plus victimes d'aussi ridicules préjugés, et leur maternité honorera plus l'Etre suprême que le sacrifice ridicule que des parens avares leur faisoient souvent faire malgré elles : *asserat ipse licet sacras épidaurius herbas , amor non est medicabilis herbis.*

Autant l'amour physique , lorsqu'on en use avec modération , répand des influences salutaires sur la santé , autant son usage excessif plonge l'imprudence dans des accidens fâcheux. Sur cet article , c'est folie de vouloir tenter des prouesses toujours dangereuses , chez les hommes sur-tout , pour qui la mesure du plaisir doit être réglée par celle du besoin. Que d'épuisemens , de consomptions dorsales , de phtisies , de maigreurs effroyables , et combien d'autres maux , qu'il seroit trop long de rapporter , ont fait périr à la fleur de l'âge des gens destinés par la nature , à vivre fort long-tems !

Si l'abus de l'hymen peut nuire aux personnes les plus vigoureuses , lorsqu'elles n'en usent pas modérément , à plus forte raison , combien doit il sévir contre ces vieillards téméraires , qui ont la sottise de prétendre qu'on ne leur dise pas : vous étiez ce que vous n'êtes plus ; qu'ils sachent que tout commerce avec l'amour leur est interdit , quand la sécrétion du fluide réproductif suffit à peine chez eux pour réparer les forces journalières , et entretenir les principes de la vie ; il faut donc qu'ils deviennent avares , quand il ne leur est plus permis de prendre sur le superflu. Ainsi , dès qu'ils s'apperçoivent que cette déperdition est suivie d'engourdissêmens , de tremblemens , de foiblesse dans les autres fonctions , ils doivent dire comme Horace : *Deposui arma miles inermis.*

En vain employeroient-ils les aphrodisiaques , ou les substances qu'on a cru propres à rappeller la vigueur abattue ; qu'ils sachent que ces sortes de moyens , aussi forts que meurtriers , ont conduit au tombeau une grande foule d'imprudens, qui n'ont pas senti, que quand la nature ne disoit rien, c'est qu'elle n'avoit rien à nous dire, et que vouloir la forcer, est vouloir rompre tout commerce avec elle.

Quand deux beaux yeux ne peuvent plus attirer puissamment, tout moyen artificiel est dangereux ; autrement on vérifiera le proverbe :

Principium dulce est, sed finis amoris amarus ;
Læta venire venus, tristis abire solet.

Il est de notre devoir de faire ici quelques remarques sur la manière dont l'hymen doit être assorti. Un des points capitaux, pour qu'il existe un parfait accord entre deux époux, c'est que leur âge ne soit pas très-disproportionné ; c'est qu'un homme mal sain n'épouse pas une jeune personne bien saine, à moins qu'il ne soit déterminé à lui communiquer ses maux, ainsi qu'à sa postérité : on a vu souvent les goutteux, les scrophuleux, les phtisiques, les bossus, les sourds, donner à leurs enfans ces maladies en héritage. Un très-grand homme ne doit pas épouser une très-petite femme. Les personnes de l'un et l'autre sexe, qui ont trop d'embonpoint sont menacés de stérilité.

On doit sur-tout éviter de réunir des tempéramens de la même trempe. Une chose fort utile pour la propagation et l'amélioration des races, seroit de les croiser. Il y auroit un avantage réel de marier les habitans des villes avec ceux de la campagne, qui sont bien plus accoutumés aux fatigues, à la sobriété, d'unir les hommes d'une province avec les femmes d'une autre province ;

la perfection des uns, corrigeroit les imperfections des autres.

Pourquoi les juifs offrent-ils une race si laide et si dégénérée, c'est que leur religion leur défend de se marier avec des races différentes de la leur. C'est souvent aux étrangers qui viennent habiter les grandes villes, qu'on doit un croisement avantageux dans les races, qui fit naître des hommes de génie et de talens, qui n'eussent jamais éclairé leur siècle, si on eût dû les attendre des races abâtardies.

Sous ce point de vue, c'est une excellente politique que celle qui défend aux frères et aux sœurs de se marier ensemble.

Avant de terminer cet article, qu'il nous soit permis de former un vœu; c'est que la loi exige un certificat d'invalidité de la part de tout homme qui s'est isolé et voué au célibat, ou qu'elle le regarde comme mauvais citoyen; cette manie, qui, dans les grandes villes, tient souvent au libertinage, est destructive de la population; elle force à la retraite une quantité de filles résignées, qui ne se permettent pas les mêmes dédommagemens que les hommes, et à qui il ne reste plus qu'à pleurer sur leur virginité.

Souhaitons aussi qu'un luxe effréné, de la part des femmes bien nées, ne soit plus cause qu'un lien aussi désirable, devienne, par de justes réflexions, le plus redoutable de tous. Lorsqu'à l'immoralité et à la manie de vouloir briller, succéderont des mœurs simples, douces, amies de la tempérance et de l'union, alors, il n'en faut pas douter, il faudra se marier, pour être honoré et considéré de ses concitoyens.

Jeune homme qui pensez délicatement, et qui désirez donner à votre patrie plus d'une preuve d'énergie physique et morale, par les travaux les plus assidus, donnez vous un état, un rang dans la société, avant de chercher à vous y fixer par le plus doux des liens. Alors doublez vos plaisirs, en partageant une volupté qui vous sera permise. Prenez une compagne douce et prévenante, dont la belle constitution promette une santé vigoureuse et constante. Si vous rencontrez dans votre classe une jeune personne dont le quatrième lustre s'avance, qui offre une taille moyenne, celle de la Vénus de Médicis, des yeux vifs, étincelans, la fraîcheur de son âge, une bouche vermeille, un embonpoint modéré, une marche chancelante, le regard tendre et timide, c'est le fruit dont la nature vous a réservé la précieuse maturité. Si elle est sans éloignement pour l'amour, comme aussi sans chercher à le faire naître, votre union sera long-tems heureuse, surtout si vous avez pour elle les égards, sans lesquels il n'est point de parfaite union. Alors que l'hymen rende hommage à la nature, et la nature répandra sur lui un de ses plus précieux bienfaits, la fécondité.

A M U L E T T E S. Ce sont des corps naturels que, dans tous les siècles, les ignorans et même quelques savans ont ridiculement et superstitieusement préconisés; on les a fait porter au col, dans la poche, ou sur quelque autre partie du corps, comme préservatifs de maux, ou pour les guérir. On sait aujourd'hui à quoi s'en tenir sur ces sortes de talismans. On est bien sûr, par exemple, que les poudres d'Aïlhaud sont utiles, mais pour celui qui les vend : ainsi des autres.

A M U S E M E N S. Les amusemens sont très-nécessaires au bas âge, parce qu'ils font faire de l'exercice, et donnent du développement aux parties expansives des enfans. Ainsi, avant cinq ou six ans, il ne faut exiger d'eux aucun travail d'esprit qui les gêne ; il faut tout donner au développement physique. Dans les âges plus avancés, les amusemens doivent être combinés suivant le besoin des individus, suivant leur force physique ou morale. C'est aux parens instruits et aux instituteurs, à juger ce qu'il y a de mieux à faire relativement à cet objet, dans les différentes circonstances où se trouve la jeunesse.

ANALEPSIE. C'est une partie de la médecine conservatrice, qui s'occupe de restaurer la santé après de grands exercices, de grandes déperditions, de grands délabremens, au moyen de nourritures restaurantes et toniques, qu'on nomme alors des analeptiques. Les principaux analeptiques sont les gelées de viande aromatisées, les crèmes au riz, au sagou, à la fécule de pomme de terre, le chocolat, les vins de Rota, d'Alicante, de Bourgogne vieux et du Rhin. On trouve dans ces substances de quoi relever les forces abattues, mais il faut les employer petit-à-petit et modérément.

ANANAS (L') est un fruit originaire d'Afrique, cultivé avec succès en Amérique, et que nous fournissent nos serres chaudes. C'est un des meilleurs et des plus beaux qui existent ; son odeur forte est éthérée ; sa saveur est exquise, quoiqu'un peu âpre : il est rafraîchissant, antiseptique, tonique, et excite l'excrétion de la salive. On en fait d'excellentes confitures qu'on nous envoye des îles.

ANAPHRODISIAQUES. On donne ce nom aux substances qui sont recommandées pour calmer les desirs tumultueux des sens. On peut considérer comme tels les rafraîchissans, l'orgeat, les acides, le régime végétal. Le nénufar a été souvent employé comme tel, mais il est trop froid, et délabre l'estomac. (V. Amour Physique.)

ANATOMIE. Nous ne parlons de cette science que pour avertir les jeunes élèves de se garder de disséquer des sujets morts de maladies pernicieuses et putrides, de bubons, de la vérole. J'ai vu trois de mes confrères qui ont été obligés de subir des traitemens complets de maladies vénériennes, pour avoir eu le malheur de se piquer les doigts, même légérement, en disséquant des vérolés. Lorsque dans le courant des dissections, le cadavre commence à sentir mauvais, il sera bon d'employer les moyens que j'indique, pour se préserver de l'effet des miasmes délétères. (V. Méphitisme.) On ne peut encore trop recommander aux anatomistes d'être très-propres, de se laver beaucoup, de faire brûler du vinaigre dans les salles, de les aérer, et d'y répandre de l'eau abondamment. L'anatomie est une des sciences dont les élémens doivent entrer dans les plans nouveaux d'éducation. *Nosce te ipsum.*

ANCHOIS. L'anchois est un petit poisson fort délicat, qui abonde chez nous sur les côtes de la Provence. Il n'a d'arête que celle de l'épine du dos. Frais, il est très-bon; on en envoye beaucoup de salés, et dont on se sert pour faire des sauces, et des canapés dans les cafés. Ce poisson salé ne plaît pas à tout le monde; en général, il est sain, et provoque l'appétit.

ANDOUILLE. C'est une préparation particulière des graisses internes du cochon. Les andouilles conservent toujours un mauvais goût, et sont extrêmement pesantes; ainsi elles ne conviennent pas du tout aux estomacs délicats, encore moins aux convalescens.

ANÉMOMÈTRE. L'anémomètre est un instrument, qui, placé dans un appartement, indique la force des vents et leur direction. On peut, par ce moyen, lorsqu'on vit à la campagne, et qu'on a une constitution délicate, et qui exige de grands ménagemens, savoir s'il est prudent de sortir, et si les vents sont plus ou moins salutaires.

ANESSE. (lait d') V. Lait.

ANGÉLIQUE. (Angelica Archangelica.) L'hygiène ne peut considérer cette plante que comme fournissant une sorte de nourriture aux peuples de la Norwège, de l'Irlande et de la Laponie. Chez nous, on en forme des conserves très-agréables, et qui sont en même tems très-stomachiques.

ANGOURIE. On donne ce nom à une plante de Saint-Domingue, de la famille des cucurbitacées, dont la chair est fort douce et rouge, et qu'on peut employer dans les mêmes circonstances que les melons et les concombres.

ANGUILLE. L'anguille est un poisson de rivière fort alongé, et commun dans nos climats. Il est fort agréable au goût; sa chair est tendre, molle et nourrissante, mais elle est huileuse, et fort difficile à digérer : elle ne convient qu'aux estomacs fort robustes; cela n'empêche pas qu'on ne voye trop de gens foibles, mais friands, courir après des matelottes faites avec ce poisson, dussent-ils s'en repentir.

ANIMALISATION. C'est le produit de la nutrition dans les animaux. Elle paroît consister en ce que les substances, en perdant une portion de leur principe charbonneux, s'unissent avec l'azote, et forment une huile concrète analogue au blanc de baleine, au phosphore et aux sels phosphoriques. Si , à la connoissance exacte et comparée des matières grasses , extractives , volatiles , odorantes et sapides , on joignoit les proportions précises de la base de l'acide oxalique , et des principes qui lui sont combinés , dans les substances fermentescibles et putrescibles des animaux et des végétaux , on auroit le complément physique de la transmutation des alimens au-dedans de nous. Ce systéme , inconnu des anciens , a reçu un grand jour de la part des modernes ; il fait voir que l'assimilation alimentaire se passe dans le canal intestinal , dans les poulmons , et à la surface de la peau. (V. Aliment.)

ANIMAUX (Alimens.) Le régime de Pythagore , ou des végétaux , qui a été vraisemblablement celui des premiers hommes , diffère de celui des animaux , en ce que leurs principes , quoique les mêmes , subissent des altérations qui ne se ressemblent point. Les animaux diffèrent des végétaux par une nourriture diversement combinée , surtout parce que la base de l'acide oxalique , dans les végétaux , se forme de toutes pièces , suivant les chymistes modernes , et que chez les animaux la base oxalique se présente moins souvent sous forme saline.

Les animaux diffèrent entr'eux relativement à différentes circonstances , ainsi que les végétaux. Ils sont d'autant plus tendres qu'ils se rapprochent de leur origine , et d'autant plus durs qu'ils vieillissent davantage. En général , dans les femelles d'animaux , jamais la proportion des solides aux liquides , n'est aussi considérable que dans les mâles. Leurs parties solides offrent moins de résistance aux dents et à l'action de l'estomac.

Les animaux châtrés , sont plus gras , et ont les humeurs moins âcres , moins atténuées que les autres ; lorsqu'ils sont bien nourris, et qu'ils ne sont pas excédés de travail , ils fournissent un aliment tendre et agréable. Quand les animaux ne sont pas trop jeunes , et que leur mucilage parvient à l'état gélatineux ou de gelée , ils ne forment presque plus d'excrémens , et nourrissent bien , au lieu qu'avant d'être arrivés à ce point , souvent ils sont d'une digestion pénible , et lâchent le ventre sensiblement.

La nourriture donne aux chairs des animaux des différences très-marquées ; ceux qui vivent des végétaux ont les parties bien moins atténuées que ceux qui se nourrissent d'autres animaux.

Relativement aux climats , les parties des animaux qui vivent dans les pays chauds, sont plus condensées , plus atténuées ; elles nourrissent davantage que celles des climats tempérés. Quant à l'exercice , on sent qu'il doit influer beaucoup sur la qualité des nourritures animales ; les animaux qui font beaucoup d'exercice sont ceux qui ont les chairs et les humeurs les plus alcalescentes ; leur mucilage est plus atténué que chez ceux qui vivent dans l'oisiveté.

C'est à la base commune de toutes les substances qui composent les animaux, qu'il faut attribuer le goût et la saveur que contractent leurs chairs, dans toutes les différentes circonstances dont nous venons de parler.

Quant aux parties des animaux qui donnent éminemment la vraie substance alimentaire de l'homme, V. Alimens, Chair , etc.

A N I M E L L E. On a donné ce nom à des testicules

de bélier qu'on a cru très-nourrissans , très-fortifians , et qui ne sont que très-indigestes.

ANIS. Chez nous on n'employe guères l'anis que comme friandise. On en fait à Verdun d'excellentes dragées , et de délicieuse eau-de-vie distillée à Bordeaux , et surtout en Amérique. C'est une graine fort agréable , employée comme nous venons de le dire.

Les Chinois mâchent cette substance , souvent après leurs repas , pour faciliter leur digestion , et parfumer leur bouche. On a observé que l'anis faisoit rendre par bas beaucoup de vents. Il y a une espèce d'anis des Indes, qu'on nomme badiane ou anis étoilé, qu'on employe aux mêmes usages , et qui a les mêmes qualités.

ANNÉE. On donne le nom d'année médicale à l'année considérée dans ses rapports avec la santé. Elle offre , sous cet aspect, les différens états de l'atmosphère , dans les différentes saisons, et les effets particuliers qui en résultent pour nos corps , (V. les différentes saisons). Les anciens ont donné le nom d'année climatérique à la 63e année de notre âge. Ils croyoient qu'on couroit de grands risques à cette époque , mais que si l'on survivoit , on devoit prolonger fort longtems la durée de ses jours. C'est encore un des mille et un préjugés , dont la médecine a été entachée.

ANNEAU. On porte des anneaux aux doigts et aux oreilles. Il est bon de savoir , que ceux qui se vendent dans les rues , qui, malgré leur brillant , ne sont que du cuivre , et que faussement on prétend doré , sont fort dangereux , et se couvrent très-facilement de verd de gris , au moyen de la transpiration cutanée ; j'ai vu des porreaux aux doigts , et des maux d'oreilles sérieux , auxquels on ne s'est soustrait qu'en jettant ces pernicieux ornemens. On doit encore observer de ne pas porter des anneaux trop serrés, qui gênent la circulation et les mouvemens des doigts.

ANTIDOTE (ou préservatif). C'est un nom générique qu'on donne aux substances qui s'opposent à l'effet du poison. (V. Poison).

ANTIPATHIE. On donne ce nom à une espèce de répugnance très-forte, que quelques personnes ont pour certains objets. Il y a des antipathies qui sont involontaires, soit pour des animaux, soit pour des alimens. Il y a telle antipathie, qui, avec l'âge, l'expérience, le raisonnement, ou la nécessité, finit par se perdre, tandis que souvent, à la longue, on n'aime plus les objets pour lesquels on s'étoit passionné d'abord. Ces bisarreries tiennent particulièrement aux organes du goût et de l'odorat, auxquels telle ou telle substance ne plaît pas ; c'est ainsi que le goût du melon, du fromage, leur odeur, celle du musc, et de l'ambre, non-seulement déplaisent à certaines personnes, mais encore peuvent les affecter, au point de les faire trouver mal.

Il y a des antipathies, ainsi que des sympathies, qui ont leur source dans des préventions, des caprices, des affections peu raisonnées. C'est particulièrement dans la première éducation qu'il faut chercher à en garantir les enfans. Ce n'est point en les brusquant, en leur donnant des ordres sévères, qu'on parviendra à les déshabituer de leurs petites antipathies. C'est en s'y prenant adroitement, en leur donnant l'exemple de ce qu'ils doivent faire, et en raisonnant avec eux, qu'on y parviendra plus sûrement. Quand les antipathies sont trop fortes, il faut gagner du tems, et ne pas les contraindre.

ANTROPOPHAGE, ou mangeur d'hommes, sont des expressions synonimes. On sait que beaucoup de nations barbares ont été et sont encore antropophages. C'étoit pour elles un double plaisir de se nourrir et d'offrir des victimes ou des hosties à leur dieux ; et comme on a voulu manger, avant de prier, il est probable que l'antropophagie a eu lieu avant les sacrifices de chair humaine ; d'ailleurs on sait que plusieurs hordes de sauvages, dans l'Amérique, rôtissoient et faisoient bouillir leurs prisonniers, sans avoir aucune idée de divinité.

On sait que la famine fit manger aux Parisiens des os de morts vermoulus, qui les précipitèrent au tombeau, tandis que le fanatisme leur faisoit refuser du pain ; cependant si ces os eussent été frais, et d'individus qui fussent morts à l'assaut, qu'ils eussent été fondus dans le digesteur de Papin, il est certain que cette nourriture. toute horrible qu'elle fût, ne leur eût fait aucun mal.

On parle de peuples ; chez qui c'étoit la mode d'enterrer, même les parens, dans les entrailles de leur postérité, et de femmes qui, après avoir versé des pleurs sur le sort de leurs maris, ne renonçoient pas au droit qu'elles avoient d'en manger comme les autres.

Philosophiquement parlant, on ne peut pas douter que la chair des hommes ne nourrisse autant que celle des autres animaux, surtout s'ils sont jeunes et bien portans ; mais quoique, de ce côté, notre chair ressemble à celle des autres animaux, les hommes sont si cruels, et si sensuels, lorsqu'il s'agit de satisfaire leur insatiable gourmandise, que s'il ne répugnoit pas à la nature de ceux qui sont policés de manger leurs semblables, ils s'égorgeroient peut-être les uns les autres pour se dévorer ensuite. Ils se chasseroient, comme ils chassent les lièvres et les sangliers. Les loix ont donc pourvu sagement à la conservation des vivans, en rendant les morts respectables, et en consacrant par des cérémonies funèbres et imposantes, les déplorables restes de notre existence passagère.

A N V A L L I S. L'anvallis est un fruit qu'on mange avec délices dans toute l'Inde. On le confit, on le sèche, on le conserve avec du sel et du vinaigre. Il a la propriété d'être particulièrement rafraîchissant.

A P A T H I E. Nous entendons ici par apathie, l'insensibilité; elle est moralement, et physiquement impossible, tant que l'homme cherche à conserver son existence, et qu'il n'est pas ladre ou fou; sans doute il voudroit être insensible, quand il faut souffrir; mais s'il ne sentoit pas la douleur, comment pourroit-il gouter le plaisir?

On donne encore quelquefois le nom d'apathiques aux personnes pituiteuses, et phlegmatiques, qui n'ont en général qu'une mince portion de sensibilité physique et morale.

On ne les guérira point d'être nées telles; mais on peut cependant par le régime, leur donner un peu plus d'énergie. (V. Tempérament Pituiteux).

A P H R O D I S I A Q U E S. Ce sont des substances chaudes, et irritantes, qu'on employe pour s'exciter à l'amour; rien n'est plus dangereux, que ces moyens incendiaires; les seuls bons aphrodisiaques, sont les nourritures animales succulentes, qui rendent des forces aux personnes foibles, et dans ce sens, s'opposent à la stérilité.

A P I. (Pommes d') C'est une très-petite espèce de pommes, d'un rouge très-vif, qui est ferme, cassante, et sucrée. Elle se garde fort long-tems, a la pulpe serrée, et pesante, convient peu aux personnes, dont l'estomac est délicat.

A P I C I U S. Lorsqu'on veut parler d'un fastueux gourmand, on dit que c'est un Apicius, parce qu'on a connu trois célèbres gloutons, à Rome, qui ont porté ce nom, et que l'un d'eux, qui a vécu sous Auguste et Tibére, composa un traité de gourmandise, intitulé : *De irritamentis gulæ.*

Il tint à Rome une école publique de gourmandise; dépensa des sommes immenses en débauche de table, et s'empoisonna, parce qu'il ne lui restoit que 250,000 livres, pour ne pas mourir de faim.

A P O P L É X I E. Lorsque quelqu'un tombe subitement, comme frappé de la foudre, sans mouvement, sans sentiment, les yeux fixes ou fermés, ne conservant de toutes ses facultés, qu'un pouls très-lent, il est saisi d'apopléxie; quand il a le visage rouge, quand il est naturellement pléthorique, sanguin, c'est apopléxie sanguine, qui exige qu'on saigne sur-le-champ; mais si l'apopléxie étoit séreuse, ou humorale, que les symptômes fussent différens de ceux que nous venons d'annoncer, il ne faudroit pas saigner, mais employer les vomitifs; on fera usage du vinaigre, dans les deux cas, et des stimulans les plus actifs, comme l'ammoniac, les barbes de plume dans le nez, l'air frais, l'eau lancée avec force, etc. Il sera utile d'appliquer des vésicatoires pendant qu'on ira chercher un médecin.

A P P A R T E M E N T. (V. Habitation).

A P H T E S. (des Enfans). Les aphtes de la bouche sont les plus communs chez eux, et précèdent ordinairement ceux des autres parties. En prévenant les premiers, on pourra venir à-bout de prévenir les autres.

On recommande de laver la bouche avec de l'eau, ou du vin de sauge miellé, et un peu de vitriol de zinc. A cet effet, la nourrice met un petit linge autour de son doigt, le trempe dans la décoction, et le pose d'heure en heure sur tous les endroits de la bouche, où elle apperçoit des taches blanches.

Mais s'il arrive que les aphtes aient une couleur noire, qu'ils soient étendus et profonds, alors le mal est sérieux ; ce sont des aphtes symptomatiques, qui annoncent la vérole, le scorbut, etc., et qu'il faut confier à des médecins prudens.

On a observé que les enfans qui prenoient un lait trop vieux ou aigri, et qui étoient mal-propres, étoient sujets aux aphtes ; quelquefois les dents et la fièvre les font naître ; il faut les traiter avec de grandes attentions, quand ils sont très-confirmés et sur-tout internes.

A Q U I L O N, ou Borée. C'est un vent du Nord, très-froid, très-sec, et très-violent, dont il faut toujours chercher à se garantir, en se couvrant bien, et évitant de demeurer à sa pleine exposition. (V. Vent).

A R A C K. L'arack est une espèce d'eau-de-vie, que font les Tartares Tangutes de la Russie, avec du lait de cavalle, ou d'anesse, qu'ils font aigrir. Cette liqueur enivre facilement ; elle est très-recherchée par les peuples du Nord, dont on trouve souvent des individus gelés, après s'en être enivrés.

A R A I G N É E (de mer). C'est une espèce de cancre de l'Océan, qui a une tête pointue et très-avancée, et dont les habitans des bords de la mer font un usage qui équivaut à celui des cancres. (V. ce mot).

ARAIGNÉE (de terre). Les araignées de nos climats n'ont rien de dangereux. On sait même que la piqûre de la tarentule n'est pas pernicieuse , d'après le rapport de quelques médecins, et du comte de Borch , polonais, qui fit mordre devant lui un homme du peuple , dont la main enfla beaucoup , et qui n'eut pas d'autre mal ; on n'en peut dire autant des grosses araignées aviculaires du Brésil , et de Madagascar , qui vivent d'oiseaux. Chez nous , les piqûres des araignées ne sont presque pas sensibles, même celles des plus grosses; la partie enfle quelquefois avec phlictène ; alors on la lave avec de la saumure ; on a encore conseillé les feuilles sèches de sauge et de plantin en topique , la lotion avec le vinaigre, enfin l'ammoniac.

ARBRES. Les arbres parés de leurs touffes verdoyantes, sont un des plus grands bienfaits que la nature ait accordés à l'homme , puisqu'ils leur offrent un abri en même-tems agréable et salutaire. Qui , dans les vives ardeurs de l'été , n'a pas ressenti tout le prix d'un ombrage frais , pour se garantir de l'ardeur des rayons solaires! Qui ne s'est trouvé heureux dans les grandes pluies et les ouragans , de rencontrer de gros arbres , pour éviter l'inondation ! Qui ne sait aujourd'hui de quel avantage sont les grands arbres , plantés à la proximité des habitations , et à l'exposition du soleil ! Le contact de cet astre bienfaisant sur les feuilles végétantes , produit le double avantage d'exhaler d'un côté des torrens d'oxigène , ou d'air pur dans l'atmosphère , tandis que de l'autre il absorbe une partie de cet air qui est vicié et qu'il sait rendre favorable à la végétation. On peut juger par là du grand avantage des plantations , surtout dans les pays aquatiques et humides , comme en

Hollande. Elles fournissent abondamment aux hommes l'air pur qui convient à leur respiration, et à la combustion, tandis qu'elles les débarassent d'un autre côté de gaz qui ne pourroient que leur être nuisibles.

Sans connoître ces derniers et inappréciables avantages, les premiers avoient suffi pour déterminer les hommes à n'habiter que des pays où se trouvoient naturellement des arbres, ou bien, où ils pouvoient aisément se cultiver, parce qu'indépendamment de toutes les utilités dont nous venons de parler, ils ont encore été forcés de les rechercher, relativement aux usages habituels de la vie, soit pour se construire des habitations, soit pour se garantir du froid, soit pour se meubler, soit pour braver avec audace les flots effrayans des mers qui nous environnent.

Mais si les arbres ont de si précieux avantages, leur grand nombre dans les lieux non cultivés, peut devenir très-dangereux. (V. Défrichement).

A R B O U S E. Les arbouses sont les fruits de l'arbousier commun, qui sont rouges, et croissent en Provence ; ils ont un goût un peu austère, et ne sont pas employés comme un aliment d'un grand mérite.

A R E C K. C'est un genre de plante unilobée du genre des palmiers, dont plusieurs espèces donnent des fruits utiles. Nous en distinguons ici deux, l'areck de l'Inde, *areca catheca*, qui croit naturellement dans la Chine, et dans les îles Moluques ; il donne des fruits de la grosseur d'un œuf, dont la chair est blanche, succulente, et fibreuse ; les Indiens la mangent sous le nom de pinangue. Sous cette pulpe est un noyau, qui, dans sa jeunesse, est tendre, creux, et contient une eau limpide astringente ; c'est une des plantes dont on fasse

le plus usage dans le pays. On s'en régale par-tout, en
la mêlant avec le bétel. Ceux qui en mangent pour
la première fois, éprouvent une espèce d'ivresse. Mais
bientôt on s'y accoutume, l'estomac s'en trouve bien,
l'haleine s'en trouve parfumée, et le visage même agréablement coloré.

On trouve en Amérique et aux Antilles, l'autre espèce
d'areck, qu'on nomme choux palmiste, *Areca oleracea*;
il donne des blayes oblongues, obtuses, un peu cour-
bées, d'un bleu pourpre, succulentes, de la grosseur
d'un olive moyenne, c'est le bourgeon du palmier, que
mangent les Américains; il est tendre, et a un goût
délicat, qui ressemble à celui du portefeuille d'artichaut;
on l'emploie crud, en salade, à la poivrade, cuit, frit,
et on en fait des beignets délicieux.

A R I D I T É. (V. Sécheresse)

A R M É E S. (Régime des) (V. Militaires).

A R M E S. (Exercice). Faire des armes, ou s'escrimer,
est un genre de gymnase, ou d'exercice, dû à l'art
militaire. Depuis que la lance à la main, les valeureux
chevaliers, ne viennent plus défendre, en champ clos,
l'innocence vraie ou prétendue des belles, l'escrime est
devenue fort à la mode, sur-tout en France, où elle a plus
d'une fois porté la mort et le deuil dans les familles,
par le plus vain et le plus sot de tous les préjugés.

Quant à nous, nous ne la considérons que par l'utilité dont elle peut être, pour former un militaire; et un
jeune homme, en déployant ses forces, en lui donnant du maintien, de l'assurance, et en fournissant à
tous les organes, un heureux développement. Il faut
convenir qu'il n'y a pas d'exercice qui procure à la machine d'aussi vives commotions, que celui des armes;

Tous les muscles des bras, des cuisses, des jambes, éprouvent alternativement des mouvemens de fléxion, et d'extension, de pronation, et de supination, qui forcent tous les ligamens des articulations, tous les tendons des muscles à céder, à s'étendre, et à se raccourcir, avec une mobilité qui doit en peu de tems augmenter leurs forces et leurs proportions.

Par ces exercices, on imprime au tronc, et à tous les viscères, des commotions, qui doivent leur être très-favorables, en leur communiquant une chaleur plus vive, et en facilitant la circulation des humeurs dans les différentes parties où doivent s'opérer les sécrétions.

Lorsqu'un jeune homme est né phlegmatique, qu'il ne grandit pas facilement, qu'il se refuse aux jeux, et aux amusemens violens de son âge, qu'on craint que l'épine de son dos ne fléchisse, alors il faut lui donner un maître d'armes ; c'est le moyen de communiquer plus de ressort à ses solides, plus de fluidité aux liqueurs ; il grandira, et avec la force, prendra une agilité et une grâce qu'on n'eût jamais pu lui procurer d'aucune autre manière.

L'art de l'escrime, outre les avantages dont nous venons de parler, prête à l'homme un maintien noble et imposant ; il donne en peu de tems à un paysan, qui a la plus mauvaise contenance, une attitude aisée, mâle, ferme et décidée, et même un peu de courage qui devient nécessaire à un apprentif héros.

AROMATES. Les aromates, ou substances aromatiques, viennent de végétaux, qui abondent en huile essentielle, et en sels âcres, stimulans, dont l'odeur est plus ou moins forte, plus ou moins agréable.

On se sert beaucoup, pour l'assaisonnement, des substances aromatiques, soit indigènes, soit exotiques. Celles que nous possédons principalement, sont, le basilic, la lavande, la marjolaine, la mélisse, les menthes, le pouillot, le romarin, la sauge, le serpolet, l'anis, le laurier. Celles qui viennent de l'étranger, ou des Indes, sont la cannelle, le clou de girofle, la muscade, le macis, le gingembre, la vanille, les différens poivres. Ces derniers aromates ont bien plus de force et d'activité que les autres, parce que la grande énergie du soleil, dont les rayons tombent à plomb sur ces plantes dans des climats brûlans, leur fournit une bien plus grande quantité d'huiles essentielles, et de sels âcres que dans nos climats tempérés : aussi ces aromates sont employés, non-seulement dans les cuisines, pour donner du montant aux sauces, et réveiller l'appétit des gourmands ; mais ils servent encore à former des poudres odorantes, des sachets, des eaux de senteur, et des liqueurs fines et délicates, dont l'aisance ne se passe pas, à la suite d'un bon repas.

Il faut observer que, quoique les personnes qui jouissent d'une bonne santé, fassent souvent usage des aromates, sans en être incommodées en apparence, il n'en est pas moins vrai que leur grand usage devient un espèce de poison lent, en ce que l'estomac ne peut plus digérer qu'avec ces ingrédiens, ce qui donne petit à petit aux humeurs, un genre d'âcreté, qu'elles n'auroient pas eu ; enfin parce qu'elles échauffent et dessèchent. Ainsi ce que le luxe gagne en plaisir, la sobriété se le donne en santé, et il vient un tems, où l'on trouve que l'un vaut mieux que l'autre.

Cependant s'il est des personnes chez qui les substances aromatiques peuvent être placées avec avantage, ce sont celles qui ont un tempérament pituiteux, lent et froid; les aromates serviront avantageusement à tendre leurs fibres, et à précipiter le cours des liqueurs; mais aussi d'un autre côté elles nuiront complettement à ceux qui ont un tempérament ardent, et surtout aux jeunes gens, chez qui les organes n'ont pas encore acquis tout leur degré d'extension; les vieillards, chez qui au contraire l'extension commence à se raccourcir, doivent prudemment se les refuser.

Si nous étions sages, combien nous serions plus riches, puisque ces aromates dangereux et inutiles, font sortir de chez nous chaque année, une grande quantité de millions, qu'on pourroit mieux employer, d'autant plus que la nature nous a donné les aromates qui conviennent à nos climats, et qu'ils sont bien suffisans pour donner à nos sauces un piquant agréable! (V. Assaisonnement).

ARROSEMENT. L'arrosement est indispensable dans les grandes chaleurs. On doit arroser les rues, les endroits publics, les promenades, les salles de spectacles, les appartemens; l'eau qui se réduit en vapeur, par ce moyen, donne une fraicheur désirable, et qui remet agréablement les corps fatigués et abattus par l'excès du chaud. Une pluie douce dans l'été, rend aux plantes leur vigueur. Une pluie artificielle, assurera la salubrité des hommes.

ARTICHAUT. C'est une plante potagère, dont les fleurs non épanouies se servent sur nos tables; on n'en mange que la partie charnue, qui se trouve à la base des écailles du calice, et le réceptacle épais, qui soutient les flourons ou le porte-feuille. Quand les artichauts sont tendres et jeunes, ils fournissent un aliment agréable, délicat, et de facile digestion. Les estomacs foibles ne doivent pas se permettre les artichauts, qu'on nomme à la poivrade.

ARTISANS. (Régime des) (V. Ouvriers).

ASPERGE. C'est une plante unilobée et ligneuse, dont les jeunes pousses écailleuses, cylindriques, et vertes, sont coupées au printems, pour fournir à nos tables un mets fort sain, fort agréable au goût, et qui a l'avantage d'être fort commun. Les asperges excitent l'appétit, nourrissent peu; elles provoquent la sécrétion de l'urine, à laquelle elles donnent une odeur très-désagréable, mais à laquelle aussi on se soustrait facilement, en mettant dans le pot de nuit quelque peu de vinaigre.

ASPHIXIE. (V. Mofette).

ASSA. L'hygiène, ainsi que la matière médicale, font usage de deux assas, dont l'un est l'*assa dulcis*, ou benjoin. (V. ce mot). L'autre est l'*assa fœtida*, ou vulgairement, merde du diable; c'est une gomme résine, jaune, ou rousse, d'une pesanteur excessive, avec un goût d'ail; les anciens l'ont employée dans leurs cuisines; les Asiatiques, aujourd'hui, le nomment le manger des dieux : ils en mettent dans la préparation de beaucoup d'alimens, ils en frottent leurs chaudrons. On a observé que l'assa donnoit de l'énergie aux organes de la digestion, et à ceux de la génération.

Tel est l'effet du goût et de l'habitude, chez les différentes nations, que ce qui paroît à un Indien le manger des dieux, nous paroîtroit un mets diabolique.

ASSAISONNEMENT. On donne ce nom aux différentes manières d'arranger les aliments, pour en relever le goût, en aider la digestion, souvent les rendre plus savoureux, quelquefois meurtriers.

On employe comme assaisonnement, différentes substances salées, huileuses, acides, grasses, piquantes, aromatiques.

Les principales sont le sel, le poivre, le vinaigre, la moutarde, le sucre, le beurre, le lard, le persil, le cerfeuil, l'oignon, la ciboule, l'ail. (V. chacun de ces articles.)

Toutes ces substances employées avec discernement, peuvent varier agréablement l'apprêt de nos différentes nourritures. Mais il faut pour les gens aisés, des cuisiniers qui n'employent que des épices, des aromates des Indes, des essences de jambon, des truffes, des champignons. Ils réussissent parfaitement à rendre les mets plus délicats ; mais il ne faut pas douter que ces alimens, ainsi préparés, ne deviennent incendiaires. Avec tant de substances agréables au goût, ce n'est point un grand art de faire des choses aussi savoureuses. Le meilleur cuisinier seroit, sans contredit, celui qui, avec peu de substances saines, sauroit assaisonner de bons alimens, qui ne seroient jamais dans le cas d'altérer la santé.

L'art des assaisonnemens est devenu l'art de procurer des indigestions aux personnes dont la tempérance et la sobriété ne sont pas exemplaires.

En flattant le goût, il est facile de donner un appétit factice, qui entraîne à manger plus qu'il ne faut, et à digérer encore plus mal ; de là, la détérioration du goût, et cette foule de maux que ne redoutent pas les gens sobres et prudens, qui font faire leurs assaisonnemens avec les végétaux les plus simples, tels que l'oignon, le cerfeuil, etc. (V. Indigestion, Aromates).

ASSATION. C'est la préparation des alimens, dans leur suc ; ce mot vient du verbe latin assare, rôtir. (V. Rôti).

ASSIMILATION. (Des alimens). L'assimilation est l'action par laquelle chez les animaux la nourriture se convertit en leur propre substance, après avoir passé par l'état de chyle et de sang. Le mécanisme de cette assimilation si importante pour les animaux, paroît se passer dans le canal intestinal, dans l'organe de la respiration, et à la surface de la peau.

L'oxigène semble être le principal instrument des combinaisons qui s'opèrent dans l'assimilation, en enlevant à la matière alimentaire, une portion de son principe charbonneux, en facilitant sa combinaison avec l'azote excédente dans les humeurs animales, ce qui assimile véritablement, en désanimalisant en quelque sorte d'un côté, pour animaliser de l'autre, et donne le niveau nécessaire au maintien de l'existence. (Voyez Aliment).

ASSIS. La position de l'homme assis, tient son corps plié, comprime les nerfs, et les vaisseaux sanguins, dans beaucoup de parties, surtout si, pour travailler, il est obligé de courber sa poitrine, de baisser la tête ; il est donc important de ne pas rester long-tems assis, et dans la même position : il faut surtout, pour les gens de cabinet, se lever de tems en tems, avoir des tables hautes, qui obligent la tête et la poitrine à garder la position verticale. On a vu des maux de poitrine très-graves, suivre la mauvaise habitude de courber le tronc, lorsqu'on est obligé de beaucoup écrire.

ASSOUPISSEMENT. C'est l'envie extrême de dormir, causée par une certaine gêne qu'éprouve la fonction du cerveau. L'assoupissement est à craindre chez les vieillards , plus que chez les femmes et les enfans ; il est utile aux convalescens ; il présage l'apopléxie chez les personnes pléthoriques et sanguines , chez qui une saignée suffit souvent pour rétablir l'équilibre ; quelquefois le régime seul y parvient. Il est bon, dans ces cas , de consulter, pour savoir quel genre d'évacuation doit être immédiatement employé.

ASTROLOGIE. Pendant longtems , l'homme a eu l'orgueil de croire que le ciel s'occupoit de sa destinée, et qu'un ou plusieurs astres influoient sur ses organes. Cette illusion a surtout frappé les grands de la terre que l'adulation ou la superstition entretenoient dans ces idées. Les Anglais , et surtout Mead , ont cru que le soleil , la lune , et peut-être les autres planètes , pouvoient avoir de l'influence sur les hommes , parce qu'ils ont observé beaucoup de retours périodiques , dans certaines affections de différens individus. Si , d'après les découvertes du grand Newton , l'attraction agit sur le globe terrestre avec autant de force , on peut n'être pas surpris qu'elle porte son action sur nos corps. Mais cette action est toujours légère , et il n'en résulte pas moins , qu'on ne doit pas ajouter foi aux prédictions extravagantes des astrologues , qui épouvantent, avec leurs astres en conjonction , de pauvres esprits , qui n'en ont aucune avec la raison , et sont très-souvent victimes de leur sotte curiosité.

ATHLÉTES. C'étoient des hommes vigoureux qui dans les jeux ou spectacles , que les anciens donnoient au peuple , combattoient pour remporter des prix , après s'être exercés dans les différens gymnases.

Mercurial a distingué trois espèces de gymnastique, la guerrière , la médicale et l'athlétique. La dernière

étoit fausse ou vicieuse par les accidens qui en résul-
toient souvent. Platon, Hyppocrate et Gallien, ont observé que les athlètes étoient pesans, incapables des
exercices de l'esprit, hébétés, stupides, et très-sujets
aux maladies. L'hygiène ne permet qu'une gymnastique
modérée, qui exerce les forces, et devienne salutaire.
On a donné le nom d'athlétique à l'énergie de certains individus, qui ont une force supérieure au commun
des hommes.

ATMOSPHÈRE. L'atmosphère est un fluide qui environne la terre, et qui est composé d'air, de fluide
électrique, de chaleur solaire, de lumière, d'eau, de
différentes émanations gazeuses. En parlant de l'air, nous
avons vu ses principales propriétés, comment il agit sur
nos corps, comment nos corps peuvent eux-mêmes le
modifier. (V. Air).

ATRABILAIRE. (Tempérament.) Cette constitution appartient à des personnes bilieuses, mélancoliques,
chez lesquelles on prétend que domine une bile noire
et âcre. Personne n'est plus dur, plus sérieux, souvent
plus méchant, que l'atrabilaire. Personne n'est plus ennemi de la société, et n'en est moins aimé. Il faut faire
de grands efforts pour changer la constitution qui tourne
à l'atrabile; on doit, de bonne heure, employer, en conséquence, les alimens tirés des végétaux, et encore
choisir ceux qui passent pour être les plus savonneux;
il est essentiel de chercher à dissiper les atrabilaires,
à leur faire faire beaucoup d'exercice, et surtout à les
éloigner de ceux dont la constitution se rapprocheroit
de la leur.

ATTENTION. L'attention est une forte contention
de notre esprit, qui cherche à acquérir une idée dis-

tincte de ce qu'elle ne connoît pas encore bien. C'est le microscope qui fait appercevoir ce que la simple vue ne pouvoit découvrir. Le tumulte des sens, de l'imagination, et des passions, nuit beaucoup à l'attention. Ainsi la plus grande liberté de l'esprit est très-nécessaire pour bien fixer son attention : la maxime vulgaire est vraie en général : *Pluribus intentus minor est ad singula sensus.* Démocrite fit la folie de se crever les yeux pour avoir le plaisir d'étudier sans aucune distraction ; son exemple n'a entraîné personne ; Jules César avoit une si grande facilité d'attention, qu'il pouvoit en même-tems dicter sept lettres ; Archimède, une si grande imperturbabilité d'attention, qu'il se laissa tuer sans se distraire de l'objet qui l'occupoit. Avec de l'habitude, on parvient à fixer utilement son attention sur beaucoup d'objets, dont on n'auroit jamais cru pouvoir embrasser l'ensemble.

AVARICE. L'avarice est une passion basse, qui consiste dans l'amour désordonné des richesses. L'avare pervertissant l'usage de l'argent, destiné à se procurer les nécessités de la vie, et l'enfermant dans son coffre, nuit infiniment aux intérêts de la société, à laquelle il refuse des facilités pour l'extension du commerce, des arts, des talens, qui ont besoin d'être encouragés par ceux que la fortune a favorisés de ses dons. C'est ce qui fait que, fou pour fou, on a toujours préféré les prodigues aux avares, parce qu'aumoins ces derniers, ne gardant rien, répandent autour d'eux des richesses qui peuvent profiter dans des mains plus sages.

AUBERGINE. C'est un fruit très-oblong, gros comme un œuf, dont la couleur varie, qui a un goût fade, insipide, dont la préparation a besoin d'être relevée ; on le mange en salade, dans nos provinces méridionales.

AVEUGLE (né). Une découverte infiniment utile pour l'humanité, c'est celle au moyen de laquelle le C.ⁿ Haüy est parvenu à donner une éducation intéressante aux aveugles-nés, en leur apprenant à lire, à écrire, à exécuter les arts de la corderie, du tricot, de la filature, de la grosse rubannerie, du filet, de l'imprimerie de ville, enfin, en les rendant même musiciens.

Il est beau d'avoir trouvé ces moyens, et nous devons desirer que le gouvernement favorise dans Paris, un établissement qui sera le modèle de tous les autres en ce genre, et qui aura l'avantage d'arracher à la misère une quantité d'infortunés qui sont sans ressources, de les occuper utilement, et de les consoler ainsi du malheur de ne pouvoir jouir de la lumière des cieux.

AVIS (en médecine). C'est un défaut très-ordinaire chez les personnes peu instruites, de recommander aux autres, ce qu'elles ont observé leur être quelquefois utile. Ces conseils, dont le motif est louable, ont fait souvent bien des victimes, parceque les constitutions des hommes variant presque autant que leurs visages, ce qui convient à celui-ci, ne peut être profitable à celui-là il n'y a guère que les gens de l'art, qui puissent juger dans quelles circonstances, les mêmes remèdes, les mêmes moyens peuvent convenir.

AVOCATIER. Suivant le docteur Chevalier, c'est un arbre de S.-Domingue, qui s'élève fort haut. Il a un fruit oblong, assez semblable à de moyennes poires. Il jaunit en mûrissant. Il a la consistance, et un peu le goût de beurre frais. On le mange avec du sel et du poivre.

AVOINE. L'avoine donne un pain noir, lourd, et fournit peu de substance nutritive. Chez nous, il n'y a

Tome I,   I

que les gens qui sont dans la plus grande misère, qui mangent de ce pain: encore souvent l'allie-t-on avec un peu de seigle et de froment, pour en faire une nourriture passable.

En Norwège, dans la Zemble, la Suisse, on vit de pain d'avoine; dans la Suisse septentrionale, on fait rôtir l'avoine, on la pulvérise, et on en fait une bouillie très-nourrissante.

On fait en Bretagne, et en Touraine, avec de la poudre d'avoine mondée très-grossière, un gruau fort bon et très-pectoral, il convient aux convalescens en y mêlant du lait, de la fleur d'orange et du sucre.

Cullen préfère l'avoine à l'orge et au seigle.

AVORTEMENT. Dés qu'une femme est devenue féconde, elle est, pour la société, un être beaucoup plus important, et beaucoup plus respectable, parce qu'elle lui promet un individu propre à la perpétuer. Il faut donc, à cette époque, qu'elle prenne le plus grand empire sur ses passions, et qu'elle combine tellement ses actions, qu'aucune ne puisse nuire au tendre rejeton qu'elle porte dans son sein; car ce qui ne seroit pour elle qu'une simple commotion, peut devenir, pour lui, un coup de foudre. Il faut donc qu'elle évite toute espèce d'excès dans les alimens, dans ses plaisirs, qu'elle marche doucement, qu'elle ne s'expose à aucune chûte, à aucune espèce de commotion violente, ou de tiraillement, qu'elle ne lève pas les bras trop haut pour saisir les objets dont elle a envie. On doit bien prendre garde de ne lui causer aucune frayeur subite; car c'est au défaut d'attention sur tous ces points, qu'est due la majeure partie des avortemens.

AUSTÈRE. (Régime). On sent qu'il est mille circonstances, où des convalescens perdroient le fruit d'une diète commencée, si l'on se relàchoit sur son exactitude ; c'est ce qui arrive, lorsqu'on s'expose à des rechûtes, après des maladies graves. On oublie qu'elles sont souvent plus dangereuses que la maladie même, et que c'est le cas d'un régime vraiment austère.

Mais un régime trop austère est aussi dangereux, puisqu'il ne permet pas de réparer des forces qui sont indispensables, pour un parfait rétablissement. Le régime austère des bigots dans certaines religions, les rend maigres, hâves et décharnés, etc., et il est de fait cependant que peu de personnes ont plus besoin d'un régime substantiel et restaurant, à cause de leur foiblesse physique et morale.

AUTOMNE. L'automne est une saison mal-saine à bien des égards ; lorsqu'il est chaud, et en même-tems pluvieux, il cause beaucoup de maladies putrides, et de fièvres intermittentes, des diarrhées, des dyssenteries. Chez le peuple, ce n'est pas seulement la constitution atmosphérique, qui cause ces accidens, mais encore l'usage des mauvais fruits, dont il se nourrit ; car on sait que plus les années sont abondantes en fruits, plus il est exposé à une foule de maux. A cette époque, il faut donc être très-réservé sur ce point, ne manger que des fruits très-mûrs, éviter les brouillards et l'humidité, qui se font sentir froidement dans cette saison, fuir le serein, et ne pas se promener avant ou après le coucher du soleil, *matutina parùm cautos sæpè frigora mordent.*

On doit occuper les appartemens exposés au Midi, se couvrir davantage la nuit et le jour, pour que l'humidité ne bouche pas les pores de la peau, et que d'un autre côté, la transpiration interceptée n'amène pas les accidens, qui n'en sont que trop fréquemment la suite. (V. Transpiration , Humidité).

AUTRUCHE. Des peuples entiers ont porté le nom de statophages , pour s'être beaucoup nourris d'autruches. Les Romains les faisoient servir sur leurs tables , et on dit que l'empereur Héliogabale fit présenter dans un seul repas , les cervelles de six cents autruches.

La chair de ces oiseaux est tenace et pesante ; les voyageurs ont souvent mangé avec plaisir les œufs de l'autruche.

Dans la Nubie et la Numidie, on engraisse l'autruche , comme nous engraissons nos volailles de basse-cour.

Les Arabes regardent comme un très-bon manger , la graisse d'autruche , mêlée avec son sang : ils ont donné le nom de *Mantique* à cet aliment , qui ne nous paroît pas devoir être fort sain.

AWOLS. C'est une sorte de préparation de riz employée dans l'Inde , particulièrement pour l'usage de la marine , à laquelle cette substance est d'une grande ressource en tous lieux.

AZEROLE. C'est une espèce de néflier , qu'on nomme *Mespilus apii folio laciniato*. C. B. Il donne un petit fruit rouge , aigrelet , fort agréable au goût. L'azerole fortifie l'estomac , arrête les vomissemens et les diarrhées.

AZIME. On donne ce nom à une pâte faite avec de la farine , qui n'a pas fermenté ; c'est en général un mauvais aliment , quoique léger.

B.

BABILLEMENT. Le babillement est une sorte de loquacité ou de bavardage, fatiguant pour les autres, et même pour soi ; on l'a vu souvent suivi de dessèchement de la gorge, d'échauffement de poulmons, et de crachement de sang : si ceux qui sont atteints de ce défaut, pouvoient être bien persuadés qu'en ennuyant, ils courrent risque de leur santé, il est présumable que chacun y trouveroit son compte.

BADIAN. C'est le fruit d'un arbre qui vient à la Chine et au Japon, qu'on nomme Anis Etoilé ; il offre une amande blanchâtre, grasse, d'une saveur chaude, plus forte que celle de l'anis et du fénouil ; ce qui fait que les indigènes le préfèrent. Ils le mâchent après le repas, pour faciliter la digestion, et parfumer la bouche. Ils en font une infusion avec la racine de ninzin ; pour rétablir les forces abattues, ils en mêlent la semence avec le thé et le café.

On fait, du badian, une liqueur de table, que les Hollandais nomment Anis Arack, et qui est délicieuse. Le badian est sur-tout tonique, cordial, stomachique, et bon contre les vents.

BAGRE. C'est un poisson de mer, des côtes du Brésil, dont la chair est de fort bon gout.

BAIGNEURS. (régime des) Dans les bains publics de Rome, une foule de baigneurs étoient occupés jour et nuit dans l'eau à laver, à nettoyer, à oindre et à frotter la peau de ceux qui se baignoient ; ce qui leur valoit une foule de maux dont les serviteurs sont exempts dans nos bains, qui ne sont ni si utiles ni si magnifiques, qu'ils l'étoient chez les Romains.

Cependant ceux qui rendent service aux malades dans les étuves, aux eaux minérales, et pour les bains de vapeurs, sont exposés à plus d'un inconvénient résultant de leurs fonctions; ils respirent continuellement un air chaud et humide qui les incommode beaucoup, surtout quand il est impregné des particules morbifiques des corps qui viennent s'y baigner. Ils doivent donc, pour prévenir les accidens, sortir de tems en tems des étuves, pour prendre l'air frais, se laver souvent à l'eau froide avec du vinaigre et des vins aromatiques; se frotter avec des flanelles chaudes, s'oindre avec de l'huile douce, respirer des eaux spiritueuses et l'ammoniac, surtout éviter de passer du chaud au froid, et du froid au chaud, sans précaution et subitement.

BAIGNOIRE. C'est, le plus ordinairement, un grand vaisseau de cuivre étamé, auquel correspondent deux robinets pour l'eau chaude et l'eau froide. Lorsqu'on est obligé d'avoir recours à des baignoires sur roulettes, on doit avoir soin qu'elles soient garnies d'un fourneau sous leur siège, afin qu'on puisse les échauffer sans cylindre.

On prépare la baignoire dans un anti-chambre, ou dans un endroit, où il y a un courant d'air, pour éviter les vapeurs du charbon, ou de la braise.

On doit faire laver, avec grand soin, devant soi, les baignoires dans les bains publics, où des gens affectés de toute sorte de maux virulens, viennent se baigner journellement; autrement on risqueroit des maladies de peau fâcheuses, et dont souvent on est embarrassé de trouver la cause; c'est pourquoi il est toujours plus prudent d'y faire placer une chemise ou un drap blanc, avant d'entrer dans l'eau.

On trouve, pour le peuple, chez les tonneliers, des baignoires de bois, dont on échauffe l'eau sur un brasier dans la cheminée. Le service n'en est pas si commode, que celui des autres baignoires; mais le désagrément est plutôt réversible sur les personnes qui préparent les bains, que sur les personnes pour lesquelles ils sont préparés.

Pour prendre des bains de fauteuil, lorsqu'on ne veut baigner que les reins et les cuisses, on se sert de cuvettes de cuivre, attachées à des fauteuils. Pour les pédiluves, on prend des cuvettes de fer blanc, ou de faïence. (V. Bains).

BAILLEMENT. (Oscedo). C'est une inspiration lente et profonde, qui force à ouvrir la bouche, et qui est suivie d'une respiration lente ou précipitée; c'est souvent la preuve qu'on a envie de dormir; quelquefois c'est un signe d'ennui. On n'a encore pu expliquer d'une manière satisfaisante, pourquoi le baillement se communique aussi facilement d'une personne à une autre; c'est un phénomène animal des plus singuliers.

Lorsque les baillemens se succèdent, il vaut mieux se retirer et aller se reposer, que de faire bailler les autres.

BAIN. Le bain est une immersion totale ou partielle du corps dans l'eau; les avantages du bain se manifestent également en faveur de la santé et de la maladie.

Avant que d'employer les bains pour leurs maux, les hommes, dans tous les tems et dans tous les pays ont regardé comme une chose avantageuse, et même indispensable, de se laver de tems en tems; de se rafraîchir et de se raviver en quelque sorte, en se plongeant dans des eaux pures, courantes et salutaires; d'abord ils alloient se jeter dans la rivière, ou le ruisseau voisin de leur habitation; mais bientôt, indépendamment du besoin, la volupté industrieuse, en faisant pénétrer les eaux dans les habitations, y fit construire des bains chauds ou froids à volonté.

On sait qu'à Rome on a fait bâtir les bains les plus somptueux, et où régnoit la licence la plus grande, jusqu'à ce qu'Adrien fit cesser l'usage indécent de laisser baigner indistinctement les deux sexes dans le même lieu. A la fin du quatorzième siècle, on connoissoit encore des bains publics en France, surtout à Paris; mais les guerres civiles ont laissé dépérir et perdre tout à fait une des plus heureuses institutions. Il faut espérer que le siècle éclairé dans lequel nous vivons, ne se passera pas sans voir élever des bains publics, froids ou chauds, où tous les citoyens, et surtout les pauvres, auront le droit d'aller pourvoir, en même-tems, à la propreté et à la salubrité.

Les Turcs, les Indiens, les Russes, nous donnent l'exemple de pareilles institutions publiques; malheureusement, chez ces derniers, les femmes, après leurs couches, portent avec elles leurs enfans, qui risquent souvent la suffocation dans des bains de vapeurs, ou étuves, dont la chaleur se monte à 45 degrès, du thermomètre de Réaumur.

L'organe sur lequel le bain agit immédiatement, est la peau; elle est criblée de pores, qui exhalent la transpiration dans le bain, tandis que d'autres absorbent de l'eau. Ce sont les artérioles qui poussent, de l'intérieur, d'humeur de la transpiration, tandis que les venules absorbent, de l'extérieur, l'humidité. On transpire beaucoup plus, dans l'eau, que dans l'atmosphère. Keil dit positivement que dans son état naturel, il transpiroit par heure 2 gros 12 grains, et dans le bain tiède, une demi-livre dans le même tems, ce qui donne une différence de 1 à 19; et encore n'avoit-il que l'excédent de la transpiration sur l'absorbtion. Si le bain est très-chaud, alors il ne se fera point d'absorbtion.

On sait que la pression d'un liquide sur un corps qui y est plongé, est en raison composée de la gravité spécifique, et de la hauteur de deux colonnes de ce liquide, qui auroient pour base la surface du corps pressé.

Un physicien a dit qu'un homme de cinq pieds quatre pouces, de nos anciennes mesures, présente une surface de quinze pieds quarrés environ; il soutiendra donc, dans l'atmosphère, un poids de quinze fois trente-deux, ou de quatre cents quatre-vingt pieds cubiques d'eau; or le pieds cubique, pesant au moins soixante-quatre livres, le poids de l'air surtout le corps sera d'environ quatre cents quatre-vingt fois soixante-quatre livres, ou environ trois cents sept fois vingt livres.

A l'égard de l'action de la chaleur du bain sur les corps, elle est huit cents quatre-vingt-dix fois plus grande, qu'une semblable action de l'air, à raison des différentes gravités spécifiques, ce qui fait qu'on ne peut supporter la chaleur de l'eau à un aussi haut degré que celle de l'air. Le Russe, qui prend le bain sec de vapeurs, chaud à quarante-cinq degrés, ne pourroit endurer le même degré dans le bain chaud humide.

L'eau, dans le bain, agit toujours par sa pesanteur et sa pénétration subordonnées à sa chaleur.

On distingue plusieurs sortes de bains : les bains froids, les bains chauds, les bains tièdes, et ceux qu'on nomme les bains frais, enfin le bain de vapeurs.

Nous allons voir, en peu de mots, les principaux phénomènes et les propriétés physiques des bains, pour en mieux sentir les avantages.

Dans le bain froid, l'eau agit par sa pesanteur et sa froideur. Celui qui prend ce bain, est bientôt saisi d'un resserrement universel, sa transpiration s'éteint, il pâlit, ses lèvres deviennent livides, sa tête et sa respiration éprouvent de la gêne, il tremble, le sang est refoulé, la circulation devient pénible, le pouls se concentre, un froid mortel s'empare de lui, et sa mort seroit inévitable, s'il étoit de foible constitution, ou qu'il y restât long-tems. S'il est robuste et qu'il y reste peu, la réaction devient bientôt égale à l'action, et dès qu'il est dehors, il s'échauffe, et tous les symptômes que nous venons de décrire ont un effet inverse ; ce qui semble prouver qu'un effet remarquable du bain froid, est de produire intérieurement du calorique, qui s'annonce par la rougeur du corps et une production de chaleur très-prononcée.

Ce bain a une action tonique et fortifiante, très-marquée, et elle dépend beaucoup de l'immersion subite, de la froideur de l'eau, et du temps qu'on peut l'endurer ; mais la même eau peut paroître chaude et froide, pour différentes personnes, suivant le degré de chaleur de leur peau et de leur sensibilité ; c'est ce qui fait, qu'en été, l'eau paroît plus froide le soir, qu'à midi, que les caves paroissent plus froides l'été que l'hiver.

Quand on ne peut déterminer les personnes qui en ont besoin, à prendre le bain froid, par immersion, on peut arriver presqu'au même but, en faisant entrer de l'eau froide dans une baignoire, petit-à-petit, à mesure qu'on fait écouler l'eau chaude.

Quant au bain chaud, son influence est bien plus prompte que celle du bain froid ; car dans celui-ci, ce n'est qu'après être sorti du bain, que la circulation s'anime ; et dans celui-là, elle est accélérée dès le premier moment où le baigneur y est plongé ; ici c'est la chaleur, et non la pesanteur qu'il faut calculer. A peine est-on dans l'eau chaude, que la peau rougit, le visage s'enflamme, une sueur abondante ruisséle, les vaisseaux de la surface du corps se gonflent, et le corps lui-même augmente de volume ; le pouls d'abord s'élève beaucoup, puis s'affaisse ; on voit naître bientôt des agitations, des palpitations, des étourdissemens, une soif ardente, et, si l'on ne sortoit bien vite, l'étouffement et l'apoplexie ne manqueroient pas de se manifester. Hors de l'eau, la transpiration continue abondamment, pendant quelques heures ; delà une foiblesse inévitable, mais qu'on pourra modérer par le moyen contraire à celui que nous avons proposé pour le bain froid, c'est-à-dire, en faisant passer de l'eau froide dans l'eau chaude, avant de faire sortir du bain. Ces bains atténuent prodigieusement les humeurs, produisent des évacuations avantageuses, lorsqu'on ne leur laisse pas trop d'étendue.

Les effets de la chaleur dans les bains tièdes et frais, ne sont pas, à beaucoup près, si violens ; mais on

doit ajouter ceux de la pesanteur, de la pénétration;
et de la vertu dissolvante de l'eau; aussi ces derniers
bains, dont la chaleur est de 20 à 30 degrès, donnent
à la circulation, une liberté et une force modérées,
relâchent doucement les solides, rafraîchissent, mettent
un juste équilibre dans l'économie animale; c'est pour
cette raison, que ces bains sont si précieux, et d'un
usage si commun parmi les hommes.

Le bain tiède reçoit un chaleur de 20 à 25 degrés.
Ce bain s'éloigne peu de la température du sang;
il offre de grandes ressources contre la suppression de
la transpiration, qui est peut-être la cause de la plus
grande quantité de maux dont l'humanité puisse être
accablée.

Je ne parle pas ici de toutes les maladies auxquelles
il convient; on peut voir, sur cet objet, mon Manuel sur l'eau.

Les bains sont utiles à l'homme, dans tous les tems
de son existence; ils conviennent aux enfans du premier
âge, pour les décrasser et faciliter le développement
de leurs organes; on arrive, petit-à-petit, à les leur
donner plus frais, et même froids, ce qui les fortifie
beaucoup, surtout lorsqu'ils arrivent au second âge. Les
hommes faits doivent prendre des bains frais ou tièdes,
au moins une fois par mois. C'est le moyen de nettoyer
l'organe de la transpiration, et de faciliter toujours cette
utile fonction. Les vieillards trouveront, dans l'usage
du bain un peu plus chaud, celui de retarder la rigidité de leurs fibres, et de prolonger la durée de leurs
jours.

Les femmes, celles des villes surtout, qui font peu
d'exercice, doivent prendre souvent des bains tièdes,

qui leur en tiendront lieu jusqu'à un certain point, qui entretiendront la souplesse de leur peau, s'opposeront aux mouvemens de nerfs, auxquels elles ont beaucoup de pente; elles transpireront mieux, et c'est un point très-important pour les personnes sédentaires. Il est une sorte de bain, qui, dans l'été, doit être préféré à tous les autres, surtout par les personnes bien portantes; c'est le bain de rivière. Le grand avantage de ce bain, c'est que l'eau courante agit avec une grande force de percussion sur toutes les parties du corps, et qu'elle se renouvelle continuellement, en perpétuant le même effet; ce qui ne peut avoir lieu dans les bains domestiques, où l'eau n'agit que par son contact et sa pesanteur.

Il est bon de placer encore ici quelques considérations essentielles, relatives à l'usage des bains. On ne doit point entrer dans le bain quand on est en sueur et très-fatigué, surtout dans le bain froid et frais. On sent combien deviendroit funeste la suppression de la transpiration. On sait qu'Alexandre fut sur le point de perdre la vie, pour s'être baigné, en sueur, dans la rivière du Cydne, dont l'eau étoit très-froide. On doit encore éviter le bain quand on a l'estomac chargé. Il faudra attendre un peu, quand on sera deshabillé, pour se jeter dans le bain, et l'on s'y plongera tout d'un tems, pour éviter le mauvais effet d'une pression inégale. On aura des linges bien secs, pour s'essuyer, avant de remettre sa chemise, ce que ne font pas la plupart des gens qui vont se baigner à la rivière.

Le tems le plus favorable, pour se baigner en grande eau, est celui du coucher du soleil; car on risque souvent des coups de soleil, lorsqu'il est encore très-élevé sur l'horison.

Il faut éviter d'avoir froid, en sortant du bain, se faire frotter, ou s'échauffer de quelque manière que ce soit, si on sentoit une semblable disposition. Lorsqu'on a quelque raison d'augmenter la transpiration en sortant du bain, on doit se coucher, et se bien couvrir.

Si après un bain un peu chaud, ou craignoit le relâchement, on pourroit prendre une éponge, avec un peu d'huile d'olive, et même de l'eau froide, et en frotter le corps.

Il faut attendre un peu pour manger, après le bain, suivant le conseil d'Hyppocrate.

Quand on prend des bains de rivière ou de mer, il faut se mettre à l'ombre, éviter que l'eau soit trop agitée, et surtout bourbeuse ou croupissante. Pour les bains domestiques, il faut faire attention, avant d'y entrer, que la pièce ne contienne point de fumée; autrement, il vaudroit mieux ouvrir les fenêtres, et auparavant s'en débarrasser entièrement.

Une des choses les plus essentielles pour les bains, chose à laquelle on ne fait souvent que peu d'attention, c'est d'en proportionner la chaleur, au degré de sensibilité de ceux qui les prennent; les personnes délicates y sont très-intéressées.

Il est certain qu'un peu plus de chaleur ou un peu moins, n'est point indifférent; ce qui est froid pour celui-ci, est chaud pour celui-là. Ainsi pour avoir une règle sûre, surtout pour ceux qui chauffent les bains, il est nécessaire d'employer des petits thermomètres au mercure, bien calibrés et bien divisés. On en placera un extérieurement à l'ombre, et l'autre sera plongé dans la baignoire : comme ils doivent marcher également, on fera état de la chaleur extérieure, pour en conclure celle du bain, lorsqu'auparavant, on sera bien au fait de la sensibilité individuelle de ceux pour qui on doit le disposer. Cette attention est nécessaire pour les personnes foibles et convalescentes, qui prennent des bains par régime.

On ne doit pas admettre beaucoup de personnes dans l'endroit où l'on se baigne ; la propreté y est très-nécessaire, et on aura l'attention de toujours y tenir de l'eau froide pour tempérer la chaleur du bain quelque tems avant d'en sortir.

Le bain ne convient point aux femmes accouchées depuis peu, et dans les momens critiques.

Pour les bains de vapeurs, (V. Vapeur).

BAISER. Si le baiser offre à l'homme une des sensations les plus douces, une des caresses les plus touchantes, et les plus naturelles, il n'est pas exempt pour cela d'inconvéniens très-désagréables, lorsque le conctact a lieu avec des personnes mal-saines, ou mal-propres. La méthode Anglaise est plus dangereuse que toute autre, parceque la salive des gens mal-sains, communique facilement les vices dont ils sont atteints. La vérole s'est plus d'une fois communiquée de cette manière, ainsi que la gale, la fièvre, le scorbut. Il faut être bien sûr de la santé des personnes, pour leur donner de telles preuves d'amitié.

BALANÇOIRE. La balançoire est un genre d'exercice, que la police doit bannir de tous les endroits publics, parce que malgré toutes les précautions qu'on prend, l'air, la pluie, et l'humidité, ont bientôt attaqué les cordes, le fer, et les bois qu'on employe pour

fabriquer les balançoires ; on sait qu'elles causent journellement les accidens les plus funestes, et souvent la
mort. D'ailleurs il y a beaucoup d'exercices physiquement
plus utiles.

B A L E I N E. (Corps de) L'emploi des corps de baleine, quoique presqu'en désuétude, par-tout où il y a
des ministres de santé instruits, ne laisse pas que d'exister encore dans quelques provinces, où les préjugés et
les mauvaises habitudes ne sont pas faciles à détruire.
Toute personne raisonnable sentira qu'il est absurde, et
même inhumain d'enchâsser avec les corps de baleine,
la poitrine des jeunes personnes, qu'on déforme, et qu'on
meurtrit, pour lui donner des proportions qui ne sont
nullement dans le but de la nature ; je n'oublierai jamais que dans l'amphithéâtre où j'appris à disséquer,
on nous apporta plusieurs sujets très-jeunes, dont les
côtes, qui devoient former des angles très-ouverts,
venoient chevaucher l'une sur l'autre, et causer à la
poitrine et aux viscères du bas ventre, une gêne et des
resserremens, qui ont certainement causé l'atrophie et
la mort de ces malheureux enfans. C'est un des cas
auxquels la police générale doit sa sollicitude paternelle. Je désirerois qu'il fut défendu qu'en aucun lieu
de la France, il fut permis de porter ce vêtement ho-
micide. Des corcelets piqués, et non baleinés, doivent
suffire pour le maintien, quand on croit en avoir
besoin.

B A L E I N E. (Blanc de) C'est une espèce de substance grasse, qu'on trouve communément dans le crâne
des cétacés, et qui est aussi la base des cerveaux hu-
mains. Les C^{ns}. Thouret et Fourcroy, ont fait voir qu'ils
en sont presqu'entièrement composés, et qu'on la re-

tire facilement, lorsque le tems a détruit les liens organiques, dans lesquels est distribuée cette singulière substance.

Il paroît que c'est à ce blanc de baleine que le cerveau et le foie doivent la propriété particulière, d'être de toutes les parties du corps, celles qui résistent le plus long-tems à la corruption qui détruit toutes les autres.

Dans certaines circonstances, cette matière paroît se former spontanément ; c'est ce qui arrive même aux muscles, dans les fosses qui reçoivent un grand nombre de cadavres, et où la terre paroît saturée de substances animales décomposées, comme on l'a vu au cimetière des Innocens. Ainsi le blanc de baleine peut être regardé comme une des substances animales, qui forment les principes immédiats de nos solides. Nos organes fourniront donc à l'analyse, cinq substances principales, la gelée, l'extrait, la partie fibreuse, le blanc de baleine, et le phosphate calcaire.

Dans l'analyse que le C^n Bertholet a donnée, des substances fibreuses et glutineuses des végétaux, on trouvera aisément les élémens du blanc de baleine. Dans l'action de l'acide nitrique sur ces matières, il se sépare une huile concrète, inaltérable par cet acide ; caractère qui la distingue absolument des huiles ordinaires, et surtout des huiles végétales. De même l'acide nitrique, et même muriatique, n'ont aucune action sur le blanc de baleine. Ainsi il peut passer des végétaux aux animaux, en s'y perfectionnant, suivant l'organisation de ces derniers.

B A L L E, (Ballon.) Ce sont des jeux très-propres à donner de l'exercice à presque tous les muscles du corps.

Ils procurent aux jeunes gens le plaisir de courir et de faire une foule de mouvemens salutaires ; ils conviennent surtout à ceux qui sont déjà un peu grands, excitent leur transpiration, et donnent de l'appétit ; lorsqu'on porte ces jeux à l'excès, ils échauffent, et peuvent causer des inflammations dangereuses.

BANANE. C'est le fruit du bananier, dont trois variétés sont particulièrement utiles. La plus commune de toutes, est la banane du bananier, cochon de l'Amérique, plantin, ou plantanier des Espagnols.

Ces fruits ont la chair jaune, moëlleuse, pleine d'un suc douceâtre, aigrelet, et d'un goût agréable. Ils se mangent cruds, en compote, sur le gril, dans la poële. Cette nourriture remplace souvent le blé. Cependant elle est un peu pesante, et fournit des résidus visqueux.

BAPTÊME. Quand on a voulu sauver des ames, au moyen du baptéme, on n'a pas prétendu le faire aux dépens du corps. Cependant il y a des pays où on a la mauvaise habitude de verser de l'eau froide sur le sommet de la tête, dans l'endroit où est la fontanelle : ce qui procure des spasmes aux enfans ; il est d'autres lieux, où on leur sale si bien la bouche, qu'ils finissent par vomir. En Russie on fait encore pis ; on trempe dans l'eau à la glace, le corps entier des pauvres petits enfans, et souvent ils périssent des suites d'un baptéme aussi complet. J'ai dénoncé ces abus dans le pays même où, comme il n'y a déjà pas trop d'individus, on doit faire une grande attention à tout ce qui regarde la population; j'en ai parlé dans la topographie que j'ai donnée de la ville de Moscow.

BARBE. Il ne paroît pas que la barbe ait été faite

pour être rasée. Il semble au contraire qu'une longue barbe rend plus vénérable un magistrat, un vieillard ; mais on avoit laissé chez nous aux seuls capucins le signe extérieur d'une virilité, dont il leur étoit défendu d'user.

Les Américains furent fort surpris de voir que les Espagnols avoient de la barbe, tandis qu'eux n'en avoient pas.

Puisque dans nos climats on est convenu de la couper, il faut qu'un jeune homme s'habitue à ne point employer la main bannale et sale d'un barbier. Il faut surtout éviter de se servir du savon, des éponges, du linge, et des rasoirs des personnes étrangéres.

BARBEAU. Le barbeau est un poisson de rivière, qui a la chair blanche, délicate, et de bon goût ; ses œufs font mal à l'estomac, troublent la digestion, et quelquefois font vomir.

BARBIER. C'est un poisson de mer de l'Amérique Septentrionale, dont la chair est agréable, et se digère facilement.

BARBOTTE. La barbotte est un poisson de rivière et de lac, qui vit dans la boue. Sa chair est moins estimée que son foie, et ses œufs sont purgatifs, comme ceux du barbeau ; on ne doit pas la donner aux convalescens.

BARBUE. C'est un poisson commun dans le golfe de Venise. Il a la chair blanche, ferme, et d'un goût très-délicat.

BAROMÈTRE. Le baromètre est un tube de verre, rempli de mercure, qui fait connoître les variétés de la pesanteur de l'air, et les changemens de tems. Un bon baromètre sert encore à mesurer l'élévation des montagnes, les profondeurs des terreins, les différentes

loix de la condensation de l'air , et à juger du vuide ;
dans les expériences de la machine pneumatique.

La hauteur moyenne du mercure en France , est de
27 pouces (1) et demie , parce que la colonne d'air qui
pèse sur celle du mercure , équivaut à une colonne de
mercure de cette hauteur. Le plus grand abaissement du
mercure n'y va pas tout-à-fait à 26 pouces , et sa plus
grande élévation à 28 et demi. Quand il baisse jusqu'à
27 pouces et demi, il annonce le mauvais tems , tandis
qu'il le présage beau, s'il excède sa hauteur moyenne.
Ces pronostics sont d'autant plus assurés , que l'élévation
ou l'abaissement , se font plus rapidement.

Lorsqu'un orage a lieu immédiatement après la chûte
du mercure, il est rarement de longue durée ; la même
chose s'observe du beau tems , s'il arrive immédiatement
après l'élévation du mercure.

Les observations qu'offre cet instrument, peuvent
déterminer beaucoup de circonstances, dans lesquelles
il est plus ou moins favorable aux hommes , d'agir relativement à leur santé ; car si le tems s'annonce très-
lourd , très-pesant , on saura se conduire en conséquence.
On combinera la pesanteur du baromètre, avec le chaud
ou le froid du thermomètre, pour en déduire des mesures de salubrité très - importantes. (V. Thermomètre).

BARTAVELLE. (V. Perdrix).

BAS. Les bas sont la partie de l'habillement qui défend les jambes de l'impression de l'air , et des insultes
des autres corps environnans.

---

[1] Nous conservons les mesures adoptées jusqu'à ce qu'on les
ait changées pour ces instrumens.

Les anciens peuples portoient des brodequins, c'est
ainsi qu'on a représenté Vénus chassant, sous la forme
d'une jeune Tyrienne.

Virginibus tyriis mos est gestare pharetram,
Purpureoque alte suras vincire cothurno.

Ces brodequins étoient, sur la jambe, comme nos
bas. Ce fut Henri I qui porta, aux nôces de sa fille,
les premiers bas de soie qu'on ait vus en France. On
sait que les métiers qui servent à les fabriquer sont
une des plus belles inventions dont puisse se glorifier
l'esprit humain.

On fait encore des bas en laine, en fil, en coton,
en cuir.

Les bas de soie et de laine, conviennent aux personnes qui sont sujettes aux rhumatismes, aux maux
de tête et de gorge. Dans l'été, les bas de peau sont
très-commodes, pour éviter, dans les campagnes la
morsure des insectes, surtout des cousins.

Il faut faire laver souvent les bas, pour éviter les inconvéniens qui sont la suite de la malpropreté, comme
les corps, les durillons, etc.

BASANÉ. C'est une couleur que donne le soleil aux
peuples et aux individus qui sont le plus exposés à
son action. Les Romains en faisoient grand cas, parce
que c'étoit celle des défenseurs de la patrie. C'étoit la
couleur des hommes forts, laborieux, et vigoureux, de
ceux qui encore aujourd'hui ne font pas la sottise de
rester dans l'inaction, et de ménager leur teint aux dépens de leur santé.

BASILIC. C'est une plante aromatique, qu'on employe dans les sachets, les poudres odorantes, et sur-

font dans la cuisine ; elle donne aux sauces un goût agréable et piquant. On doit l'employer avec ménagement, parce qu'elle échauffe beaucoup.

BASSINOIRE. La bassinoire est un instrument qui ne convient qu'aux malades, aux vieillards, aux personnes fatiguées, et dans les plus grands froids.

BATATE. (V. Pomme de terre).

BATIMENT. (V. Habitation, Maison).

BATTERIE (de cuisine). Pour que les alimens soient profitables, ce n'est point assez qu'ils soient accommodés d'une manière convenable, il faut encore que les vaisseaux, qui servent à la cuisine, soient bien nettoyés, et exempts, de tout inconvénient.

On sait que si l'on place sur des lames de cuivre, d'étain, de plomb, d'argent, quelques acides minéraux ou végétaux, tels que ceux du vinaigre, du citron, etc.; ces métaux sont attaqués par ces corps, et fournissent des sels capables d'empoisonner. C'est positivement ce qui arrive dans les cuisines, quand on laisse séjourner dans des vaisseaux de cuivre, étamés ou non, et même dans des vaisseaux d'argent, des substances acides, ou bien des saumures, ou des reliquats de mets ou de sauces, qui n'ont pas été employés, et qui sont susceptibles de changer facilement de nature.

C'est ordinairement du verd de gris qui se forme dans les batteries de cuisine, parce que le vinaigre y est très-souvent employé ; et quand par malheur, les cuisiniers ou cuisinières, n'ont pas la plus scrupuleuse attention pour les tenir propres, ils mettent chaque jour en danger l'existence de leurs maîtres. On doit tout craindre de serviteurs négligens, pour ce qui regarde la cuisine. Il faut donc bien leur recommander de ne rien laisser séjourner dans les batteries de cuisine de métal, de déposer dans des vases de terre vernissés ou de verre, tout ce qui reste dans ceux de cuivre, même dans ceux qui sont le mieux étamés.

L'étamage arrête bien jusqu'à un certain point, mais n'empêche pas le verd de gris de se former. Il faut donc, autant qu'il est possible, préférer les vases de terre vernis, aux vaisseaux de cuivre étamés, dont on se sert habituellement, parce que l'étain de l'étamage, contient souvent un peu d'arsenic. Si la casse rend cette méthode plus chère, au moins on est sûr qu'elle ne coûte pas la vie. Le fer étamé, lui-même, n'est pas sans inconvéniens, quoiqu'il en ait beaucoup moins que le cuivre.

Cependant il ne faut pas négliger l'étamage du cuivre, parce qu'il est encore moins facile à attaquer que le cuivre lui-même. Les C^{ns}. Dumasi et Duhan, ont trouvé des étamages qui sont moins sujets aux inconvéniens du poison que les étamages ordinaires. Pourquoi ne peut-on se servir de vaisseaux de platine ? ce seroit la plus inattaquable de toutes les batteries de cuisine.

Pour ce qui est relatif aux empoisonnemens par les batteries de cuisine, Voyez Poison.

Il faudroit que la police générale, relativement à cet objet, portât sa surveillance chez tous les traiteurs.

BAVAROISE. C'est une boisson familière dans les cafés, qui se fait avec de l'eau chaude, et du syrop de guimauve ou de capillaire ; quelquefois on y met du lait.

Cette liqueur excite doucement la transpiration, et facilite la digestion. Elle est en même-tems pectorale, et convient, en général, dans une foule de circonstances.

BAUME. Les chymistes modernes ne donnent le

nom de baume , qu'à des sucs résineux , solides ou fluides , qui fournissent un sel acide cristalisable. On en connoît cinq , le benjoin , le baume du Pérou , celui de tolu , le liquidambar et le storax. L'art du parfumeur en tire un grand parti. (V. ces mots).

BEAUTÉ. La beauté est , en général, ce qui plaît à la vue , par le coloris, les belles proportions , et l'harmonie qui existe dans l'ensemble d'un objet. C'est l'Appollon du belvédère , c'est la Vénus de Médicis.

La beauté , chez les femmes , a bien des droits sur les hommes ; souvent elle amollit les cœurs les plus durs , anime le foible , triomphe du fort, et corrige le sot. Elle l'emporte sur l'éloquence , par la persuasion ; sur le moral, par le sentiment ; enfin, elle offre la divinité bienfaisante , lorsque ses démarches sont toujours guidées par la raison.

Puisque la beauté ne peut toujours durer , il est bien permis de prolonger un peu son domaine. C'est ce à quoi le sexe ne laisse pas de s'appliquer ; mais il ne se persuade pas assez qu'elle dépend essentiellement de la santé ; car, dans les grandes villes surtout , il ne fait rien de ce qui est essentiel pour la conserver. Cependant la santé se passe très-bien de la beauté , et souvent la remplace , tandis que la beauté ne peut jamais exister sans elle. Si les femmes du beau monde étoient bien persuadées de cette vérité , leur régime seroit toujours conforme à leur constitution. Elles se nourriroient de substances saines et douces , elles feroient chaque jour un exercice salutaire , au lieu de rester dans les bras de la mollesse , sur leurs canapés , ou d'aller s'asseoir dans les salles de spectacles , toujours mal-saines. Elles ne trouveroient pas , dans leurs vies oisives , la

cause de ces passions folles et violentes , qui portent
leur empreinte sur tous les traits de leurs visages. Elles
ne se gorgeroient pas de farineux pour engraisser , ne
boiroient pas de vinaigre pour maigrir , ne prendroient
pas des médecines de précaution ; elles ne se plâtreroient
pas avec du blanc , ne se coloreroient pas avec du rouge ,
ne se laveroient pas avec des eaux virginales , ne se serviroient pas de pommades ambrées , de poudres mus-
quées. La propreté n'exige pas tous ces appareils ridicules.

En évitant de rien faire de tout ce que nous venons
de dire , elles trouveront , dans l'eau pure , le vrai préservatif , et le cosmétique le plus sûr pour entretenir
le plus long-tems possible la fleur première de la beauté.

BÉCASSE. La Bécasse est un oiseau de passage et
d'étang , très-délicat , très-savoureux , et très-nourrissant , ainsi que la bécassine. Il n'est pas du nombre des
plus sains , et ne convient pas aux personnes qui ont
l'estomac délicat , ou qui sont convalescentes.

On dit que les chiens de chasse répugnent à rapporter
la bécasse , et que les barbets qui sont les seuls qu'on
puisse dresser à cet effet, refusent d'en manger la
chair.

BEC FIGUE. C'est un petit oiseau très-bon à manger , friand de figues et de raisins , dont on fait un grand
commerce à Venise , où elles arrivent par troupes , ainsi
que dans les départemens orientaux , du midi et du nord
de la France , vers la fin de l'automne.

BÉGAYEMENT. C'est un défaut de prononciation,
qui vient de la mauvaise conformation des organes de la
parole ; il y a différentes modifications dans la manière de
bégayer , qu'on peut quelquefois diminuer ou corriger

par des soins particuliers. On sait que Démosthène, né bègue, vint à-bout de vaincre cette difficulté, en mettant des cailloux dans sa bouche, et en s'efforçant ensuite de prononcer.

Lorsque le bégayement survient à des personnes qui ne l'ont pas ordinairement, il faut craindre les embarras du cerveau, et quelquefois même l'apopléxie et la paralysie.

BEIGNET. Le beignet est une espèce de pâte, faite avec des œufs, du lait, de la fleur d'orange, dans laquelle souvent on met des fruits, et surtout des pommes, et qu'on fait frire ensuite ; cet aliment agréable convient à toutes les personnes qui se portent bien.

BENJOIN. Le benjoin est un baume des plus agréables pour son odeur ; aussi en fait-on des pastilles odorantes, très-recherchées, pour changer l'air des appartemens et les parfumer. Il faut prendre garde de n'en pas faire trop souvent brûler, ce qui deviendroit un autre inconvénient.

On fait avec le benjoin une teinture, dont quelques gouttes dans l'eau, donnent ce qu'on a nommé lait virginal, que les femmes employent comme cosmétique, mais dont le grand usage peut plutôt dessécher la peau, que lui rendre de la fraîcheur.

BERCEAU. C'est le petit lit où l'on place les enfans de l'âge le plus tendre. Il faudroit que tous les berceaux fussent en fer, au lieu d'être en bois ; on éviteroit aux enfans le tourment habituel des punaises, qui les recherchent avec avidité. Les berceaux doivent toujours être garnis de cerceaux, pour pouvoir être recouverts, et avoir des rebords assez élevés pour ne pas craindre que l'enfant se précipite en se remuant.

Quant à la manière de les placer, ils doivent être dans des endroits bien secs, où couchent peu de personnes, et où l'aspect de la lumière ne puisse blesser leurs yeux délicats. (V. Louche).

BERCER. On berce assez généralement les enfans chez tous les peuples, pour les endormir. Cela ne peut être regardé que comme un préjugé; car la nature suffit bien toute seule à ce besoin; les animaux ne bercent pas leurs petits pour les engager au sommeil. Souvent en les berçant ainsi, après qu'ils viennent de teter, ils finissent par vomir. Mais il n'est pas facile de faire entendre aux gens de la campagne, que les enfans n'ont pas plus besoin d'être bercés pour dormir, que de teter pour ne pas crier.

BERGAMOTTE. La bergamotte est le fruit d'une espèce de citronnier, qui est plus alongé que le citron, qui a une odeur plus agréable, et qu'on a souvent nommé cédrat.

Le suc de bergamotte est plus acide que celui du citron; c'est pourquoi on en fait rarement des limonades, que la quantité de sucre qu'elles nécessiteroient, renchériroit beaucoup. On l'employe dans les cuisines, pour assaisonner les alimens qu'on veut relever avec des acides, en même-tems agréables et utiles.

BESOIN. On appelle besoin, tout ce qui est nécessaire à la conservation de l'homme; se nourrir, se vêtir, se loger, se propager, sont les besoins de tous les peuples. Mais combien de besoins ensuite se sont accrus et étendus chez l'homme policé, par le fait de son imagination, par l'aisance, par l'habitude et les préjugés. On se croit cependant malheureux, quand on ne peut satisfaire ces besoins connus; mais on le seroit bien moins, si l'on se persuadoit, qu'une foule d'entre eux sont destructeurs de la santé, ainsi que du bonheur.

De la satisfaction des besoins raisonnables, naissent pour chaque être sensible, sa conservation, sa commodité, et son plaisir.

Les besoins factices enfantent la curiosité indiscrète, la charlatanerie, la volupté, la débauche, la coquetterie, le faste, le luxe, la superstition, les préjugés, etc. Le vrai bonheur naît rarement des besoins factices; mais il dépend toujours du rapport entre nos besoins et notre pouvoir; ainsi, pour être heureux, il faut avoir l'art de régler ses besoins, et jamais ne regarder comme existant pour soi, ce qui est au-dessus de sa portée.

B É T E L. C'est une plante parasite, qui naît dans les lieux maritimes, aux Indes orientales. Ses fruits ressemblent à ceux du citronnier, et ont un petit goût amer. Les Indiens les mâchent continuellement avec de l'aréca, du gérofle, du Cardamome; ce qui donne à leur haleine qui en a besoin, une odeur agréable.

On se donne du bétel, dans l'Inde, comme ici on s'offre du tabac. On n'ose parler aux grands, sans en avoir dans la bouche; les femmes, et surtout celles qui sont galantes, en font un grand usage, et le regardent comme un puissant attrait pour l'amour. Il est très-cordial, et très-stomachique.

B É T I S E. La bêtise est un défaut naturel d'intelligence, de goût, et de sentiment; elle approche de la stupidité, qui ne se pique point de l'esprit qu'elle n'a pu se donner, et à laquelle il y auroit injustice de ne pas faire grâce. On la fait difficilement aux bêtes qui annoncent de la prétention, parce qu'en même-tems elles offrent le type de la sottise.

BETTE. La bette est une plante potagère, qu'on distingue en bette blanche, bette rouge, et betterave; la bette blanche donne les cardes. On mêle les feuilles encore jeunes, avec l'oseille, pour en diminuer l'acidité. Les bettes, seules, donnent un aliment aqueux et fade, qui a besoin d'être relevé. Les racines de la betterave, jaune ou rouge, ont aussi très-peu de montant, et doivent être bien assaisonnées, pour donner un mets passable, et que les bons estomacs puissent digérer.

BEURRE. Le beurre est une des parties constituantes du lait, séparé de la crême, ou l'huile fixe du lait. Pour qu'il soit bon, il doit être doux, jaunâtre, savoureux, d'une consistance médiocre, et parfaitement séparé de la partie fibreuse et caseuse, sans quoi il deviendroit bientôt âcre et rance.

Les anciens employoient peu le beurre, mais les modernes en font un grand usage.

Lorsqu'on veut le conserver des années entières, on le fait fondre, ce qui le prive des parties étrangères qu'il contient, et qui, en exaltant son acide, lui procurent la rancidité. Sans le faire passer au feu, en le salant bien, on peut le conserver en bon état, pendant long-tems.

Le beurre frais, ou nouvellement battu, est trèsagréable au goût, et très-nourrissant. Les Anglais, les Hollandais, les Russes, en prennent souvent à déjeûner avec le thé. On en sert aussi sur la table. Presque tous les mets sont assaisonnés avec du beurre; il ramollit beaucoup de substances, qui en deviennent plus savoureuses et plus faciles à digérer. Le beurre, mangé en quantité, devient indigeste, donne des maux de tête, des renvois âcres et brûlans, et rend les humeurs acrimonieuses.

Les personnes bilieuses doivent être modérées sur l'usage du beurre, ainsi que celles qui ont l'estomac délicat, et qui sont facilement relâchées ; du reste, il convient à-peu-près à tout le monde, dans tous les âges, et toutes les saisons. Le beurre et la graisse des animaux, trouvent leurs analogues dans les huiles grasses des végétaux. Un des caractères les plus frappans de leur analogie, est dans le même acide, que toutes ces matières donnent par l'analyse, et qu'on a nommé sébacique.

Selon le Cⁿ. Bertholet, les différences extérieures, de consistence, de couleur, des huiles végétales, tiennent à l'oxigène, que l'air leur communique ; le même effet a sans doute lieu dans l'économie animale, pour la formation du beurre et de la graisse, et peut-être résulte-t-il des combinaisons, qui se font par le mécanisme de la respiration.

Ainsi un même principe différemment modifié paroit former la base de toutes les huiles grasses végétales et animales, de la cire et des huiles liquides, du beurre, de la graisse et du suif, et ce principe existe également dans les végétaux et les animaux.

BIBERON. On donne ce nom à un petit vase de métal, de verre, de corne, ou de toute autre substance qui peut servir à donner à teter artificiellement aux enfans nouveaux nés. (V. Allaitement artificiel).

BICHE. (V. Cerf).

BIDET. C'est une cuvette de propreté, qui sert également aux deux sexes. Elle offre une sorte de recherche qui n'est que peu employée par le peuple; mais qui a bien son avantage, puisqu'elle occasionne un bain partiel et momentané des parties dont la chaleur et la transpiration, étant très-fortes, entraînent souvent une odeur désagréable. Les personnes bien portantes n'ont pas besoin d'eau tiède, comme celles qui sont valétudinaires. On doit avoir la propriété personnelle de ce meuble, ainsi que des éponges et linges qui y servent. S'il n'est pas indispensable, au moins il est très-utile, puisqu'il est vrai que la propreté influe infiniment sur la salubrité.

BIEN. On doit donner ce nom à tout ce qui contribue au bonheur possible d'un être sensible, à sa perfection, à sa conservation, à sa commodité, et à son plaisir.

La vie, la santé, les forces, sont, pour le physique, des biens essentiels. Le courage, les lumières, et la bonne conscience, sont des biens indispensables pour le moral. Il y a des biens réels, et d'autres qui ne sont qu'apparens. La sagesse et la paix de l'ame, sont des biens réels; la beauté, l'éclat, le luxe, sont des biens apparens. Les biens réels, sont permanens; les autres sont souvent passagers.

On a beaucoup parlé d'un souverain bien; mais il n'en est pas pour l'homme, à moins que la pratique des vertus ne soit considérée comme telle; car il n'y a pas de félicité qui ne soit entravée par quelques maux.

BIENFAISANCE. C'est la vertu qui porte à faire du bien à son prochain. César disoit que rien ne le flattoit davantage, que les demandes et les prières, parce qu'alors il étoit grand; et en effet, on n'a véritablement à soi, que ce que l'on donne; ce qu'on garde, se détériore, se gâte, et la mort l'enlève ; ce qui est donné, ne meurt jamais pour la bienfaisance.

Une éducation dont les principes ne tendent pas à la bienfaisance, est mauvaise, et fort éloignée de la bonne morale. La bienfaisance est l'amour social mis en action, où l'humanité a son plus grand point de perfection ; ce n'est point une aurore boréale qui ne donne que des ondulations lumineuses, c'est un feu vif, qui répand une chaleur salutaire.

Celui qui est juste, ne mérite pas de récompense, il fait son devoir ; celui qui est bienfaisant, peut mériter jusqu'à des statues. Qui sert généreusement son pays, a des droits à sa reconnoissance. La continence d'Alexandre, l'humanité d'Henri IV, affectent bien plus délicieusement que leurs exploits militaires.

Les Athéniens ne se contentèrent pas de faire fouëtter celui qui avoit mis en pièces le tonneau de Diogène, ils lui rendirent un autre tonneau ; mais il y a des gens qui ne savent que fouëtter.

La bienfaisance est au cœur humain, ce qu'est à un fruit délicieux, le velouté qui le recouvre ; c'est un signe qui annonce sa délicatesse, son excellence.

Pourquoi ne pas faire tout le bien qui dépend de nous ? On est coupable, non-seulement pour le mal qu'on fait, mais aussi pour le bien qu'on a négligé de faire.

De quels reproches ne chargeroit-on pas un médecin, qui, par négligence, n'auroit pas détruit une maladie facile à connoître, et à guérir ? Ne pas faire du bien, c'est s'isoler de la société, c'est être un mauvais citoyen, un égoïste, c'est se faire gratuitement mépriser.

Mais qui ne sera touché, en entendant dire à Titus,

qui n'avoit fait de bien à personne pendant un jour!
Eh! mes amis, ce jour est perdu pour moi.

Qui ne bénira, Bayard, le chevalier sans peur, qui
dote les filles de son hôtesse, avec l'or qu'on lui avoit
compté pour leur rançon!

BIENVEILLANCE. C'est le désir de faire du bien.
C'est un sentiment doux et vertueux, qui, comme la
bienfaisance, attire l'estime, l'approbation, et le suf-
frage de tous les hommes.

BIERRE. C'est une liqueur forte, vineuse, faite avec
de l'orge, ou d'autres farineux qui ont fermenté avec
de l'eau, et à laquelle on a joint du houblon, ou
quelqu'autre plante amère.

La bierre est une boisson nourrissante et rafraîchissante; elle enivre quand on en boit trop. La bierre
convient à tout sexe, à tout âge, et à toutes sortes de
tempérament. Elle réussit parfaitement aux personnes
très-échauffées, après de violens exercices, et même dans
les maladies putrides et bilieuses; aucune boisson n'est
plus nourrissante, surtout lorsqu'elle est forte, comme
la forte bierre des Anglais. On a observé, que, par son
usage continué, on pouvoit s'engraisser outre mesure.

On fait beaucoup d'espèces de bierre en Angleterre;
chacun boit celle qui lui plaît, ou lui convient davantage. On prépare depuis quelques années, par les soins
du Cⁿ. Parmentier, une bierre de maïs, qui réunit tous
les avantages de celle d'orge.

On a observé que la bierre donnoit quelquefois de
légers écoulemens, que le bon vin faisoit passer en peu
de temps.

Il faut se méfier du gaz acide carbonique, produit
par la fermentation de la bierre; il asphixie et tue sur-

Tome I.   L

le-champ, ceux qui sont plongés dans son atmosphère, quoique, mélé à différens liquides, à la bierre même, il soit fort utile à l'économie animale. (V. Acide carbonique).

BiÈVRE. (rivière de) La Bièvre est une petite rivière qui passe dans Paris, à l'extrémité des fauxbourgs St.-Victor et St.-Marceau, au-dessus du Muséum national.

. On doit, au Cⁿ. Hallé, d'excellentes observations sur les inconvéniens qu'offre cette rivière, et sur les moyens d'en garantir.

Il en résulte que plusieurs établissemens qui y sont situés, ralentissent le cours des eaux, qu'on est obligé de laisser échapper dans d'autres endroits, par le moyen des déversoirs.

Le cours de cette rivière, offre, presque par-tout, une odeur infecte, à laquelle on peut attribuer la fréquence de certaines maladies communes dans quelques-uns des endroits où elle passe.

Les eaux de la Bièvre contiennent du sulfate de chaux, dissolvent mal le savon, sont peu propres à la boisson des hommes et des animaux. Les blanchisseuses, les teinturiers, les tanneurs, les mégissiers, ne concourent pas peu à son insalubrité. Les fièvres intermittentes, opiniâtres, et d'un mauvais caractère, les maux de gorge gangréneux, sont les maladies les plus ordinaires des quartiers qu'elle parcourt.

Le gouvernement rendroit un grand service à la classe la plus malheureuse de la grande cité, s'il vouloit souscrire aux changemens salutaires indiqués par le Cⁿ. Hallé. Il est bien juste que celui qui n'a pas l'aisance, jouisse au moins des bienfaits d'un air pur et sain.

BIGARADE. Le bigarade est une orange verdâtre, qui a des excroissances sur sa peau, et dont le jus âcre,

au défaut des citrons , sert d'assaisonnement dans la préparation de beaucoup de sauces.

BIGAREAU. Le bigareau est une espèce de cerise ,
à longue queue, et plus ferme que la cerise griote. Il
pèse sur l'estomac , et est fort sujet aux vers dans sa maturité. Il ne convient pas aux personnes délicates.

BILE. La bile est une humeur particulière , de couleur jaune, qui se sépare dans le foie , pour aller ensuite
se mêler dans le premier des intestins , avec la pâte alimentaire , et lui donner un plus grand degré de perfection. Souvent la bile a de la peine à couler , parce que
le foie s'engorge : lorsqu'on digère mal , lorsqu'on sent à
la région du foie une douleur sourde , que le teint jaunit ,
il faut consulter aussitôt , pour rendre à cet organe son
équilibre , et à la bile sa fluidité ; sans quoi l'on donneroit
aux empâtemens , le tems de devenir des engorgemens ,
et quelquefois des squirres.

BILIEUX (V. Tempérament).

BILLARD. C'est un jeu d'exercice et d'adresse , des
plus intéressans et des plus utiles ; il peut , dans un très-
petit espace , faire faire beaucoup de chemin ; il force aux
mouvemens myologiques les plus variés , donne du jeu
à tous les viscères. Il n'y a point d'exercice qui soit plus
désirable pour ceux qui sont sédentaires ; il peut leur tenir
lieu des autres exercices extérieurs plus fatiguans. Conséquemment , en le modérant , il conviendra beaucoup
aux personnes âgées , délicates , et convalescentes , qui
ont à réparer des forces abattues.

BIS , tirant sur le brun. Cette expression se dit quelquefois de la couleur de la peau ; mais on l'attribue le
plus souvent à de la pâte ou à du pain commun , qui
convient mieux , en général , aux estomacs vigoureux des

journaliers, que celui qui est beaucoup plus blanc, et beaucoup plus léger. (V. Pain).

BISCOTIN. Sorte de petit biscuit rond, et plus dur que le biscuit, quoique de la même pâte.

BISCUIT. C'est une espèce de pâtisserie friande, qui se sert ordinairement comme dessert, et qui est composée de beaucoup de manières, mais le plus ordinairement, avec des œufs, du sucre, de la farine et de la fleur d'orange. C'est la pâtisserie qu'on peut donner avec le plus de sécurité aux convalescens.

BISCUIT (de mer). Le biscuit de mer est une espèce de pain, dont toute l'humidité a été enlevée ; il est pétri absolument, comme l'autre pain ; mais comme il est totalement converti en croûte, il s'applatit. On le nomme biscuit, parce qu'en effet on le fait cuire deux fois plus qu'à l'ordinaire ; ce pain a l'avantage d'être plus léger, plus nourrissant et moins corruptible que le pain frais. Cependant il a des inconvéniens, il est extrêmement dur, a une saveur moins agréable et moins rafraîchissante ; d'ailleurs il n'exerce pas assez les forces de l'estomac.

C'est le pain dont on se sert pour les voyages de long cours, et dont on fait usage, sur mer, quand on a mangé la provision de farine fraîche qu'on porte à bord ; on doit aussi en avoir à la suite des armées de terre, parce qu'il arrive quelquefois que le pain frais manque dans les marches forcées, et alors on est trop heureux d'y avoir recours.

BISQUE. C'est une espèce de potage ou de ragoût qu'on fait ordinairement avec des purées différentes, ou avec des écrevisses, des champignons. C'est un aliment bien sain, mais seulement pour des estomacs vigoureux.

BISE. La bise est un vent du Nord, à l'exposition duquel on doit se soustraire, lorsqu'on choisit une habitation. (V. Habitation).

BISET. Le biset est une espèce de pigeon sauvage, qui a la chair plus dure et plus ferme que le pigeon ordinaire, qui convient encore moins que ce dernier aux estomacs foibles et délicats.

BISARRERIE. (V. Singularité.)

BLAFARD. On donne ce nom à des personnes qui présentent à l'extérieur un teint brun, presque olivâtre ou basané ; tel est celui de beaucoup d'habitans du Midi. Quelquefois la bile donne chez nous ce teint aux personnes qui sont menacées de maladies : c'est une raison pour elles de se mettre sur-le-champ à un régime convenable, et de consulter à cet effet.

BLAME. Le blâme, bien placé, rectifie les défauts des hommes, qui ont un bon esprit ; mais il faut toujours blâmer avec finesse et retenue, ne paroître que chercher l'avantage des autres en les reprenant. La sévérité aigrit les esprits, la bonté corrige, et l'amitié fait aimer la vertu.

BLANC. On donne le nom de blancs, dans l'espèce humaine, aux peuples qui naissent, en général, dans les climats tempérés. On a observé que les hommes blancs avoient plus de facilité à être civilisés, plus de goût, plus de génie et d'imagination que les hommes de couleur. (V. Climat).

BLANC (de fard). C'est un oxide de bismuth séparé du nitrate de ce métal par l'eau pure, ce qui donne un blanc perlé. Les femmes, pour se raviver la peau, et se donner une couleur d'emprunt, un air de jeunesse, se plâtrent avec cette sorte de blanc. Mais elles ignorent qu'elles en obtiendront un effet tout opposé à leurs désirs, que leur peau ne pouvant transpirer va se dessécher, et se rider beaucoup plus vîte. D'ailleurs si elles ont le malheur de rencontrer des vapeurs animales exaltées, ou en fermentation, elles vont noircir à vue d'œil, et présenteront un spectacle dont elles seules ne pourront s'amuser.

Le blanc de plomb est encore plus dangereux que celui de bismuth. L'eau fraîche est le seul blanc dont elles doivent faire usage.

Blanc (d'Œuf). (V. Œuf)

Blanc manger. C'est un aliment très-agréable, qui se fait avec deux pintes de lait, deux onces d'amandes douces, les blancs d'un chapon pilés ensemble, puis exprimés fortement. On fait bouillir la liqueur avec trois onces de riz, jusqu'à ce que le mélange commence à se coaguler : on y met un quarteron de sucre, plusieurs cuillerées d'eau rose, de fleur d'orange, ou de canelle, et l'on sert froid. Cet aliment ne convient pas à tous les estomacs, surtout aux personnes convalescentes. Ceux qui ne digèrent pas bien les amandes, doivent s'en priver.

Blanchissage. (V. Linge).

Blanchisseuses. Les femmes qui font cet état, sont sujettes à beaucoup d'inconvéniens, qui sont la suite de l'humidité constante dans laquelle se trouvent et leurs pieds et leurs mains, ce qui les rend mal réglées, rachitiques, hydropiques etc. Il faudroit d'abord que les pieds fussent garantis, ce qui est très-possible, au moyen de bons sabots dans lesquels elles mettront des chaussons de laine. Elles doivent sortir souvent du lieu où elles coulent leur lessive, pour substituer l'air frais aux vapeurs dangereuses de la lessive bouillante. Elles doivent changer souvent de linge et de vêtement, éviter la vapeur, en détournant la tête lorsqu'elles coulent la lessive chaude, se frotter les mains avec du beurre, éviter les alimens visqueux et épais, boire du vin, et quelquefois un peu d'eau-de-vie.

Comme il n'est pas démontré que tous les vices contagieux soient dissolubles dans l'eau et le savon, elles courent souvent de grands risques en lavant les linges dans les maladies putrides, véroliques et contagieuses ; ce qui fait désirer que ces linges ne soient pas lavés avec celui des personnes en santé, et qu'on y employe beaucoup plus de savon et de chaleur, que pour celui des gens sains. Les ouvrières conviennent que le linge des vérolés gâte leurs lessives. Elles doivent faire beaucoup d'attention à ce qu'il ne reste pas d'épingles dans ce linge; car lorsqu'elles se piquent, leurs blessures sont bien plus vives, bien plus longues, que dans toute autre circonstance. Elles doivent éviter l'application des corps gras sur les gerçures qui leur viennent aux mains, et seulement les humecter avec de l'eau d'orge, du lait chaud, ou de la créme bien fraîche.

B L A N Q U E T T E. Ce sont des tranches de volaille etc. arrangées avec une sauce blanche, un peu piquante ; cette manière de préparer des viandes, un peu difficiles à digérer par elles-mêmes, fait que quelques personnes préfèrent, avec raison, ce mets, à la viande rôtie, sans sauce. Il est certain que ces alimens deviennent moins relâchans et plus convenables à des estomacs, qui, sans sauce, les digéreroient très-difficilement.

B L A S É. Ce mot se dit au physique des personnes qui ont abusé, dans le jeune âge, des jouissances qui

se sont présentées, et qui, en conséquence, sont devenues insensibles et ont acquis le dégoût de l'impuis-
sance; c'est dans les grandes villes, la suite ordinaire
de la liberté qu'on accorde de trop bonne heure aux jeunes
gens. La facilité des jouissances qui en fait naître l'abus,
érige facilement dans de jeunes têtes, en système dangereux, l'immoralité de la conduite; et les parens ont
le malheur de voir flétrir, dès l'aurore, de jeunes
fleurs qui ne laissent rien à attendre pour la maturité
du fruit. La nature se venge et les punit, par une sa-
tiété forcée, des abus qu'ils ont fait de leurs forces et
de leur santé; elle leur envoye une vieillesse prématurée, et une foule de maux, qui les rendent à charge
à eux-mêmes, autant qu'à ceux qui les environnent.
La médecine conservatrice peut à peine retarder, par
un bon régime, la vieillesse qui vient les saisir avant
le terme fixé par la nature.

B L E D. Ce nom se donne aux graminées utiles, froment, seigle, orge, avoine, sarrazin, maïs, etc. etc.
(V. chacun de ces mots).

B L È M E. (V. Régime des Convalescens).

B L E U E (Sauce). C'est une manière d'assaisonner le
poisson, en le faisant cuire avec du bon vin, des aromates et des épices, qui le rendent plus facile à digérer que toute autre préparation.

B L O N D. On nomme blonds ou blondes, les personnes
qui ont la peau blanche et les cheveux blonds. Les
femmes blondes ont le teint le plus agréable et le plus fleuri,
surtout quand elles ont les joues et les lèvres parées
de l'incarnat de la jeunesse. Les blonds et les blondes
annoncent, en général, moins de force et d'énergie
morale et physique, que les bruns et les brunes. Leur

constitution a des rapports assez marqués avec le tempérament pituiteux ou phlegmatique, quoi qu'on en trouve très-fréquemment d'une constitution purement sanguine. (V. Tempérament).

Bœuf. Le bœuf est un jeune taureau, qu'on a coupé pour le rendre plus docile à la servitude, et pour l'engraisser ; c'est un des animaux les plus intéressans, puisqu'il rend à la terre, ce qu'il en tire, en engraissant son pâturage, et en enrichissant son maître avant de le nourrir.

De toutes les chairs d'animaux, c'est celle qui est la plus généralement employée, et en même-tems une des meilleures, et dont les sucs sont les plus nourrissans. Les viandes de taureau, et de vache, sont plus dures, plus coriaces, et fournissent beaucoup moins de suc que celle du bœuf.

On mange le bœuf bouilli, rôti, en ragoût, frit, en extraits ou tablettes. (V. ces mots).

Le bœuf étant une viande faite, ne convient pas aux personnes foibles, délicates, qui entrent en convalescence, ou qu'on veut nourrir peu ; mais en revanche c'est la nourriture la plus exquise et la plus essentielle, pour les personnes fortes et vigoureuses, qui se livrent à de grands travaux, et qui doivent, en conséquence, beaucoup réparer.

La sensualité, l'industrie, l'espèce de voracité de l'homme l'ayant porté à vivre aux dépens des autres animaux, on conviendra qu'il n'y en a point dont la servitude, la masse, et la bonté dût flatter davantage son appétit sensuel, que le bœuf.

Le bœuf donne moins de substances solubles que le mouton et le veau. Cependant on ne peut pas douter qu'il

ne nourrisse autant et plus que le mouton et le veau,
quand les puissances digestives sont dans toute leur
force. Il est donc sûr que la partie fibreuse insoluble
dans l'eau, devient soluble dans les menstrues gastriques,
et sert à la nutrition; c'est ce qui a également lieu
relativement à la partie végéto-animale ou gélatineuse du
froment.

Bois. Nous considérons ici les bois, seulement relativement à la salubrité du sol : or, il est constant qu'un
sol couvert de bois, est toujours humide, surtout s'ils
sont très-fourrés.

Si le soleil n'y pénètre pas, si le sol est bas, s'il foisonne de plantes entremêlées avec les arbres, si l'air y
circule difficilement, c'est un lieu où les hommes ne
peuvent demeurer, sans les plus grands dangers. C'est
ce qui a fait périr tant d'individus dans l'Amérique,
jusqu'à ce que la terre y ait été défrichée, les bois bien
percés, abattus, ou brûlés. Il est très-dangereux de
s'endormir à l'ombre, dans les bois. (V. Humidité).
Quant à l'utilité dont peuvent être les bois bien disposés,
on sent que, dans bien des cantons, ils peuvent garantir
de certains vents fâcheux, qu'ils procurent un abri favorable contre la chaleur, indépendamment des autres
avantages développés au mot Arbre.

Boiserie. La salubrité de nos demeures doit infiniment à l'art du menuisier et du charpentier; les
bois dont ils revêtissent les appartemens, les sauvent
de l'humidité, surtout, dans toutes les pièces qui sont
au rez-de-chaussée, et encore plus, lorsqu'elles n'ont
pas de voûtes au-dessous d'elles : pour que les boiseries,
les parquets, soient moins perméables à l'humidité, on les
recouvre de plusieurs couches de couleur, qui les font

durer plus long-tems. Les pièces qui sont bien parque-
tées, bien lambrissées, sont donc infiniment plus saines
que les autres; et il ne faut habiter que celles-là, toutes
les fois qu'on a des raisons de craindre l'humidité, et
qu'on ne peut choisir des lieux plus secs.

BOISSON. Ce nom appartient à différens liquides,
dont l'homme et les animaux font usage, pour étancher
leur soif, pour délayer les alimens solides qui vont dans
l'estomac, et en faciliter la digestion.

Il ne faut boire ni trop chaud, ni trop froid, ni trop
vite, ni trop. Un liquide trop froid, pris sans précaution, saisit par sa fraîcheur, et les dents et l'estomac;
cependant, les boissons froides, à la glace, et la glace
même, sont quelquefois prescrites pour donner du ton
aux estomacs trop foibles. Un liquide trop chaud attaque
aussi les dents, détruit l'épiderme de la peau de la
bouche intérieure, et cause une sensation très-désagréable; il peut occasionner aussi de grandes douleurs à
l'estomac. En buvant trop vîte, on s'expose à faire
passer du liquide dans le canal de la respiration, ce qui
donne lieu à une toux violente, et qu'on nomme vin
de Nazareth. A la suite de violens exercices et lorsqu'on a très-chaud, il ne faut pas boire à la glace,
et très-froid, pour éviter de fâcheuses inflammations:
ce qui convient le mieux, c'est de boire un verre de
vin pur, ou moitié eau, moitié vin, pour les personnes
qui boivent peu de vin. On sait que, dans l'Amérique
Méridionale, on fait usage des spiritueux pour maintenir
le ton des fibres, que la chaleur excessive ne manque
pas d'affoiblir. Ce n'est pas, parce que les liqueurs froides
réfroidissent l'estomac, qu'on n'en boit pas, c'est parcequ'elles peuvent l'irriter et l'enflammer; car elles sont

fort toniques ; et elles conviennent, quand la chaleur n'est pas exaspérée.

On doit, dans le repas, s'accoutumer de bonne heure, à mettre, entre les solides et les fluides, une juste proportion ; on en digère beaucoup mieux : il ne faut donc, ni trop boire, ni trop peu, en mangeant. Il ne faut pas s'accoutumer, non plus, à boire après les repas, à moins qu'on n'ait mangé des substances échauffantes qui y forcent quelquefois ; sans cela, on troubleroit le travail de la digestion, en délayant trop des sucs qui doivent rester unis. On convient généralement que l'eau est la boisson la plus appropriée à la constitution de l'homme, mais on sait que plus les sociétés se sont policées, plus on a imaginé et varié les manières de satisfaire le besoin de boire. Sans faire le procès à toutes, nous dirons ce qu'on doit penser d'elles, lorsque nous parlerons des substances différentes qui sont employées comme boisson.

BOLET. (V. Champignon).

BONHEUR. Le bonheur est la jouissance d'une vie agréable ; il résulte du plaisir, et la peine lui est contraire. Mais comme un bonheur constant, sans mélange de peines, ou physiques ou morales, est là chose impossible, on doit chercher, par des moyens honnêtes, à éloigner le mal, pour rapprocher le bien.

Lorsqu'on veut être heureux, il faut n'avoir que des désirs proportionnés à la possibilité de les satisfaire, chercher à s'instruire de tout ce qui peut être utile pour en tirer un parti convenable, ne point s'affecter de tout ce qu'on ne peut empêcher, chercher dans la raison et la philosophie les remèdes contre les coups moraux qui pour-

roient porter atteinte au bonheur. Il faut être modéré
dans ses passions, ses goûts, ses plaisirs, aimer le travail, s'occuper beaucoup de faire du bien aux autres,
et de suivre les préceptes de la vertu. Ce sont là les
moyens les plus sûrs d'être autant heureux, qu'il est
donné à l'homme de le devenir.

BONHOMMIE. La bonhommie est une bonté et une
franchise naturelle, qui se fait remarquer à l'extérieur
et dans les moindres actions ; on peut avoir beaucoup
d'esprit avec de la bonhommie, et n'être pas un bonhomme
dans l'acception vulgaire ; tel étoit Lafontaine.

BONNET. Le climat que nous habitons, fait que nous
différons des Anciens, et surtout des Romains, relativement à l'usage que nous avons, de mettre nos têtes à
couvert.

Les maîtres du monde avoient ordinairement la tête
nue ; quand il pleuvoit, ou quand le soleil étoit trop vif,
ils se couvroient la tête avec le bas de leurs longues robes.
Les esclaves seuls portoient des bonnets ; et ce qui étoit
pour eux la marque de la servitude, est devenu chez nous
un signe de liberté.

Nous avons différentes sortes de bonnets, pour
nous garantir des injures de l'air, du froid et du chaud,
ainsi que des insultes des corps extérieurs ; on en porte
de laine et de coton pendant l'hiver, et de toile pour
l'été. Les voyageurs portent des bonnets fourrés contre
les frimats ; dans les voyages moins rigoureux, on en
a de maroquin qui peuvent servir, en voiture, à pied,
à cheval, le jour et la nuit également. La tête découverte est toujours bien plus fraîche que quand on la couvre,
et c'est une très-bonne habitude de ne le faire, que quand

on y est forcé par les circonstances dont nous avons parlé.

Les bonnets sont extrêmement nécessaires aux enfans du premier âge, tant à cause de la sensibilité naturelle de leur tête, que pour les garantir du choc des corps auxquels ils sont exposés. Je voudrois qu'on les fît légers, mais cartonnés à double fond, pour mettre la fontanelle à l'abri de tout danger. Cette précaution seroit encore plus avantageuse que celle des bourrelets croisés, qui sont plus pesans, quoique d'ailleurs fort utiles.

B O N - S E N S. C'est la mesure d'intelligence nécessaire à l'homme en société ; ôtez à un homme le bon sens, ce n'est plus qu'un automate, ou un enfant. Le bon sens suppose de l'expérience. Il y a de la différence entre un homme d'esprit et celui qui a du bon sens : le premier plaît davantage, le second est plus intéressant ; il y a également de la dissemblance, entre un homme de sens et un homme de bon sens. Le premier a de la profondeur dans les connoissances, et de la rectitude dans les idées, il est particulièrement considéré ; l'autre a un mérite si ordinaire, qu'on peut se donner pour tel, sans vanité.

B O N T É. C'est une disposition habituelle à concourir au bonheur des autres. La bonté est une affection volontaire et réfléchie, qu'on ne doit pas confondre avec la compassion, qui naît souvent, involontairement, à l'aspect des peines d'autrui. Elle diffère aussi de l'amitié, parce qu'elle s'étend généralement sur tous les êtres sensibles.

Pour être bon, il faut faire à son prochain le bien qu'on se désire à soi-même, oublier les injures et les

imperfections des autres, pour ne se souvenir que de
leurs besoins. On est bon, quand, comme Henri III, on
oublie la satyre la plus violente, pour donner 500 écus
d'or, à son ennemi, en lui disant, « voilà de quoi acheter
« du miel et du sucre, pour adoucir l'aigreur de votre ton. »
Assez généralement, on préfère la bonté à la beauté ; l'une
se fait toujours aimer, l'autre est par fois impertinente,
ce qui fait que laideur affable, vaut mieux que beauté
dédaigneuse.

B O U C. Le bouc est le mâle de la chèvre. Il a du poil,
et non de la laine, comme le bélier ; il pue beaucoup, et
cette odeur n'est pas dangereuse. La saveur de la chair
de cet animal, ainsi que celle de la chèvre, est sauvagine,
et peu agréable. Cette dernière donne beaucoup de lait.
(V. Lait).

B O U C H E R. (Boucherie). Il est bien important de surveiller les bouchers, pour être sûr que les bestiaux qu'on
vend au public, n'ont pas été malades, et ne sont pas
morts de maladies, pour qu'on ne vende pas de la viande
trop vieille, et dont les animaux auroient été étouffés.

Il seroit très-nécessaire que les boucheries fussent éloignées du centre des lieux habités, parce que rien n'est
plus désagréable, plus dégoûtant, plus puant, plus mal-
sain, que les quartiers où l'on tue les animaux. La seule
fonte du suif a souvent fait trouver mal, bien des personnes. D'ailleurs dans les grandes villes, on est obligé
de partager la voie publique, avec des troupeaux de
bœufs, qui causent de grandes frayeurs, et des accidens fréquens.

Quant au régime des bouchers, ils doivent pour eux-
mêmes entretenir la plus grande propreté dans les tue-
ries, et dans leurs étaux, y jetter de l'eau en grande

profusion. Le sang paroît avoir pour eux une qualité savoureuse et cosmétique, qui donne à leur peau la finesse, la blancheur, et le teint le plus fleuri. Leur embonpoint décèle combien leur état fait abonder chez eux, par tous les pores, les sucs les plus nourriciers. Aussi sont-ils très-sujets aux pesanteurs de tête, aux apopléxies, aux fièvres putrides; c'est pourquoi ils doivent quelquefois se faire saigner, quand la pléthore est manifeste, se mettre à la diète, user de boissons acidules, respirer beaucoup l'odeur du vinaigre simple, ou des quatre voleurs; enfin ils doivent aller se promener en bon air, quand ils ne sont pas absolument nécessaires chez eux.

BOUCLES. Les boucles gênent beaucoup toutes les parties sur lesquelles on les place; aussi les personnes sensées les ont remplacées par des cordons, qui sont bien moins dangereux, quoiqu'ils ayent aussi des inconvéniens, si on les serre par trop, et s'ils sont trop minces, et appliqués aux jointures articulaires.

BOUDERIE. La bouderie est une preuve d'un mauvais caractère. Quand on n'a pas un amour propre ridicule, on convient des torts qu'on a pu avoir, on promet de s'en corriger, et l'on se garde bien de bouder, ou de garder rancune à ceux qui sont faits pour les faire appercevoir.

BOUDIN. C'est un aliment préparé avec du sang de cochon, des oignons, du sel, du poivre, et la graisse de l'animal. Il est, en général, très-nourrissant, mais pesant, et on doit l'interdire aux personnes délicates et convalescentes. Il n'y a que les estomacs forts, et de ceux qui font beaucoup d'exercice, qui s'en trouvent bien. Lorsqu'il n'est pas convenablement assaisonné, il produit des rapports, et quelquefois des vomissemens. Le boudin blanc où il n'entre pas de sang, est bien plus délicat, et bien plus léger.

BOUE. La boue est formée par les débris de végétaux, de minéraux, et d'animaux, mêlés avec différentes quantités d'eau, ce qui la rend plus ou moins liquide.

Il est aisé de concevoir que de pareils amas doivent à la longue influer sur la santé, lorsqu'ils sont en masse, et dans le cas de fermenter. C'est à la boue des marais, et du fumier, accumulée, que sont dues dans bien des cantons, des maladies contagieuses, lorsqu'on ne leur trouve pas d'écoulemens naturels. La salubrité des villes dépend en général de la propreté des rues, par l'enlèvement de la boue, son délayement, et son lavage à grande eau. C'est pour cet objet particulièrement que l'établissement des eaux des frères Perrier, est une des plus belles institutions pour la salubrité publique, et qu'il seroit à souhaiter qu'elle eût encore plus d'extension qu'elle n'en a : c'est à la police à veiller à ce qu'à la même minute, chaque jour, surtout dans les chaleurs, on jette de l'eau dans tous les ruisseaux, qu'on les balaye en même-tems, et qu'on emporte les boues. A l'égard des boues de marais, V. Marais.

BOUGIE. Pourquoi la cire n'est-elle pas plus commune et moins chère ! Ce seroit sans contredit la meilleure manière de s'éclairer, si l'on ne pouvoit avoir de bonnes lampes de Quinquet. Le grand nombre des bougies dans les salles de bal et de spectacles, rend l'air très-dangereux pour les personnes délicates, parce que l'acide carbonique produit par la combustion, joint à celui qui est le résidu de la respiration, accumulés ensemble,

ne manquent jamais de produire les plus mauvais effets.
(V. Méphitisme, Spectacle).

BOUILLI. Le bouilli est une décoction de viande,
qui se fait, en plongeant la chair dans l'eau qu'on
amène par degrés au point d'ébullition, dans un vase
de terre un peu ouvert; on fait bouillir plus ou moins
long-tems, suivant la nature de la chair, et le but
qu'on se propose. On obtient ainsi la partie gélatineuse, et
extractive de la viande, unie à ce qu'on appelle le
bouillon.

Plus le bouillon est chargé, moins la viande conserve
de parties gélatineuses et extractives, moins les parties
fibreuses sont solubles dans l'estomac. Ainsi le bouilli sera
un aliment plus excrémenteux que les chairs rôties; il
aura moins de goût, sera moins tonique, moins stomachique qu'elles. C'est d'après cela qu'on ordonne les
viandes bouillies, lorsqu'on ne cherche pas encore à
rendre du ton aux organes des convalescens.

On observe que dans les volailles tendres, bouillies,
comme le chapon, les ailes sont épuisées et sans saveur, quand les parties les plus fermes, sont encore
savoureuses. Lorsqu'on fait bouillir les viandes à un petit feu égal, on a un bouillon bien meilleur, parce que
la trop grande chaleur contracte, raccornit les fibres
animales, et coagule trop rapidement la substance albumineuse, qui se trouve dans les chairs.

Le bouilli d'un bœuf jeune et gras, donne une
nourriture succulente, et des plus saines qui existent.
Le veau bouilli, ainsi que le mouton, n'ont pas, à beaucoup près, une saveur aussi agréable. Les volailles bouillies, sont fort légères, et très-convenables pour les
convalescens.

BOUILLIE. La bouillie est le mélange du lait de vache avec de la farine, de pomme de terre, de riz, de froment, ou de tout autre farineux. Malgré sa consistence et sa solidité, elle est bien plus facilement pénétrée par les sucs digestifs, que le lait seul, à cause du mélange de la fécule avec le caillot, qui empêche ses parties de se coaguler, et d'adhérer aussi fortement, que si elles étoient seules.

Ainsi cet aliment, contre lequel on a tant crié, n'est pas aussi défavorable qu'on l'a cru, surtout, si l'on employe de préférence les fécules de pomme de terre et de riz, qui sont plus légères que celle de froment, ou bien des croûtes pilées; d'ailleurs il ne faut pas croire que la substance glutineuse de la farine de froment, subsiste après la décoction, sur-tout, si on l'a fait dessécher et roussir au four avant de l'employer.

Lors donc qu'on fera usage de farine de froment, il faudra avoir l'attention de n'en pas mettre autant que beaucoup de nourrices le font, et faire en sorte que la bouillie soit toujours très-liquide. On pourra la composer encore très-avantageusement avec la croûte de pain bien desséchée et en poudre.

Ainsi la bouillie, loin de nuire aux enfans, leur sera utile, empêchera les déjections blanches, et ces dévoiemens, souvent opiniâtres et dangereux, qui sont la suite de la coagulation du lait pur, et de sa mauvaise digestion. Lorsque le lait qu'on aura à employer, ne sera pas très-récent, on fera toujours sagement de prendre la précaution de le faire bouillir, pour qu'il n'ait pas le tems de se séparer, et de devenir acescent, par le prolongement du contact de l'air.

Les expériences du docteur Hallé, lui ont fait voir

qu'on s'étoit évidemment trompé, dans l'idée qu'on avoit eue de la bouillie, et qu'il falloit non la supprimer, mais la mieux faire.

BOUILLON. On sait ce qu'est un bouillon, d'après ce que nous venons de dire au mot Bouilli. Nous ajouterons que lorsqu'on veut le rendre aussi agréable que nourrissant, on y mêle des oignons grillés, des carottes, des navets, du célery, du cerfeuil, du choux, qu'on sale légèrement. Plus le bouillon est étendu d'eau, plus il s'éloigne du consommé, qui est un véritable extrait, assez rapproché du suc animal, et qui, conséquemment est infiniment nourrissant.

Il faut, quand le bouillon est fort chargé de graisse, avoir soin de l'enlever ; sans cela, il donneroit des rapports désagréables à beaucoup de personnes, dont l'estomac ne peut supporter les corps gras. Les bouillons offrent, dans tous les pays, une des nourritures les plus ordinaires. On y mêle du pain, et on obtient ainsi des potages, qui sont un des alimens plus sains, et en mêmetems des plus nourrissans, et des plus légers.

En rapprochant beaucoup les sucs des viandes, on en forme des tablettes tellement compactes, qu'on les peut conserver plus de vingt années, dans des endroits secs, sans qu'elles se gâtent ; elles sont très-utiles pour les voyages de long cours. Quant à la manière de les faire, V. le Dictionnaire de médecine de la nouvelle Encyclopédie. T. 4. p. 118.

BOULANGERS. (Régime des) La poussière de la farine, l'ardeur brûlante des fours, la vivacité des mouvemens, le désir de boire, suite inévitable de la chaleur, sont les plus grands inconvéniens qui accompagnent l'état des boulangers; c'est pourquoi ils sont exposés aux péripneumonies , aux esquinancies ; ils doivent se prêter moins qu'ils ne le font , aux alternatives du chaud et du froid , se couvrir mieux , surtout dans l'hyver ; et lorsqu'ils ont fort chaud, ne pas sortir au grand air , ne pas boire très-froid, et mêler à leurs boissons , du vin ou de la bierre.

Démocrite dit qu'il a soutenu son existence , par la vapeur du pain chaud ; quelques boulangers disent qu'ils en ont éprouvé une perte totale de l'appétit ; il faudroit éclaircir ces assertions opposées.

BOULE. C'est un jeu , ou un exercice très-agréable , peu fatiguant, et très-salutaire , qui convient aux personnes mêmes délicates , qui fait faire beaucoup de mouvemens variés , soit en courant , soit en se baissant , soit en étendant le bras , etc.

BOULIMIE. C'est un appétit immodéré , ou faim canine ; c'est une véritable maladie.

BOUQUET. (V. Fleurs).

BOURRELET. C'est une bande , ou un coussin circulaire , de cuir , de velours , etc. , qui s'applique sur le front , et autour de la tête des enfans , qui commencent à marcher. On les employe pour les garantir des chûtes ; ils doivent être piqués , et avoir plus d'un demi pouce d'épaisseur, surtout en devant , où il faut qu'ils empêchent que l'enfant en tombant , ne se brise le nez. On doit placer une croix de même étoffe , en travers , sur les bourrelets , pour garantir le sommet de la tête des enfans , des accidens , et des coups , qui pourroient toucher la fontanelle , lorsque surtout les bonnets n'ont pas de double fond. On ne doit pas les trop serrer , de peur d'entraver le développement de la boëte osseuse , qui s'étend, dans tous les sens, à cette époque de l'enfance.

BOUTON. On ne doit jamais, au moyen des boutons, serrer tellement ses vêtemens, que la gêne s'en suive parce que la circulation en souffre.

Il est des boutons qui naissent sur la face, et ailleurs, qu'il faut bien se garder de faire passer, par des moyens extérieurs, crainte de répercussions fâcheuses, sur quelques organes plus importans. Si les boutons sont héréditaires, on a encore une bien plus forte raison, pour ne pas les tracasser. Comme beaucoup de ces boutons se communiquent, on doit éviter, par tous les moyens possibles, leur contact, soit en buvant, soit en se servant des linges, ou autres effets à l'usage des personnes qui en ont.

BRAISE. (V. Charbon).

BRAVOURE. On donne le nom de bravoure à la valeur éclatante qui ne laisse redouter aucun danger, c'est celle du Français, qu'on mène au combat.

BREBIS. (V. Mouton).

BRELAN. Le brelan est un jeu fatal, qui a coûté la vie à bien des imprudens, et le bonheur à beaucoup de familles. Les honnêtes gens ne doivent jamais se le permettre avec ceux qu'ils ne connoissent pas bien, parce qu'il n'y a aucun jeu où l'on puisse être aussi facilement dupé, et de mille manières : aussi n'est-il pas moins dangereux que les jeux de hasard, qui doivent perdre ce nom, avec les fripons, qui sont bien sûrs de faire des dupes. (V. Cartes).

BRÊME. Poisson du genre des carpes, qui se trouve beaucoup à l'embouchure de la Seine ; sa chair est molle, grasse, et donne un manger médiocre.

Brioche. C'est une pâtisserie faite avec de la farine, du beurre et des œufs. Elle plaît assez généralement, mais ne convient pas aux estomacs délicats.

Brique. Nous ne considérons ici les briques, que comme des morceaux de terre cuite, fort épais, et qu'on employe chauds dans beaucoup d'endroits, pour réchauffer les pieds, lorsqu'on a froid, en se couchant. On les entoure de linges, lorsqu'ils sont très-chauds, ou on les couvre de bois. Les briques sont très-utiles aux personnes qui ne font pas bassiner leurs lits, et elles ont même sur les bassinoires l'avantage de réchauffer mieux les pieds, en conservant fort long-tems une chaleur douce. On employe au même usage, des cylindres d'étain, remplis d'eau chaude.

Brochet. Le brochet est un poisson d'eau douce, très-vorace, dont la chair est ferme, et remplie d'arrêtes. Ce poisson est de bon goût, et nourrissant, surtout quand il n'est ni trop jeune, ni trop vieux, et pris dans l'eau vive. On ne doit pas le permettre aux personnes convalescentes. Pour le rendre meilleur, on le met au vin, avec des assaisonnemens convenables.

Brocoli. (V. Chou-fleur).

Brodequin. Le brodequin est une sorte de chaussure lacée, que portoient les anciens, et qui a un grand avantage, celui d'affermir le bas de la jambe, et de lui sauver l'humidité ; il ne rend pas la marche aussi pesante que les bottes, et il s'oppose quelquefois utilement à l'engorgement des jambes.

Broyeurs de couleurs. (Régime des) Ces ouvriers sont, plus que beaucoup d'autres, exposés à une foule d'accidens et d'empoisonnemens, résultans de leurs travaux. Les particules métalliques, les vapeurs huileuses, leur position pénible, concourent aux maux dont ils sont souvent victimes, et dont il est difficile de les garantir. On ne peut trop leur recommander l'air frais et souvent renouvellé, des atteliers vastes et bien ouverts, des bains et des lavages fréquens, des frictions sèches, une sévère propreté. Ils doivent se boucher les narines avec des petits tampons imbibés d'huile essentielle, pour éviter surtout l'effet des vapeurs du plomb. Il leur faut un régime doux et beaucoup de lait : ce sont les meilleurs moyens préservatifs, qu'on puisse leur conseiller. Quant aux maux subits, qui sont la suite de leurs travaux, V. Plomb.

BROSSE. C'est un instrument garni de poils mous, qui sert à donner des frictions générales, ou particulières. On l'employe, lorsqu'on veut rappeller la transpiration supprimée, ou l'exciter; par-là on s'oppose au rhumatisme, à l'effet des émanations humides; l'habitude des brosses est fort commune en Angleterre, et en Hollande; elle devroit l'être davantage dans notre climat, qui est aussi fort sujet aux variations atmosphériques. Les brosses anglaises sont rondes, fort douces, et bien propres à l'usage qu'on en doit faire. Quand on n'a point de brosse, on frotte avec de la flanelle.

Les personnes phlegmatiques, qui ont les humeurs lentes, ou peu mobiles, doivent surtout prendre l'habitude des brosses ou des frictions.

BROUET NOIR. C'étoit un des mets les plus exquis des Spartiates, qui, à ce qu'on croit, le composoient avec de la chair de porc, du vinaigre et du sel.

Denis le tyran, ayant fait venir un Lacédémonien, pour lui préparer le brouet noir, le trouva mauvais, et le lui témoigna. L'étranger répliqua, qu'en effet il

manquoit une sauce. — Laquelle, dit le tyran ? — C'est,
répondit l'autre, la fatigue de la chasse, les courses sur le
rivage de l'Eurotas, la faim et la soif des hommes laborieux. Cette excellente réflexion peut être appliquée
à tous les tems ; car il est incontestable, que le meilleur moyen pour exciter l'appétit, c'est l'exercice, surtout, quand il s'agit de digérer des alimens de l'espèce du
brouet noir. *Cibi condimentum fames.*

BROUILLARD. Constitution atmosphérique, fréquente dans nos climats, et très-contraire à la salubrité. C'est, en général, par leur nature humide, que les
brouillards sont dangereux. C'est encore bien pis, quand
le froid s'y joint, ainsi que des miasmes épais, fétides,
et âcres, qui font mal aux yeux, à l'odorat, à la gorge.
De là, la toux, les fluxions, et autres maux dûs aux
refoulemens forcés de l'insensible transpiration.

On doit, quand on le peut, éviter avec soin de se
trouver au milieu des brouillards ; il faut sortir chaudement vêtu, changer d'habit au retour, se frotter, ou
se faire frotter avec de la flanelle, ou des brosses anglaises, prendre un bain tempéré, boire des infusions de
thé, de sureau, de tilleul, du bon vin ; ces considérations sont surtout importantes pour les personnes qui ne
font pas beaucoup d'exercice, qui sont délicates et sédentaires.

BRUGNON. C'est une espèce de pêche, lisse et colorée, comme la pomme d'api. Sa chair est plus ferme
que celle de la pêche ordinaire ; elle a à peu-près les
mêmes qualités. Elle convient peu aux estomacs délicats.

BRUIT. Quand il est subit, le bruit peut effrayer,
causer des ébranlemens nerveux, très-fâcheux : il ne faut

donc pas se permettre des jeux qui ont ce but, surtout vis-à-vis des femmes. Il est certains bruits des vents, des vagues, du tonnerre qui font beaucoup de mal aux personnes sensibles. J'ai connu un fermier-général qui avoit fait tapisser une cave avec des matelats, pour se soustraire au bruit du tonnerre qui portoit les plus cruelles atteintes à son organisation. On doit, quand on craint le bruit, se boucher les oreilles. En général, l'éducation première et le raisonnement, doivent, avant tout, accoutumer les jeunes gens à des bruits auxquels on ne peut judicieusement opposer que le sang froid.

B R U L U R E. (de la peau). Pour obvier aux brûlures, ou aux désorganisations de la peau, qui en sont la suite, on ne doit, en général, employer que les substances très-douces et mucilagineuses; rien ne convient mieux que des tranches de mie de pain, trempées dans une décoction de racine de guimauve bien sucrée; la bonne huile d'olive arrête aussi sur-le-champ les douleurs que feroient des houppes nerveuses exposées à l'air; car, l'impression de cet agent, nuit beaucoup à toutes les plaies.

B R U I N E. La bruine est une espèce de petite pluie froide, à laquelle il est dangereux d'être exposé pendant quelque temps; il faut, lorsqu'elle a mouillé, changer de vêtemens, et si l'humidité a pénétré, se faire frotter avec des brosses ou une flanelle.

B R U N. On donne le nom de brun, à des personnes qui ont ordinairement les cheveux noirs, la peau rarement aussi blanche que les blonds ou blondes, dont la phisionomie a de l'expression, qui mettent beaucoup d'ardeur dans leurs actions, enfin, à qui particulièrement, l'esprit et les talens semblent appartenir. (V. Tempéramens bilieux, sanguins).

BRUTAL. Ce mot se prend toujours en mauvaise part, parce qu'il rapproche l'homme de la brute. On méprise un esprit brutal, des manières brutales, une valeur brutale, enfin, des passions brutales.

BUFFLE. C'est un animal originaire des Indes et de l'Afrique, qui ressemble assez au taureau, mais qui est plus fort ; il y en a beaucoup en Italie, et même dans nos provinces méridionales.

La chair du buffle est moins agréable que celle du bœuf, cependant elle est fort bonne et fort saine. Les femelles donnent jusqu'à 18 ou 20 pintes de lait par jour. On en fait d'excellens fromages.

BUSC. Ce sont des morceaux de baleine très-durs, qui se mettent dans les corps, les corselets, qui gênent beaucoup, et doivent être proscrits de tout ajustement féminin. (V. Baleine).

BUTIREUX. On donne ce nom à tout ce qui ressemble au beurre, ou à ce qui en offre la consistance.

BUVEUR. On nomme buveur celui qui fait un usage immodéré du vin ou des liqueurs spiritueuses ; c'est surtout ce que l'on peut reprocher aux artisans et aux journaliers : par l'habitude de la boisson, ils deviennent des espèces de machine, toujours à charge et souvent dangereuses à la société ; dont la crapule les rend justement l'opprobre, puisqu'on leur voit sacrifier constamment à leur passion favorite, la fortune, les talens, l'honneur, et tout ce qu'il y a de plus sacré parmi les hommes.

Les grands buveurs sont sujets au dégoût, à la soif perpétuelle, à avoir le visage couperosé, ou très-pâle, à sentir des tremblemens, à ne pas dormir ; ils ont de fréquentes inflammations de poitrine, d'estomac, des maladies bilieuses qui souvent les emportent à la fleur de l'âge. Lors-

qu'ils ont échappé à ces maux, ils ont une vieillesse anticipée et chargée d'obstructions. Souvent ils deviennent
hydropiques et doivent ainsi la mort à leur plus cruel ennemi. Puisque le proverbe qui dit, qui a bu, boira, est assez
vrai, il n'y a pas de moyens qu'on ne doive employer pour
empêcher les hommes de se livrer au vice qui les dégrade
le plus, et c'est de bonne heure qu'on doit, chez les ouvriers, arrêter le penchant qu'ils ont à s'enivrer.

C.

CABARET. Le cabaret est le temple où le peuple
sacrifie tout à Bacchus. Nous avons fait voir, au mot
Buveur, les inconvéniens qui résultent de l'excès du
vin; nous ne parlons ici, que d'une circonstance fâcheuse, qui double le mal de ceux qui boivent, en
ajoutant, à la trop grande quantité qu'ils prennent volontairement, une qualité pernicieuse, dont ils ne se
doutent pas.

On sait qu'on peut donner aux vins âpres et verts,
une douceur factice, qui les rend plus agréables au
goût, en y mélant du plomb sous forme de litharge;
c'est aussi ce que font les cabaretiers fripons, qui veulent
vendre beaucoup de vin, dussent-ils empoisonner beaucoup de monde; delà les nausées, les picotemens d'estomac et d'intestins, et la colique des peintres, dont
souvent sont atteints ceux qui fréquentent les cabarets:
comme leurs lumières sont trop bornées pour voir
autre chose que du vin dans ces lieux, c'est à la police à surveiller ces empoisonneurs publics, qui ne sont,
malheureusement, que trop communs.

Il est très-facile de mettre leur fraude en évidence.

Il suffit, pour cela, de verser quelques gouttes de la dissolution de sulfure de potasse, ou foie de souffre, dans un verre de vin lithargiré; sur-le-champ, il se fait un précipité qui atteste la scélératesse du vendeur.

Il faut encore que la police les empêche d'avoir sur leurs comptoirs, des plaques de plomb, sur lesquelles ils mesurent le vin, qu'ils ramassent par dessous, pour le donner ensuite à boire; c'est un vin gâté et pernicieux. En général, on ne peut trop surveiller les marchands de vin, sans quoi, l'imprudence sera toujours la victime de la cupidité.

Quant au régime des cabaretiers, on doit leur conseiller de renouveller souvent l'air de leurs salles, d'y jetter de l'eau, de sortir de temps en temps, pour prendre l'air frais. En séjournant trop dans des endroits dont la chaleur, toujours mêlée de miasmes de tout genre, est souvent étouffante, ils risquent de s'exposer à une foule de maux. Ils doivent encore, au milieu du désordre, être très-sobres et très-prudens sur leur régime, se laver, se frotter souvent avec de la flanelle, et se tenir le ventre libre.

CABILLEAU. (V. Morue).

CACHOT. Si l'on entend par cachot, des lieux bas, humides, fangeux, inaccessibles aux rayons du jour, nous croyons que, dans tout gouvernement humain, on doit les proscrire; car, comme ce n'est pas par des maladies qu'on veut punir ceux qui sont accusés, il est trop juste de ne pas les y exposer, en attendant leur jugement.

CAFÉ. Le café est une petite graine, originaire de l'Inde, qui, étant grillée et pulvérisée, donne, au moyen de l'eau bouillante, une boisson qui est passée en usage chez tous les peuples de l'Europe. Il faut bien se garder de griller le café, jusqu'à le laisser noircir; c'est le moyen d'avoir une décoction âcre et très-désagréable; on prend le café souvent le matin, mêlé avec de la crème et du lait; mais le plus ordinairement, c'est après le dîner, qu'il est d'un usage journalier chez toutes les personnes aisées.

Cependant il ne convient pas généralement à tous ceux qui se le permettent; ses qualités essentielles, sont de tendre les solides, de les irriter, d'animer, de favoriser la circulation et la digestion alimentaire, d'éloigner le sommeil, de faire disparoître l'ivresse, et d'exciter les évacuations périodiques du sexe; d'après cela, on voit qu'il convient parfaitement aux personnes lentes, phlegmatiques, et même sanguines; il s'opposera à l'embonpoint, il tiendra les fibres éveillées, et donnera, en quelque sorte, plus d'esprit et d'activité.

Il nuira donc aux constitutions ardentes, bilieuses et mélancoliques; cependant Voltaire a prouvé que le café pouvoit, par le grand usage, devenir comme l'opium chez les Turcs, un poison lent, qui laisse vivre long-temps; mais son exemple ne seroit pas bon à suivre, parce que chacun ne peut se flatter d'avoir, avec sa délicatesse, un ensemble de complexion physique et morale, aussi parfait; d'ailleurs son café, au lieu d'être une forte décoction, n'étoit qu'une simple infusion, ce qui est très-différent.

En général, le café ne convient point aux enfans, aux jeunes gens, aux femmes délicates et maigres. Cependant, il peut, chez les jeunes filles, favoriser une première excrétion pénible et désirée. Il est encore utile dans les migraines qui suivent de mauvaises digestions. Les personnes qui en ont pris l'habitude, et à qui le café nuit, s'en deshabitueront en ne prenant qu'une demi-tasse, puis un quart de tasse; puis on finit par un morceau de sucre, qu'on trempe dans le café.

C'est de Moka, de Bourbon et de Java, qu'on tire les meilleurs cafés. Les grains en sont fort petits, et jaunâtres; on doit les conserver très-secs, et très-long-tems, pour les avoir supérieurs.

Le café sert aussi à faire des crèmes excellentes, et de meilleures liqueurs encore; telles sont celles de la Martinique.

La meilleure décoction de café, et la plus simple, est celle qu'on fait à la chausse.

CAILLE. C'est un oiseau de passage et de plaine, qui ne perche jamais. Quand elle est jeune, tendre, c'est un des plus délicieux mangers; sa chair est très-nourrissante, beaucoup de personnes ne la digéreroient pas, si elle étoit trop grasse.

CAILLÉ. C'est la partie du lait, qui, séparée de la sérosité, donne le fromage. (V. ce mot).

GALFEUTRER. C'est se garantir de l'air extérieur, au moyen de bandes de drap, de peaux d'animaux, de bois, de papier collé, etc. On sent qu'il est important, quand l'air est froid, de s'en garantir, et surtout de ne pas s'exposer à la direction des courans; car il vaudroit mieux que les portes et les fenêtres fussent tout-à-fait ouvertes, que d'être entrebaillées et mal fermées.

CALOMNIE. La calomnie donne à autrui des défauts et des torts qu'il n'a pas, et souvent le rend si noir, qu'on ne veut pas même entendre sa justification. C'est un vice infernal, et contre lequel on n'a pas de moyen de se garantir. Il faut en général se méfier de ceux qui ont l'esprit porté à la satyre; ils mettent le désordre par-tout, et sont eux-mêmes, tôt ou tard, les victimes de leurs noirceurs.

CALORIQUE. Le calorique est un principe fluide, invisible, sans pesanteur, qui existe, en plus ou moins grande quantité dans les corps, et dont on connoît bien moins la nature, que les effets.

Le calorique est de tous les corps, celui avec lequel la lumière s'unit le plus facilement. Il a surtout la propriété d'augmenter le volume des substances, de les rendre solides ou fluides, de passer d'un individu dans un autre, et de produire la sensation qu'on nomme chaleur.

Le calorique entre essentiellement dans la composition de l'atmosphère; il élève sa température et celle des gaz qui y sont contenus. Il devient sensible par le frottement, la percussion, et son changement rapide de densité.

Le calorique peut être la cause des mouvemens de l'homme, au moins il y concourt; on a observé que la peau étoit un excellent conducteur du calorique. Lavoisier a prouvé que les poulmons servoient infiniment à la production du calorique dans les animaux, et qu'il paroissoit propre à donner naissance aux inflammations.

CALOTTES. C'est une chose fort utile pour les vieillards, ceux surtout qui sont sujets aux fluxions, qui portent perruque, qui voyagent dans l'hiver, qui ont les organes de la tête très-délicats. On choisit des calottes de castor, ou de laine de Ségovie, ou de soye, ou de papier; selon les circonstances et les saisons; il faut s'arranger de manière que les calottes n'excitent pas une trop grande transpiration du cuir chevelu; ce qui dessécheroit, et porteroit, à la longue, une influence fâcheuse.

CALVILLE. (V. Pomme).

CAMISOLE. C'est une espèce de gilet imaginé pour garantir le corps de l'accès de l'air froid et de l'humidité, lorsque les habits qu'on porte ne sont pas suffisans pour s'en défendre.

Suivant la saison et le degré de besoin, on fait les camisoles plus ou moins chaudes, avec de la soie, du coton, de la laine et de la toile. On applique immédiatement sur la peau, celles de laine, quand on veut, momentanément, rappeller une transpiration interceptée. On ne doit pas employer les camisoles de flanelle sur la peau, sans cette raison, ou bien, on risquera beaucoup au moment où on les quittera, et ce seroit une gêne de les garder toujours. D'ailleurs, on a observé que c'étoit s'exposer à maigrir sensiblement ; ce qui n'a jamais lieu également en portant les camisoles ou gillets sur la chemise.

Les jeunes gens doivent s'en abstenir le plus qu'il se peut ; vers cinquante ans, ou lorsqu'on est incommodé et délicat, c'est prudence de prévenir l'effet du froid et de l'humidité, par leur usage.

CAMPAGNE. (Gens de la) On devroit, en faveur des gens de campagne, charger les médecins, ou chirurgiens, des différentes communes, de pourvoir à ce que le réglement suivant, fut strictement observé dans tous les lieux de leur arrondissement.

1°. Faire enlever le fumier, curer les mares, et les eaux croupissantes, chaque année et seulement, pendant l'hiver.

2°. Faire éloigner le plus possible, des puits et des endroits qu'on habite, les mares, fumiers, étables à porcs, et eaux croupissantes, surtout les mettre à sec dans toutes les rues des villages, pour éviter, vers l'automne, les épidémies dangereuses, et les fièvres qui en proviennent.

Tome I.   N

3°. Défendre de laisser sur les chemins des animaux morts, et du fumier pour y pourrir, faire enterrer les gros animaux à la profondeur de quatre pieds au moins.

4°. Empêcher qu'on ne savonne, ou qu'on ne blanchisse dans les réservoirs où l'on a coutume de prendre l'eau destinée aux usages de la vie.

5°. Ordonner que toutes les maisons à bâtir, seront un peu plus exhaussées que le sol, que les ouvertures des fenêtres en seront larges, et correspondront à d'autres qui pourront faciliter le renouvellement de l'air, et qu'il ne sera pas permis de coucher dans des endroits bas et humides.

6°. Enjoindre à ceux qui auront des grains ergotés, d'en avertir la municipalité, et de ne pas les vendre, pour servir de nourriture : ce qui auroit lieu encore pour les bleds cariés, qui seront gâtés, avariés ou noirs, enfin, bien s'assurer qu'ils ne seront vendus qu'aux amidonniers.

CANAPÉ. On fait, dans les cafés, des canapés, en coupant en deux, des petits pains chapelés, et en y plaçant des filets d'anchois, avec des fines herbes, le tout arrosé de bonne huile d'olive ; ces canapés sont agréables à beaucoup de personnes, et excitent l'appétit. On fait encore d'autres canapés, où l'on mêle du fromage de Parmesan, et qui sont plus difficiles à digérer.

CANNEBERGES. Les canneberges ou airelles sont les fruits d'un arbuste de la famille des bruyères, qui ont des rapports avec les groseilles, et qui sont fort souvent en usage dans plusieurs contrées septentrionales. Leur baie est rouge, plus ou moins acide, et non moins salubre que les groseilles elles-mêmes.

CANCRES. Ce sont des crustacés marins, qui diffèrent des langoustes et des écrevisses de mer, parce qu'ils ont le corps plus arrondi. Les crabes sont des variétés de cancres. Ils n'ont pas de sang rouge. Les habitans des bords de la mer les mangent avec délices ; il y a beaucoup de personnes qui n'en font pas grand cas : cependant il paroît qu'en général, ils donnent un aliment sain, quoiqu'un peu échauffant.

CANARD. C'est un oiseau de basse-cour, ou sauvage, dont la chair n'est pas infiniment estimée, quoique bien nourrissante. Les fibres en sont serrées, et dures, à moins qu'il ne soit jeune encore : cet aliment ne conviendroit pas aux personnes foibles et convalescentes.

Les canards sauvages sont préférés aux autres.

CANDEUR. La candeur est un sentiment qui annonce la pureté de l'ame, qui ne sait dissimuler ; c'est le plus aimable et le plus précieux ornement de la vertu et de l'esprit : car la candeur et la naïveté peuvent se rencontrer dans les plus beaux génies.

La candeur nait d'un grand amour de la vérité ; elle suppose l'ignorance du mal, et se peint dans les actions, les paroles, et le silence-même.

CANDI. (sucre). Lorsque le sucre est en excès dans une substance, dans des sirops, dans des conserves trop cuites, alors il se cristallise, ou se candit, devient semi transparent, *candidus* ; de-là l'expression de sucre candi. Il est extrêmement pur, et très-bon sous cette forme.

CANNELLE. C'est une écorce mince, d'un jaune rouillé, âcre, chaude, d'un goût aromatique, très-agréable, et qui vient de Ceylan. On l'employe beaucoup comme assaisonnement, surtout pour aromatiser les fruits qu'on veut cuire. On se sert de son eau distillée pour les mêmes usages, pour des crêmes, etc. (V. Aromates).

CANICULE. C'est une constellation qui annonce

les grandes chaleurs. On a dit qu'elle faisoit bouillonner la mer, tourner le vin, qu'elle donnoit la rage aux chiens, l'abattement, des phrénésies, des fièvres ardentes aux hommes; mais c'est une folie de croire que les astres puissent influer à un tel point. Cependant il est raisonnable, à l'époque où nous sommes le plus exposés aux rayons solaires, d'être en garde contre une action, qui peut porter dans nos corps une effervescence plus grande que de coutume, les affoiblir et amener des maladies putrides, malignes, ou inflammatoires, si l'on ne prend pas le parti de se modérer sur les exercices habituels, si l'on ne cherche pas à se rafraîchir davantage, à manger moins, et surtout des alimens tirés des animaux. Il faut donc substituer les végétaux, se baigner plus souvent, et mettre la plus grande circonspection dans l'exercice de toutes ses facultés.

Ces moyens valent mieux que les remèdes de précaution, que beaucoup de personnes employent au tems de la canicule, pour prévenir des dangers qui, avec de la prudence, deviendront presque imaginaires.

CANNE (à sucre). La canne à sucre est le gramen le plus intéressant après le froment et le riz; on le cultive avec succès en Amérique. A sa maturité, on presse les cannes, et on en tire le sirop dont on doit faire le sucre. Les nègres se nourrissent souvent avec la canne fraîche, qui leur réussit très-bien. (V. Sucre).

CANNE. (Appui). (Bâton). C'est une sentinelle nécessaire à la stabilité de la marche des personnes qui voyent mal, ou qui n'y voyent pas, qui sont foibles, âgées, ou qui ont besoin d'en être soulagées et protégées dans de longues courses. On porte ordinairement les cannes dans un sens opposé à la solidité qu'on doit leur désirer. Il est certain que pour peu qu'une canne soit longue, en s'appuyant sur le gros bout, on la cassera plus facilement, que si l'on pesoit sur l'autre extrémité.

La canne est un véritable ami, qu'on peut se procurer et conserver aisément. C'est un régulateur allemand, qui maintient des cohortes entières, et qui souvent se prête trop facilement à la vengeance.

CANTHARIDES. Les cantharides sont des espèces de coléoptères très-brillants, dont l'odeur virulente et nauséabonde se fait sentir de loin, surtout, lorsqu'elles sont en bandes, sur le frêne, le saule, ou l'orme, qu'elles chérissent beaucoup. On a vu des personnes gagner la fièvre pour s'être endormies sous des arbres où se trouvoient des cantharides. L'impression que l'odorat éprouve, va jusqu'à étourdir celles qui sont exposées à ces émanations fâcheuses.

Il est très-essentiel que les personnes qui les pilent, et les préparent, pour des pharmacies, ayent soin de n'employer que des mortiers couverts.

Relativement à cet insecte, l'homme a converti le poison en un remède salutaire, puisqu'on ne connoît pas de médicament plus prompt, pour rendre la connoissance et le sentiment, pour ranimer, dans les maladies putrides et malignes, les plus dangereuses.

Les personnes délicates doivent fuir le lieu où se trouvent les cantharides. On en a vu périr plusieurs, pour en avoir pris intérieurement, dans la vue de donner plus d'extension à leurs forces.

Si volontairement, ou par accident, on a pris une dose de poudre de mouches cantharides, qui produise des simptômes fâcheux, il faudra faire vomir, avec une grande quantité d'eau, dans laquelle on mêlera quelques cuillerées d'huile qu'on ne manquera pas de battre avec soin. Quand le vomissement sera terminé, on fera boire beaucoup de lait, dans lequel on ajoutera 8 ou 10 grains de camphre, délayé dans un jaune d'œuf.

L'inflammation des organes urinaires par les cantharides, force souvent à réitérer les saignées du bras, les bains, les lavemens rafraîchissans. L'opium, allié au camphre, a aussi très-bien réussi dans ces circonstances.

CAPRES. Ce sont les boutons des fleurs du câprier, que l'on confit au vinaigre, en Provence, et dont on fait une grande consommation dans les cuisines, pour donner du piquant aux sauces. Leur usage trop fréquent peut donner de l'âcreté aux humeurs.

CAPUCINE. C'est une plante originaire du Pérou, qui donne des fleurs d'un beau jaune souci, et qu'on met dans les salades, pour leur communiquer ce léger piquant, qui leur est naturel ; on confit les jeunes fruits et les boutons des fleurs, comme les câpres, pour les mêmes usages, et ils ont une qualité moins active.

CARABE. Le carabe, que le peuple nomme *enfle bœuf*, à cause de l'enflure qu'il cause à ces animaux, qui en mangent avec de l'herbe, est le plus beau, pour ses belles couleurs dorées, de tous les coléoptères des champs. Il tient à une famille nombreuse, qui a coutume, lorsqu'on l'irrite, ou qu'on la contrarie, de rendre par-devant, une liqueur très-brune, mais, en même-tems, très-corrosive. Le mal qu'elle produit, sur la peau, n'est pas dangereux. Je me suis guéri, en moins de deux minutes, avec de l'eau fraîche, dont je me suis bien épongé le visage ; j'avois reçu, d'un très-gros carabe, une émission soudaine, de gouttelettes fort tenues sur

la face ; l'impression fut, dans le premier instant, celle
que procureroit le feu lui-même.

CARACTÈRE. Le caractère moral est une disposition habituelle de l'ame, qui fait qu'on se détermine à
telle ou telle action. Les caractères s'annoncent presqu'en naissant : pour les modifier, ou les changer, il
faut changer les tempéramens dont ils dépendent, encore souvent ne fera-t-on que les contraindre. L'éducation maintient et masque souvent le caractère ; le grand
art est plutôt celui d'en tirer un bon parti, que de le
changer, à moins qu'il ne soit absolument vicieux ; il faut
bien l'observer, et ne pas s'exposer à agir mal-à-propos ;
à l'un, il faut des entraves, à l'autre des ailes ; l'un veut
qu'on le flatte, l'autre qu'on l'intimide. La première étin-
celle de raison fait sortir le caractère, et détermine les
moyens à employer dans l'éducation.

Quant au caractère national, on ne peut le changer
que par les efforts suivis d'une éducation différente de
celle de nos pères ; mais il est peut-être plus sûr encore
d'approprier l'éducation au caractère naturel : car dans le
premier cas, on ne peut former que des hommes ordinaires ; mais dans le second, quand les instituteurs sont
habiles, on peut donner à une nation des hommes supérieurs.

Le caractère physique de l'homme est celui de sa
constitution ; le moral dépend de l'habitude des actions. L'intérêt fait qu'il y a peu d'hommes sans quelque
caractère. En général, ils viennent tous se briser, et
échouer sous le choc des passions humaines. Si l'on pouvoit changer le caractère physique, on arriveroit tout-à-
fait, ou à changer, ou à perfectionner aisément le caractère moral, et l'on feroit d'un sot un homme d'esprit,

d'un méchant un bon citoyen. Ce que pourront l'éducation, l'usage et l'expérience, ce sera souvent de masquer le caractère primitif, qu'une passion imprévue
va faire ressortir sur-le-champ.

C'est dans l'âge le plus tendre que le médecin philosophe doit examiner le caractère ; la raison, l'expérience,
et l'adresse, sauront plier de jeunes plantes, qui aban-
données à elles-mêmes, n'eussent produit que de mauvais
fruits. Il faudra tempérer, par un régime aqueux, le caractère ardent ; un régime chaud et tonique, rendra à
un caractère indolent et foible, le ton et l'énergie nécessaires : ces combinaisons bien saisies ont plus d'une fois
produit les effets qu'on en attendoit, mais leur inutilité
a été souvent démontrée. *Naturam expellas furcâ,
tamen usque recurret* Les maux et l'âge affoiblissent
le caractère, mais, comme le dit Voltaire, c'est un arbre
qui ne produit plus que des fruits dégénérés, quoique de
même nature. Quand on reçoit tout, peut-on se donner
quelque chose, et si l'on pouvoit se donner quelque
chose, ne se donneroit-on pas tout !

Il ne faut pas oublier que le caractère est, en quelque
sorte, la physionomie de l'âme, et ce qui la distingue d'une
autre. Le caractère ne fait pas la vertu ou le vice, mais il
les modifie. Il indique l'éducation, comme les traits font
reconnoître les individus. Il faut apprendre aux jeunes
gens à avoir le caractère de leur état, de leur fortune,
de leurs talens, de leur destination. C'est aux pères à surveiller ce point essentiel.

En général, le bon caractère deviendra l'appui des
mœurs, et sera un moyen de réussir dans la société ; et
comme les caractères formés sont à-peu-près indélé-

biles, il faut de bonne heure tout employer pour les diriger vers le bien.

CARACTÈRE (du médecin). Tout médecin qui ne
veut pas jouir d'une gloire éphémère, mais qui desire conserver aux yeux de la postérité le prix de la reconnoissance, et de l'enthousiasme de ses contemporains, doit
avoir un grand caractère, et connoître ce qu'il se doit à
lui-même, à ses malades et à ses collégues.

Les devoirs d'un médecin, envers lui-même, consistent à acquérir toutes les connoissances nécessaires, à
travailler exactement à les augmenter, et à élever son
ame au niveau de ses connoissances.

Les devoirs d'un médecin, envers ses malades, consistent à faire ce qu'il faut, pour conserver, et le malade,
et sa dignité.

Le devoir d'un médecin envers ses collégues se borne à
entretenir des rapports avec eux, propres à favoriser les
progrès de la science, et à les diriger vers le soulagement de l'humanité souffrante.

Pour remplir dignement les fonctions de médecin,
il faut en connoître l'étendue, et s'y sentir appellé
par un goût bien décidé. Voulez-vous former un élève,
dit Leclerc dans son histoire de la médecine, (en dé-
signant le caractère du médecin, d'après les ouvrages
et la personne d'Hyppocrate)? Assurez-vous lentement
de sa vocation. A-t-il reçu de la nature un discernement exquis, un jugement sain, un caractère doux et
ferme, le goût du travail, et du penchant pour les
choses honnêtes? Concevez des espérances. Souffre-t-il
des souffrances des autres, son ame compatissante,
nime-t-elle à s'attendrir sur les maux de l'humanité? Con-
cluez-en, qu'il se passionnera pour un art qui apprend
à secourir ses semblables.

Un germe heureux donné par la nature, et perfec-
tionné par l'éducation, ennoblira le jeune médecin à ses
propres yeux, en lui faisant voir l'importance du rôle
qu'il va jouer dans la société ; cette élévation de sentiment est le plus sûr gage de ses succès, parce qu'elle est le
plus puissant aiguillon pour tous les genres de travaux, auxquels il est destiné. Elle lui montre la pratique de la
médecine, non comme un art lucratif, qui se mesure,
et s'estime par le profit qui en résulte, mais comme un
état qui exige des hommes au-dessus du vulgaire, autant par les qualités de leur cœur, que par celles de
leur esprit.

Il entre dans le caractère du médecin, d'être philosophe ; il faut, dit Hyppocrate, que le médecin unisse
la sagesse à la médecine, et la médecine à la sagesse ;
c'est-à-dire, qu'il s'étudie à connoître les hommes pour
les éclairer, les secourir, et les conserver. Tel doit
être celui qui mérite l'estime publique, par un savoir
profond, par une longue expérience, une exacte probité et une vie sans reproches. Tel doit être celui aux
yeux duquel tous les hommes étant égaux, comme
aux yeux de la divinité, accourt avec empressement à
leur voix, sans acception de personnes, les écoute avec
attention, supporte leur impatience, et leur inspire cette
confiance, qui suffit quelquefois pour rendre la vie ;
qui, pénétré de leurs maux, en étudie avec opiniâtreté
la cause et les progrès, n'est jamais troublé par les accidens imprévus, se fait un devoir d'appeller au besoin
les conseils d'un confrère éclairé ; qui, après avoir lutté
de toutes ses forces contre la maladie, est heureux et
modeste dans le succès, et peut du moins se féliciter
dans le revers, d'avoir su calmer des douleurs, et donné
des consolations.

Les hommes chez qui la plupart de ces qualités se sont trouvées rassemblées , ont inspiré une grande confiance pendant leur vie , et ils ont laissé après eux des titres qui attestent le droit qu'ils ont à l'estime, à la reconnoissance de leurs concitoyens. Heureux ceux qui possèdent au plus haut degré ce précieux assemblage de probité et de lumières , de sensibilité et de zèle , de douceur et de fermeté. Tandis que les hommes voyent dans les années qui s'écoulent , une source perpétuelle de regrets , parce que chaque jour leur amène des pertes irréparables , les médecins au contraire , acquièrent en vieillissant , de nouveaux titres à l'estime et à la considération publique.

C'est ainsi qu'en plaçant leur bonheur dans l'exercice d'un art consolateur et utile , ils sont à l'abri des erreurs , et des méprises , auxquelles on est exposé , quand on compte trop sur la reconnoissance des hommes , ou sur les jouissances plus trompeuses , et plus faciles encore de la vanité.

Tel doit être le caractère du vrai médecin ; tel fut celui du docteur Doublet , qui , en le traçant dans l'Encyclopédie , dont nous l'avons extrait , a donné une juste idée de ce qu'il fût , et de ce qu'il eut toujours été , si la mort ne l'eût enlevé à l'humanité , au milieu d'une carrière , que les plus grands succès , et les plus précieux talens avoient déjà illustrée.

CARAMEL. Le caramel est du sucre très-cuit , en consistance de sirop épais et jaune. Ce sucre échauffe un peu plus que l'autre. On en fait de très-bonnes tablettes , avec le suc de pomme et la gomme arabique ; on les conseille contre les rhumes ; elles sont très-agréables au goût.

CARDES. (V. Bette).

CARDEURS de laine. (Régime des) Les cardeurs de laine de matelats, ont à craindre la poussière fine, qui sort de la laine, surtout quand elle est vieille, et qu'on a été long-tems sans la carder. Alors les parties les plus tenues, passent dans le nez, et les bronches; quelques-unes mêmes arrivent à l'estomac. Ces parties étrangères, gênent nécessairement l'action de ces organes, donnent lieu à la toux, aux étouffemens, aux mauvaises digestions.

Pour éviter une partie de cet inconvénient, il faut que les cardeurs éloignent le plus possible de leur nez, la poussière, en éloignant leurs bras, qu'ils bouchent légèrement leur nez avec du coton; ce qui est aussi facile que commode. Ils auront soin de boire de tems en tems de la bierre ou de l'eau fraîche, de sucer un peu de jus de réglisse, lorsqu'ils sentent de la sécheresse à la gorge.

Les cardeurs éviteront des maux de reins, de dos, et de l'épine, en s'accoutumant à ne pas se courber, autant qu'ils le sont ordinairement, et en portant habituellement des ceintures. Ils se reposeront de tems à autre, pour être plus en état de continuer long-tems leur travail.

CARÊME. C'est un tems destiné par l'homme, dans certaines religions, à contrarier la nature, et à refuser ce qu'elle lui présente de plus utile à son existence, pour plaire au créateur; comme si sa toute-puissance pouvoit être amusée par un pareil sacrifice. Que diroit-on de celui, qui, invité à une bonne table, ne prendroit que du pain et de l'eau, pour faire honneur au maître de la maison?

Comme ministres de santé, nous devons faire observer que le jeûne, et la privation de viande, peuvent faire beaucoup de mal aux personnes délicates, et qui ont besoin d'être bien nourries. Ceux qui en sont les plus la victime, se trouvent dans la classe des gens peu aisés, qui se refusent un morceau de bouilli, tandis que les riches se font servir des poissons, des oiseaux aquatiques, et mille légumes et friandises, qui peuvent bien faire oublier pour quelques jours le régime des animaux. Quelle misérable idée les hommes ont conçu de la divinité, en croyant mériter d'elle, par de pareils moyens !

CARNATION. La carnation est pour ainsi dire le thermomètre de la santé; lorsqu'on offre un teint fleuri, frais, l'œil vif, des joues colorées, des lèvres incarnates, on a une belle carnation, et ordinairement une bonne santé; cet extérieur est assez celui des tempéramens sanguins. Une mauvaise carnation accidentelle, annonce qu'il faut être sur ses gardes, et se mettre au régime, pour éviter le mal dont on est menacé.

CARET. (V. Tortue).

CARNIVORE. Tout animal qui mange de la chair est carnivore; il y a peu de nations qui n'ayent aimé à se nourrir de la chair des animaux, parce que toutes y trouvent du goût, parce que toutes ont apperçu que rien ne réussissoit autant, et ne réparoit mieux les forces, que cet usage; cependant les hommes ont observé que cette nourriture seule étoit alcalescente, qu'elle échauffoit, donnoit de l'âcreté aux humeurs; ils ont en conséquence prudemment mêlé les substances végétales aux animaux, et rien en effet n'est plus favorable à la santé, que cet heureux mélange. (V. Alimens).

CAROTTE. C'est une racine potagère, des plus

employées dans les cuisines ; les carottes sont bonnes à toutes sauces, elles donnent en général beaucoup de goût aux potages et aux ragoûts ; elles passent pour entrtetenir le ventre libre , pour faire couler le lait des nouvelles accouchées , ainsi que la bile.

Les carottes offrent, dans nos climats , une des plantes, dont on peut extraire du véritable sucre, et est en conquence une des plus saines.

CARPE. La carpe est un poisson d'eau douce, qui est très-commun ; elle offre un fort bon aliment, qui se digère aisément, surtout quand elle a dégorgé , ou qu'elle vient de grande eau. Le plus souvent on la cuit au vin : sa laitance est extrémement recherchée et délicate ; il y a des carpes du Rhin, qui pèsent 50 livres ; une mère carpe ordinaire a donné jusqu'à 342,144 œufs. On permet la carpe au vin , ou frite , aux convalescens , et surtout la laitance.

CARRELET. (V. Quarrelet).

CARRIERS. (Régime des) Les carriers , les tailleurs de pierre, marbriers , statuaires, sont exposés à avaler et à recevoir dans leurs poulmons des particules des pierres qu'ils exploitent ; lorsqu'ils s'apperçoivent qu'ils perdent l'appétit , et qu'ils soupçonnent que des parties pierreuses se sont amassées dans leur estomac , ils doivent se faire vomir , ou se purger. Pour éviter d'avaler les petits éclats de pierres , qui sautent de leurs ouvrages , ils doivent tenir le plus possible la bouche fermée.

Dans les carrières , l'air est froid et lourd , humide et mal-sain, la transpiration se supprime aisément, et fait souvent dépérir les ouvriers, en leur causant une foule de maux. Héquet propose de les faire descendre dans les carrières, avec un sachet pendu au col, dans lequel seroient des gousses d'ail, pilées avec du camphre ; ils se laveront le visage avec de l'eau-de-vie camphrée, ou du vinaigre. Ils doivent souvent se frotter avec de la flanelle, boire chaque jour du vin, ou de l'eau-de-vie, mais à petite dose, et s'ils travaillent dans des lieux humides, le tabac fumé, ou pris par le nez, leur convient. Relativement aux vapeurs nuisibles, dont ils pourroient souffrir, V. Mofette.

CARTES. Le jeu de cartes est par excellence celui des fripons, et souvent des dupes. Ceux qui jouent gros jeu, risquent, non-seulement d'avoir beaucoup d'humeur, mais encore d'altérer gravement leur santé, par une série de contrariétés, et par leur manière irrégulière de se conduire, soit en passant les nuits, soit en se livrant à la bonne chère, soit en faisant d'autres excès qui accompagnent ordinairement ce genre de vie. Les tempérans, les bains, les rafraîchissans, les acides, conviennent beaucoup aux joueurs de cartes ; mais ce qui conviendroit mieux au bon ordre, c'est qu'on renonçât à des jeux qu'on ne peut aborder, sans passion, qui, non-seulement petit à petit, altèrent et détériorent la santé, mais encore compromettent la tranquillité, la fortune, et qui pis est l'honneur.

CASSAVE. (V. Manioque).

CASSIS. Le cassis, arbrisseau assez semblable au groseiller rouge, produit des baies, ou fruits noirs, en grappes, dont le goût aigre, ou de punaise, est fort désagréable. Cependant il est des personnes qui s'en régalent, mais c'est le petit nombre. On en fait particulièrement des liqueurs spiritueuses et stomachiques, qu'on dit très-propres à entretenir la santé, en en faisant un usage modéré.

CASTRATION. La castration ôte aux animaux mâles, la faculté réproductrice. C'est une opération très-dangereuse, que le goût du chant avoit introduite en Italie, et que la jalousie des maris entretient en Asie. L'extravagance humaine s'est manifestée sur ce point dans les siècles les plus reculés. On a vu Origène, Léonce d'Antioche, etc., se mutiler, pour être chastes. Dans la religion chrétienne, on a défendu aux eunuques, ou castrats, de se faire prêtres, et on a imposé aux prêtres, les privations des castrats. Il ne faut pas un grand effort de raison, pour sentir combien il y en avoit peu, à exiger des autres, ou de soi-même des sacrifices, qui sont directement opposés au vœu de la nature.

La castration engraisse les hommes, mais amaigrit toutes leurs facultés physiques et morales. On châtre les animaux, dans le dessein de mieux satisfaire la sensualité, en les rendant plus gras, plus savoureux, et plus délicats. On a même trouvé moyen de faire la même opération aux habitans de l'eau, aux carpes, aux brochets, aux tanches, et dans les mêmes vues.

CATESBÉ. C'est un arbrisseau épineux de la famille des Rubiacées, dont le fruit est une baie unilobulaire, ovale et couronnée, qui naît dans l'île de la Providence. Il a une très-bonne odeur, une acidité très-agréable, et forme une nourriture légère et rafraîchissante. Sa pulpe est semblable à celle d'une pomme mûre.

CAVE. Il est fort dangereux de rester long-tems exposé à l'air des caves, parce qu'il est chargé des vapeurs humides du sol, et qu'il pénètre facilement avec elles, dans les corps soumis à son action. Il faut donc craindre d'y reposer : car on seroit bientôt perclus de tous ses membres, et accablé d'infirmités. Les enfans élevés dans les lieux bas et humides, sont maladifs, mal faits, rachitiques, petits et contournés, comme je l'ai observé à Hambourg, où beaucoup de demeures du peuple se trouvent placées sur le bord, et au-dessous du niveau de la rivière.

Il est de la plus grande imprudence de descendre en été dans les caves, quand on a bien chaud; car, relativement à la chaleur de nos corps, elles sont alors très-fraîches, quoique leur température ne diffère pas beaucoup de celle de l'atmosphère.

CAVEAU (d'église). La police doit rigoureusement empêcher que la cupidité ecclésiastique se permette jamais d'y enterrer les morts, parce qu'à tous égards, ce ne peut être qu'aux dépens des vivans.

CAVIAR. On donne ce nom à des œufs d'esturgeon, qu'on conserve avec du sel, du poivre et des oignons, qu'on a laissés fermenter. On fait grand cas de ce mets en Russie; il passe pour être assez sain; il ne m'a pas paru agréable.

CAUTÈRE. Les cautères ont souvent été employés très-imprudemment par des femmelettes, qui, pour soutenir une fraîcheur tombante dans l'âge du retour, ont voulu acheter au prix de la santé, ce qu'on ne peut obtenir sans elle. Il ne peut y avoir de précaution plus folle, et plus dangereuse.

CEINTURE. Les ceintures servent à serrer les hanches pour maintenir les ajustemens des hommes ou des femmes; on en fait de toutes sortes d'étoffes, et de toute largeur; ou les place plus haut, ou plus bas, selon la mode, ou l'avantage qu'on y trouve. Autrefois elles ne servoient aux femmes, qu'à soutenir avec art leur gorge; aussi couvroient-elles leurs ceintures des bijoux les plus

Tome I.   O

précieux. Les sectateurs de l'antique et des grâces, ont de nos jours rajeuni cette pratique, qui ne sied qu'aux femmes bien bâties.

En général les ceintures ont le grand inconvénient, pour peu qu'elles soient trop serrées, de gêner la circulation du sang, de comprimer, et d'arrêter l'action des organes du bas-ventre, de donner naissance à des maux d'estomac, à des engorgemens, à des douleurs dans les hypocondres. C'est à quoi s'exposent les femmes, qui, pour avoir des tailles de guêpes, ainsi qu'on en trouve encore quelques unes, se serrent tant qu'elles peuvent, oubliant qu'elles font tout ce qu'il faut pour nuire un jour au plus précieux de tous les dépôts, à celui qui éternise la race humaine : aussi ont-elles à cette époque tous les maux qui accompagnent et suivent les grossesses des femmes mal conformées. (V. Baleine, (corps de).

Cependant les ceintures sont très-bonnes à ceux qui font des courses, qui voyagent à cheval, qui sont sujets à des coliques, dont quelques embarras dans les viscères, ont besoin d'être maintenus, parce qu'elles sont des points fixes, sur lesquelles se reposent les muscles; mais elles ne doivent être ni étroites, ni dures, ni trop serrées.

CÉLERI. Le céleri est une espèce d'ache, dont la culture a fait un fort bon aliment. On sait comment cette plante devient plus douce, blanche et tendre par l'étiolement ; elle est communément employée dans nos cuisines en salade, ou cuite; elle excite l'appétit, se digère facilement, convient à toutes sortes d'âges, et de personnes, et particulièrement aux pituiteux et aux phlegmatiques.

CÉLIBAT. Dans le célibat, les deux sexes se corrompent par les sentimens naturels mêmes; ils fuyent une union qui doit les rendre meilleurs, pour vivre dans celle qui les rend toujours pires. Plus on diminue les mariages qui pouvoient se faire, plus on corrompt ceux qui sont faits; moins il y a de gens mariés, moins il y a de fidélité dans les mariages, comme, lorsqu'il y a plus de voleurs, il y a plus de volés.

CERF. Le cerf est le plus bel animal de nos forêts; sa femelle se nomme biche. La chair de ces quadrupèdes est fort nourrissante, donne un aliment solide et durable: pour être agréable, elle doit appartenir à un animal jeune et fort; quand elle est vieille, elle est coriace, de mauvais goût, et doit être rejettée; celle du faon est fort délicate et plus relâchante.

CERFEUIL. C'est une plante potagère, d'une odeur douce, et légèrement aromatique. On en fait grand usage dans les assaisonnemens, parce qu'elle a d'excellentes qualités, qu'elle relève le goût des sauces, et des alimens, auxquels on l'unit. Le cerfeuil convient à tout le monde; mais on ne doit pas en faire excès, parce qu'il deviendroit échauffant et irritant.

Les personnes qui iront dans les jardins, cueillir du cerfeuil, auront bien soin de ne pas prendre la cigüe pour cette première plante. Ils reconnoîtront facilement la cigüe aux petites taches rouges qui sont au bas de la tige, et à sa couleur verte, un peu plus foncée que celle du cerfeuil. Il n'y a eu que trop souvent des personnes empoisonnées, et très-incommodées par cette fâcheuse méprise.

CERISE. La cerise est un fruit rouge, succulent, d'une saveur agréable, un peu vineuse; il y a peu de fruits qui plaisent davantage à l'homme dans nos climats; aussi en fait-il ses délices.

Il y a des cerises acides, et des cerises très-douces. En général, toute la section des cerisiers est distinguée dans le genre des pruniers, par l'abondance et la fluidité du suc, que renferment ses fruits, dont plusieurs ont une partie colorante, rouge, soluble dans ce même suc. Les cerises rafraîchissent puissamment, sont amies de l'estomac, excitent l'appétit, et la sécrétion urinaire; elles tiennent le ventre libre; il faut les choisir bien mûres. Les meilleures aux environs de Paris, sont les griotes à courte queue, de Montmorency. On en fait des boissons acidules avec le sucre et l'eau. On en compose des sirops; avec les framboises, d'excellentes confitures d'une grande ressource pour l'hiver, enfin de très-bonnes liqueurs douces pour le ménage.

CERNEAU. C'est le fruit encore tendre du noyer, qu'on écaille, et qu'on assaisonne avec du sel, du vinaigre, ou du verjus, si l'on veut; quoique la noix en cet état, n'ait rien d'huileux, elle pèse cependant sur les estomacs foibles et délicats; on a quelquefois observé, que, quoique bien mâchée, elle passoit dans le canal alimentaire, sans subir aucune altération : ce qui prouve que le suc gastrique ne les attaque pas facilement.

CERSIFIS. (V. Salsifis).

CERVEAU. (des animaux) C'est une substance molle en général, fade et insipide, où les C.[as] Thouret et Fourcroy ont démontré, que le blanc de baleine étoit combiné à un alkali fixe, et dans l'état d'un savon très-doux. Aussi le cerveau dont il forme en grande partie la substance, est-il un des alimens les plus doux et les plus délicats.

Cependant il est des personnes, surtout celles à qui les corps gras répugnent, chez qui le cerveau se digère difficilement ; on peut même dire, qu'en général il pèse sur l'estomac ; mais en l'assaisonnant avec des substances actives et piquantes, qui en relèvent le goût, on en fait un aliment qui n'a aucun caractère malfaisant. Les personnes convalescentes, ou qui ont quelque répugnance, doivent s'en abstenir. (V. Baleine. (Blanc de)

CERVELAS. C'est un aliment fait avec un mélange de viandes de porc, maigres et grasses, et fort épicées, le tout entassé dans un boyau. Il faut avoir un bon estomac pour manger du cervelat. Les personnes accoutumées à de violens exercices, comme les gens de la campagne, s'en accommodent mieux que nos petits estomacs de villes. Les meilleurs sont ceux de Milan.

CHAGRIN. Le chagrin, qui est la suite d'une affection morale, profonde et réfléchie, porte nécessairement le trouble dans les fonctions, et anéantit les forces vitales. Il faut, dans ce cas, faire de l'exercice, autant qu'on le peut, se livrer au travail, suivre un régime doux, léger, éloigner le mal par des dissipations, dont l'enjouement, et la tendre amitié, veuillent bien faire les frais.

Après avoir permis à la douleur sa première explosion, si l'on pouvoit bien se persuader qu'on ne peut rien contre un évènement passé, quelque fâcheux qu'il soit, on mettroit de bonne heure à sa sensibilité, des bornes que la nature elle-même doit amener avec le tems.

Les personnes les plus raisonnables, les plus philosophes, les plus instruites, sont toujours celles qui sai-

sissent, les premières, les vrais moyens de consolation ;
ce sont celles qu'il faut députer aux gens foibles, et
qui ont besoin des secours de l'amitié, et de la raison
éclairée.

CHAIR. On donne le nom de chair aux parties
fibreuses qui forment les muscles des animaux. Il est
de la nature de ces parties fibreuses, de passer immédiatement à l'alcalescence, et ensuite à l'altération putride.
Elles sont unies à une partie extractive savonneuse, et
à une partie gélatineuse. Celle-ci acquiert infiniment
d'acescence, et c'est la seule qui, avec la partie savonneuse, passe dans les bouillons ; il n'est donc pas étonnant que les bouillons deviennent si facilement acescens,
quoique les chairs passent immédiatement à la fermentation alcaline. Il n'est pas plus étonnant que les chairs
des jeunes animaux passent à l'acescence, parce qu'elles
contiennent une grande proportion de matière gélatineuse ; ainsi les proportions respectives de la substance
gélatineuse et de la substance fibreuse, feront qu'une
substance animale sera promptement acescente ou alcalescente, selon que l'une ou l'autre de ces parties,
sera prédominante.

Au mot Carnivore, nous avons fait connoître le goût
décidé de l'homme pour la chair ; nous observerons ici
que celle des animaux, jeunes et forts, est tendre,
nourrissante ; mais que plus ils se rapprochent du premier âge, plus leurs sucs sont visqueux. D'un autre côté
plus ils sont vieux, plus ils sont durs, coriaces, et de
difficile digestion.

Si la police doit surveiller les bouchers, comme nous
l'avons dit à l'article qui les concerne, combien à plus
forte raison, ne doit-elle pas être attentive à la vente qui

se fait journellement par des gens qui ne sont pas bouchers, et qui donnent au peuple, à bon marché, des
chairs de bêtes mortes de maladies, ou de mauvais
acabit. Les personnes qui mangent de ces viandes, sont
souvent incommodées, par ce fait seul, et sans s'en douter.

On lit dans les Ephémérides d'Allemagne, qu'un
paysan et un enfant de dix ans moururent, pour avoir
mangé d'un cochon salé, qui avoit eu une tumeur au
col; en 1677, douze écoliers périrent dans une pen-
sion à Leipsik, pour avoit mangé de la chair de
vache étique qui avoit eu un abcès.

Les personnes qui aiment passionnément la viande,
qui en mangent en conséquence beaucoup, sont sujettes aux
maladies putrides. C'est pourquoi on ne peut trop recommander de mêler aux substances animales, les végétales qui tempèrent, par leur acide, l'alcalescence
des chairs, et les rendent plus propres à former une
pâte alimentaire, douce et homogène.

La chair des animaux qui ne font pas d'exercice, contient beaucoup plus de mucilage et de parties gélatineuses,
que celle des autres; le mouton se digère bien plus aisément que le cochon, le lièvre mieux que le lapin domestique.

On prétend que de la chair, qui a déjà une mauvaise
odeur, va bientôt la perdre, si on l'entoure de poudre
de charbon.

CHAIRCUITIER. Les marchands de chair de
cochon, exigent de la part de la police, la plus exacte
surveillance; car c'est une chose assez commune, que
le débit du porc mal-sain, ou entaché de cette maladie qui fut si funeste au peuple juif. Les particuliers peuvent se mettre à l'abri de la fraude en

examinant bien eux-mêmes la chair qu'ils achètent. Sa mauvaise qualité la plus commune, la ladrerie, se reconnoît sans peine à des petits grains semblables à ceux de millet, qui sont répandus en abondance dans toute la substance de l'animal.

Quant au régime qui convient aux chaircuitiers, V. Bouchers.

CHAISE. (V. Siège).

CHALEUR. La chaleur est une sensation que les hommes éprouvent par l'action du soleil, par celle des corps combustibles ou enflammés, et par le mouvement ou l'exercice. Cette sensation a lieu, lorsque les corps sont plus chauds que les nôtres.

Les chymistes modernes ont donné le nom de calorique à la substance qui paroit produire la chaleur; mais quelque soit sa nature, elle se répand uniformément dans tous les corps, les dilate, les fait passer de l'état solide, à celui de liquide, et de celui-ci à l'état de vapeur. Elle se communique aux corps de trois manières, par le contact du corps chaud, par le mouvement ou par un acte de combinaison. Il n'y a point d'opération dans laquelle il n'y ait dégagement ou absorbtion de chaleur.

On est sûr que l'impression de la chaleur produit dans les animaux, du plaisir ou de la douleur, selon ses degrés, qu'elle dilate leurs parties, en diminue la pesanteur spécifique, que les corps, en passant de l'état solide à celui de fluidité, produisent toujours du froid, *et vice versa*.

La chaleur, en pénétrant nos corps, y produit peu à peu le même effet que le feu pourroit communiquer. Elle ouvre les pores de la peau, dilate les parties solides, chasse celles qui sont humides, les évapore, déssèche les parties molles, et est la cause de la raréfaction.

Les hommes font usage de deux espèces de chaleur, l'une naturelle, qui est produite par le soleil et l'atmosphère, l'autre est en quelque sorte artificielle, et se produit à volonté, au moyen du feu et du frottement.

Quand même les rayons lumineux ne seroient pas chauds par eux-mêmes, on peut supposer qu'ils s'échauffent en traversant notre atmosphère; et le mouvement qu'ils communiquent aux corps qu'ils frappent, y occasionne le développement de la matière du feu, dont le premier effet est la chaleur.

La force de la chaleur solaire, est relative à la nature des différens corps qui sont susceptibles d'acquérir plus ou moins de degrés de chaleur. On sait que les personnes qui sont couvertes avec des habits noirs, absorbent bien plus de chaleur que celles qui ont des habits blancs ou gris, parce que, d'un côté, les corps noirs ou très-foncés en couleur, absorbent la lumière, tandis que les autres la réfléchissent, et s'en laissent bien moins pénétrer : de l'autre, les couleurs noires, ou sombres, étant dues aux métaux, surtout au fer, sont beaucoup plutôt échauffées, que les blanches ou les grises, qui n'en contiennent point ou presque point.

On peut donc conclure de cette observation, que les habits noirs ne conviennent pas autant que les gris dans les climats chauds, et les saisons où le soleil est dans toute sa force, parce qu'avec de tels habits on est bien plutôt échauffé : il faut les garder pour l'hiver. On ne devroit, par cette raison, mettre en été que des chapeaux blancs. Il y a apparence qu'on seroit moins exposé aux coups de soleil qui sont très-favorisés par les chapeaux noirs ; au moins est-il prudent que la calotte du chapeau soit couverte de carton blanc.

On dit que le lord Leicester, d'après ces principes, a fait noircir, avec beaucoup de succès, les murs et les espaliers de son jardin, pour garantir les jeunes fruits des gelées printanières.

CHALEUR. (Animale). Dans l'homme, ainsi que dans les autres animaux, un principe de chaleur sans cesse agissant, répare continuellement les pertes que le milieu environnant occasionne, et cette réparation est toujours proportionnée à la gradation, et à la marche de la cause qui nécessite ces pertes. Ce principe diffère d'ailleurs de la chaleur que le corps animal reçoit lui-même du milieu dans lequel il existe ; cette seconde chaleur est en raison de la température ambiante, et varie comme elle. Un cadavre n'a plus que cette dernière. Froid ou chaud comme l'atmosphère, ou le corps sur lequel il repose, rien en lui ne peut compenser cette alternative.

L'homme et l'animal vivant jouissent jusqu'à un certain terme d'un degré de chaleur uniforme, indépendant des variations et des changemens qui arrivent autour d'eux. Tantôt l'homme est exposé à environ soixante-dix degrés de froid au thermomètre de Réaumur, comme dans l'hiver de 1735, le 16 janvier à Jéniseik, en Sibérie, et même à plus de soixante onze et demi, comme à Tornéo le 5 janvier 1760 ; et cependant il conserve environ 28 à 29 degrés et demi de chaleur naturelle : tantôt s'exposant comme Fordyce, Banks, Solander, à un degré de chaleur immodéré, il parvient petit à petit à rester dans une étuve échauffée jusqu'à soixante dix neuf degrés et demi de chaleur, c'est-à-dire, presqu'au terme de l'eau bouillante, sans que sa chaleur naturelle varie beaucoup, puisqu'elle s'est toujours soutenue à trente ou trente deux degrés.

Il est donc un point, un terme fixe autour duquel sont des variations assez légères. Pour connoître le vrai degré, il faudra soustraire la vraie chaleur, ou naturelle, de la chaleur absolue. Que la chaleur atmosphérique, soit de dix degrés par exemple, et la chaleur absolue de l'animal de 28, il faudra retrancher les dix degrés atmosphériques : il ne restera de chaleur naturelle que 18. L'augmentation de cette chaleur naturelle, est proportionnelle à celle du froid.

Supposons que la chaleur absolue soit de vingt-huit, et celle du milieu ambiant, de dix : si cette dernière descend à cinq, la chaleur naturelle augmentera de cinq, et sera de vingt-trois à zéro, ou au terme de congellation. L'animal fournira, pour ainsi dire, à lui seul la somme de vingt-huit. Si le froid augmente de plusieurs degrés, alors l'animal produira autant de degrés de surplus, qui se perdront nécessairement, pour établir l'équilibre de la chaleur, entre le corps animal, et le milieu dans lequel il se trouve plongé.

D'après cette observation, on sent pourquoi, dès qu'on passe dans un appartement froid, la sensation vive du froid dans le premier instant, diminue par degrés. L'atmosphère de l'appartement s'échauffe nécessairement, et si un certain nombre de personnes se rassemblent dans le même lieu, il acquiérera bientôt un degré de chaleur considérable.

On sent facilement que cette production de chaleur superflue, ne peut se faire que jusqu'à un certain point.

Cet accroissement reconnoît des bornes. Quand l'animal ne peut parvenir à établir un parfait équilibre entre la chaleur vitale et la température environnante, l'engourdissement s'empare d'abord des extrémités, gagne bientôt les poulmons, (qui sont probablement le foyer générateur de la chaleur animale), puis le cœur, et il termine enfin sa vie par la destruction totale du mouvement, et des organes qui le produisent et le conservent.

Pour bien entendre ce que nous avons encore à dire sur la chaleur animale, il faut savoir qu'en général on distingue les animaux en deux classes relativement à cet objet, en ceux qui ont le sang chaud, et ceux qui l'ont froid. Ces derniers sont ceux qui n'ont qu'un degré de chaleur à peine supérieur à celui du milieu qui les environne, et qui participent exactement à tous les changemens qui arrivent dans la température, comme on l'a observé chez les poissons, les vers, les grenouilles, qui n'ont guère plus de deux degrés de plus de chaleur que celle de l'atmosphère ; ces animaux ayant une chaleur fort au-dessous de la nôtre, affectent notre toucher de la sensation du froid. Les animaux chauds, au contraire, sont ceux qui, comme l'homme, jouissent d'un degré de chaleur très-supérieur à celui dans lequel ils vivent.

Plus les animaux sont parfaits, plus ils sont doués de la faculté de conserver un certain degré de chaleur, qu'on doit regarder comme la base de la chaleur animale. Cependant, d'après les expériences de Hunter, plusieurs de ces animaux, et presque tous, ne conservent pas constamment ce même degré : d'ailleurs cette chaleur peut varier, et s'écarter un peu de son point fixe, soit par contact extérieur, soit par maladies. Mais ces variations sont toujours plus grandes au-dessus du terme fixe, qu'au dessous, c'est-à-dire, que les animaux les plus parfaits, résistent plus facilement à la chaleur qu'au froid, comme on peut s'en assurer par l'exemple des hauts degrés de chaleur, qu'ont éprouvés les anglais nommés plus haut, et par celui d'une jeune fille citée par Tillet, (Mémoires de l'académie des sciences, 1768, page 186). Elle resta devant lui pendant près de dix minutes dans un four à pain, dont la chaleur étoit de cent sept degrés, c'est-à-dire, de vingt-sept degrés plus forte que celle de l'eau bouillante.

La chaleur naturelle se trouve augmentée et diminuée par le contact de l'air extérieur, et elle varie suivant les forces vitales, tant dans les mêmes parties que dans les parties différentes du même animal. L'animal sain est plus en état de fournir à cette augmentation, que l'animal malade, et toutes les parties ne sont pas également propres à la produire. Plus les parties sont nobles, et pour ainsi-dire vitales, plus elles semblent propres à engendrer la chaleur.

Dans le journal de physique de 1781, on remarque un fait assez singulier; c'est que les oiseaux sont doués d'une chaleur de quelques degrés plus grande que celle de la classe des quadrupèdes. La nature ne leur auroit-elle pas donné cette augmentation de chaleur pour favoriser l'incubation des œufs, qui ont besoin d'un très-haut degré de chaleur pour éclore ?

Le sommeil, dans les animaux, diminue la chaleur extérieure, et un homme qui dort, a toujours un degré et demi ou deux degrés de chaleur de moins que lorsqu'il veille; le docteur Martine nous a appris que le sommeil, tant qu'il dure, rafraîchit le corps à l'exté-

rieur, mais que la chaleur se rétablit dès qu'on s'é-
veille; quant à l'extérieur, il ne paroît pas qu'il éprouve
un changement sensible; il y a même des personnes
qui croyent que la chaleur se concentre dans l'intérieur
pendant le sommeil, et gagne l'extérieur aussitôt qu'on
s'éveille.

La chaleur est la même dans les enfans et dans les
adultes; on a trouvé souvent, dans l'état de santé, qu'ils
avoient également une chaleur qui ne s'élevoit pas au-
dessus de vingt-neuf degrés trois cinquièmes, et qui,
le plus souvent reste permanente entre vingt-sept et
vingt-huit degrés. Le docteur Martine porte la chaleur
de la fièvre, dans l'homme, à environ trente-deux degrés, trente-deux degrés et demi, trente-trois degrés.
On sent facilement que la différence des constitutions
et d'autres circonstances environnantes, doivent apporter quelques variations.

Quant à l'origine de la chaleur, d'après un très-bon
résumé, du citoyen Séguin, sur la chaleur animale, on
voit que Lavoisier a annoncé le premier, que la chaleur
animale pouvoit dépendre de la décomposition de l'air
vital, qui abandonne alors une certaine portion de son
calorique spécifique. Il a développé cette assertion,
très-raisonnable, adoptée depuis par le docteur Crau-
ford, dans un mémoire lu en 1777. Cette idée brillante est une des plus importantes de la physique animale, et ce qui l'appuie particulièrement, c'est que
parmi les animaux à sang chaud, ceux qui ont les
poulmons les plus volumineux, ont une plus haute température de chaleur; ensuite, c'est que la température
d'un animal, est proportionnelle à la quantité d'air vital,
qu'il décompose dans un temps donné : sans la dé-

composition de l'air vital, la haute température de chaleur qui existe dans cet air, seroit bientôt anéantie,
et c'est au changement du sang veineux en sang artériel, que l'on doit attribuer l'égalité de température
dans toutes les parties du corps de l'animal.

Voilà ce qui résulte de toutes les expériences scru-
puleuses qui ont été faites.

La différence du sang artériel, au sang veineux, tient
à la quantité surabondante d'hydrogène carboné que
contient ce dernier.

Cette différence est moins sensible, quand un animal
se trouve placé dans un milieu chaud, que dans un
milieu froid.

Celui qui se trouve placé dans un milieu froid, consomme plus d'air, dans un tems donné, que lorsqu'il se
trouve dans un milieu chaud.

L'air vital se décompose dans les poulmons ; son oxí-
gène s'unit avec l'hydrogène carboné, qui se dégage du
sang veineux, et forme du gaz acide carbonique avec
le carbone, et de l'eau mêlée avec l'hydrogène. Pendant ce changement, l'air vital laisse toujours dégager
une partie de son calorique spécifique.

La capacité du sang artériel est plus grande que celle
du sang veineux, dans l'échelle comprise entre le zéro
du thermomètre et le 80e degré.

En circulant, le sang artériel se change en sang veineux, parce qu'il absorbe de l'hydrogène carboné, et
que pendant ce changement, il laisse dégager une portion du calorique qu'il avoit absorbé dans les poulmons.

A l'aide de ces connoissances, on peut rendre raison,

1°. De la température constante des animaux, quoique
celle de l'atmosphère varie sans cesse.

2°. De l'augmentation de température occasionnée par l'exercice.

3°. Des changemens opposés de température, observés dans les différentes périodes des fièvres.

4°. Enfin l'inflammation topique.

1°. Dans l'hiver, les pores se resserrent, la transpiration diminue, la quantité d'air vital décomposé augmente en raison de la surcharge d'hydrogène carboné que contient le sang veineux, et enfin, la quantité de calorique communiquée à tout le système pendant la circulation, augmente en raison du plus grand changement de capacité, qu'éprouve le sang artériel, pendant sa transformation en sang veineux.

Dans l'été, au contraire, les pores sont plus ouverts, la transpiration augmente, la quantité d'air vital décomposée est moins grande, parce que le sang veineux contient moins d'hydrogène carboné, et enfin le changement de capacité du sang artériel, occasionné par la transformation en sang veineux, se trouvant diminué, la quantité de calorique communiquée à tout le système est aussi moins considérable ; ainsi le pouvoir que possèdent les animaux de décomposer l'air vital, et d'en séparer une certaine quantité de calorique, pour se l'approprier en partie, est proportionnel au besoin qu'ils ont de le combiner avec ce principe, pour demeurer toujours à la même température.

2°. Lorsqu'on fait de l'exercice, l'action des muscles porte, avec abondance, le sang veineux dans l'oreillette droite : la circulation et la respiration sont accélérées, la décomposition de l'air vital, et la communication du calorique à tout le système, suivent le même rapport, et conséquemment la chaleur animale se trouve augmentée.

3º. Le froid que l'on éprouve, lorsqu'on commence à avoir la fièvre, est précédé d'un état de langueur, d'un sentiment de foiblesse, et d'une diminution dans l'action du cœur et des artères; la circulation et la respiration se ralentissent, la quantité d'air vital décomposée diminue conséquemment, et la portion de calorique communiquée à tout le système animal, devient moins sensible; mais bientôt il se forme un spasme à la surface de la peau, le sang se porte au cœur avec abondance, la respiration et la circulation s'accélèrent, la quantité d'air vital décomposée augmente, et la communication du calorique à tout l'individu, suit le même rapport.

Dans les fièvres putrides, il faut ajouter encore, à l'accélération de la circulation et de la respiration, l'état putrescent des humeurs, qui augmente la dose de l'hydrogène carboné, que contient ordinairement le sang veineux. Il est probable que c'est par cette raison que la température du corps humain n'est jamais plus haute que dans les fièvres putrides.

Nous devons observer ici, que si quelque cause particulière ne diminuoit pas cette augmentation rapide de température, l'animal périroit bientôt; mais l'évaporation rapide, et la communication considérable d'une certaine quantité de calorique, à l'air environnant, sont deux moyens que la nature bienfaisante employe pour arrêter cet accident.

4º. L'inflammation topique ou locale, est accompagnée d'une température plus élevée, que celle qui est naturelle aux animaux. La palpitation des vaisseaux, et les observations microscopiques, indiquent une accélération dans la circulation qui aborde à la partie enflammée; la réaction violente, ainsi que la stagnation du fluide sé-

reux , contenue dans le tissu cellulaire adjacent , occasionnent , dans cette circonstance , une tendance à la putréfaction. Ce sont ces causes qui concourent à l'augmentation de température observée dans les inflammations
locales. En effet , dans l'état de santé , la vîtesse avec la-
quel le sang pénètre les différentes parties de notre individu , et la quantité d'hydrogène qu'il absorbe pendant
cette circulation , sont dans une telle proportion , que le
calorique se répand également surtout le système. Mais
si , par quelqu'irrégularité , le sang passe avec plus de
violence dans quelques parties , ou si en conséquence
d'une plus grande tendance à la putréfaction , il se combine avec une plus grande quantité d'hydrogène carboné ,
il doit y avoir alors , dans un tems donné , plus de carbone dégagé. C'est ce qui arrive dans les inflammations
topiques.

On doit sentir l'importance d'un système aussi bien
étayé , tant pour expliquer les phénomènes de la santé ,
que pour rendre compte de ceux qui sont contre nature ,
et trouver les moyens de les combattre avec avantage.

CHAMBRE (à coucher). La chambre où l'on couche
étant un des lieux qu'on habite le plus , mérite qu'on fasse
quelqu'attention à son étendue , à sa situation , et à ses
degrés de salubrité.

Relativement aux dimensions de cette pièce importante , nous croyons qu'elle ne doit pas avoir moins de
9 à 10 pieds d'élévation, sur 15 de large , ou environ
trois mètres de haut , sur quatre et demi de large , pour
que l'air atmosphérique y circule librement , et que son
renouvellement fournisse suffisamment d'oxigène à la respiration , et à la combustion. Dès qu'on est levé , on doit

ouvrir les fenêtres pour balayer l'air impur qui s'est accumulé pendant la nuit. Il faut faire ensorte que les pièces, où l'on couche, ne soient point au rez-de-chaussée, qu'elles soient bien balayées, plancheyées, garanties de toute espèce d'humidité, et, quand on le peut, il ne faut rien omettre pour qu'elles soient à l'exposition du Midi.

On ne doit pas coucher plus de deux personnes dans la même chambre ; autrement l'air qu'on respire, vers le matin, devient fort dangereux. Il faut faire ensorte que la température ne monte pas à plus de 10 à 12 degrés de chaleur ; que les lits ne soient pas dans des alcoves, que des vents coulis cependant ne puissent pas les atteindre ; que les ouvertures enfin soient tellement pratiquées, qu'on puisse facilement renouveller l'air.

C H A M P I G N O N. Les champignons forment un ordre de végétaux équivoques et très-différens de tous les autres, par l'absence des fleurs et des organes de la fructification, qui jusqu'à présent sont inconnus. Il y a des observations qui semblent prouver qu'on devroit plutôt les regarder comme des polypiers, ou des demeures d'insectes, offrant sur la terre, ce que les madrépores présentent dans la mer, que comme de véritables végétaux. Ce que nous avons de plus important à examiner ici, c'est la distinction claire et précise de ceux qui sont salubres, d'avec les espèces dangereuses.

Les champignons offrent, en général, une substance charnue, spongieuse et cellulaire, quelquefois très-molle ; il y en a qui poussent en quelques heures dans les endroits humides.

Linné distingue les champignons en deux sections, qui donnent dix genres.

Dans la première section, sont les champignons à chapeau,

Genre 1°. Agaric. . . *Agaricus.* . . chapeau garni en dessous de laine.

2°. Bolet. . . *Boletus.* . . chapeau en dessous avec pores et tuyaux.

3°. Hydne. . *Hydnum.* . . chapeau garni en dessous de pointes.

4°. Morille. . . *Phallus.* . chapeau lisse en dessous, crevassé en dessus.

IIe. S e c t i o n. *Champignons sans chapeau.*

5°. Clathre. . . *Clathrus.* . . . expansion fongueuse arrondie, oblongue ou en forme de grille.

6°. Helvelle. . . *Helvella.* . . expansion fongueuse turbinée.

7°. Pezize. . . *Peziza.* . . expansion fongueuse.

8°. Clavaire. . . . *Clavaria.* . . expansion fongueuse, lisse et alongée.

9°. Vesse de loup. . . *Lycoperdon.* . . expansion fongueuse arrondie et pleine de poussière.

10°. Moisissure. . . . *Mucor* . . vésicule pédiculée.

Le docteur Paulet a donné de très-bons mémoires sur les champignons, et ils nous aideront, pour bien distinguer les bons des mauvais.

On sait qu'on fait un grand usage des champignons dans les cuisines ; ceux qu'on emploie le plus à Paris, sont les champignons de couche, l'Oronge, le Mousseron, la Morille, la Truffe.

Nous devons dire ici, que l'art de distinguer les bons

champignons, des mauvais, étant encore bien loin de la perfection, et les méprises pouvant coûter la vie, on ne doit employer que ceux qui seront bien connus, et rejeter tout ce qui pourroit laisser quelques doutes, jusqu'à ce que l'expérience ait bien décidément fixé les idées, au défaut des caractères botaniques. Nous ne parlerons ici que de ceux qui sont très-connus. Il faut observer que tous les genres distingués par Linné ne fournissent pas des espèces utiles comme aliment. Nous parlerons d'abord des champignons utiles.

PREMIER GENRE.

Des champignons comestibles. Agaric.

Bulliard a compté deux espèces d'agarics comestibles.

Première espèce. Agaricus edulis. Campestris Lin.

Le champignon commun des couches qu'on sert communément sur nos tables, naît beaucoup dans les fumiers, les jardins, les bois, souvent à côté des espèces dangereuses, comme l'agaric bulbeux. Ce champignon varie de grandeur. Son pédicule est solide, court et blanc, muni d'un collet déchiré, rose sur ces bords, renflé à sa base, sèche et cassante, sans membrane, parce que ce champignon ne sort pas d'un volva, tandis que l'espèce vénéneuse, qu'on confond avec lui, a une véritable bulbe, et les restes d'un volva, à la base de son pédicule.

Le chapiteau de l'agaric comestible connu, est hémisphérique dans sa jeunesse, bientôt s'applatit, et devient très-large. Sa surface supérieure est blanche d'abord, et devient fauve; quoique le pédicule soit contigu à la chair, il s'en détache facilement, et assez net. Les feuillets du dessous sont roses , et deviennent ensuite bruns et noirs. La chair est douce et blanche. Sous sa membrane qui s'enlève facilement , est une chair blanche , d'une saveur et d'une odeur agréables , ressemblant un peu à celle du cerfeuil. Quand on coupe la chair , elle noircit promptement.

L'agaric bulbeux printanier , de Bulliard , qui est un poison , a été pris pour notre champignon commun , à cause de sa ressemblance , et a couté la vie à beaucoup de personnes. Mais il diffère de la variété , à feuillets blancs de l'agaric comestible , par son volva entier et sa bulbe , par sa peau grise qui ne s'enlève pas , par son odeur désagréable , par l'humidité de sa surface , par sa teinte un peu verdâtre , par son collet régulier et blanc, comme ses feuilles. Dans le doute , il vaut mieux ne manger que les champignons venus sur couches.

Lorsqu'on apprête ces agarics comestibles , après les avoir nettoyés et pelés , on les met tremper une heure dans de l'eau , où l'on jette un peu de vinaigre : on les place quelques minutes dans de l'eau chaude , pour les attendrir , et on les met dans les sauces. On les fait cuire à part , et si l'on veut , aux fines herbes et au gratin. De quelque manière que le champignon soit accommodé, c'est toujours un aliment lourd , difficile à digérer , faisant éponge , et donnant un mauvais chyle. Il faut donc que les estomacs vigoureux qui se les permettent , les mâchent bien , et en mangent sobrement. On a vu souvent les meilleurs champignons donner des vertiges , des foiblesses , du bouleversement d'entrailles , des mouvemens convulsifs , des rêves effrayans ; il faut alors faire vomir promptement : car c'est déjà un léger empoisonnement. *Sublatâ causâ tollitur effectus.* D'après cela

on voit qu'il y a peu de personnes qui puissent, sans se
compromettre plus ou moins, manger les meilleurs champignons.

Deuxième espèce. Agaric Mousseron

Il se trouve abondant au printems, et en été dans les
prés montagneux, dans les friches, et dans la mousse
des bois, dont il est souvent caché. Il est nud, sans volva,
et sans collet ; il s'étend jusqu'à 15 lignes de diamètre,
ou 30 millimètres, en conservant toujours sa forme convexe. Sa surface ressemble à la peau d'un gant. Sa peau
ne s'enlève pas. Sa chair est épaisse, cassante ; il a une
odeur fort agréable, il est bien plus délicat que le premier champignon, et bien plus recherché ; c'est celui
aussi qui est le moins sujet à faire du mal. Il peut venir
sur les couches.

Troisième espèce. Faux Agaric, faux Mousseron,
Agaricus pseudo. Mousseron.

Il ressemble au précédent, il se trouve dans les
mêmes lieux à la fin de l'été. Il a peu de chair ; sa surface est sèche, luisante, ses feuillets ne sont pas dé-
couverts, comme dans le vrai mousseron ; le pédicule
est grêle, plein, fibreux, il a bonne odeur, bon goût,
il est employé de même que le précédent.

Quatrième espèce. Agaric, Oronge vraie.
Agaricus aurantiacus.

C'est une espèce de champignon, des plus belles et
des plus recherchées. L'oronge vraie est commune dans
les provinces méridionales de la France. Il paroît

d'abord sous la forme d'un œuf. Une membrane blanche et épaisse, le recouvre entièrement ; elle se déchire, et le chapiteau, avec sa couleur safran, se développe depuis quatre, jusqu'à huit pouces de diamètre, ou depuis onze, jusqu'à vingt-deux centimètres environ. La superficie se sèche, se pèle, et a autant de raies sur les bords, qu'il y a de feuillets. Il conserve long-tems son collet, et perd rarement son volva.

On le distingue de l'oronge fausse, particulièrement par le volva, qui est incomplet dans l'oronge fausse. La couleur de l'oronge vraie, varie quelquefois ; elle tire sur l'or, quelquefois sur le rouge écarlate ; c'étoit le mets le plus estimé des anciens Romains, qui le nommoient *boletus*. L'oronge se corrompt en très-peu d'heures ; toute la substance de ce champignon, ressemble à celle d'un abricot, bien mûr. On peut la conserver long-tems, en la jettant dans de l'huile d'olive.

Elle se plait sous les châtaigniers. Ce champignon est indigeste, quand on en mange en quantité. On le prépare avec un assaisonnement piquant et relevé.

Cinquième espèce. Agaric chanterelle.

Agaricus cantarellus.

C'est un champignon bien remarquable, et sur lequel on ne peut se méprendre ; il croit dans les prés montagneux, dans les bois élevés et clairs, et en été. Tout ce champignon est d'un jaune orangé ; il est régulier, concave, diversement lacinié sur ses bords ; ses feuillets sont peu saillans, et comme des rides ou des nervures ; ils sont bifides ; le pédicule est plein ; il foisonne ordinairement, a une odeur légèrement aromatique ; c'est un champignon préférable à celui des *couches.*

Sixième espèce. Agaric laiteux, âcre. Agaricus
lactifluus, acris. Piperatus. Lin.

Selon Bulliard, il a un pédicule plein, court, continu, épais, un chapeau blanc ; en vieillissant, il prend la forme d'un entonnoir, en le piquant, il donne une liqueur blanche, comme du lait, que la cuisson détruit. On le mange, après l'avoir fait griller. Le Cⁿ. Lamark le regarde comme un poison. Jusqu'à ce qu'il soit mieux caractérisé, il est prudent de s'en priver.

Septième espèce. Agaric des bruyères. Agaricus ericeus

C'est, suivant Bulliard, le plus simple des agarics ; il pousse en automne ; il a peu de feuillets ; son chapeau épais au milieu, est extrêmement mince, et comme du papier huilé à ses bords : il se gerce et se mange dans quelques campagnes, comme le mousseron. Je ne m'y fierois pas encore beaucoup.

Huitième espèce. Agaric solitaire. Agaricus solitarius.

Cette belle espèce se trouve dans les bois, vers la fin de l'été, et foisonne très-peu ; son chapeau est rond, avec un enfoncement dans le centre ; son pédicule a un collet ; sa bulbe est écailleuse, chargée de rides, ou de pédicules, appartenans au volva qu'il avoit, étant jeune : selon Bulliard, il a un goût exquis.

Neuvième espèce. Agaric couleuvré. Agaricus variegatus.

Ce beau champignon se trouve vers la fin de l'été,

dans les bois, et surtout dans les lieux sablonneux ; bien développé, il a depuis huit jusqu'à 15 pouces de hauteur, ou depuis 22 jusqu'à 40 centimètres environ. Jeune, son chapeau est parfaitement ovoïde ; plus il s'applatit, plus il est remarquable par des taches, ou bigarures, semblables à celles d'une peau de serpent. Le pédicule est fistuleux. Sa chair est blanche, gercée. Bulliard dit qu'on le mange ; mais il y a de fortes raisons pour s'en méfier.

Dixième espèce. Agaric odorant. Agaricus odorus. B.

Il se trouve vers la fin de l'été dans les bois, et vient sur des feuilles mortes ; il se pèle, a peu de chair, est sans collet, et sans volva. Il a une odeur de musc ou de gérofle, qui le fait aisément distinguer. On n'est pas sûr que ce champignon puisse se manger.

Onzième espèce. Agaric turbiné. B. Agaricus turbinatus.

Cet agaric est fort reconnoissable ; son extérieur ressemble à une truffe ; pour son pédicule renflé vers le bas, il est plein, sans collet, ayant six pouces de haut ; le chapeau peut avoir de six à huit pouces de diamètre, ou depuis seize, jusqu'à vingt-deux centimètres environ. Sa chair est ferme, il est agréable au goût, à l'odorat. On n'est pas bien sûr de sa bonté. Il naît en automne dans les grands bois.

IIe. GENRE.

De champignons comestibles.

On distingue les bollets, par leur chapeau garni par dessous de tubes creux, plus ou moins ronds, très-serrés les uns contre les autres, offrant beaucoup de trous ou de pores.

Première espèce. Bolet comestible. Boletus edulis.

Le chapeau de ce bolet a souvent dix à donze pouces de diamètre, ou environ. Sa chair est très-blanche, ne change pas de couleur, quand on l'entame, comme dans les espèces suspectes de ce genre; on le trouve pendant l'été dans les bois. Ses tuyaux sont bien sensibles. Il a une saveur et une odeur très-agréables : on le mange avec toute sorte d'assaisonnement. On choisit les plus jeunes, on en enlève la peau et les tuyaux, on les dessèche au soleil, et on les garde pour l'hiver.

Deuxième espèce. Bolet bronzé. Boletus æneus.

Ce bolet assez rare, a la chair épaisse, ferme, cassante : il est d'un blanc vineux. Sa peau qui s'enlève, est d'un roux verdâtre, tirant sur la couleur du bronze. Le pédicule est haut; il a un suc laiteux, légèrement âcre, un chapeau d'environ deux pouces de large, ou environ six centimètres. Bulliard dit qu'on l'emploie. Le C°. Lamark le regarde comme dangereux. Attendons pour en faire usage, de nouvelles expériences.

IIIe GENRE

Des champignons comestibles. Hydne. Hydnum.

C'est un genre de champignons, dont le chapeau, au lieu de porter à sa surface des lames, comme l'agaric, ou des tubes, comme le bolet, est garni au-dessous de pointes; il n'y a qu'une espèce de ce genre qu'on croye bonne à manger ; c'est l'hydne sinué, de Bulliard, et l'*hydnum rependum* de Lin. Ce champignon est assez commun dans nos bois, pendant tout l'automne, dans les lieux très-couverts ; sa surface est inégale, raboteuse ; sa chair est ferme, cassante ; d'abord il est très-blanc, puis il devient fauve. Il a beaucoup de points au dessous du chapeau ; le pédicule est plein, rarement placé au centre ; les avis sont partagés sur la bonté de ce genre ; attendons des lumières plus positives pour en user.

IVe. GENRE

De champignons comestibles. Morille, Phallus.

La morille est fort recherchée. Son caractère est d'avoir un chapeau lisse en dessus, sans lames, sans pores, sans pointes, et seulement des crevasses à sa surface supérieure. Il n'y a qu'une espèce de ce genre, qui soit employée dans les cuisines ; on la trouve dans les bois, au printems : elle offre un pédicule continu, fistuleux, renflé à sa base, qui porte sur les deux tiers environ, de sa longueur, une sorte de chapeau plus ou moins conique, avec des alvéoles, ou crevasses irrégulières, d'où sort une poussière séminale, très-abondante, semblable à celle des agarics. Il a de longues racines fibreuses. On en fait grand usage ; on préfère la morille des terrains sablonneux ; on la dessèche aisément.

V^e. GENRE

De champignons comestibles. Clavaire, Clavaria.

La clavaire est une expansion fongueuse, souvent terminée en massue. On ne mange que la clavaire coralloïde, qui pousse en automne. Cette production végétale singulière, imite assez bien le corail; elle s'attache au pied du tronc des vieux arbres humides : la couleur, la forme, et la grandeur, en sont fort variées. Cette plante semble indiquer le passage des végétaux aux zoophites. Elle est molle, demi transparente, comme les fungus marins. Cependant elle est tendre, et d'une saveur agréable; elle est saine, et facile à digérer, en comparaison des agarics. On la trouve dans les bois de Montmorency.

VIe. GENRE.

Vesse de loup. Lycoperdon.

Il y a deux espèces dans ce genre, qu'on regarde comme alimentaires.

Première espèce. Vesse de loup hérissée.

On la trouve souvent dans les bois, les prés, et les terres en friche. Elle se présente d'abord sous la forme d'une boule blanche, avec des petites pointes à sa surface; mais bientôt la peau s'amincit, la clair se change en une poussière grise, qui est lancée par un trou à sa partie supérieure. Bulliard dit qu'on la mange dans sa jeunesse. Il faut être fort en garde, parce qu'elle ressemble beaucoup aux épines près, à d'autres qui sont très-vénéneuses. D'ailleurs chacun ne convient pas de son peu de danger.

Deuxième espèce. Truffe. Lycoperdon tuber.

Bulliard en fait un genre qu'il nomme, *Tuber nigrum.*

Cette plante vient sous terre, et sans racines. C'est une masse charnue, pleine, noire et raboteuse dehors, blanche en dedans, quand elle est jeune, et noire quand elle vieillit. Dans le Périgord, on se sert des cochons pour les chercher ; ils les déterrent avec une muflière qu'on leur met exprès. Les gourmets trouvent les truffes délicieuses. Elles communiquent leur odeur aux animaux, avec lesquels on les cuit. Quoique le tissu des truffes soit lourd et compact, cependant elles se digèrent plus facilement que la plupart des autres champignons. Les gourmands sont très-fâchés qu'elles soient aussi rares et aussi chères.

Des champignons vénéneux.

Les champignons vénéneux ont un degré de danger, d'autant plus grand que par leurs formes extérieures, par leur multiplicité, au milieu de ceux qui sont comestibles, ils peuvent souvent induire en erreur les personnes peu instruites, ou imprudentes, qui les ramassent avec les autres, qu'on mange ordinairement.

En général, la couleur livide, l'odeur repoussante, la putréfaction prompte de ces champignons, devroit bien tenir en garde contre leur nature délétère ; mais nous allons voir en particulier, comment on pourra reconnoître ceux qui ont manifesté les plus mauvaises qualités.

Première espèce. Agaric bulbeux, Agaricus bulbosus. B. Fungus phalloides. Vail.

C'est un des plus terribles poisons végétaux, qui existent ; il a de trois à cinq pouces de haut, ou de neuf à quinze centimètres environ, la chair ferme et blanche. Le dessus du chapeau est d'un verd un peu luisant ; avant de sortir de terre, enveloppé de son volva, il ressemble à deux noix l'une sur l'autre , avec une peau blanche, épaisse. Le chapeau, en s'élevant, prend la forme d'un parasol ; en pressant la chair, on en fait sortir un suc aqueux, qui n'a point de mauvais goût ; la bulbe donne une odeur virulente. Il se rencontre dans les endroits les plus humides , vers l'automne.

On le trouve quelquefois mêlé avec une variété de l'agaric blanc, à feuillets blancs, ou rosés , qu'on a nommé boule de neige , ou champignon de bruyère ; ils se ressemblent beaucoup ; mais ils diffèrent essentiellement, en ce que le bon ne sort point d'un volva, et n'a point de véritable bulbe à sa base, qui est seulement arrondie. Le bon est délicat, jaunit à l'air , ce que ne fait pas l'autre. Le bon a l'odeur et la saveur du cerfeuil ; l'autre n'en a point, ou n'a rien d'agréable.

Les Cⁿˢ. Paulet et Parmentier , ont reconnu que le principe vénéneux du champignon bulbeux, est un corps gommo , ou extrato-résineux.

Deuxième espèce. Agaricus bulbosus vernus. *Agaric bulbeux printanier.* B.

Cette espèce est aussi dangereuse que la précédente ; et le docteur Paulet la regarde comme une variété de celle-ci. Elle est commune dans nos bois, au printems. Elle a un collet blanc , très-régulier : elle est humide à sa surface , ne peut se peler, n'a aucun goût agréable , et sa chair ne change pas de couleur. Ainsi on ne peut la confondre avec l'agaric comestible à feuillets blancs ou rosés , dont nous avons parlé dans l'article précédent.

Troisième espèce. Agaric volvacé. Agaricus Volvacus. B.

Ce champignon a environ trois pouces , ou presque

huit centimètres. : on l'a trouvé une fois dans les bruyères des bois de Versailles ; il vient dans les serres du Jardin des Plantes ; il paroît que c'est celui-ci que le docteur Paulet a désigné comme la troisième espèce de champignon bulbeux, à volva entier, qu'on trouve au pied des châtaigniers, dans des terres rougeâtres, et comme lancées par les débris des écorces de ces arbres. Il est de couleur de marron foncé ; il n'a presque pas de chair ; ses feuillets sont minces ; il en a des petits sur ses bords ; son odeur et sa saveur ne sont pas agréables ; on ne peut les confondre avec l'oronge, qui a quelques traits de ressemblance au premier coup-d'œil avec lui ; il paroît que ce champignon est moins dangereux que les deux premiers.

Quatrième espèce. Agaric fausse oronge Agaricus pseudo-aurantiacus.

Cette espèce, a induit dans de fatales erreurs, bien des personnes qui l'ont pris pour la véritable oronge. Il est commun, en automne, dans les bois autour de Paris. Jeune, il n'est pas rond comme l'oronge vraie, son volva est incomplet. Son chapeau développé a de 5 à 6 pouces de diamètre, ou environ 14 à 16 centimètres. Il est rayé sur les bords. Sa peau épaisse se détache facilement de la chair, qui est blanche et un peu colorée en dessous. Son pédicule, qui part d'une bulbe, est plein, plus épais dans son milieu, plus grêle et plus élevé que celui de l'oronge vraie ; il porte un collet comme celui-ci. Le docteur Paulet dit qu'il est de couleur de feu, quand il sort de terre ; à mesure qu'il se développe, sa couleur s'affoiblit sur ses bords. Alors il ressemble à la véritable oronge, que ses feuillets, son pédicule blanc, et ses taches sur le chapeau, ne permettent pas de le confondre avec l'autre. La fausse oronge est humide quand elle se passe, et a une saveur douceâtre. Ce poison paroît moins actif que celui de l'agaric bulbeux. L'émétique à forte dose est le moyen le plus sûr pour éviter des suites, qui pourroient devenir très-funestes.

Cinquième espèce. Agaric sanguin. Agaricus san-
guineus. B.

On trouve ce beau champignon dans les bois autour de Paris, sur la fin de l'été. Son chapeau passe de la figure convexe à la concave; ses feuillets sont fra-giles, bifurqués; son pédicule devient creux en vieil-lissant. Il sert souvent de demeure aux insectes. Bulliard dit qu'il produit sur la langue l'effet de la brûlure.

Sixième espèce. Agaric meurtrier. Agaricus ne-
cator. B.

Ce champignon a rarement quatre pouces de hauteur ou environ onze centimètres; on le trouve près Paris, dans les bois, sur la fin de l'été. Jeune, il a un chapeau roux et rond; il se creuse ensuite dans son milieu, il se peluche et paroît cilié vers ses bords. Il donne une liqueur blanche si âcre, qu'elle produit l'effet de la brûlure sur la langue. L'huile en boisson et en lavemens peut remédier à ces mauvais effets selon Bulliard, qui ajoute, que Linné et quelques auteurs, ont con-fondu ce champignon avec l'agaric délicieux.

Septième espèce. Agaric Verruqueux. Agaricus
verrucosus.

Dans sa jeunesse il a un chapeau arrondi, qui

Tome I.   Q

n'est guères plus gros que l'extrémité de son pédicule:
Il arrive jusqu'à quatre pouces de diamètre, ou environ
11 centimètres. En devenant concave, sa couleur varie
beaucoup, sa surface a des protubérances de formes
variées. Bulliard dit qu'on le croit dangereux. Le docteur Paulet en a décrit plusieurs variétés. Il paroît sur
la fin de l'été.

Huitième espèce. Agaric Styptique. Agaricus stypticus.

Ce champignon se trouve dans l'automne sur des
troncs d'arbres coupés horisontalement ; sa superficie est
sèche, sa chair mollasse et coriace ; son chapeau ressemble aux oreilles humaines. Ses feuillets se détachent
facilement, et se terminent par un cercle qu'aucun ne
dépasse. Son pédicule est court. Quand on le mâche,
il produit une espèce d'étranglement, comme le sulfate
de fer, ou d'alumine. Le docteur Fourcroy souhaiteroit
qu'on l'essayât dans les hémorragies produites par les
blessures. On peut le sécher facilement.

IIe. GENRE.

Bolet. Boletus.

Parmi les bolets, Bulliard cite comme nuisible le
boletus aurantiacus, qui se trouve en automne, dans
les bois. Son pédicule est mince, alongé vers le haut,
rugeux dans sa longueur. Le chapeau est épais, de couleur orangée. Sa chair est molle, blanche, prend une
couleur vineuse, quand on l'entame. Sous le chapeau
sont des tubes grèles, alongés, qui n'ont aucune adhé-
rence avec sa chair. Quoique ce bolet n'ait rien de
désagréable au goût et à l'odorat, Bulliard croit qu'il

seroit possible qu'il y eût du danger à en faire usage.

Il annonce aussi comme suspect, le *boletus coriaceus*, qu'on trouve sur les troncs d'arbres abattus, et les vieilles souches. Il est vivace, d'une substance sèche, coriace, qui ne doit pas engager à en faire usage. Il a un chapeau irrégulièrement arrondi, et des tuyaux courts.

Il y a encore une espèce de bolet qui se trouve fréquemment dans nos bois, qui a une couleur jaune orange, qui a surtout la propriété de prendre une couleur bleue, éclatante, lorsqu'on casse sa chair, et qu'on la met au contact de l'air. Elle paroît être suspecte, et il faut bien se garder d'en manger.

I I I^e. G E N R E.

Vesse de loup. Lycoperdon.

Dans ce genre, on redoute la vesse de loup pyriforme, *lycoperdon pyriforme*, à cause de sa forme ; elle est ferme et grise dans sa jeunesse ; sa poussière ensuite devient noire. Si on la respire, elle produit des éternuemens violens, et quelquefois des hémorragies, fait pleurer et enflamme les yeux. Les adoucissans, le lait sont indiqués, si on en a respiré ou reçu dans les yeux.

Une seconde espèce nuisible, est le *lycoperdon verrucosum* de Bul., *commune* de la Mark, *Bovista* de Lin. Elle est très-commune dans les près montueux et les bois ; elle a depuis deux jusqu'à quatre pouces de haut ; son pédicule est plissé à son sommet, sa surface est verruqueuse, sa poussière noire est douce au toucher, s'enflamme au contact d'une bougie allumée ; elle produit les mêmes effets que la précédente sur les yeux, et le nez. On la croit un poison très âcre.

Nous ne saurions trop répéter que la famille des champignons, a bien mérité le nom de *suspecte*.

CHAMPS. (Les). La beauté et les variétés du spectacle de la nature, le parfum des fleurs, la jouissance des fruits, l'éloignement du tumulte des villes, l'activité de la bienfaisance, la douce tranquillité, le calme de l'innocence et le repos de l'ame, ne font-ils pas, à juste titre, des champs, le véritable séjour d'un homme raisonnable? Le médecin observe de plus, que les habitans des campagnes sont frais, robustes, gais et sains. Le travail dont ils s'occupent, lorsqu'il n'est pas forcé, la vie frugale dont ils ne s'écartent pas, doivent contribuer infiniment à leur procurer un des plus grands avantages, l'assurance de la santé. Il est à remarquer que les campagnes les plus salutaires, sont celles qui sont placées sur des collines, à l'exposition du Sud ou du Sud-Est, parce que là se trouvent des eaux claires et limpides, que nulle autre boisson ne peut remplacer; là se rencontre une atmosphère pure, où les corps habituellement plongés, puisent l'aliment de la plus douce et de la plus longue existence. (V. Habitation).

CHANDELLE. Nous avons déjà fait voir, en parlant des bougies, que le grand nombre des lumières vicioit l'air des salles où elles brûlent. Les chandelles multipliées seront encore bien plus dangereuses, parce que les gaz qu'en dégage la combustion, seront et plus grossiers, et plus infects. Aussi dans les assemblées où l'on n'employe que la chandelle, les accidens sont beaucoup plus fréquens. Dans ces circonstances, il faut avoir soin que de temps en temps on puisse renouveller l'air de l'appartement, qu'on émèche souvent les lumières pour qu'elles fournissent moins de fumée, et qu'on sorte de temps en tems pour prendre l'air pur, sans quoi on risque d'y être asphixié.

CHANDELIERS. (Régime des) Les chandeliers, ainsi que ceux qui préparent les huiles, et qui travaillent les substances animales, sont sujets à être incommodés par les exhalaisons fétides et mal-saines, qui s'évaporent de ces substances. Ils doivent, en général, travailler dans des lieux très-espacés, où les différens mouvemens de l'air soient très-faciles; c'est pourquoi il est important que leurs travaux s'exécutent hors des villes, pour ne pas incommoder ceux qui habitent dans leur voisinage.

Ils s'astreindront à une grande propreté, surtout en été; ils laveront fréquemment leurs ateliers, se nourriront souvent de légumes, respireront l'odeur du vinaigre, en emploieront dans leurs boissons, ou bien quelqu'autre acide.

CHANGEMENT. Pour que les changemens, dans l'existence de l'homme, ne lui fassent rien éprouver de fâcheux, il faut qu'ils se fassent, par degrés; car tout passage brusque, ou subit d'un état à un autre, peut déranger, et même détruire son organisation. C'est ainsi que la vicissitude du chaud au froid, produit dans le Nord les plus funestes accidens, d'autant plus que, dans le peuple, ceux qui ne combinent rien, et qu'un goût dominant porte à la boisson de l'eau-de-vie, tombent souvent au milieu de la neige en cet état, et se trouvent gelés le lendemain, sans qu'on puisse les rappeller à la vie.

Chez nous on sait que le passage subit, du chaud au

froid, cause une foule de maux, et surtout des maladies inflammatoires très-dangereuses.

Il est donc de la dernière imprudence, quand on a
bien chaud, d'aller se jetter dans l'eau froide, de boire
à la glace, et de boire beaucoup ; mais les hommes ne
font souvent pas pour eux, ce qu'ils exécutent pour les
animaux dont ils ont soin. Ils ne feront pas boire un
cheval au moment même d'un violent exercice, ou
lorsqu'il sue abondamment. Ils savent donc bien, à cet
égard, que les vicissitudes du chaud et du froid,
compromettent l'existence. Nous pouvons appliquer au
moral, ce que nous exprimons ici pour le physique. Il
est certain que tout passage subit de la joie à la douleur, de la douleur à la joie, peut causer les plus
grands maux, et quelquefois même la mort. C'est pourquoi il faut une grande circonspection dans la manière
d'annoncer des nouvelles fâcheuses et même heureuses,
surtout aux femmes.

CHANTEURS. (Régime des). L'exercice du chant
qu'on nomme anaphonèse, lorsqu'il est modéré, peut
être utile, en développant avantageusement le jeu de la
poitrine, mais il peut aussi donner lieu à plus d'un inconvénient.

En général, les chanteurs doivent chanter peu,
quand l'estomac est plein. Ils feront bien de vivre sobrement, et d'éviter les liqueurs spiritueuses.

On sait qu'un chanteur n'est pas un Caton, mais on
sait encore mieux que la débauche qui use tout, a
bientôt détruit les sons délicats et touchans de la voix
la plus gracieuse. Il faut qu'ils ne cherchent pas à faire
des tours de force, et à monter souvent jusqu'au *si* ;

qu'ils ne se fatiguent pas d'ailleurs par d'autres genres d'exercices, qui compromettent leur santé.

Ceux qui sont gras et qui auroient la fibre lâche et la voix de basse-taille ou de basse-contre, feront bien de porter une ceinture, qui maintienne la région des anneaux du bas-ventre. Ils useront d'alimens doux et tempérans, ils boiront peu de vin. Chercher à conserver la voix des artistes célèbres, c'est ménager à la société les plus doux plaisirs ; en effet, est-il des instrumens comparables aux gosiers des Mandini, des Scio, etc.

CHANVRIERS. (Régime des). D'après des travaux adressés à la ci-devant Société de médecine, il résulte que le rouissage du chanvre n'est pas aussi dangereux qu'on l'avoit cru jusqu'ici, qu'il faut attribuer les maux produits par les eaux qu'on y employe, non au chanvre, mais à la stagnation des eaux mêmes, dans lesquelles on place souvent cet utile végétal. C'est surtout à la poussière âcre et fétide qui se sépare et s'envole du chanvre roui, que les ouvriers qui la respirent doivent une partie de leurs incommodités.

La poussière qui émane du lin, passe pour être plus dangereuse encore que celle du chanvre, qui cependant attaque vivement les ouvriers qui travaillent dans des lieux renfermés ; ce qui indique qu'ils ne devroient se livrer à ce genre de travail, qu'en plein air, et en observant la direction du vent, pour lui tourner le dos, et se garantir de toute espèce de poussière.

Il faut surtout éviter celle que donne le cardage des gâteaux de fleuret, ou filoselle, ou résidu des cocons de vers à soie. On sait qu'elle cause aux ouvriers qui s'en occupent, une toux cruelle, une grande difficulté de respirer, et qu'elle abrège leur vie.

Il faudroit, avant de carder, faire passer ces cocons dans des liqueurs qui pussent leur ôter cette faculté dangereuse. La diète lactée convient beaucoup à ces ouvriers. Ils feront bien de se laver souvent le visage et la bouche avec de l'eau et du vinaigre ; de se faire vomir, quand les nausées, les maux de tête, les douleurs d'estomac, les avertiront du mauvais état de ce viscère. Ils doivent habituellement vivre sobrement, éviter les liqueurs fortes. Si la toux fréquente, une chaleur âcre et sèche, et la maigreur dominoient, ils feroient bien de quitter tout à fait cet état, qui les mèneroit insensiblement au tombeau.

CHAPEAU. Cette partie de l'habillement, dont quelques formes sont bien ridicules, paroit devoir son premier usage aux nations du Nord.

Les chapeaux ronds, larges et rabattus, couvrent avantageusement la tête des hommes, en la garantissant des injures de l'air, du grand froid, de l'impression trop immédiate du soleil et des corps extérieurs. Les femmes dans les villes, ont aussi pris la mode des chapeaux, mais ils leur conviendroient bien mieux à la campagne que partout ailleurs.

Les personnes accoutumées aux chapeaux, doivent craindre d'en manquer lorsqu'il fait froid, ou dans des changemens marqués de température ; car si la transpiration de la tête étoit supprimée, il en pourroit résulter des accidens funestes.

Pour aller au soleil, les chapeaux gris qui concentrent moins la chaleur que les noirs, sont préférables. On doit au moins mettre quelques feuilles de papier blanc ou de carton blanc sous la calotte des chapeaux noirs.

CHAPELIERS. (Régime des) On remarque que

souvent les chapeliers sont atteints de tiraillemens, de tremblemens de membres, de paralysie, de crachemens de sang, de phtysie, de pâleurs, de noirceurs de dents, de salivation, de perte du goût et de l'odorat. Il est évident, par la nature des accidens, et les détails qu'on a sur leur art, que le danger dans la fabrication vient de l'eau de composition, dans laquelle entre essentiellement le nitre et le mercure salin, et qui dans beaucoup de lieux, conserve trop d'activité.

Quand on sécrète les peaux de lièvre et de lapin, les ouvriers doivent bien faire attention de ne jamais porter imprudemment les mains à la bouche, au nez, et sur leurs alimens. Il y a un inconvénient réel pour ceux qui rasent les peaux et qui les cardent, parce qu'ils avalent de la poussière et du sel mercuriel. L'inconvénient est plus grand dans l'atelier où l'on arçonne, parce que l'étoffe s'y réduit en duvet et s'y raréfie; il y a encore quelque danger à dégraisser le feutre, parce que l'ouvrier absorbe par les pores, plus ou moins de parties minérales.

On doit avoir soin que les ateliers soient vastes et bien aérés.

On écartera les ouvriers des vapeurs qui s'élèvent lorsqu'on fait le mélange de l'eau de composition.

On ne mettra dans ces eaux que le moins d'ingrédiens possible, et dans la plus petite quantité possible.

Ceux qui sécrètent les peaux, le feront en plein air, et dans une direction de vent favorable.

Les coupeuses ou cardeuses ne se courberont pas trop sur l'ouvrage.

Il y aura toujours là de l'eau fraîche pour se laver avant de toucher les alimens.

On ne travaillera jamais à jeun.

Le lait, le beurre, les alimens doux, huileux, leur conviennent beaucoup.

Ceux qui seront plus soigneux que les autres, auront pour sécréter les peaux, devant la bouche, le nez, et les yeux, une gaze fine.

CHAPELURE. C'est de la croûte de pain râpée, unie à des fines herbes, du sel et des épices, dont on recouvre des côtelettes, des jambons, etc.; ce qui en rend l'assaisonnement piquant, agréable et digestif. Ces chapelures ne conviennent pas aux estomacs délicats et aux convalescens.

CHARBON. Le charbon végétal, celui dont nous usons le plus habituellement, a été fait avec du bois dont on a arrêté la combustion. Il ne vaut rien quand après cette opération, il donne encore de la fumée, de la flamme et de l'odeur; alors on le nomme fumeron, et il doit être rejetté. Le meilleur charbon est toujours noir, sec et cassant.

Le charbon bien sec ne donne aucun gaz; mais pour l'obtenir tel, il faut que les chimistes le préparent exprès; celui qui est dans nos ateliers est toujours humide; aussi l'eau qu'il contient, lui fera donner une qualité proportionnelle de gaz hydrogène et de gaz acide carbonique.

D'après les belles expériences de Lavoisier, on sait que le charbon décompose l'eau, et qu'en se combinant avec l'oxigène, ou en brûlant, il en absorbe plus de deux fois son poids, et forme cet acide carbonique, qui a tant de tendance à prendre l'état de fluide élastique, et qui est si dangereux. On sait encore qu'il fait périr ceux qui se trouvent enfermés avec lui dans des lieux clos où il brûle.

On ne peut le reconnoître à son odeur, puisqu'il n'en a point, et c'est un préjugé dans le monde de ne craindre que le charbon qui s'allume, et de confondre cette vapeur avec le produit délétère, et mortel du charbon brûlé ; de se persuader en outre que le charbon n'est dangereux que dans le premier moment où il brûle, et qu'après avoir bien fait allumer du charbon dehors, on peut ensuite l'apporter bien ardent dans des lieux fermés, sans rien craindre. Eh bien, c'est tout le contraire ; ses effets pernicieux sont bien plus à craindre que dans le premier moment, puisqu'il brûle alors avec bien plus d'activité et consomme beaucoup plus de l'air renfermé dans une pièce, qu'il n'eut fait auparavant.

C'est le même préjugé pour la braise, dont la combustion est d'autant plus redoutable, qu'elle est plus prompte et plus facile. On ne sauroit donc trop répéter, qu'en brûlant, le charbon se dissout peu à peu dans l'air vital, qu'il disparoît et ne laisse plus que la cendre ; que cette dissolution gâte la partie pure de l'air qui est nécessaire à la respiration, éteint les lumières et devient un poison pour tous les animaux, par deux raisons ; la première, c'est que l'air vital est promptement converti en gaz acide carbonique qui n'est pas respirable ; la seconde, c'est que le gaz azote qui fait les 73 centièmes de l'atmosphère, est mis à nud, en même-temps que cette dissolution s'opère, et forme, de son côté, une mofette aussi dangereuse que l'acide carbonique.

Ainsi, il faut bien se garder de mettre dans des petites pièces, ce qu'on nomme des poêles, quelque bien allumés qu'ils soient. Alors les animaux ou les hommes se trouvent dans le même cas que s'ils étoient plongés dans la grotte du chien de Naples, ou dans une cuve de vin ou de bierre en fermentation.

Plus la chambre où l'on brûle du charbon est étroite, plus il y a de danger, surtout s'il n'y a point de cheminée, ou si les ouvertures en ferment bien, parce qu'il n'arrive pas assez d'air pour entretenir la combustion, et que les produits qui en naissent, ne peuvent s'échapper.

Le premier effet de l'air gâté par le charbon en combustion, est de produire des nausées, des vomissemens, puis des vertiges, et l'éblouissement ; la tête souffre, la respiration devient pénible, la foiblesse, les tremblemens, l'immobilité des membres, les convulsions et l'évanouissement sont les premiers avant-coureurs de la mort, à moins que le hazard n'amène quelqu'un au secours des malheureux asphixiés, qui sont dans l'impossibilité de crier. Cependant, malgré leur mort apparente, on peut constamment les rappeller à la vie, tant que leur sang n'est pas coagulé.

Pour le traitement à faire dans ce moment aux asphixiés , V. le mot Mofette ; les mêmes causes exigent les mêmes soins. Quant à certaines précautions relatives au charbon, il faut, sur-le-champ, ouvrir les portes et les fenêtres des pièces infectées par sa vapeur meurtrière, il faut y répandre beaucoup de vinaigre et d'eau avec une seringue, ou un arrosoir ; y placer de cette eau vinaigrée, dans des vases à large ouverture.

Si une cave étoit infectée par la braise ou du charbon allumé, il faut y verser sur le sol, une grande quantité d'eau, et n'entrer dans ce lieu souterrain, qu'après avoir bien essayé si la combustion d'une bougie allumée s'y entretient. Il faut prendre les mêmes précautions pour les caves, celliers où est placé le vin nouveau; les grandes caves à vin, à bierre, doivent être examinées avec la lumière, avant d'y entrer.

Les personnes qui se trouvent affectées, même légèrement, par l'odeur du charbon qui brûle, doivent sortir, sur-le-champ, et prendre l'air : c'est le meilleur remède.

Il est très-important que les boulangers et les personnes qui éteignent la braise dans les cuisines, s'assurent bien que l'extinction en est parfaite; il y a quelques années que six personnes périrent successivement pour être descendues, sans précaution, dans la cave d'un boulanger, dont la braise avoit été mal éteinte. Il suffit d'avoir été exposé à des vapeurs de ce genre, quand même on n'auroit pas été asphixié, pour devenir sujet à des maux de tête considérables, que les odeurs les moins exaltées, peuvent renouveller facilement.

CHARBON-DE-TERRE ou houille. Le charbon de terre est une matière bitumineuse noire, feuilletée, luisante ou terne, qui se casse aisement, et qu'on tire de terre à différentes profondeurs. C'est le bois et le charbon des Anglais. On s'en sert aussi beaucoup en France, dans plusieurs Départemens. A la manière dont on consomme le bois, sans penser à replanter, il est à présumer qu'on sera trop heureux, quelque jour, d'en faire une ressource.

Les ouvriers qui exploitent ce bitume dans les mines, sont souvent exposés à perdre la vie par les fluides élastiques qui s'en dégagent. Une espèce de mofette nommée pousse, éteint la lampe des travailleurs, et paroît être un gaz acide carbonique ; quelquefois, c'est du gaz hydrogène, très délétère qui produit des explosions dangereuses. On a vu ce charbon s'enflammer spontané-ment et brûler deux mois de suite. (V. mofette). Il y a des mines où le feu constant qui les dévore, n'a peut-être pas d'autres causes, et il n'est pas impossible que quelque jour ces mines ne forment des volcans, si on ne trouve pas moyen de les éteindre, en y faisant arriver des eaux en abondance.

On peut priver la houille, de sa partie bitumineuse , au moyen de la chaleur ; alors on obtient le charbon épuré que les Anglais nomment coak. Ce procédé lui ôte en même-temps sa mauvaise odeur ; le résidu bitumineux qu'on en tire , sert de goudron à ces insulaires. On a pré-tendu, que les vapeurs que répand ce combustible, en Angleterre, y causoient souvent la consomption et la phytisie pulmonaire. Si cette opinion n'est pas démon-trée, au moins il l'est, qu'on peut choisir un meilleur air ; et il est probable que la grande quantité de vapeurs noires, épaisses , que fournit le charbon de terre , peut influer sur la constitution physique et morale des hommes, con-séquemment des Anglais ; c'est pourquoi ceux qui se chauffent avec ce charbon en France, préfèrent le coak au charbon brut. Cependant une cheminée qui tire bien, peut priver d'une partie des inconvéniens du charbon de terre naturel.

Il faut éviter dans le choix de ce bitume , celui qui contient des pyrites, et qui, en brûlant, répand une odeur de soufre désagréable , et même dangereuse , sur-tout quand on doit y être exposé pendant longtems.

Voyez le mot Mineur , pour savoir comment il faut

se conduire à l'égard des ouvriers qui font l'extraction du charbon de terre, dans les circonstances où des gaz malfaisans dérangent leurs travaux et leur santé.

Nous parlerons seulement ici d'un moyen que l'Anglais Triewouad donne pour certain contre les asphixies causées par les mofettes des mines de houille. C'est d'enlever avec une béche un morceau de gazon, de coucher le malade sur le ventre, de façon que sa bouche porte sur le trou qu'on a fait en terre. On pose sur sa tête, le morceau de gazon qu'on a levé, peu-à-peu il revient, et se réveille comme d'un sommeil, doux et tranquille, pourvu cependant qu'il n'ait pas été trop long-tems asphixié. Je préférerois les moyens que nous indiquons plus loin, au mot Mofette.

Il ne faut pas oublier qu'il y a certains charbons de terre, pyriteux et bitumineux, qui après avoir été exposés à l'humidité, s'enflamment spontanément, et peuvent causer de funestes accidens, au moment où l'on s'y attend le moins ; il faut donc les éloigner des lieux habités.

CHARITÉ. La charité est une vertu des bons cœurs, qui les porte à soulager les malheureux.

La charité, quand on a les moyens d'obliger, est plutôt un devoir de justice qu'une œuvre de miséricorde. Elle procure les plaisirs les plus durables, et il est bien malheureux que les riches en connoissent si peu le prix. Un sage tombé dans l'indigence disoit : « J'ai perdu ce que j'ai dépensé ; il ne me reste de mes richesses, que ce que j'ai donné aux pauvres ».

CHARLATAN. Le charlatan est souvent un hypocrite, plus souvent un imposteur. Il y a des charlatans dans toutes les classes de la société ; mais il en est dont il faut particulièrement se méfier, parce que leur influence est funeste, et que ce sont des fourbes qui abusent de la crédulité des gens simples pour les séduire, les tromper, et extorquer leur argent. Encore, si leur santé n'étoit pas compromise, ce seroit un petit mal; mais comme l'homme n'a rien de plus à cœur que son existence, on sait qu'il ne sera pas difficilede le tromper, quand on lui assurera, avec beaucoup d'audace, qu'on pourra le guérir de maux où d'autres ont échoué auparavant.

Comme les charlatans sont ordinairement fins et rusés, rien ne leur est plus facile que de tromper des gens simples, et les ignorans. On sait que le fameux charlatan aux urines, Printems, avoit chez lui une fille, très-adroite, et bien stylée, qui faisoit passer, dans des pièces séparées, les différens malades. Il étoit convenu que le charlatan écouteroit toutes les questions de cette fille, et qu'il ne verroit les malades qu'après s'être ainsi mis au fait de leurs maux, dans la galerie qui étoit derrière l'appartement. Alors il lui étoit facile de répéter à chacun ce qu'il lui avoit entendu dire, et de produire ainsi un grand étonnement chez des gens qui étoient bien loin de penser qu'on pouvoit les écouter. Par ce prestige seul, il enleva à ses dupes, c'est-à-dire à tout Paris, près d'un million.

On sait que les grands d'autrefois, se firent initier par Mesmer, le plus fin des charlatans, et qu'aucun d'eux, en sortant du baquet, ne put dire autre chose, sinon qu'il avoit donné cent louis. Ainsi l'on voit, que du petit au grand, les hommes, sont facilement maîtrisés par les charlatans, dès qu'il s'agit de la santé.

Puisqu'ils sont si peu raisonnables, c'est à la police à les défendre des pièges qu'on leur tend tous les jours, et elle devroit choisir, parmi les médecins honnêtes et instruits , des commissaires qui leur rendissent compte de cette armée de tueurs publics , qui infestent la ville , les les fauxbourgs et les campagnes.

Je regarde encore comme charlatans , des médecins , qui peu convaincus de la dignité de leur état , s'avilissent au point d'avoir des secrets , tandis qu'ils ont promis formellement , lorsqu'on les a reçus , de n'en jamais avoir pour le bien de l'humanité. S'ils pensoient noblement , feroient-ils vendre , les uns des pillules au fiel de bœuf , les autres du savon végétal , les autres du mercure! etc.

Ils savent qu'on parle peu du savoir modeste ; ils s'affichent , sûrs d'enchaîner tout Paris à leur audacieuse ignorance , et de rire aux dépens de leurs dupes.

CHARLOTTE. On donne le nom de charlotte , à une sorte de compotte de pommes , faite au beurre et au sucre , qui est revêtue de tranches de pain grillé ; c'est un mets fort agréable , qui ne convient pas aux estomacs délicats , mais qui peut être utile aux personnes constipées.

CHARME. (V. Sortilège et Magie).

CHAROGNE. C'est le débris des corps morts des animaux , qu'on abandonne souvent à l'air , sans prendre la précaution de les enterrer. Cette pratique est infiniment dangereuse, particulièrement, dans les grandes chaleurs; elle a plus d'une fois fait naître des maladies épidémiques ou locales , qui ont prouvé combien il est essentiel que la police générale s'occupe de cet objet , et force d'enterrer les corps des animaux , au moins à 4 ou 5 pieds en terre , et loin des habitations.

CHARPENTIERS (Régime des). Les charpentiers , travaillant toujours en plein air , sont bien moins exposés que les autres ouvriers à toute sorte de maux qui sont la suite des grands travaux. Il suffit de ne pas faire de trop grands efforts en remuant les pièces de bois , afin d'éviter les hernies auxquelles ils s'exposent souvent. Ce sera pour eux une bonne précaution d'employer de fortes ceintures de laine , larges et bien serrées pendant leurs plus pénibles travaux.

Lorsqu'ils se blessent ou se foulent quelques membres , ils employent la mille-feuille pilée , les feuilles de porreau ou de persil , et s'en trouvent bien. Si quelques artères coupées fournissoient beaucoup de sang , alors ils doivent y appliquer de l'amadou ordinaire.

C H A R R U E. La charrue , le premier instrument du premier des arts , donne la salubrité générale par les défrichemens ; la nourriture , par ses travaux ; la santé individuelle , par la tempérance et la frugalité , qui font l'apanage du cultivateur.

C H A S T E T É. La chasteté est une vertu morale , qui apprend à jouir , avec délicatesse et retenue. Il ne faut pas confondre la chasteté avec la continence ; tel est chaste , qui n'est pas continent , et réciproquement , tel est continent , qui n'est pas chaste. On peut être chaste dans le mariage , au lieu qu'on ne peut être continent que dans l'état dépravé du célibat.

L'âge rend les vieillards nécessairement continens , mais il est rare qu'il les rende chastes. Au surplus , cette qualité morale , est en même-tems bien utile au physique ; car elle tend à conserver la santé de ceux qui la pratiquent , en les ménageant sur des jouissances , qui trop souvent répétées , mènent à une foule innombrable de maux.

C H A T. Ce petit tigre domestique , léger , fin , adroit , traître , et voleur , a la chair assez bonne et assez nourrissante , surtout s'il est jeune et gras. On dit que celle du chat sauvage est très-savoureuse, et qu'elle vaut bien celle du lapin.

Combien de gens ont vanté de bonnes giblottes de chats, qu'ils ont pris pour du lapin? et ils ne s'en sont pas trouvés plus mal. Tel est l'empire de l'imagination, qu'on a vu des personnes vomir leurs dîners, parce qu'on leur a dit qu'ils n'avoient mangé que du chat.

CHATAIGNE. Dans quelques contrées, le fruit du châtaignier nourrit une partie de l'année les hommes et les animaux : on en fait un pain lourd, fort indigeste, et venteux.

Le Cⁿ Parmentier fait voir que la panification de ce fruit n'est pas bonne, et que la manière de le manger, c'est de le laisser tel que la nature nous l'a donné.

On peut faire bouillir et rôtir les châtaignes. On les conservera bien longtems en les faisant sécher, et en les tenant dans un endroit sec. Les marrons ne sont autre chose que des châtaignes plus grosses, et d'un goût plus délicat : telles sont celles du Dauphiné. En général la châtaigne est agréable à manger, et nourrissante, mais elle donne des aigreurs à beaucoup d'estomacs. Elle convient surtout aux gens vigoureux, et qui habitent les campagnes, et les montagnes.

CHATOUILLEMENT. Un chatouillement léger fait plaisir; s'il est trop continué, ou trop fort, il irrite les nerfs et la sensibilité : enfin il peut devenir tel, que l'ame et la raison perdent leur empire. Les spasmes, les convulsions, les vomissemens, différentes évacuations involontaires, et la mort même, peuvent en être les suites. Cela suffit bien pour que les personnes un peu raisonnables, se privent d'un plaisir, qui peut être si subitement changé en une douleur amère.

CHAUDEAU. C'est une sorte de brouet, ou de bouillon chaud et composé, fait avec du lait, du vin, du sucre, des jaunes d'œuf, des aromates; ce qui forme une boisson échauffante, et très-restaurante, qu'on employoit plus autrefois, qu'aujourd'hui.

CHAUDRON. C'est un meuble de cuisine, en cuivre ou en fer, qui sert beaucoup; ceux de cuivre exigent une très-grande propreté, pour ne rien laisser craindre des inconvéniens dont nous avons parlé aux articles Batteries de cuisine et Cuivre. (V. ces mots).

CHAUFFAGE. Les bois les meilleurs, pour cet objet, sont le chêne, le châtaignier, le frêne et le charme; ces bois deviendront bientôt fort rares, parceque le luxe des grandes villes en accapare de très-grandes provisions, et qu'on ne replante pas à mesure. On fait aujourd'hui quatre ou cinq feux dans des maisons où nos pères n'en avoient qu'un. On finira par se trouver trop heureux de recourir à la houille.

Nous indiquerons ici un chauffage économique pour les classes les moins fortunées. On prend du charbon pilé plus ou moins, un tiers de terre-glaise semblable à celle dont se servent les brasseurs pour boucher leurs tonneaux. On pétrit, et on forme du tout des briques à brûler, qu'on fait bien sécher. On les allume avec du charbon; bientôt elles font un feu clair, chaud et durable. On prétend qu'on n'en brûle pas d'autres dans l'appartement où se tient la société royale de Londres.

CHAUFFERETTE. C'est un petit meuble destiné à chauffer particulièrement les pieds des femmes. Il faut avoir soin de n'y mettre que du poussier de bois bien brûlé, et la cendre chaude, car il est arrivé plus d'une

fois que des femmes ont eu des maux de tête , parce
que la vapeur du charbon s'est fait sentir.

CHAUFFOIR. Linge de propreté à l'usage des
femmes. Ils doivent être très-fins , et renouvellés fort
souvent, pour éviter toute odeur. Avant d'en changer,
on doit se laver avec de l'eau d'une température douce.
Celle qui est très-froide seroit très-dangereuse et répercussive.

CHAUFOURNIER. (V. Plâtrier).

CHAUMIÈRE. C'est la demeure de l'indigence et
souvent de l'insalubrité. Pour rendre ces pauvres habitations saines , V. les mots Campagne et Habitation.

CHAUSSONS. Les chaussons sont tout-à-la-fois un
objet d'économie, de propreté et de salubrité. La transpiration des pieds est d'autant plus forte qu'ils sont employés à faire plus de mouvemens. Quand on marche
beaucoup, il faut les garnir avec un grand soin. Il en résulte que l'humidité extérieure aura moins de facilité à
les pénétrer, ce qui éloignera les maux de gorge, les
rhumes opiniâtres , les catharres, etc.

Les chaussons de flanelle peuvent quelquefois enlever
tous ces maux presque subitement , surtout chez ceux
qui n'en portent pas d'habitude.

CHAUSSURE. Les chaussures couvrent le pied , et
les garantissent entièrement du choc des corps extérieurs.
Chez nous, elles portent le nom de souliers , bottes, mules
ou pantoufles et sabots.

Les plus saines de toutes, sont celles qui garantissent
bien les pieds de l'humidité , qui , loin d'être pointues ,
ont , à leur extrémité, une forme ronde qui convient à
celle du pied , et dans lesquels on n'est pas ridiculement
serré comme dans un étau. Il ne faut pas qu'elles soient

non plus trop lâches, car le pied tourneroit, et l'on
pourroit facilement se donner des entorses. Les souliers
des femmes ont souvent un grand inconvénient, c'est
celui de les obliger de marcher dans une position qui
leur donne un mauvais maintien, et qui n'est pas naturelle, parceque le talon ayant deux pouces d'élévation,
de plus que la pointe du pied, elles ne sont plus en équilibre, elles descendent difficilement, et se fatiguent plus
qu'elles ne feroient, si elles avoient l'habitude de marcher avec des souliers plats.

Les femmes se font faire les souliers encore plus serrés
que les hommes; aussi ont elles souvent des cors, des
durillons, qui s'opposent à leur marche.

On a observé, chez des jeunes personnes, que leur
taille se courboit, parcequ'elles avoient pris, de bonne
heure, l'habitude des talons hauts.

Les chaussures de cuir doublé de liège, sont très-
bonnes pour garantir de l'humidité; celles de bois garni
de cuir, ou les sabots, y parviennent encore plus sûrement. Les cordons, pour les retenir, sont infiniment préférables aux boucles.

Camper, à la suite d'un défi, a examiné la chaussure
sous le rapport de la salubrité, et a fourni des remarques
curieuses, sur la conformation du pied, sur sa transpiration, et sur la solidité qu'il procure au corps.

Puisqu'il est bien reconnu que l'humidité, surtout celle
qui est froide, est infiniment fâcheuse pour les corps
chez lesquels elle pénètre, que rien n'est plus facile
que d'en ressentir les atteintes par les chaussures qui
sont minces ou en mauvais état, nous croyons que les
personnes prudentes, même parmi les jeunes gens, dé-
daigneront de s'astreindre à l'élégance des modes sur cet

objet, pour ne pas risquer une foule de maux qui ne sont
que trop souvent la suite de l'humidité et du froid , qui
saisissent si facilement les pieds , surtout en hiver ; en
conséquence on préférera des chaussures épaisses, avec des
bottes imperméables à l'eau , qui garantiront les jambes
du froid , indépendamment de l'exclusion qu'elles donneront à l'humidité.

CHAUVE. La première tête chauve paroit avoir appartenu à Bérénice , qui, pour l'avantage de son mari ,
fit le sacrifice de sa chevelure : sacrifice que peu de
femmes feroient aujourd'hui. On pourroit faire remonter
à cette époque l'invention des perruques , qu'on attribue
à César. Au reste , quand on est chauve , on ne peut
faire rien de mieux que de suivre son exemple , en en
portant une. C'est un moyen de garantir la tête des intempéries auxquels elle seroit fort sujette , des rhumes ,
des fluxions , des catharres , et autres maux qui résultent
de la suppression de la transpiration. Ainsi les personnes
qui n'ont que peu de cheveux , comme les vieillards , doivent se résoudre à porter perruque , et des calottes. Elles
seroient ridicules chez les jeunes gens , et feroient croire
qu'ils auroient des destins pareils à ceux de François
premier.

CHEMINÉE. Nos cheminées paroissent plutôt faites
pour servir à la décoration de nos appartemens , que
pour les échauffer véritablement. En effet, il faut convenir qu'on n'a jamais plus froid que dans les pays où
l'on se sert de cheminées , à moins qu'on ne fasse une
immense consommation de bois ; le plus souvent on se
rôtit par-devant , tandis qu'on gèle par-derrière.

On ne connoît point ces inconvéniens dans le Nord
où la température douce des poëles , laisseroit doute

qu'il fit 20 degrés de froid, si l'on n'étoit obligé de sortir. Nos cheminées sont d'ailleurs très-peu économiques, et c'est une considération pour beaucoup de citoyens. Je conseille donc aux personnes qui calculent, qui restent beaucoup chez elles, et qui se livrent au travail du cabinet, de faire usage des poëles, de les faire exécuter avec des tuyaux de chaleur, comme dans le Nord. (V. Poële).

Ceux qui ont le moyen, feront bien d'employer les cheminées à la Désarnod, qui ont le mérite de concentrer la chaleur, et de la répandre à volonté par des bouches pratiquées exprès.

CHEMISE. Les anciens ne se servoient pas de linge, et n'en étoient pas plus propres. C'est ce qui les forçoit à multiplier les bains. Nous avons donc bien lieu de nous féliciter d'un avantage qui ne concourt pas moins à la salubrité, qu'à la propreté. On doit juger par l'effet constant de la transpiration de nos corps, de la nécessité du linge, pour recevoir une humeur excrémentielle, dont nous devons journellement nous débarrasser. C'est donc une chose nécessaire, et à laquelle on fait trop peu d'attention, de changer souvent de chemises. Ceux qui peuvent le faire tous les jours, ont un grand avantage sur les autres, qui doivent les renouveller au moins trois fois par décade, en n'oubliant pas de les tenir toujours dans des endroits, où l'humidité ne puisse pas pénétrer.

Il est essentiel de ne point trop serrer le collet, et les manches de la chemise, parce que delà pourroit naître une gêne dans la circulation, dont les effets seroient funestes.

CHENILLE. Il est dangereux de toucher avec les mains nues certaines chenilles, non celles qui ont le corps

raz, mais bien celles qu'on nomme velues et procession-
naires, parce que leurs poils qui se cassent aisément, s'in-
troduisent de même dans la peau, et y causent des démangeaisons cuisantes, qui ressemblent à l'urtication ;
delà des gonflemens érésipélateux, et des taches pour-
prées, qui durent plusieurs jours. Il suffit pour apporter
du soulagement, d'appliquer sur la partie affectée, du
persil pilé, et même de l'huile d'olive. C'est surtout au
visage, au col, entre les doigts, que ces démangeaisons
sont le plus sensibles.

La chenille qu'on nomme grande Lichnée du chêne,
qui est velue et longue de deux pouces, ou environ six
centimètres, est une des plus dangereuses. Bonnet parle
de la grande chenille du saule, qui a une queue fourchue,
et qui en porte le nom, comme lançant une liqueur claire
et transparente, dont l'acide est très-actif, et qui introduite
dans une blessure qu'il se fit exprès, lui a procuré une
douleur insupportable.

Il rapporte encore qu'ayant touché une chenille, de celles
qui ont une corne sur la queue, elle renversa subitement
sa tête, et lui vomit sur la main une gorgée d'un suc visqueux, verd, si puant, qu'il eut beau se laver, pendant
deux jours, il ne pût dissiper la mauvaise odeur.

Pline a parlé d'une espèce de chenille, dont les Romains
les plus recherchés, faisoient les délices de leurs tables,
et qu'on nomme *cossus*.

Sméathon dit qu'on mange en Amérique des larves du
lucanus fuscus maximus, ainsi que celles qui se trouvent
dans les bois pourris, surtout celles du *curculio palma-
rum*. Ainsi dans les forêts de la Zône Torride, avec un
morceau de fer, on pourroit trouver abondamment de

quoi se nourrir ; il faudroit une cruelle nécessité , pour forcer un européen à employer un pareil aliment.

C H È R E. (bonne). C'est la déesse des gourmands , et de ceux qui n'aiment pas à vivre d'alimens doux et naturels. Plus on fait bonne chère , moins on la fera longtems , et l'homme raisonnable se consolera bien vîte de privations de mets aussi perfides : comment regarder comme mauvaise chère , le régime qui mène à la bonne santé ! (V. Repas).

C H E V A L. (V. Académie).

C H E V E U. Quoique les cheveux forment des filamens bien fins , néanmoins chacun d'eux contient cinq à six fibres très-fines , dans la gaine qui les couvre. Les cheveux sont fistuleux. Ils blanchissent à un certain âge , parce qu'ils ne peuvent plus admettre la même nourriture qui leur étoit fournie dans la jeunesse. Hermann parle d'un jeune homme , à qui la frayeur fit blanchir les cheveux en une nuit : un corps mort , long-tems après avoir été enterré , fut trouvé tout convert de cheveux.

Le but de la nature , en donnant à l'homme des cheveux , a été de mettre sa tête à l'abri des injures de l'air , et des corps extérieurs. Il la défend encore au moyen des chapeaux et des bonnets.

On doit entretenir les cheveux propres , et les empêcher de donner de l'odeur , en les peignant souvent , en lavant la tête , et en enlevant la crasse , qui a pu s'amasser dans leurs interstices. Il faut avoir grand soin de cet objet, chez les enfans surtout , pour éviter la vermine , pour rendre la transpiration de la tête plus facile ; ce qui est pour eux un grand point de salubrité.

Les anciens lavoient leur tête avec de l'eau ; puis ils humectoient leurs cheveux avec des parfums. Aujourd'hui chez nous, comme il est trop commun de porter sa chevelure, on trouve bien plus commode et bien plus propre, de faire lessiver les cheveux des cadavres, pour se les appliquer ensuite sur la tête ; mais les extravagances de modes ne nous coûtent rien, et dût-on s'en mal trouver, hommes et femmes se font un jeu de méconnoitre la nature, pour courir après le postiche et le ridicule.

Il est important de mettre de côté la poudre, qui ne fait que boucher les pores, et arrêter la transpiration. Lorsque la tête et les cheveux ont une sécheresse marquée, une pommade douce peut être employée.

Quand chez les enfans les croûtes et les humeurs se portent à la tête, on fait bien de fomenter le cuir chevelu avec des décoctions de mauve et de bourrache ; quelquefois on est forcé de purger un peu ; mais il faut bien se garder d'appliquer aucune décoction astringente.

On tiendra la tête couverte, quand il faudra éviter aux autres la mauvaise odeur qu'elle a par fois, on la garantira aussi par ce moyen, du soleil, et surtout du froid. Cependant dans le jeune âge, on peut habituer les enfans à avoir toujours la tête découverte, excepté quand la chaleur et le froid sont extrêmes.

Les adultes sont quelquefois parvenus à faire cesser de grands maux de tête, en faisant couper leurs cheveux. Mais aussi il est arrivé très-souvent que l'ayant fait sans raison déterminante, on a causé des maladies graves. Le cuir chevelu est l'organe d'une sécrétion plus ou moins abondante, suivant les constitutions. Il y en a chez qui les cheveux sont très-humides, d'autres presque secs, d'autres enfin, d'une humidité grasse. Puisque cette excrétion a beaucoup de rapport avec celle des pieds et des aisselles , ainsi que leur odeur semble le prouver ; il faut donc ne jamais rien faire qui puisse la contrarier , surtout chez les enfans délicats , où cette fonction semble encore plus épuratoire que chez les adultes , et chez qui , quelque propreté qu'on employe , il est même souvent dangereux de chercher à faire périr les insectes qui viennent se nicher sous l'épiderme.

En Pologne, les cheveux sont sujets au Plica ; c'est une maladie singulière et familière aux juifs : elle naît de la malpropreté ; les cheveux se mêlent en se pelotonant , et saignent quand on les coupe , ce qui ne se fait pas sans un grand danger.

CHÈVRE. (Lait de). (V. Lait).

CHEVRETTE, ou solicoque. C'est un petit crustacé marin , qui rougit en se cuisant , comme l'écrévisse. On en fait grand usage sur les bords de la mer. Sa chair est de bon goût , douce , tendre, succulente , et fortifiante. Elle est plus aisée à digérer , que celle de beaucoup d'autres crustacés.

CHEVREUIL. C'est un quadrupède ruminant , sauvage , fauve , du genre des cerfs , dont la viande assez succulente , est facile à digérer. C'est de tous les animaux de forêt , celui dont la chair passe pour être la meilleure , et la plus agréable.

CHICORÉE. La chicorée est une plante amère , stomachique , rafraîchissante , apéritive et fondante ; suivant Vanswieten , les racines de cette plante opèrent des miracles dans les engorgemens. Il a été un moment où on a cru remplacer le café par son moyen ; on la faisoit sécher d'abord , puis torréfier , et moudre , pour la prendre ensuite à l'eau , au lait , et avec du sucre , comme le café lui-même. Cette préparation pourroit avoir des avantages

que n'a pas le café, contre les jaunisses, et les engorgemens, surtout celle où l'on employe des chicorées sauvages, qui ont plus d'amertumes.

Les chicorées de nos jardins, qu'on étiole, et qui sont
beaucoup plus douces que les précédentes, dont elles
ne diffèrent que par la culture, se mangent en salade,
et cuites, tant au gras qu'au maigre; elles s'allient parfaitement avec les viandes. Ce légume convient beaucoup
aux personnes jaunes, bilieuses, et sanguines. Si l'on en
mangeoit beaucoup, elles pourroient bien se digérer difficilement.

CHIEN. L'amitié qu'on a pour les chiens et les chats,
fait qu'on les conserve souvent auprès de soi, quand ils
sont malades et dégoûtans : on les touche, on les ca-
resse, on les baise, ou on s'en laisse lécher, comme
lorsqu'ils sont en bonne santé; cependant cette conduite
est dangereuse; car comme les hommes peuvent communiquer aux animaux leurs infirmités, de même les animaux peuvent leur donner des maux qui leur sont particuliers. Souvent il peut résulter de là, pour des personnes qui n'y prennent pas garde, des dartres,
des boutons au visage, des gales particulières, et d'autres
maladies de peau, auxquelles il est prudent de ne pas
s'exposer, en ne se laissant pas lécher par les animaux
malades.

CHIRURGIENS (Régime des) Parmi les états
les plus utiles à la société, il en est peu qui payent aussi
souvent, et d'une manière aussi fâcheuse, son dévoue-
ment au soulagement de l'humanité, que la science chi-
rurgicale.

Les émanations perfides produites par des playes de
de toute espèce, et des ouvertures de cadavres, parti-

culièrement dans les hôpitaux , exposent les chirurgiens à rencontrer le germe des maladies putrides et malignes, qui les menacent journellement, et qui en font périr de bonne heure un très-grand nombre.

Dans les grandes villes , l'instruction a mis la plus grande partie des chirurgiens , dans le cas de savoir connoître les précautions qui conviennent pour éloigner le danger; mais il en est ailleurs, qui ne seront pas fâchés de trouver ici quelques avis.

Lorsqu'on fait l'ouverture des cadavres et des abcès , il est de la dernière importance de prendre garde de ne point laisser effleurer sa peau par l'instrument tranchant, pour n'être pas exposé à une fâcheuse inoculation de différens virus , dont l'absorbtion peut donner aux individus sains , les maux des individus qui sont morts, ou qui sont malades ; c'est ainsi que le charbon, le cancer, la gangrène, la vérole , peuvent se communiquer.

Quant au danger qu'on peut courir , relativement aux miasmes putrides et délétères, dans les pansemens des grandes plaies, dans les hôpitaux sédentaires, dans les camps , etc. dans les ouvertures de cadavres , dans les dissections, nous conseillons d'employer nos petits tampons d'éponge fine, ou de coton, qu'on imbibe d'huile essentielle de thym, et qu'on place dans chaque narine , pendant tout le tems du travail. On sera par-là entièrement à l'abri des mauvaises exhalaisons. On aura encore des écorces de citron ou d'orange sèches, dont on mâchera quelques petits morceaux.

CHYLE. Parmi les substances qui composent nos fluides , le chyle tient à bon droit le premier rang , puisque c'est lui qui donne naissance au sang , à la lymphe , à la graisse , etc.

Quoiqu'on ait assimilé cette substance nourricière au lait, il n'en est pas moins vrai que sa nature n'est pas connue, et qu'elle ne le sera, que quand on aura fait des expériences sur ce liquide, immédiatement pris dans les vaisseaux qui le contiennent.

CHITZÉ. Fruit de la Chine, de la grosseur d'une pomme, qui a un très-bon goût, qu'on fait sécher, et qu'on sert sur les meilleures tables ; il ne le cède en rien à nos figues sèches les plus estimées.

CHYMISTES. (Régime des). S'il est une science importante, et qui soit infiniment exposée à des suites fâcheuses, résultantes de ses travaux ; c'est sans contredit celle de la chymie. Presque toutes les substances sur lesquelles ses recherches s'étendent, sont autant de foyers dangereux, qui, par leurs émanations, finissent toujours par abréger l'existence de ceux qui s'y livrent avec une trop grande ardeur. Plus nous devons nous intéresser à une science qui jette en ce moment un jour si grand sur la physique animale, plus nous devons désirer que les savans qui l'honorent, tempèrent leur activité, pour que nous ayons le bonheur de les conserver plus long-tems.

Nous ne leur donnerons pas ici des conseils, dont ils connoissent la valeur mieux que nous, contre les étourdissemens, les vertiges, les tremblemens, les apopléxies, les paralysies, et les asphixies, dont ils sont menacés : d'ailleurs nous indiquons aux jeunes élèves, ce qu'il faut faire pour être utile à tous ceux qui ont subi ces fâcheuses atteintes, dans quelque circonstance que ce soit.

CHOCOLAT. Le chocolat est une préparation faite avec l'amande du cacao, du sucre, et plus ou moins de vanille. On nomme chocolat de santé, celui qui ne con-

tient pas de vanille , et c'est bien à tort ; car , sans vanille , il est privé de l'aromate le plus capable de le faire
digérer aisément. On sait qu'en général les corps gras
passent difficilement dans beaucoup d'estomacs. La vanille , la canelle , et le sucre, en proportions convenables,
parent à cet inconvénient. Il y a peu d'estomacs qui ne
le digèrent bien , quand il est ainsi préparé.

Le chocolat est très-nourrissant, parce que les amandes
du cacao le sont elles-mêmes beaucoup ; il fortifie l'estomac , ranime, et contribue à réparer d'une manière assez
prompte , les forces abattues ; c'est pourquoi il est d'une
grande utilité aux convalescens , à ceux qui sont épuisés
par des excrétions considérables , et qui se livrent à de
grands travaux.

On vante le chocolat pour les poitrines foibles , et on
en recommande l'usage avec du lait ; en n'y admettant
que peu de vanille , on fait un chocolat gommeux , qui
échauffe moins que l'autre , et convient mieux aux personnes qui ont la poitrine délicate.

Le chocolat est bon aux enfans et aux vieillards ; son
usage trop considérable épaissit le sang. Je l'ai fait prendre
sec avec du pain, à des personnes qui ne pouvoient le digérer à l'eau et au lait. Elles n'en prenoient ainsi que ce
qui peut fournir une demie tasse , buvoient ensuite de
l'eau , et s'en trouvoient parfaitement bien.

CHOSES (dites non naturelles). Les auteurs ont donné
ce nom à tout ce qui fait la matière de l'hygiène , l'air , les
vêtemens , les alimens , les excrétions , etc. On doit aisément sentir que cette expression est inconvenante, et qu'il
vaut mieux employer celle de matière de l'hygiène , pour
désigner tous les objets qui en font essentiellement la
base.

CHOU. De tems immémorial, on a fait grand cas des choux ; on les employe dans les cuisines de toutes sortes de manières, mais surtout dans les potages. Cependant en général, il faut avoir une vigoureuse santé, celle des gens de la campagne, pour digérer facilement ce végétal.

Les Allemands ont trouvé un moyen de le rendre plus léger pour l'estomac, en le portant à l'état acide, par la fermentation, en y joignant encore des substances aromatiques, et particulièrement du genièvre ; ils ont observé qu'ainsi préparé, on peut en faire un usage habituel, sans qu'il incommode ; ils lui ont donné le nom de saur-kraut, ou chou aigre.

On sait que le célèbre, et trop infortuné capitaine Cook, a démontré jusqu'à l'évidence, dans la relation de son voyage au tour du monde, que cette préparation du chou, fournissoit, non-seulement un bon aliment, mais encore un des meilleurs antiscorbutiques connus. Cet illustre navigateur, avec 118 hommes d'équipage, a fait dans tous les climats, un voyage de trois ans, depuis le cinquante-deuxième degré du Nord, jusqu'au soixante-onzième degré du Sud, sans perdre un seul homme de maladie. Il convient qu'il doit au chou, et à l'extrême propreté qui régnoit dans son bâtiment, la salubrité de son équipage. Il offre un bel exemple à suivre à tous les marins.

Voici comment le capitaine Cook faisoit préparer cet important aliment. On hache des têtes de choux ; on les met dans un tonneau, avec du sel, du genièvre, et du carvi. On les bat jusqu'à ce qu'il en sorte une espèce de jus ; les vieilles futailles d'eau-de-vie, de vin, aident mieux que les autres la fermentation ; on place ce ton-

Tome I.   S

neau dans une température de treize à seize degrés de Réaumur, pendant douze ou quatorze jours. Alors le chou commence à s'aciduler, et on le retire dans le cellier, où on veut le garder. On comprime fortement la masse des choux, avec un couvercle recouvert de grosses pierres, ou de fer. On fait un grand usage de ces choux, dans les départemens de l'Est de la France.

Les choux tels qu'on les mange à Paris, en général, nourrissent peu, sont venteux, donnent des rapports désagréables. Il faut toujours y mêler du sel, du poivre, et du vinaigre, ce qui aide à les faire digérer. Les personnes convalescentes et délicates, doivent s'en abstenir.

CHOU-FLEUR. Les têtes de choux, qu'on nomme chou-fleurs, sont de beaucoup plus facile digestion, que tous les autres choux qu'on employe communément; ils nuisent très-rarement; les choux d'hiver, sont moins venteux que ceux d'été. Ils sont aussi plus indigestes, quand on les mange sortant d'être cueillis; mais si on sépare les feuilles, et qu'on donne pendant quelques jours le tems de sortir aux gaz délétères qu'elles contiennent, alors ils donneront beaucoup moins de rapports désagréables, de vents, et se digèreront bien plus facilement.

CHOUSSET. C'est une boisson nourrissante, qui se fait en Turquie, avec de la pâte desséchée, et délayée dans de l'eau. On dit que cette liqueur enivre, quand on en boit beaucoup; on forme aussi, dit-on, une espèce de fard, avec sa mousse.

CIBOULE. Ciboulette. (V. Oignon).

CIDRE. Le cidre est une boisson, qu'on tire des pommes dites sauvages; elle a été connue des Grecs et des Romains. Parmi nous, c'est une boisson familière dans les provinces qui manquent de vignes.

Les cidres anglais et d'Isigny, sont les plus renommés. Le meilleur cidre est piquant, clair, ambré, agréable au goût et à l'odorat : quand il n'est pas trop léger, il se garde jusqu'à quatre ans. On a soin de le coller comme le vin, avant de le tirer en bouteille.

On fait un cidre, dit royal, qui ressemble au vin de Canarie. En mélant à du bon cidre, de l'eau-de-vie, et du sucre, on a une liqueur qui plaît à quelques personnes, et se conserve assez bien.

En général, le cidre est une boisson bonne, et salubre, pour qui en use sobrement. Il est humectant, rafraîchissant et apéritif. Bacon parle de huit vieillards, qui, pendant cent ans et plus, ne bûrent pas d'autre liqueur.

Le cidre n'enivre pas si vite que le vin, mais pour plus de tems; il donne des coliques aux personnes qui n'y ont pas été accoutumées de bonne heure, et peut attaquer le genre nerveux.

A l'instar du cidre pommé, on fait du cidre poiré, avec des poires qu'on ne peut manger. Quelques personnes l'aiment mieux que le cidre aux pommes. On en prépare de très-bon dans la ci-devant Normandie.

On fait encore des cidres à la campagne, avec les fruits du cormier, ou sorbier, et les pommes des haies. Ces boissons, qui ne sont pas fort agréables, ne laissent pas d'être utiles, par les particules rafraîchissantes, légèrement spiritueuses et actives, qu'elles communiquent à l'eau.

CIMETIÈRE. Dans les endroits très-populeux, dans les grandes villes surtout, il est important d'éloigner les cimetières, à cause du mauvais air, et de la corruption,

que portent dans l'atmosphère les vapeurs putrides animales, qui s'élèvent continuellement des lieux où l'on
enterre beaucoup de monde ; parce que rarement les
personnes qui habitent dans le voisinage, peuvent éviter
d'en être incommodées, surtout dans l'été, dans les dégels,
dans les grands calmes de l'air, où les exhalaisons et les gaz
délétères, sortent du sol en grande abondance, et
s'élèvent peu dans l'atmosphère. Alors ils entrent dans
les corps, par tous les endroits où l'air peut avoir quelqu'accès ; ils se déposent sur les alimens, sur les vêtemens, enfin ils attirent fort souvent des fièvres intermittentes, nerveuses, lentes, putrides, ou des maladies
bilieuses, qui entraînent toujours dans des dangers plus
ou moins grands.

Dans tout endroit bien policé, et où l'on compte pour
quelque chose la vie des hommes, on éloignera les cimetières et les voiries, des lieux habités, en prenant surtout l'attention de les placer dans des directions ouvertes aux vents dominans dans le pays.

Pour échapper aux mauvais effets des gaz, provenans de
ces lieux, ainsi que des caveaux qu'on seroit dans le cas
d'ouvrir, V. Méphitisme, Exhumation.

CIRCONCISION. C'est une cérémonie absurde des
Juifs et des Mahométans qui consiste à couper le pré-
puce. Peut-on se persuader que la nature ait destiné
cette partie à être coupée ! ses interprètes ont abusé
dans tous les tems de l'ignorance et de la crédulité. Comme
nous sommes des peuples plus civilisés, nous nous con-
tentons de couper nos cheveux, de raccourcir les oreilles
et la queue des animaux les plus beaux et les plus utiles
à notre espèce ; mais ce n'est qu'une imitation d'une
pratique absurde des Anglais.

Cire (des oreilles). La cire des oreilles a été donnée pour lubrifier le canal auditif, et empêcher les insectes de pénétrer dans le plus délicat des organes. Il faut, tous les mois, dégorger, avec le cure-oreille, l'humeur qui s'est amassée. Sans cela, le sentiment de l'ouïe, qu'elle protège, en seroit réellement incommodé ou affoibli. Il faut bien prendre garde de ne point enfoncer profondément le cure-oreille, de peur de blesser le timpan ou ou de le créver : la perte de l'ouïe seroit le moindre mal qui pourroit en résulter.

Cire (à brûler). (V. Bougie).

Citerne. C'est un réservoir souterrain, destiné à recevoir les eaux de pluie, qu'on désire ménager pour les besoins de la vie, dans les endroits où l'on manque de ces eaux pures et limpides, si précieuses à notre existence.

Les citernes sont aussi nécessaires qu'employées dans l'Afrique, dans l'Asie, la Hollande : on pourroit les utiliser dans quelques endroits de la France. La plus belle citerne du monde, est à Constantinople. Les voûtes sont portées par 424 piliers circulairement arrangés.

Il seroit impossible que l'eau se conservât dans les citernes qui seroient en plein air. Rozier, dans son cours d'Agriculture, donne la manière de fabriquer les citernes. Il faut avoir bien soin de les entretenir de sable ou de gravier de rivière. Avec cette attention, l'eau de pluie s'y épure, et s'y conserve pendant des années entières sans se corrompre. Les Hollandais entretiennent leurs toits très-propres pour pouvoir même recevoir les eaux de neige. Ils déposent dans des fontaines sablées ou filtrantes l'eau dont ils vont se servir.

L'eau de citerne est bonne à boire, à cuire les légumes, à dissoudre le savon, quand elle n'est pas placée sur de mauvais terreins, et qu'on n'y laisse pas pénétrer des eaux impures.

Les habitans de quelques cantons de l'Ain, du Loiret et du Calvados, ceux qui n'ont que des eaux marécageuses en d'autres endroits, ne seroient pas sujets à des fièvres aussi fréquentes, et aussi continues, s'ils pouvoient boire de la bonne eau; leurs bestiaux se porteroient aussi beaucoup mieux.

Il seroit donc nécessaire qu'il pussent, ainsi qu'en Hollande, en Flandres, etc. avoir des citernes pour tous leurs besoins. Les citernes, à la vérité, sont dispendieuses à bâtir. Mais un père ne doit-il pas veiller à la santé de ses enfans, et le gouvernement peut-il laisser manquer la partie des citoyens qui n'est pas aisée, d'une substance de première nécessité? il doit lui fournir tout ce qui est indispensable à sa salubrité.

Il sera très-important de faire passer, dans du sable, l'eau des pluies avant qu'elle arrive dans les citernes.

On observera encore, que les substances avec lesquelles on fabrique les citernes, ne puissent elles-mêmes communiquer à l'eau aucune mauvaise qualité.

CITRON. Le citron donne un suc qui s'employe comme un des acides les plus agréables et les plus utiles que la nature ait fournis à l'homme; il communique aux mets dans lesquels on le place, un goût et une délicatesse particulière. Sa cherté fait qu'on l'employe peu dans les cuisines, mais on en fait un grand usage pour acidifier les boissons les plus journalières. On unit à l'eau le jus de citron, et un peu de l'huile essentielle de l'écorce, qu'on rape avec du sucre, ce qui fait un *Oléosaccharum*; on obtient ainsi une limonade aromatique licieuse.

Lorsque la saison est chaude , qu'on a besoin de se rafraîchir , qu'on veut tempérer l'effervescence du sang et des humeurs , on se sert avantageusement de cette boisson. Il ne faut pas en boire, quand on a une excessive chaleur ; alors le vin est préférable. On fait avec les écorces de citron , de très-bonnes confitures ; les petits citrons confits d'Amérique , sont très-recherchés.

Dans les pays où l'on craint la peste , et les maladies contagieuses , on tient , dans ses mains , un citron percé de clous de gérofle. Je préfère , dans ces cas , le moyen que j'ai indiqué , au mot Méphitisme. Dans le mauvais air , on fera bien de mâcher quelques parcelles d'écorce de citron , et de cracher ensuite.

Le jus de citron , étendu d'eau , s'employe pour nettoyer la peau , mais il faut se garder de le faire servir contre les boutons du visage ; il ne faut pas non plus en user pour nettoyer les dents , comme le font quelques personnes ; il les agace , les dépolit , les corrode.

CITROUILLE. La citrouille , ou potiron , est un fruit très-volumineux d'une plante cucurbitacée et rampante. On en fait beaucoup de mets différens dans nos cuisines , surtout des potages au lait , dont quelques personnes font beaucoup de cas , et des tourtes assez bonnes , etc.

Cet aliment est salutaire et rafraîchissant, mais il n'est pas des plus faciles à digérer , et donne beaucoup de vents , c'est pourquoi il lui faut toujours un assaisonnement relevé.

CIVET. C'est un ragoût fait avec de la viande coupée par morceau , du bouillon , des fines herbes , du vin , de la farine , des oignons , et un peu de vinaigre , ce qui rend ce mets de bon goût et convenable à tous ceux qui ne sont pas astreints à un régime adoucissant et tempé-rant.

C I V I L I T É. Ce n'est pas assez de faire le bien, il faut encore que la bonne volonté se témoigne par des signes extérieurs qu'exige cette politesse qui a droit de plaire à tout le monde. Elle reconnoît trois manières de s'énoncer, les égards, la complaisance et la civilité.

Les égards sont des ménagemens, des considérations fondées sur les circonstances, sur le genre, ou les qualités des personnes.

La complaisance est une condescendance honnête qui fait plier sa volonté à celle des autres.

La civilité est un cérémonial de convention pour se don-ner des démonstrations extérieures d'estime et d'amitié, ou de considération.

La civilité diffère suivant les pays, mais partout, c'est un devoir agréable à remplir, et qui prouve la bonne éducation.

C L A V A I R E. (V. Champignon).

C L É M E N C E. Cette vertu offre la plus grande preuve d'humanité et de bon cœur.

> Se vaincre, est d'un héros, pardonner est d'un dieu.

C L I M A T. Les médecins considèrent essentiellement dans les climats, la température, ou le degré de chaleur qui y est propre; et en ce sens, climat ou température, sont synonimes. Ce ne sera pas à tort qu'on pourra dire, que dans bien des cas, c'est du climat que dépendent les dif-férences des peuples. L'homme doit en partie au climat, sa taille, sa couleur, sa vigueur, sa précocité, sa vail-lance et ses maladies épidémiques.

Hippocrate a dit le premier, que la forme, les mœurs;

et les maladies des hommes étoient en grande partie relatives à la nature de leur climat. Bailli veut que le climat maîtrise les êtres par la température, et les idées par le caractère qu'il impose aux peuples.

Le climat le plus propice à l'espèce humaine, paroît être la zône tempérée de notre hémisphère, il est le siège de sa puissance, de sa gloire et de sa supériorité. L'activité des peuples qui l'habitent, leur mobilité constante, fait qu'ils ont plus de facilité à s'acclimater que les Asiatiques, qui sont plus lents, plus phlegmatiques, et conséquemment plus sujets à la nostalgie.

Vers le Nord, les sens physiques et moraux semblent s'émousser; plus les nerfs gagnent de solidité, par le froid, plus ils perdent de leur finesse, et la flamme du génie paroît s'éteindre dans des corps trop robustes pour être fléxibles. Au-delà du cercle polaire, la taille de l'homme se raccourcit, son visage se ternit, et son abrutissement est tel qu'il est incapable d'instruction.

Sous l'équateur, son teint se noircit, ses traits révoltent par leur rudesse, le feu du climat abrège le terme de ses jours, et en augmentant la fougue de ses passions, rétrécit la sphère de son ame. Il ne peut se gouverner lui-même, il ne sort pas de l'enfance, en un mot, il devient un nègre.

On ne sauroit contester l'influence des climats sur les passions, les goûts, les mœurs et les gouvernemens. Comme les extrémes se touchent, dans les pays très chauds, ainsi que dans ceux qui sont très froids, on observe que les hommes y sont les sujets naturels du despotisme. En ne faisant attention qu'aux effets physiques, on voit, qu'en général l'existence et la fécondité se propagent moins dans les pays chauds, que dans les pays froids; que les femmes dans le Midi, sont plus jolies, mais moins belles que dans le Nord; que les blondes sont aussi rares dans les climats chauds, que les brunes dans les pays glacés ; que plus les climats sont chauds, plus le cri de la nature, dans les sexes, est violent. *In furias, ignesque ruunt* ; que l'amour dans les climats tempérés, est une affection réfléchie, et le produit de l'éducation, qu'enfin dans les climats glacés, c'est le sentiment tranquille d'un besoin peu pressant.

A l'égard des précautions que nécessite chaque climat, l'expérience, et les besoins de l'homme, lui ont fait développer sur ces objets, tout ce qu'il pouvoit avoir d'intelligence ; il a très-bien su se prémunir contre le froid et le chaud. Il a vu qu'en général, il falloit moins manger dans les climats chauds, que dans les climats froids ; que les liqueurs spiritueuses, aromatiques, à la glace, en un mot les toniques convenoient aux climats chauds, et que l'excès seul en étoit pernicieux. En effet, si c'est particulièrement l'usage de liqueurs fortes, qui cause le plus de maux parmi les colons qui arrivent en Amérique, c'est qu'ils n'y sont pas accoutumés, et qu'ils en abusent : mais c'est là le cas de savoir prendre le juste milieu.

On voit que chaque peuple a un fond de nourriture auquel il est accoutumé ; le pain convient aux Français, le macaroni à l'Italien, le bœuf saignant à l'Anglais, le riz aux Orientaux. Chacun d'eux assaisonne ses alimens d'une manière qui lui est convenable, et qui ne le seroit point du tout aux autres.

Les excès avec les femmes, sont beaucoup plus pernicieux dans les climats chauds, que dans les climats froids, surtout pour les étrangers qui y arrivent. Les exercices doivent y être plus modérés. Les forces individuelles apprennent bientôt ce qu'il faut faire à cet égard.

Pour les affections morales, la médecine est bien loin de démontrer thermométriquement, l'intensité salutaire de chacune, ainsi que la façon de les exciter ; cependant jamais elle n'a mieux senti, qu'aujourd'hui, toute la nécessité de bien connoître moralement les hommes, pour les traiter physiquement, d'une manière convenable.

Souvent le climat agit bien sensiblement sur les corps qu'il affecte par une impression subite ; ainsi, pour les hommes qui émigrent, le danger est d'autant plus grand, que le climat où ils abordent, diffère de celui qu'ils quittent.

Plusieurs auteurs ont pensé que la température de la France, avoit changé depuis une suite de siècles, et qu'elle est plus chaude à présent qu'autre fois : c'est une preuve et ce n'est pas la seule, que la chaleur ou le froid des climats, tiennent à des circonstances physiques capables de les modifier. On sait qu'un pays bien cultivé, est bien plus chaud que celui qui ne l'est pas, parce que plus la surface de la terre est unie, moins elle absorbe de chaleur. En cinq ans, le climat de la Pensylvanie a changé par le seul défrichement.

Une remarque à faire sur la différence du chaud au froid, dans les différentes saisons, c'est que, quand le soleil est fort élevé sur l'horison, la terre acquiert pendant le jour, beaucoup plus de chaleur qu'elle n'en peut perdre pendant la nuit, au lieu qu'après l'équinoxe, les jours diminuent, et les nuits étant plus longues, il s'évapore pendant leur durée, une plus grande quantité de chaleur, qu'elle n'en reçoit le jour.

L'exposition locale des climats, les abris, influent beaucoup sur la température de l'atmosphère. Dans les gorges des montagnes, l'aspect du Midi expose à des chaleurs bien plus considérables, en été, que dans les plaines qu'elles avoisinent, parce que la chaleur s'y concentre, à cause de la répercussion des rayons du soleil par les côtés des montagnes.

Du tems des Romains, le climat de l'Italie étoit plus dur qu'il n'est aujourd'hui. Horace et Juvenal décrivent les neiges qui couvroient les rues de Rome, et les glaces du Tibre. On parle aujourd'hui bien rarement dans cette ville, de pareilles circonstances.

Ces connoissances physiques nous paroissent nécessaires pour bien juger des climats ; quant au régime qui convient aux différens peuples qui les habitent, l'expérience, la réflexion, l'habitude, apprennent à chacun d'eux, ce qui leur convient le mieux, pour se procurer une vie douce et commode.

CLOAQUE. On donne le nom de cloaque, à des endroits destinés à recevoir des immondices, et des amas de boues et de matières végétales et animales en décomposition. C'est particulièrement dans les campagnes, que les cloaques peuvent avoir des influences très-fâcheuses et causer des épidémies, lorsque la chaleur exhale les miasmes putrides qui y sont contenus. Les paysans ont presque toujours dans des cours très-étroites, des trous, où ils laissent pourrir des matières végétales et animales, sans se douter qu'il gardent, auprès d'eux des foyers de mort et de désolation.

Les fumiers ne doivent pas être confondus avec les cloaques dont nous parlons, ils ne contiennent que les excrémens des animaux qui vivent de végétaux, et ces sortes d'amas sont bien moins dangereux que ceux dont nous parlons. C'est encore à la police à veiller sur cet objet important. (V. Campagne).

CLOU DE GÉROFLE. (V. Gérofle).

CLISTÈRE. (V. Lavement).

COCLEARIA ou l'herbe aux cuillers. C'est une plante qu'on trouve le long des ruisseaux , et dont quelques personnes font de la salade. Elle est beaucoup employée en médecine , comme un des antiscorbutiques , le plus puissant qu'on connoisse. Lorsqu'on a les gencives livides, quelques taches sur la peau , la salade de cette plante , ou bien son jus seul, ou mêlé avec d'autres antiscorbutiques, comme le cresson, etc. , peut devenir très-salutaire.

COCHON. C'est le quadrupède le plus sale qu'on connoisse , et le moins sensible. On a vu se loger des souris sur le dos des cochons , après avoir fait des trous dans l'épaisseur de leur lard , sans qu'ils s'en soient plaints. Ils étoient vraisemblablement ladres , car ces animaux sont fort sujets à cette maladie.

La chair de cochon , est d'un goût très-agréable , et fort nourrissante ; elle passe pour être relâchante , peut-être parce qu'en se digérant plus difficilement , on a observé qu'il étoit aisé de s'en donner des indigestions , par conséquent d'être dévoyé. Elle est compacte , serrée et visqueuse : il n'y a donc que les estomacs vigoureux, jeunes , et les personnes qui font beaucoup d'exercice , qui doivent en manger. Beaucoup de peuples ont connu les dangers de cet aliment. Les Tartares, les Arabes , les Maures , les Mahométans, les Juifs s'en abstiennent.

On vante beaucoup la chair des cochons marrons de l'Amérique , qui sont bien mieux nourris que les nôtres.

COCOS. C'est le fruit de quelques palmiers des Indes , de l'Amérique et de l'Afrique, qui offrent des coques , grosses comme la tête d'un homme , qui contiennent , dans leur intérieur, une sorte de moële blanchâtre , bonne à manger, d'un goût qui approche de la noisette, et de l'amandier. Aussi on en fait des émulsions, et on en tire une huile très-fine, et qui est d'un grand usage dans l'Inde ; quand les cocos ne sont pas encore mûrs, on obtient une grande quantité d'eau claire, odorante et fort agréable au goût. Il y a des cocos qui en contiennent jusqu'à trois ou quatre livres. Lorsque le fruit est cuit, il n'en reste presque plus.

Lorsqu'on coupe l'extrémité des spathes encore jeunes du palmier, il en distille une liqueur blanche, douce, agréable, à laquelle on donne le nom de vin de Palmier, qui est employé journellement et dont on peut tirer de l'eau-de-vie.

Les palmiers ou les cocotiers sont, pour les pays où ils naissent, les arbres les plus utiles que la nature ait produits.

COCTION. La coction, dans les animaux et les végétaux, n'est autre chose qu'une sorte d'altération et d'atténuation, ou une combinaison proportionnée et variée, suivant les organes de chaque animal, et de chaque plante.

Les phénomènes de la végétation, démontrent clairement que la matière qui nourrit les corps organiques, commence par de l'eau, de l'air, et de la lumière, ou si l'on veut par les gaz oxigène, hydrogène et azotique, joints avec la lumière, et que leurs diverses combinaisons produisent des résines, du mucilage, du charbon.

On sait quel volume étonnant prennent certains végétaux, dans l'eau seule, avec le contact de l'air et de la lumière ; ainsi c'est aux principes seuls que nous énonçons, que se réduisent tous les corps végétaux, et vivans, solides et fluides, et notre nourriture, en dernière analyse, leur doit son origine. Les combinaisons qui forment nos corps, sont plus ou moins avancées dans les substances

avec lesquelles nous nous nourrissons. C'est à quoi se réduit tout ce qu'on a désigné, sans le bien entendre par les
mots de coction, d'assimilation, dont le véritable sens est
une combinaison plus ou moins complette, plus ou moins
analogue à celle qui nous est propre.

C O I F F E. (Coiffure). La coiffure est un ajustement
de tête vraiment capital pour les femmes ; autrefois on
portoit des coiffes fort simples ; et souvent on se coiffoit
sans coiffure, ce qui étoit encore plus raisonnable. Aujour-
d'hui, les femmes frivoles et vaines, oublient ce qu'elles
doivent à leur ménage et à leurs enfans, pour perdre à
se coiffer la moitié d'un jour dont le reste souvent ne sera
guère mieux employé. Cependant, à mon avis, des cheveux arrangés proprement, et sans prétention, pour l'été,
des chapeaux, pour l'hyver, leur conviendroient mieux
que tout autre parure, et concoureroient plus puissamment
à leur salubrité.

Le terme de coiffure convient aussi à l'arrangement des
cheveux de l'homme. Si le luxe des coiffures, peut faire
tort à une femme, à plus forte raison pourroit-il désho-
norer des hommes qui doivent en tout tems beaucoup à
la propreté et rien à l'élégance et à l'apprêt.

Depuis qu'on n'est plus bien coiffé qu'avec des cheveux morts, il faut convenir que les coiffures sont loin
d'avoir quelqu'agrément, et qu'il est bien ridicule d'avoir
coupé les cheveux que la nature a donnés, pour les voir
remplacer par d'autres postiches, mal peignés, et qui ne
laissent que l'idée du malheur et de la destruction, quand
on pense à ceux à qui ils ont pu appartenir.

A l'égard des principaux ingrédiens de la coiffure,
comme poudre, pommade, etc. (V. ces mots).

Cognac (eau-de-vie). C'est un lieu où se fabrique, en France, une eau-de-vie qui a la plus grande réputation. (V. Eau-de-vie).

Cohabitation. C'est ainsi qu'on nomme l'habitude de coucher deux. La cohabitation est la source d'une foule de maux. Les libertins y trouvent ordinairement les maux vénériens, les gales de même nature, les dartres, les infectes de la débauche, etc. Souvent la cohabitation, entre époux, n'est pas sans inconvéniens et sans désagrémens, surtout quand la transpiration est très-forte, et d'une odeur repoussante : si l'on y joint la fétidité de l'haleine, l'habitude de rendre des vents, il y a bien de quoi engager à faire lit à part.

La vieillesse ne doit pas plus cohabiter avec le jeune âge, que la maladie avec la santé. La cohabitation ne doit pas non plus exister avec des personnes pulmoniques. Elle doit aussi cesser, lorsque la constitution change, ou qu'on est habituellement valétudinaire, à plus forte raison quand on est malade.

Parmi les peuples esclaves, on n'y regarde pas de si près. Les seigneurs Russes dans leur vieillesse, font coucher à leurs côtés deux jeunes filles, qui, par un troc inégal et tyrannique, font l'échange de leur fraîcheur et de leur jeunesse, contre les glaces et l'insalubrité. Le docteur Sanchez, avec ce régime, dont il usoit sagement, prolongea ses jours jusqu'à plus de 90 ans ; tel fut encore le saint roi David.

Coin. C'est le fruit du coignassier ; il a une odeur forte, et qui n'est pas désagréable. On ne le mange pas crud, mais confit : les coins sont toniques et resserrans, c'est pourquoi on fait bien d'en manger, quand on est trop relâchée, et qu'on n'a pas de raison pour conserver le ventre libre.

Colère. La colère est une passion violente, qui hait subitement un objet qu'elle croit pouvoir lui nuire; on lui voit des yeux étincelans, la bouche écumante, le visage enflammé; elle cause des spasmes, des contractions musculaires et involontaires, des vomissemens, des convulsions, des hémorragies, des défaillances, l'apoplexie et même la mort. Il faut faire prendre des bains tièdes aux personnes sujettes à ce vice, et des boissons rafraîchissantes.

L'éducation est un des meilleurs moyens de prévenir ce défaut; l'éducation physique, en faisant observer un régime doux et rafraîchissant aux enfans très-irritables; l'éducation morale, en ne les contrariant, qu'autant qu'on y est forcé, en leur peignant les effets funestes de cette passion, et, lorsqu'ils sont susceptibles de raisonner, en leur faisant sentir qu'il vaut bien mieux surmonter son ressentiment, et se montrer généreux, que d'exercer une vengeance dont il faudroit rougir, ou qu'il faudroit pleurer, si l'on avoit le malheur de rendre quelqu'un victime de la violence, et de l'emportement.

Colle de poisson. (V. Ichtiocole).

Col. On a donné ce nom à une partie de l'habillement, qu'il est de la plus grande importance de ne pas trop serrer, pour éviter la congestion du sang au cerveau; beaucoup de médecins, et Winslow surtout, ont observé que le serrement du col, par les cols, ou les collets des chemises, les colliers, les rubans, avoit causé beaucoup de maux d'yeux, de gorge, de tête, des vertiges, des saignemens de nez, des fausses attaques d'apoplexie, contre lesquels on employeroit envain beaucoup

Tome I.   T

de remèdes, tandis que le déserrement seul du col les peut dissiper.

COLLIER. D'après ce que nous avons dit au mot Col, on doit sentir ce qu'on risque à serrer des colliers, comme le font quelques jeunes personnes qui, n'osant pas encore mettre du rouge, cherchent ainsi à procurer à leurs joues des couleurs que la nature ne leur prête pas encore.

COLOGNE. (Eau de) C'est une eau spiritueuse, extrêmement agréable, qu'on peut employer non-seulement aux toilettes, et contre des miasmes repoussans qu'on rencontre, mais qui peut encore être extérieurement utile dans des foiblesses et dans certaines indigestions. Dans les attaques d'apoplexie, de paralysie, on en frotte les parties affoiblies et refroidies.

Il faut bien se garder d'en prendre intérieurement, avant d'être bien assuré qu'il n'y a pas d'inflammation à craindre de la part de l'estomac et des viscères du bas-ventre; car au lieu de soulager, bientôt l'inflammation seroit suivie de la gangrène, et ne laisseroit aucun moyen de salut. Cette sorte d'imprudence a souvent jeté le deuil dans bien des familles.

COLOSTRE. (Lait.) C'est le premier lait qui sort du sein des femmes, après l'accouchement, et qui est nécessaire à l'enfant pour chasser le méconium dont les intestins sont remplis. C'est la nourriture la mieux adaptée à cette circonstance.

COMPASSION. C'est une disposition involontaire, qui nous rend sensibles aux maux des autres; plus on est constitué sensible, plus on est porté à la compassion; c'est ce qui fait que les femmes, qu'il est plus aisé d'émouvoir que les hommes, sont plus compatissantes. La compassion est bien voisine de la bienveillance ; si ce n'est pas une ressemblance de sentiment ; la pitié donne une ressemblance à sa direction , qui mène également à obliger les malheureux.

COMPLAISANCE. C'est l'art de se contraindre pour plaire aux autres ; c'est être poli , civil , marquer des égards , et son savoir vivre.

La complaissance n'a de mérite qu'autant qu'elle est naturelle , noble , aisée. On ne sait point de gré, aux gens sans caractère, de leur complaisance , mais on donne toujours aux sacrifices une valeur réelle. Les flatteurs , les bas-valets , ne sont employés que quand on ne peut s'en dispenser , parcequ'on les méprise , et qu'on ne peut les aimer , parceque l'amitié ne va pas sans l'estime.

La complaisance est une grande recommandation , et par fois , une route plus sûre à la fortune , que l'esprit , le savoir et les talens , qui souvent ont trop de roideur.

COMPLIMÉNT. C'est ordinairement une fadeur , une inutilité ou un mensonge ; mais c'est quelquefois un devoir ; quand il est fait à propos , il prouve et l'esprit et l'éducation.

COMPLEXION. (V. Tempérament).

COMPOTE. Les compotes sont des fruits cuits légèrement au sucre , et qu'on sert communément au dessert. Les convalescens se trouvent bien de celles qu'on fait avec des fruits doux et bien mûrs.

CONCOMBRE. C'est le fruit d'une plante cucurbitacée et potagère , dont-on se sert comme aliment , c'est un mets lourd et aqueux , qu'il faut relever beaucoup , et qui ne convient pas aux estomacs foibles ou froids. C'est à-peu-près de l'eau assaisonnée.

On prend les jeunes pousses, pour en faire des cornichons. (V. Cornichons).

CONCEPTION (morale). La conception est la facilité d'appercevoir tout d'un coup les différentes faces
que sont susceptibles de présenter les objets. La conception ne fait pas le génie, mais sans elle, le génie n'existe
pas. Elle ouvre, devant lui, la carrière dans laquelle il
s'exerce. Elle maintient son feu et augmente son énergie. C'est l'activité de la conception, qui aide et anime
l'industrie, et qui donne naissance aux inventions si nécessaires dans les sciences et dans les arts.

CONDITIONS. En société, chacun naît égal aux
yeux de la loi qu'il a consentie; c'est la seule égalité qu'on
ait droit de réclamer. Car personne ne naît égal, en mérite, en constitution, en biens, en proportions physiques, en santé. La condition de l'homme doit donc
essentiellement varier. L'enfant, qui est foible et sans
expérience, doit être surbordonné à son père; l'homme
sans biens à celui qui en a; l'ignorant à celui dont les
lumières peuvent lui être utiles; le foible au fort, le timide au courageux, l'aveugle au clairvoyant, etc. etc.
La société ne seroit qu'un brigandage abominable, si
chacun ne savoit pas se rendre justice, ou ne souffroit
pas qu'on la lui rendît; alors les fous commanderoient
aux sages, les enfans à leurs pères, les ignorans aux savans, les pauvres aux riches, les soldats aux généraux,
les gouvernés aux gouvernans : qui ne sent, qu'en société, un pareil ordre de choses n'est pas long-tems
possible !

CONFIANCE. C'est l'effet de la bonne opinion que
nous avons des talens ou des vertus des autres, pour
leur confier nos vues, nos besoins, et nos intérêts.

CONFITURE. Les confitures sont des préparations faites avec du sucre, et la pulpe des fruits, qu'on fait cuire fortement, et en consistance assez solide pour pouvoir se conserver dans les saisons où la nature les refuse. On en fait des desserts très-agréables et très-sains. On en donne aux personnes délicates et convalescentes.

CONFORTATIF. On donne ce nom aux substances propres à augmenter la force, à donner aux organes plus d'énergie, lorsqu'ils ont été épuisés par des travaux considérables, par la misère, par la maladie, etc.

Les meilleurs confortatifs sont les nourritures douces, abondantes, et faciles à digérer, les bons bouillons ou consommés, les rôtis des viandes succulentes et tendres, les farineux au gras, enfin c'est la diète analeptique. On pourra y ajouter, selon le besoin, des toniques et des fortifians plus actifs.

CONGRE. Poisson de mer, qui ressemble beaucoup à l'anguille d'eau douce ; sa chair est très-estimée et d'un fort bon goût. On fait sécher les congres, sans les saler. On les vend, ainsi préparés, à Bordeaux.

CONNOISSANCE (de soi-même). La connoissance de soi-même est, au moral, une juste idée de ses facultés, de ses devoirs et de ses droits.

Voilà ce que dit un ancien à ce sujet : « Mortels, apprenez à vous connoître de bonne heure, et à raisonner sur ce qui vous entoure ; apprenez ce que c'est que l'homme, et pourquoi il est au monde, quel ordre il doit garder en tout, comment il faut éviter les écueils et les dangers de la société, par où il faut commencer, jusqu'où on doit aller, qu'elle doit être l'étendue des desirs, l'emploi du tems et de l'argent ».

Æquam memento rebus in arduis.

Servare mentem, non secùs ac bonis ;
Ab insolenti temperatam
Lætitia.

Horace, Lib. 2, Od. 3.

La connoissance de soi-même, au physique, est d'une importance majeure, et a été jusqu'ici beaucoup trop négligée, dans l'éducation de la jeunesse. En effet, qui ne sent, que, sans la connoissance de son physique, de sa constitution ou de son tempérament, il est une foule de circonstances dans lesquelles on pourra commettre les erreurs les plus graves, relativement au régime qui convient à chacun, à l'exercice qu'on doit faire, et à la manière de régler des fonctions, qui doivent elles-mêmes influer beaucoup sur le moral.

Comme ces connaissances sont presque toutes de sentiment, comment s'en rapporter à des juges étrangers, dans des affaires, où, avec un peu d'instruction, on peut soi-même se rendre compte d'une foule de rapports, que les autres ne pourroient pas bien saisir !

CONSCIENCE. La conscience est la connoissance ou le sentiment intime que nous avons de la convenance ou de la disconvenance morale des actions. Ainsi agir contre sa conscience, c'est agir contre l'idée que nous avons de la moralité d'une action. La conscience doit servir de guide à notre activité, pour faire le bien et éviter le mal ; elle doit, en conséquence, être éclairée, autant qu'il est possible, pour n'être pas dans le cas de se tromper et de se repentir.

Il est donc très-important, lorsqu'on est jeune, de demander des conseils, et de chercher à s'instruire sur la moralité ou l'immoralité des actions qui peuvent laisser des doutes.

CONSEIL. (Avis salutaire). Dans toute affaire où l'expérience, la sagacité et l'âge sont nécessaires, la jeunesse ne peut se dispenser de consulter. Il faut mettre de côté tout amour-propre, quand il s'agit de ne rien faire témérairement, et dont on puisse avoir lieu de se repentir.

Si l'on doit être soigneux pour aller au-devant des conseils dont on a besoin, il faut aussi se garder d'en donner à ceux qui n'en demandent pas, surtout quand ils sont inutiles, et qu'ils ne seroient que la critique de ce qu'on a omis de faire. C'est ainsi que Persée tua de sa propre main, un de ses amis, qui, après la perte d'une bataille, vint lui dire ce qu'il falloit faire pour la gagner : « Traître, s'écria-t-il, devois-tu at- » tendre jusqu'à présent que le mal est fait, à me donner » des conseils » ! Ainsi, il fut puni, en même-tems, d'avoir parlé, et gardé le silence mal-à-propos.

CONSERVATION (de soi-même). La nature et l'instinct crient impérieusement aux animaux, et surtout à l'homme : conserve-toi ! D'où il suit que par des alimens convenables, par des exercices bien combinés, par la tempérance dans toutes ses actions, par de justes précautions, il doit veiller à la durée de son existence, et assurer sa santé. La conservation de soi-même, est une suite de l'amour-propre qui appartient à tout âge, à tout pays, à tous les siècles. On sait que cet amour de soi est le premier mobile de toutes nos actions : et si nous croyons aimer un objet plus que nous mêmes, c'est parceque le plaisir que nous procurent ses qualités, nous affecte plus vivement, et plus sensiblement, que toutes les réflexions que nous faisons sur nous.

L'amour-propre, se déguise quelquefois si bien à

lui-même, qu'il ne s'apperçoit pas, qu'en se sacrifiant pour les autres, il devient sa propre victime.

Sans cet amour-propre, qui s'immoleroit à l'amour de sa patrie, de ses enfans, de l'objet qu'on préfère?

CONSOMMÉ. On donne ce nom à du jus de viandes, ou à leurs extraits concentrés et rapprochés. En conséquence, les consommés sont beaucoup plus nourrissans que les bouillons, et se donnent aux personnes épuisées, ou qui ont besoin de faire un emploi considérable de leurs forces.

CONSTIPATION. La constipation ou rétention extraordinaire des excrémens, peut avoir lieu habituellement chez ceux qui se portent bien ; mais quelquefois elle devient très-opiniâtre, et alors elle est dans le cas de gêner les fonctions.

Les personnes sédentaires, celles qui ont une santé délicate, ainsi que les bilieuses doivent veiller à ce que les constipations ne soient pas trop prolongées. Pour y parvenir, elles ne feront aucun usage de tout ce qui tient au régime tonique et échauffant. Les alimens âcres aromatisés, les exercices violens, les spasmes de l'ame, les chagrins suivis, ne feroient qu'augmenter la constipation. Il faut donc faire usage des adoucissans, des relâchans, des boissons délayantes, du régime végétal savonneux.

Pour relâcher le ventre, on employera des lavemens avec quelques cuillerées de beurre frais, ou de bonne huile d'olive, des vapeurs émollientes sur la chaise percée ; enfin, en cas de besoin, quelques laxatifs obvieront à la constipation.

CONSTITUTION. (V. Tempérament).

CONTENTEMENT. (V. Bonheur).

CONTRADICTION. La contradiction est la pierre de touche de la patience. Pour être moins en butte à la contradiction, il faut, dès la jeunesse, rendre son humeur souple, se dépouiller d'amour-propre, et surtout savoir qu'on n'a pas droit de commander à l'opinion des autres.

CONTRE-POISON. (V. Poison).

CONTUSION. La contusion est une espèce de blessure ou de meurtrissure avec tumeur, qui est produite par l'action d'un corps dur, sur des parties molles recouvertes de la peau, sans qu'il y ait ni perte de substance, ni solution de continuité apparente.

Lorsque la contusion a été forte, et qu'il y a congestion d'humeur, alors il se forme une espèce de tumeur qui s'abcède souvent, et qu'on est obligé d'ouvrir avec le bistouri.

Lorsque la contusion est légère, avec de l'eau-de-vie camphrée, du persil écrasé, du sel, de la solution de savon noir, on parvient à faire disparoître la tumeur qu'à causée la contusion.

COPISTES. (Régime des) Les copistes obligés de rester assis, et le corps plié, sont sujets aux maux qui résultent de la compression, trop forte et trop longue, des viscères abdominaux, aux engorgemens, aux hémorroïdes, à la cachexie. Pour éviter ces maux, il faut qu'ils se lèvent de tems en tems de dessus leur siège, qu'ils ayent des tables assez élevées, pour qu'ils ne soient pas obligés de se courber en écrivant ; leur extrême application, la blancheur du papier, et l'éclat des lumières, causent encore chez eux des ophtalmies, le larmoiement, des fluxions aux yeux ; ils doivent, pour s'y soustraire, mettre des taffetas verds devant la lumière, avoir des tentures vertes ; des conserves de même couleur, fermer de tems en tems les yeux pour les reposer , et disconti- nuer le travail, lorsque les doigts et les muscles des bras se trouvent fatigués , ainsi que les yeux.

C o q. Le coq est un oiseau qui se fait remarquer au milieu d'un sérail de poules , par sa beauté et la fierté de sa démarche. Lorsqu'on l'a privé des testicules , on le nomme chapon, et quand il est encore très-jeune, on le nomme poulet. Sa femelle est la poule ; tous ces ani- maux , en général , ont la même nature ; leur chair est humectante , rafraîchissante , nourrissante , de bonne digestion , et convient généralement à tout âge, et dans toutes les circonstances, en observant que la chair des poulets est plus légère , et plus relâchante ; que celle des chapons gras est plus délicate ; et que celle des coqs et des poules est souvent coriace.

Les poulardes bien engraissées , sont un des mangers les plus parfaits qu'on puisse se procurer , sans être le plus léger.

COQ D'INDE. Les Jésuites nous ont rapporté , du Paraguay , les coqs d'Inde , qui sont de la plus grande res- source à cause de leur grosseur et de leur qualité. La chair des dindons est très-délicate , très-nourrissante, se digère aisément, et convient assez généralement , même aux convalescens , quand ils sont jeunes. Lorsqu'ils sont chaponnés , engraissés et truffés , c'est un manger déli- cieux , un vrai mets de gourmand.

COQUETTERIE. C'est l'art de chercher à se rendre aimable , par des soins étudiés et pusillanimes. La co- quetterie est le partage de la médiocrité et du vice , qui ont besoin , pour se faire valoir , de recourir au manège et à la fausseté.

La coquetterie est un honteux dérèglement de l'esprit, et souvent de la complexion. Une femme galante veut qu'on l'aime; il suffit à la coquette d'être trouvée aimable; ce qui domine dans l'une, c'est la passion, le plaisir ou l'intérêt; dans l'autre, c'est la vanité, la légèreté, la fausseté; c'est un vice des plus méprisables dans une femme, et qui rabaisse le plus un homme; la vraie coquetterie d'une femme, doit être dans le plaisir d'élever ses enfans, et de ne pas s'en éloigner.

Une coquette de Rome, demandant à Cornélie, mère des Gracques, de lui faire voir tous ses bijoux. Elle ne lui répondit qu'en lui présentant ses enfans.

COQUILLAGE. On donne ce nom à des petites coquilles, univalves et bivalves, qu'on trouve sur le bord de la mer et des fleuves; les habitans des côtes maritimes en font beaucoup d'usage, et peut-être l'eau de mer en rend la nourriture assez saine; cependant on croit qu'il n'y a que les estomacs forts, à qui cet aliment cuit puisse convenir : car il passe pour pesant et visqueux. Les coquillages fluviatiles sont encore de plus difficile digestion que ceux de mer.

La cuisson durcit en général, et rend coriaces ces chairs, qui auparavant étoient molles et demi-transparentes; c'est pourquoi on voit des personnes manger dix fois plus d'huîtres, sans être cuites, que si elles l'étoient. Quoique les coquillages marinés soient plus aisés à digérer, que ceux qui sont cuits, ils le sont bien moins que ceux qu'on mange frais et cruds. On peut dire la même chose des vers et des polypes dont les hommes peuvent faire usage pour leur nourriture.

CORBEAU. C'est un oiseau omnivore, qui aime les

charognes , et dont la chair est dure, de mauvaise odeur, et d'un goût désagréable.

CORDIAL. On donne ce nom aux substances qui ont la propriété de relever les forces abattues. Tels sont les alimens très-nourrissans, comme les consommés , les viandes faites , les aromates , les spiritueux , etc.

CORDIERS, CRINIERS. (Régime des) Le docteur Paulet a prouvé que les ouvriers qui déployent les balles de crin, et qui les battent , étoient susceptibles de prendre le charbon.

Le Cⁿ. Fourcroy conseille , pour s'en garantir, de laver les ballots dans de l'eau et du vinaigre , ou dans l'acide muriatique oxigené foible , ou bien de les exposer dans l'eau , à des courans qui se renouvellent toujours , et de les mettre au grand air.

Lorsque les criniers déballeront les crins , ils auront soin d'avoir des baquets , avec de l'eau et du vinaigre , pour se laver souvent les mains et le visage , ils feront bien d'employer des petites éponges avec de l'huile essentielle pour les narines , d'avoir dans la bouche de l'écorce d'orange ou de citron.

CORNICHONS. C'est le fruit très - jeune , très-tendre des concombres , qu'on conserve dans du vinaigre , pour donner du piquant aux sauces , ou pour les manger avec la viande. Ils excitent l'appétit, conviennent aux pituiteux ; lorsqu'on en mange modérément , ils ne peuvent faire mal aux personnes bien portantes.

CORNARO. Cornaro, noble Vénitien , est célèbre par les préceptes qu'il a donnés sur l'art de conserver la santé , et même de la rappeller au moyen du régime et de la sobriété.

La perte qu'il fit de bonne heure de ses compagnons

de plaisir ; et les infirmités qui l'accablèrent, dès l'âge de 35 ans, lui firent prendre le parti de se livrer entièrement au régime, et à une grande régularité dans toute sa conduite, ce qui le guérit de tous ses maux.

Les vins fumeux, les liqueurs à la glace, les viandes salées, les ragoûts, les patisseries, etc. furent exclus de son régime. Il se fit une loi de rester sur son appétit.

Sa nourriture, qui consistoit en pain, en viande, en œufs, en potages, n'alloit guéres que de 12 à 17 onces par jour ; la quantité des fluides ne surpassoit pas celle des solides.

A 80 ans, forcé par ses amis d'augmenter sa nourriture de quelques onces, sa complaisance lui coûta sa gaieté et sa santé. Alors il reprit son ancien régime, et se rétablit parfaitement. Il vécut 100 ans, sans aucune de ces infirmités qui accablent souvent la vieillesse ; il a laissé à tous les mondains, un grand exemple à suivre, quand, de bonne heure, ils ont eu le malheur de sacrifier leur santé à la table et au plaisir ; mais il en est peu qui ayent le courage de prendre un parti si sage, en s'imposant des privations nécessaires ; aussi en est-il peu qui prolongent leur existence, ainsi que l'a fait ce Vénitien.

La grande célébrité de Cornaro, relativement aux préceptes et à l'exemple qu'il a donnés, le désir de les voir suivis par beaucoup de personnes, auxquelles ils conviennent à tant d'égards, nous ont engagé à parler de l'existence et du repentir de cet heureux vieillard.

CORPULENCE. C'est un embonpoint excessif qui peut exister avec la santé, mais qui peut aussi souvent causer beaucoup d'inconvéniens. En général, les périodes extrêmes de la vie, ne sont pas sujets à la corpulence.

C'est le plus ordinairement dans l'âge de la force , qu'une grande surabondance de sucs nourriciers peut engraisser à l'excès les personnes qui ne font pas beaucoup d'exercice , et qui se nourrissent d'alimens très-succulens. Si elles n'y prennent garde , après avoir été lourdes , pesantes , pléthoriques , elles ont à craindre l'asthme , l'apopléxie , et même les maladies inflammatoires.

Cet état exige beaucoup de circonspection ; quand on voit que la graisse veut dominer , il faut chercher à diminuer la masse des humeurs , par beaucoup d'exercice , par un régime sobre , et même quelquefois par des remèdes évacuans ; il faut dormir peu , et sur la dure , jeûner quelquefois , choisir pour nourriture les végétaux, de préférence aux animaux , chasser , jouer à la paulme , faire en sorte que les alimens soient bien salés , poivrés et vinaigrés ; prendre du café , des bains froids , se faire saigner si la pléthore est trop considérable , ou purger si l'estomac paroit se charger , ou que l'état de la langue l'indique.

CORROYEURS. (Régime des) On a prétendu que l'habitude de manier des peaux grasses et puantes , de travailler dans des endroits bas , humides , étroits , influoit sur la santé des corroyeurs , qu'ils étoient souvent livides , blêmes , enflés , hydropiques. Il paroit qu'on a outré leurs dangers et leur position. Cette classe d'hommes s'accoutume de bonne heure à un travail plus désagréable que dangereux.

Ce que ces ouvriers ont de plus à redouter , c'est la transpiration, qui s'arrête ou se rallentit dans des endroits humides , et qui leur occasionne souvent des rhumatismes , et des fluxions.

Les frictions sèches , les bains , les boissons diaphoré-

tiques, l'usage du vin, des cordiaux, et l'exercice suffisent souvent pour les garantir de beaucoup de maux.
On ne peut nier cependant que cet état n'appauvrisse
petit à petit les humeurs, et en n'affoiblisse les solides.
C'est pourquoi il faut être très-circonspect dans les traitemens qu'on leur fait subir, quand ils sont malades.

CORRUPTION. Nous entendons ici par corruption,
la décomposition des substances végétales et animales,
contre laquelle il est important que les hommes soient
en garde, parce qu'il en émane ordinairement des gaz
putrides et délétères, qui, lorsqu'ils sont abondans, portent la désolation et la mort, dans les contrées surtout
où l'on n'a pas prévu la corruption des animaux, en les
enterrant à des profondeurs suffisantes, pour n'avoir plus
rien à craindre de leurs exhalaisons; c'est dans les camps,
dans les épidémies, dans les épizooties, que la police
doit surtout surveiller cet objet important, qui, souvent
dans les grandes chaleurs, a causé des maladies pestilentielles.

Lorsqu'on est forcé de se trouver au milieu d'un foyer
de corruption, on doit employer les moyens que nous
avons indiqués au mot Mofette.

CORSET. (V. Baleine).

COSMÉTIQUE. On a donné le nom de cosmétiques
à toutes les substances qui ont pour objet la propreté,
le soin de la tête, et qui servent soi-disant à embellir le
teint : c'est souvent l'art de vouloir paroître ce qu'on n'est
pas. Le meilleur cosmétique est, sans contredit, celui
dont la nature a coloré la jeunesse. Mais pour paroître
long-tems jeune, on a follement cru devoir substituer
l'art à la nature. Cependant l'eau pure est bien plus
puissante, pour rendre la fraîcheur aux joues, que tous les

cosmétiques et tous les blancs possibles. Les femmes honnêtes doivent abandonner, à celles qui ne le sont pas,
des moyens commandés par des débauches habituelles,
qui forcent celles-ci à se musquer et à se plâtrer pour offrir
des dehors, qui ne sont trompeurs que pour les novices
et les sots.

Je ne rapporterai pas ici les recettes cosmétiques de
toute nature, qu'on rencontre dans les dispensaires. Je
recommande seulement la propreté, l'eau pure et fraîche,
et à laquelle on peut mêler quelques gouttes de vinaigre,
d'eaux spiritueuses, aromatiques, comme celles de rose,
de jasmin, de Cologne, etc.

COTIGNAC. C'est une espèce de confiture, ou
plutôt de conserve, qui se fait avec la pulpe du coing,
du sucre et du vin blanc. C'est à Orléans que se fabrique
le meilleur cotignac; il passe pour un cordial astringent; on
le recommande particulièrement aux personnes dont le
ventre est relâché.

COUCHER. (le) (V. Lit).

COUCHETTE. (V. Berceau).

COUCHE, signifie ici un linge qu'on met immédiatement sous les petits enfans, pour recevoir les excrémens. On ne sauroit trop recommander de changer les
couches, aussitôt qu'elles sont mouillées, parce qu'il se
résorberoit dans la masse des humeurs, des particules
âcres, qui souvent ont causé aux enfans, beaucoup
de maux, qu'on leur eût épargnés avec de la propreté.

COULEUR. Les variétés les plus frappantes parmi
les hommes, se distinguent par la couleur, et celle des
blancs sans contredit est la plus commune; on a été
fort embarassé pour expliquer comment un être intel-

ligent pouvoit avoir avec une peau noire, la tête couverte de laine ; mais sans entrer dans des discussions physiologiques, il paroît que la couleur de l'homme, en bonne santé, dépend du soleil qui l'éclaire, qu'elle noircit aux feux de cet astre, et blanchit quand il s'en éloigne. Les Européens qui se transplantent dans l'Amérique méridionale, changent de couleur à la longue. Le soleil, dans les climats tempérés, semble vivifier la couleur blanche, en donnant à l'homme plus de ressort et de caractère physique et moral; la zône torride est le tombeau des talens et de l'imagination.

La couleur la plus favorable à la beauté, est le blanc, qui est toujours plus imprégné des rayons de la lumière. Nous jugeons de la santé par le mélange heureux de l'incarnat et du blanc sur les joues ; un visage décoloré annonce une santé languissante, et comme les femmes veulent toujours avoir l'air de se bien porter, c'est apparemment là la raison qui les engage à se colorer comme elles font.

Quant aux accidens qui naissent de l'emploi des couleurs, dans les différens usages de la vie, V. Maisons, Peintures, et Broyeurs de couleurs.

COULIS. C'est une espèce de purée ou de jus exprimé de diférentes substances, qu'on fait servir de sauces à certains mets. Il y a des coulis gras et maigres, qui donnent en général de la saveur, du moëlleux et de la délicatesse aux alimens, et n'ôtent rien à leur salubrité.

COUMAROU. Le coumaron est un fruit de la Guyane, dont les galibés et les créoles se servent avantageusement, pour se parfumer, et préserver leurs habillemens des insectes, en leur communiquant une excellente odeur.

Tome I.   V.

COUMIER. C'est un arbre de Cayenne, qui donne un fruit très-bon, très-recherché, et qui est assez semblable à une poire.

COUPI. C'est un arbre de la Guyane, dont les fruits ont une amande plus agréable que celle des cerneaux, et qui fournit une huile très-douce et très-délicate.

COUPURE. Lorsqu'on s'est coupé avec un instrument bien tranchant, il faut laisser saigner pendant quelques tems, puis rejoindre les deux lèvres de la coupure avec du bon taffetas d'Angleterre; il est à présumer que bientôt les chairs reprendront, sans rien faire autre chose; mais si la coupure tient plutôt de la déchirure, que d'une coupure nette, alors il ne faut pas y mettre du taffetas, parce que le pus s'accumuleroit dessous, et augmenteroit la plaie : l'onguent du Samaritain, un peu d'huile et de vin sur une petite tranche de mie de pain bien mince, appliquée sur la déchirure, la guérit en peu de tems, surtout lorsque les chairs n'ont aucun vice capable de retarder le rapprochement et le desséchement.

COURAGE. C'est une qualité énergique, qui naît du sentiment de ses propres forces, et qui par caractère ou par réflexion, fait braver tous les dangers. Les individus, foibles et languissans, sont rarement courageux : on l'est immanquablement, quand on a de la santé, et qu'on joint beaucoup de sensibilité aux forces physiques et morales.

Un homme grossier que vous ne connoissez pas, et qui souvent n'a rien à perdre, vous insulte; l'homme qui pense, est-il courageux quand il va se couper la gorge avec lui? doit-il écouter un préjugé, que la brutalité a érigé en courage ? *Sic, Pæte : Pæte, non dolet*, a dit la célèbre Portia, à son mari, en lui montrant comment il devoit se poignarder, et suivre son exemple, dans une circonstance où il ne leur étoit plus permis de vivre. Voilà le vrai et sublime courage.

COURBATURE. C'est une légère indisposition qui survient souvent aux personnes assujetties à des travaux pénibles, ou à des exercices violens, ou à des veilles forcées. Elle se manifeste par des douleurs dans les membres, par la lassitude, le mal de tête, et la prostration des forces. Les courbatures ne deviennent souvent dangereuses, que parce qu'on y fait trop peu d'attention dans le commencement. C'est pourquoi nous conseillons aux personnes qui se sentent les symptômes dont nous venons de parler, de se mettre au régime, de se rafraîchir, d'employer abondamment les boissons, les acides, les bains, les lavemens. Si la courbature ne cessoit pas, on feroit appeller le médecin.

COURGES, ou CALEBASSES. On ne les employe pas beaucoup chez nous ; mais dans les pays Méridionaux, on en met beaucoup dans les potages, et on les assaisonne encore de plusieurs autres manières ; c'est un mets rafraîchissant, fade et aqueux

COUREURS. Dans l'antiquité, où la gymnastique étoit en vigueur, la course étoit comptée parmi les exercices, tant de l'éducation, que de la guerre. Dans les jeux et les spectacles publics, une couronne étoit le prix de ceux qui étoient vainqueurs à la course. Nous avions autrefois des coureurs, qui avoient de l'agilité pour leurs maîtres. Aujourd'hui, il faut que chacun courre pour soi ; heureux qui arrive au but. Notre éducation, de ce côté reportera vers les institutions des anciens , et déjà le gouvernement a institué des fêtes publiques , où l'on voit une multitude de jeunes gens se disputer à l'envi le prix de la course.

Si trop d'ardeur les emportoit , c'est à nous de les modérer par des conseils salutaires.

L'exercice qu'ils font est infiniment favorable à leur âge. Il développe leur organisation , en assurant leurs forces , leur énergie ; tous les viscères intérieurs éprouvent , par la course , des secousses très-utiles ; mais si cet exercice étoit poussé trop loin , il seroit suivi d'anhélation , ou d'essouflement , du gonflement de la rate , quelquefois d'hémorragies , de hernies et d'inflammations.

Les coureurs doivent donc d'abord proportionner la longueur de la course qu'ils ont à faire , à leurs forces individuelles. Ils doivent se ceindre le corps avec une ceinture qui soutiendra les viscères du bas-ventre et les soulagera. Ils doivent s'arrêter , pour peu qu'ils se trouvent incommodés. Après les courses , ils doivent bien se garder de boire des acides et à la glace : du vin , de la bierre leur conviennent mieux. Ils se couvriront convenablement , de peur que l'air extérieur ne les saisisse , ce qui pourroit leur causer des pleurésies et des péripneumonies.

COUROUPITE. C'est un fruit , qui a la forme d'un boulet de canon de 36 , qui croît à la Guyane , et dont la pulpe très-agréable , est fort recherchée.

COURSE (des chars). Nous avons adopté , d'après les anciens , des courses qui plaisent infiniment à la multitude des spectateurs , par l'émulation et l'adresse des conducteurs , par la vîtesse et l'ardeur des chevaux , par l'élégance des costumes et le brillant des chars qui volent dans l'arène. Le sang froid de la raison ne voit pas d'un œil aussi tranquille, des jeux qui peuvent fréquemment causer les plus funestes accidens. Pourquoi n'en pas choisir parmi tant d'autres qui ne présentent pas les mêmes dangers! Pourquoi ne pas craindre de donner aux yeux, des plaisirs qui peuvent coûter si cher aux cœurs!

COURTE-HALEINE. On donne ce nom aux personnes qui ont naturellement la poitrine serrée, comprimée, chez qui le jeu des soufflets de la vie, ou des poulmons, ne se fait pas avec une entière liberté. Elles ne doivent pas faire de grandes courses, chanter beaucoup, ni jouer des instrumens à vent; elles éviteront tous les exercices fatiguans, se ménageront sur le régime et les jouissances; et avec ces précautions, malgré la courte-haleine, elles pourront prolonger encore fort long-tems leurs jours.

COURTISANNE. Les courtisannes sont des femmes de débauche, qui savent exercer leurs talens avec une sorte d'agrémens et de décence, qui donne au libertinage un attrait que les filles publiques, par leur prostitution, leur ôtent presque toujours. Quelques unes de ces sirènes se sont fait une grande réputation. On sait qu'une des deux Aspasies donnoit des leçons de politique et d'éloquence à Socrate; que Phriné employa le fruit de ses débauches à bâtir les murs de Thèbes; que Laïs fit perdre la raison à quelques philosophes, à Diogène même, mais non à Aristippe, qui disoit d'elle : « Je possède Laïs, » mais elle ne me possède pas ». On peut presque leur comparer la célèbre Ninon, qui joignoit à un mérite très-rare, et à la philosophie, un goût décidé pour les plaisirs.

Nos courtisannes sont aujourd'hui moins fameuses; elles offrent seulement un peu plus de sécurité que les filles publiques, parce qu'elles ont un grand intérêt à maintenir leur santé. Mais elles sont bien plus à craindre pour des jeunes gens sans expérience, parce qu'elles offrent la séduction sous toutes les formes capables de fixer une erreur, parce qu'elles employent tous les moyens faits pour épuiser la santé, et que la perte de la force et de l'énergie physique, entraîne toujours celle du tems, des sentimens délicats, de la fortune, et souvent de l'honneur. La jeunesse a donc des raisons capitales de fuir ces femmes dangereuses.

COUSINS. Chacun sait par une cruelle expérience ce que nous vaut la familiarité des cousins ; de grandes démangeaisons, des petits érésipèles : il est bien surprenant qu'un insecte, qui a pris naissance à la surface de l'eau, soit si avide de sang. Il aime les peaux fines ; et les étrangers, à la campagne, semblent obtenir de lui la préférence sur les hôtes de la maison.

Dans le bas Languedoc, on ne peut dormir que couvert d'un filet qu'on nomme cousinière, sans quoi le lendemain à son réveil, on n'est pas reconnoissable.

Il faut éviter de se gratter, pour ne pas agrandir le mal ; on y applique de l'eau fraîche ou salée, de la salive, et il cesse de lui-même ; on s'est apperçu que la fumée du tabac éloignoit les cousins, ainsi que la camomille. Il ne faut pas introduire de lumière dans les pièces où l'on couche, vers le soir, bien fermer les fenêtres, et brûler intérieurement quelques chiffons, ou du papier.

COUTELIERS (dangers des). Ce n'est point au travail de fabrique, que les couteliers courent quelques risques, mais à celui du repassage. Ils doivent souvent s'arrêter dans cette dernière occupation, pour reposer leurs yeux qui se fatiguent beaucoup, et s'affoiblissent; c'est le plus grand danger qu'ils ayent à redouter.

C'est pourquoi ils feront bien de les couvrir, en travaillant, avec une bande de taffetas verd; ils auront encore l'attention de les humecter de tems en tems avec de l'eau fraîche, et quelques gouttes de vinaigre.

COUTURIÈRES. (Régime des) V. Sédentaires (Régime des personnes).

COUVERTURE (de lit). C'est un tissu de laine ou de coton, destiné à maintenir le corps couché dans le degré de chaleur, le plus convenable; on en employe plus ou moins, selon sa sensibilité, en observant que n'être point assez couvert, empêche le sommeil, et arrête la transpiration; que l'être trop, procure des transpirations forcées, qui exténuent et troublent aussi le sommeil. Il faut faire attention à ce que les couvertures soient bien foulées, qu'elles n'ayent point de mauvaise odeur, et qu'elles n'ayent pas servi à des malades, où qu'elles ayent été bien lavées.

COUVREURS (Régime des). Indépendamment des dangers auxquels le maniement des échelles et des cordes laisse en butte les couvreurs, il en est encore d'autres qui résultent de l'intempérie des saisons, surtout, des excès de la chaleur, de l'humidité, et de l'usage du plomb. Delà des maladies inflammatoires, des coups de soleil, des hémorragies, des étourdissemens, des ardeurs d'urine, des rhumes de poitrine, des ophtalmies, des rhumatismes, des coliques de poitou, etc.

Il seroit possible que les couvreurs évitassent au moins une partie des accidens, dont ils sont menacés, en s'arrangeant pour travailler dans les grandes chaleurs, seulement le soir et le matin, en ne buvant ni eau, ni acides, lorsqu'ils ont une chaleur excessive, mais seulement quelques gorgées de vin, un peu d'eau-de-vie, ou de la bierre. La salade, les fruits rouges, les légumes, sont préférables pour eux, au régime animal.

Lorsque la pluie, ou l'humidité règnent, ils doivent se couvrir de manière à n'en pas être pénétrés, ou ils se retireront avant d'en avoir reçu les mauvaises impressions, ou après les avoir reçues, ils se sécheront avec un grand soin, auprès d'un bon feu.

CRABE. (V. Cancre).

CRACHEMENT. On doit cracher l'humeur épaisse, qui tapisse la gorge, et la gêne. On doit cracher et nettoyer sa bouche en se levant ; mais on ne peut en dire autant de la salive, toutes les fois qu'on se porte bien. Alors elle n'a ni saveur, ni odeur, et la nature l'a destinée à aider la digestion ; c'est pourquoi, hors du repos, quand elle afflue dans la bouche, elle se trouve presque sans qu'on y pense, portée à l'estomac, pour y attendre les alimens. On peut juger par-là combien il est contraire à la digestion de crachotter sans cesse, ainsi que le font certaines personnes qui en ont pris la mauvaise habitude.

CRAINTE. C'est un affection inquiète de l'ame, qui redoute un mal à venir. Elle désigne souvent une personne foible, pusillanime, ou mélancolique. Elle trouble les fonctions, resserre les fibres, intercepte la transpiration, etc. La crainte réalise quelquefois le mal qu'elle appréhende. Des gens sont devenus malades, en ne rêvant que maladies. Cette affection, ingénieusement tyrannique, corrompt toutes les douceurs de la vie, et court au-devant des tristes songes, dont on est travaillé.

Ici les remèdes moraux l'emportent sur ceux qu'offre

l'art de guérir. De bonnes réflexions sur l'incertitude des événemens , sur l'impossibilité d'en arrêter le cours , sur la folie de s'en affecter, quand on n'y peut rien , valent mieux que les toniques les plus énergiques, qui entrent cependant dans le régime des personnes foibles et timides.

C R A M P E. La crampe est une espèce d'engourdisse-ment douloureux , qui force à se contracter les membres qui en sont atteints. C'est particulièrement dans les ex-trémités inférieures que la crampe se manifeste. Une fausse position suffit pour faire naître la crampe acci-dentelle ; ordinairement elle ne dure qu'un moment. Lors-qu'elle prend dans le lit, il faut aussitôt se jetter à bas , et bien se garder de faire des mouvemens trop forts , qui renouvelleroient , ou augmenteroient la crampe. Des linges chauds, des frictions , des ligatures , sont encore des remèdes appropriés. Les personnes qui y sont sujettes ne doivent pas aller seules se baigner en grande eau.

Si , après avoir étendu la jambe fortement , et l'avoir maintenue le plus long-tems possible, dans cette extension, on n'est pas soulagé , ainsi qu'après s'être jetté en bas du lit, en pressant le sol le plus fortement possible avec le talon, alors on frotte, avec la paume de la main , la région du mollet , ce qui suffit toujours pour faire disparoître le mal.

Les personnes sujettes à ces sortes de spasmes , feront très-bien de coucher avec des chaussettes de vigogne , ou de poil de lapin , et de tenir toujours leurs jambes étendues, lors de leur premier sommeil , tems où les crampes prennent le plus souvent.

C R A P U L E. C'est l'opprobre de la volupté ; cette der-nière suppose du choix et de la modération dans les jouis-sances ; la crapule exclud l'une et l'autre. Aussi les gens crapuleux perdent petit à petit leurs forces physiques et morales ; ils sont sujets à tous les maux, qui sont la suite de la débauche, surtout de celle du vin. Les engorgemens, les hydropisies, les apopléxies, sont dévolues à leurs goûts malheureux ; ils périssent de bonne heure dans le mépris et la misère.

CRASSE. C'est un enduit excrémentiel et graisseux, qui recouvre la peau des animaux ; elle vient du résidu de la transpiration, ainsi que des poussières, ou saletés qui s'attachent à la peau. Pour s'en débarrasser, il faut se laver, se baigner, se frotter, et particulièrement les parties du corps, qui engendrent le plus facilement la crasse, parce qu'elles font le plus d'exercice. La crasse engendre les porreaux, les verrues, des gales dartreuses, et des insectes, qui s'attachent rarement aux personnes propres.

CRAVATE. (V. Col).

CRÈME. C'est la partie la plus grasse, la plus huileuse, et la plus délicate du lait, qui est concrescible et dissoluble par son amalgame, avec une partie caseuse, qui, par le repos se sépare de la sérosité, et sert à former du beurre. Rarement on prend la crème seule comme aliment, parce qu'elle pèse sur l'estomac ; cependant quelquefois avec du sucre, elle donne un aliment très-bon, très-agréable, et très-recherché. Le plus souvent on étend la crème dans divers liquides, ainsi que le lait. Ces liquides sont le café, le thé, etc., qui, pris de cette manière, ne conviennent pas également à tout le monde, surtout aux personnes bilieuses.

Celles chez qui les corps gras ne réussissent pas bien, digèrent souvent avec facilité la crème au sucre, à la fleur d'orange , etc. On s'en prive quand on a éprouvé qu'elle ne passe pas bien.

On se sert extérieurement de la crème , pour adoucir les dartres , les démangeaisons de la peau ; on l'applique aussi trés-heureusement sur les boutons de petite vérole , qui sont en suppuration , et qu'on a ouverts.

L'art du cuisinier a trouvé moyen de faire des crèmes de mille manières , plus agréables les unes que les autres. En voici une qui convient parfaitement aux personnes convalescentes , et beaucoup aussi aux friands ; c'est la crème de pain.

Faites cuire quatre onces de pain blanc émietté pendant une heure , dans une pinte d'eau ; broyez exactement dans un mortier ; faites ensuite recuire ; ajoutez y une demie once de sucre , un gros d'eau de fleur d'orange , ou de canelle.

On peut , suivant le goût et le besoin , y ajouter quelqu'acide végétal.

Une autre crème fort bonne et fort simple , c'est la crème au riz.

Prenez deux cuillerées de riz lavé , et trente amandes douces , écrasez-les avec de l'eau de poulet ; faites une pâte que vous mêlez avec suffisante quantité d'eau , après y avoir ajouté du sucre et de la canelle.

CRESSON. C'est une plante qui croît au bord des ruisseaux et des fontaines , et qui a une très-grande vertu antiscorbutique ; mais on peut en manger avec avantage , sans avoir le scorbut , quand on en a le goût. Il a de l'efficacité contre les dispositions à engorgement , il est favorable aux poitrines délicates , aux estomacs foibles. S'il agissoit avec un peu d'activité , on prendroit en même-tems du lait ; alors il réussit bien mieux.

On peut faire cuire le cresson, comme les légumes, ou en faire prendre le suc. La médecine pratique en tire de grands avantages.

CRETINS. Espèce d'hommes singuliers. Ils sont sourds et muets, presque ladres, tout-à-fait imbécilles, et portant des goîtres, qui descendent quelquefois jusqu'à la ceinture. Il y en a en France, près de Barèges, et dans le Valais ; on a beaucoup d'égards pour eux, parce qu'ils ne sauroient faire le mal, n'ayant ni vices, ni vertus ; parce qu'ils ne peuvent nuire, n'ayant ni force, ni courage. Ramond croit qu'ils descendent de la race infortunée et très-ancienne des cagots ; ne seroit-il pas possible de s'intéresser un peu plus à eux, et d'en faire des hommes ?

GRETELLE. C'est une plante de la famille des graminés, qui offre une grande ressource aux Indiens, quand le riz leur manque.

CRIS. Des cris forcés, ou long-tems continus, peuvent causer des enrouemens, des crachemens de sang, des extinctions de voix. On doit empêcher les enfans de prendre l'habitude de crier. J'en ai vu qui devenoient rouges, violets, et qui ont pensé être suffoqués par des cris excessifs. D'ailleurs les cris effrayent toujours ceux qui les entendent, en faisant craindre pour ceux qui les font ; ainsi il ne faut pas s'en faire un jeu.

Il faut éviter de crier, pour exciter le réveil, surtout des enfans, et éloigner d'eux les voix glapissantes. Les organes se ressentent des faux tons habituels ; et cela influe par la suite sur la justesse de la voix.

CROQUET. C'est une espèce de pain d'épice, fort mince et fort sec, dont le peuple, et surtout les enfans, ont coutume de se régaler. Cet aliment n'est pas mal sain ;

il peut surtout relâcher le ventre comme le pain d'épice, (V. ce mot).

CROUTE (des nouveaux nés). Cette croûte, sèche, épaisse, calleuse, n'est point une maladie; mais elle nécessite de tenir la tête des enfans très-propre, quelquefois de la laver avec des lotions adoucissantes de guimauve, et de fleur de sureau, de frotter légèrement les croûtes, avec une petite brosse; elles se dessècheront d'elles-mêmes, sans avoir besoin d'aucun remède.

A l'égard des croûtes de lait, qui leur viennent sur les joues, elles sont plus incommodes que dangereuses. Il faudra les laver avec de la crème fraîche, et ordonner un régime adoucissant et dépuratif, avec la nourriture de l'enfant. Enfin, on se gardera, par dessus tout, d'y appliquer aucune substance répercussive. Souvent on vient à bout d'en débarrasser les enfans, en diminuant leurs glaires, et surtout en donnant plus d'énergie à leurs organes digestifs.

CRUD. On nomme crue toute substance végétale, ou animale, qui n'a pas acquise par la chaleur du feu, ou du soleil, une sorte de maturité ou de cuisson convenable pour fournir un bon aliment.

Il y a des nations, qui mangent crues, ou presque crues, les chairs des quadrupèdes, des volatiles, des poissons, et surtout des coquillages, et qui ne s'en portent pas moins bien.

Ainsi on a donné le nom de crudité à cet état particulier de certaines substances végétales et animales, qui les rend peu propres à la nourriture, aux fruits non mûrs, aux viandes qui ne sont pas cuites : souvent il suffit de faire cuire ces corps pour les rendre plus solubles, plus tendres, plus doux, plus faciles à être convertis en chyle;

quelquefois on y ajoute des sels , des substances sucrées , des aromates , etc. (V. Assaisonnement , Préparation des Alimens).

C R U S T A C É S. Ces sortes d'animaux sont de nature à se corrompre très-facilement , lorsqu'il fait un peu chaud. Les homars , les écrévisses , les salicoques , ou chevrettes , les huîtres , les coquillages , sont de ce nombre. La police doit surveiller , pour que les marchands ne vendent pas au public ces denrées , lorsqu'elles sont suspectes.

C U I S I N E. Nous ne parlons pas ici de l'art de la cuisine , ou de l'assaisonnement des alimens. (V. Assaisonnement). Nous n'examinerons que ce qui est relatif au local.

Et nous disons qu'en général , il est très-important d'entretenir dans les cuisines , une grande propreté , de ne laisser aucune sauce dans les vaisseaux de cuivre , et même d'argent , parce qu'immanquablement le verd de gris s'y mettroit.

Il faut , autant qu'on le peut , que les cuisines soient séparées des lieux qu'on habite le plus , surtout de ceux où l'on mange, pour qu'il n'y pénètre point d'odeur ; elles doivent être spacieuses , bien aérées , avoir des fenêtres fort grandes , afin que le courant d'air ait bientôt dissipé les vapeurs de tout genre , qui se dégagent. Il est bon qu'elles soient pavées avec de larges dalles , et lavées tous les jours.

Il faut surtout éviter d'y employer du charbon mal fait , ou qui ne soit pas bien consumé. Les cheminées en doivent être fort larges , et disposées de manière que la fumée ait un libre cours ; car rien n'incommode plus horriblement les cuisiniers ou cuisinières ; il y en a beaucoup qui ont des maux d'yeux et de tête , très-permanens , et très-fâcheux, par cette seule raison. Aussitôt que la fumée se manifeste, ils doivent ouvrir, et les portes, et les fenêtres, sortir, et prendre l'air, pour éviter les suites de leur séjour, dans un bain d'asphixie.

CUISINIER. Un bon cuisinier doit connoître exactement toutes les substances qu'il employe, pour les savoir corriger, ou améliorer, suivant les circonstances. Il faut qu'il ait le goût fin, le palais délicat, pour ménager d'une main prudente et légère, les assaisonnemens. Ce qu'il y a de plus difficile, n'est pas de faire bien la cuisine, avec tout ce que le luxe peut procurer de commodité; mais le chef-d'œuvre de l'art, c'est de faire quelque chose de bon, avec peu de moyens. Il en résulte que les alimens, et surtout les sauces, sont bien moins composées, et qu'elles sont bien plus conformes aux règles de la santé.

La complication des substances, en fait de cuisine, ne vaut pas mieux que la multiplication des drogues en pharmacie; il y a seulement cette différence, que le cuisinier empoisonne très-agréablement, tandis que le pharmacien vous tue très-maussadement.

Les cuisiniers, comme nous l'avons déjà observé, doivent être extrêmement en garde contre les vapeurs du charbon. Ils auront soin en conséquence de tenir toujours leurs fenêtres ouvertes, et de se placer de manière à n'être pas exposés au courant d'air, qui doit enlever les vapeurs de toute espèce, qui résultent de leur travail; ils feront bien de laver souvent les dalles de leur cuisine, de sortir de tems en tems, pour respirer un air plus frais, d'employer beaucoup les acides dans leurs alimens, et de se maintenir dans la plus grande propreté.

CUIVRE. Nous ne parlons ici du cuivre que pour ajouter quelque chose au danger, dont nous avons déjà fait mention à l'article Batterie de cuisine. Ce métal est si dangereux, qu'on ne sauroit prendre trop de précautions pour éluder les maux qu'il peut causer. C'est particulièrement le verdet qui est à redouter ; car il ne manque pas de se produire chaque fois qu'on laisse dans un vaisseau de cuivre, une substance dans laquelle il entre quelques acides, ou du sel. S'il n'empoisonne pas plus souvent, c'est qu'ils n'est pas pris en assez forte dose, pour détruire sensiblement l'organisation de l'estomac. Mais ce qu'il ne produit pas en gros, on n'y perd rien en détail, et l'on pourroit peut-être avec raison, attribuer à l'usage des vaisseaux de cuivre, une foule d'incommodités, qui, à la longue, affoiblissent beaucoup de personnes. C'est pourquoi nous avons tant recommandé l'usage des ustensiles de terre vernissée.

C'est surtout dans les hôpitaux, dans les hospices, où l'on est très-peu soigneux à nettoyer, que les dangers sont plus rapprochés. On y voit souvent des robinets et des fontaines de cuivre, aux tonneaux de vinaigre et de vin, absolument recouverts de verd de gris ; ce qui doit faire frémir pour l'existence de ceux qui s'en servent habituellement.

On a conseillé pour ce genre d'empoisonnement, les huileux en grande quantité, le lait froid, les décoctions, et les lavemens mucilagineux. Navier avoit recommandé les sulfures de chaux et de potasse ; mais le Cⁿ. Fourcroy donne la préférence aux eaux chargées de gaz hydrogène sulfuré, soit par la nature, soit par l'art. Ce moyen est fondé sur les expériences modernes ; d'ailleurs il est bien moins actif que l'autre, dont les avantages n'ont pas été assez démontrés.

Les ouvriers qui travaillent le cuivre, les fondeurs, les chaudronniers, les graveurs, les tourneurs, les peintres en éprouvent quelquefois des tremblemens, des convulsions, des coliques, qui n'ont aucun rapport avec celles qui sont dues au plomb, puisqu'elles sont accompagnées d'irritation, d'inflammation, de diarrhées, et même de dyssenteries très-fortes. Après l'usage des relachans, des huileux, des émolliens, des adoucissans, on employe avec succès les eaux sulfureuses coupées avec du lait, les extraits stomachiques mêlés d'huile volatile d'anis, ainsi que les sudorifiques.

Il est bon qu'on sache que le cuivre blanc, avec lequel on fait les épingles, les agraffes, les boucles, les clinquans blancs, les cordes blanches d'instrumens, est composé de cuivre rouge, de zinc et d'arsenic. Conséquemment on doit être en garde sur les cuillers et fourchettes blanches qui imitent ce métal, ou l'argent. Il faut, avant de s'en servir, les examiner avec l'acide muriatique ; si l'on trouve une poudre noire au fond de la liqueur, c'est une preuve qu'il y a de l'arsenic dans l'alliage.

CULINAIRE (art). C'est l'art de la cuisine, ou de l'apprêt des alimens.

CULOTTES. On les nommoit autrefois *haut de chausses*. C'est un des ajustemens qui ont été le plus mal imaginés, en ce que les ceintures et les jarretières, qui se serrent avec des boucles au-dessous du gencu, et à la ceinture, forment des points de compression, qui gênent et la circulation, et les différens muscles qui meuvent la jambe. Les peuples de l'Orient ne se sont pas imposés ces

Tome I.   X

entraves ; mais nos jeunes gens, soi disant du bon ton
ont pensé que rien ne seroit plus beau, que de renchérir,
en exposant aux yeux les formes naturelles, et en simu-
lant le nud. Cette indécence offre presque toujours chez
eux des formes bien différentes de celles de l'Apollon du
belvédère, et qui répugnent à la vue. Ils ont la sottise de
s'engaîner les cuisses dans des étuis si serrés, que tous
leurs mouvemens sont paralysés, et qu'ils sont obligés de
s'asseoir tout d'une pièce, de peur de faire partir leurs
culottes en éclat. Ce costume est nuisible, désagréable,
indécent, et peu convenable à la dignité d'un être
raisonnable.

CULTIVATEUR. (V. Agriculteur).

CULTURE de l'esprit. L'imagination et l'esprit, sont
très-susceptibles de culture : les moyens les plus sûrs
pour y parvenir, sont, l'observation attentive de tout ce
qui peut donner à réfléchir, la lecture des bons ouvrages
la fréquentation des gens instruits, les conférences avec
eux, et surtout la méthode analytique d'écrire journellement tout ce qui a frappé dans ce qu'on a vu, lu, ou
entendu. Ceux qui suivront ce plan bien simple, acquer-
ront plus vite, un jugement proportionnel à l'étendue de
leur mémoire, et de leurs autres facultés.

CURE-DENT. C'est un petit instrument très-utile, qui
doit toujours être fait de plume, d'écaille, ou d'ivoire, et
qui sert à nettoyer les dents après le repas, à enlever les
particules alimentaires qui y sont restées, et les matins, à se débarrasser du tartre mou qui les encroûte.
Rien n'est plus contraire aux dents, que l'usage des épingles, ou des cure-dents de métal.

CURE-LANGUE. Je crois convenable de donner
ce nom à un petit instrument d'écaille, de bois, ou de

toute autre substance solide, mince et courbée à ses extrémités, dont on se sert pour gratter la langue et enlever de sa base, les parties épaisses, grossières, blanchâtres ou jaunâtres, qui s'y sont accumulées pendant la nuit. On doit chaque matin, quand on a la langue chargée, faire usage de cet instrument, en se rinçant la bouche; c'est un moyen d'empêcher le tartre qui s'attache aux dents, d'avoir l'haleine plus douce, et de concourir à la salubrité.

CURE-OREILLE. La nature a voulu que les oreilles fussent lubrifiées et garanties des insectes, au moyen d'une humeur jaune concrète qui s'y sépare; mais si on ne nettoyoit de tems en tems le canal auditif externe, qu'elles tapissent, bientôt les oreilles seroient obstruées, et les sons n'y parviendroient plus que très-difficilement. Il n'en faut pas davantage pour sentir la nécessité du cure-oreille. Il faut s'en servir avec adresse, et craindre de toucher le tambour, ou la membrane déliée du tympan, qui n'est pas éloignée. J'ai connu en Pologne, un homme qui n'entendoit plus de l'oreille droite, pour s'être mal-adroitement servi de cet instrument.

CUREURS de puits. (V. Puits).

CYNIQUES. (philosophes) On se trompe souvent en donnant à ce nom une acception défavorable; car il n'est point de secte philosophique, qui ait eu une physionomie plus décidée et plus morale que celle-là. Les faux cyniques furent des fripons, des brigands travestis en philosophes. Mais les cyniques anciens tels qu'Antristhène et Diogène, étoient de fort honnêtes gens, qui ne méritèrent qu'un reproche assez rare, celui d'avoir été enthousiastes de la vertu.

D.

D a i m. Le daim est un quadrupède fort timide, qui ressemble au cerf, dont la chair est nourrissante, et produit un bon suc; elle a un petit goût de gibier, et passe pour n'être pas aussi délicate que celle du chevreuil; cependant les filets de cet animal mariné dans le vinaigre, sont très-recherchés des amateurs, et conviennent à toutes les personnes qui se portent bien.

D a n s e. La danse est un exercice, en même-tems agréable et utile, lorsqu'on n'en fait pas excès, mais très-dangereux pour les personnes du sexe, qui en prennent le goût, et qui dansent beaucoup de suite, sans prendre le tems de se rafraîchir et de se remettre dans leur assiette. J'ai vu périr plusieurs jeunes personnes, qui se sont livrées à la danse sans aucune réserve

Il faut, quand on vient de danser, ne pas s'exposer à un air frais, ne pas boire froid, ni des liqueurs acides, mais seulement du vin et de l'eau; attendre, pour se retirer chez soi, que la chaleur soit tempérée, et qu'on n'ait plus rien à craindre pour la suppression de la transpiration. (V. ce mot),

D a r t r e. Je ne parlerai ici que des dartres farineuses, légères, qui sont sèches, ne laissent sur la peau que des petites écailles fort minces, et ne sont véritablement qu'une incommodité passagère, pour recommander de ne les jamais laver avec des substances répercussives, ou qui les fassent passer sur-le-champ, ce qui seroit dangereux, mais seulement avec des décoctions mucilagineuses, et de l'eau de sureau.

Les bains et un régime rafraîchissant, les éloignent

chez les adultes ; chez les jeunes gens ; elles se dissipent d'elles-mêmes sans aucun remède.

D A T T E. Les dattes sont les fruits du dattier, espèce de palmier très-intéressant pour l'utilité de ses fruits ; ils offrent une baie ovale, cylindrique, dont la pulpe est douce, et bonne à manger. On en fait beaucoup d'usage en Espagne, dans le Levant, et dans les Indes Orientales. Cette nourriture est saine, et un peu resserrante.

D A U B E. C'est une manière d'accommoder la viande, qui lui donne un goût fort relevé, et la rend très-facile à digérer. Ordinairement on la mange froide. Lorsque les daubes sont fort aromatisées et épicées, elles portent dans les humeurs une acrimonie, qui nuit, surtout aux tempéramens bilieux et mélancoliques.

D É B A U C H E. On donne le nom de débauche aux excès, et à l'abus des plaisirs permis ou illicites. La débauche ne sait point calculer ses forces, et bientôt elle entraîne tous les vices à sa suite, lorsqu'elle veut se satisfaire.

D'où il résulte, qu'aujourd'hui elle dissipe le bien, que demain elle perd l'honneur et la santé, éloigne les amis, et boit la honte à longs traits. Que dire de la jeunesse actuelle, qui, dans les grandes villes, se croit du bon ton, lorsqu'elle affiche la débauche et le libertinage ? on peut assurer que tout jeune homme débauché fera une mauvaise fin, et sera la honte de l'humanité.

D É B I L I T É. C'est une foiblesse générale du corps, qui s'oppose à l'exercice facile et constant des fonctions corporelles et spirituelles ; c'est souvent, lorsqu'elle arrive subitement, l'annonce d'une maladie, et l'on doit y faire attention, pour ne pas s'épuiser en efforts, qui pourroient devenir très-nuisibles, si l'on ne s'arrête pas à tems, et qu'on continue, sans aucun régime, ses exercices ordinaires.

DEBOUT. (Droit). C'est la situation naturelle de l'homme celle qui le distingue éminemment des autres animaux. Cette position est sujette à des inconvéniens, lorsqu'on la garde long-tems, sans faire de mouvemens ; comme cela arrive à beaucoup d'artisans, de marchands, de soldats, qu'on voit se plaindre de varices, d'enflures, d'hémorroïdes, de douleurs à la nuque du col, aux reins, aux mollets, aux jointures, aux pieds, de foiblesses d'estomac, de lassitudes, et de défaillances.

Les femmes qui sont forcées de rester long-tems dans cette attitude, sont exposées aux maux de matrice, aux évacuations rouges et blanches immodérées, aux fausses couches, aux descentes de vagin et de matrice.

On sent d'avance que le remède à une partie de ces maux, est très aisé. Il suffit de s'asseoir, lorsqu'on en sent le besoin. A l'égard des ouvriers, que leur état force à être debout, il ne faut pas qu'ils y restent assez pour s'incommoder ; mais il est nécessaire qu'ils en prennent l'habitude de bonne heure, et petit à petit, qu'ils tâchent de s'appuyer contre quelque chose qui les soutienne un peu ; et quand ils s'asseoient, qu'ils tiennent leurs jambes horisontalement, sur une chaise voisine, enfin qu'ils changent souvent de position.

DÉBOUTONNÉ. Se déboutonner, pour se rafraîchir lorsqu'on a bien chaud, et qu'on est exposé à un air frais, c'est affronter les pleurésies, les péripneumonies. Dans les tems froids, il est imprudent de tenir ouverts les boutons qui correspondent à la poitrine, parce que ces organes et l'estomac, en ont été plus d'une fois gravement affectés.

DÉCENCE. La décence est la conformité des actions extérieures avec les loix, les coutumes, les usages, et les mœurs. Ceux qui y manquent, se manquent essentiellement à eux-mêmes, et encourrent le juste mépris de la société.

DÉCLAMATION. Une déclamation, trop long-tems soutenue, fatigue excessivement l'organe de la respiration; on ne peut trop recommander aux personnes délicates, et à celles qui ont la poitrine foible, de ne se livrer à aucun genre de déclamation, qui puisse intéresser cet organe. Les avocats, les acteurs, doivent bien combiner leurs forces, relativement à cet objet. Il faut savoir s'arrêter avant d'être en proie aux maux qui sont la suite de trop longues déclamations.

DÉCOCTION. La décoction a lieu, quand on fait bouillir dans l'eau des matières animales et végétales; elle a besoin d'être plus ou moins continuée, suivant la nature des corps qu'on fait bouillir. C'est la chimie et l'habitude, qui déterminent ces différens degrés.

DÉCOUVRIR. Le mot découvrir, ici signifie qu'il est dangereux de laisser découverte le jour ou la nuit, quelque partie du corps, qui est ordinairement couverte; car la suppression de la transpiration en est la suite, et delà, les rhumatismes, les rhumes et les maux de gorge, dont souvent on ignore la cause.

DÉCRÉPITUDE. C'est le dernier degré de la vieillesse. (V. Vieillesse).

DÉDAIN. C'est un sentiment qui déprécie tout ce qu'on croit être au-dessous de soi, et qu'on pardonne d'autant plus difficilement, qu'il humilie toujours les autres; la fierté de l'ame est louable, celle des airs et des manières choque et déplait généralement.

DÉFAUT. (Vice. Imperfection.) Ces trois mots désignent, en général, des qualités répréhensibles, avec cette différence que le vice désigne la bassesse du cœur, le défaut, une mauvaise qualité de l'esprit ou du corps, et que l'imperfection est le diminutif du défaut. La négligence dans le maintien, par exemple, est une imperfection, la difformité et la timidité sont des défauts, la cruauté et la lâcheté sont des vices.

DÉFIANCE. La défiance est la crainte d'être trompé par ceux qu'on ne connoit pas ; elle diffère de la méfiance, qui est un soupçon injurieux. La défiance souvent est prudence, l'autre est due à un caractère craintif et soupçonneux. On a droit de se défier des hommes, quand il y va de leurs intérêts ; on peut les supposer tous honnêtes gens, et se conduire avec eux comme s'ils ne l'étoient pas.

DÉGEL. Dans la gelée, l'atmosphère est froide ; sèche, pure, ou saine ; dans le dégel, elle devient pesante, humide, impure et mal saine.

Il est donc prudent lorsque le dégel arrive, surtout pour les personnes délicates, de ne pas s'exposer long-tems à l'air humide de l'extérieur, d'être toujours bien couvertes, de tenir les appartemens bien chauds ; ces précautions sont encore bien plus nécessaires, dans cette nouvelle température, que lorsqu'il fait bien froid. Car l'humidité est toujours infiniment à craindre à cause du refoulement de la transpiration, qui en est la suite, et qui entraîne mille accidens fâcheux. (V. Humidité, Transpiration).

DÉGLUTITION. La déglutition est une opération naturelle, par le moyen de laquelle les alimens imbibés de salive sont avalés , et portés de la bouche dans l'œsophage , et de l'œsophage dans l'estomac.

C'est souvent lorsqu'on précipite l'acte de la déglutition , qu'on avale , comme on dit , de travers , qu'on
fait du vin , dit de nazareth , et qu'on s'expose à des toux
quelquefois effrayantes , et d'autant plus longues que les
alimens solides ou fluides qui ont passé dans le canal de
l'air , au lieu d'enfiler celui des alimens , doivent en être
entièrement chassés , avant que le calme puisse se rétablir ; et comme la toux seule peut y parvenir , il faut
laisser tousser.

DÉGOUT. Le dégoût est une répugnance involontaire pour certains alimens , ou la suite du défaut d'appétit. Il est des cas où l'on ne peut le regarder comme
une maladie ; c'est même quelquefois un moyen dont
la nature se sert pour entretenir la santé. Les femmes
grosses , par exemple , étant très-pléthoriques , la nature
souvent leur refuse l'appétit , pour que cette pléthore
n'augmente pas. Dans ce cas , il ne faut pas de remèdes.
Mais si les femmes se sentoient du dégoût pour toute
espèce de nourriture , alors on exciteroit l'appétit avec
des amers : un peu de rhubarbe suffit le plus souvent
pour le rappeller.

Le dégoût, qui vient d'une répugnance involontaire,
ne doit pas être contraint chez les personnes raisonnables ; mais il faut essayer doucement d'y remédier chez
les enfans , et souvent on y parvient en s'y prenant avec
adresse. D'ailleurs ce qui est dégoût dans un tems , devient goût dans un autre , sans qu'on puisse trop en
rendre raison.

Il y a des instans , dans la vie , où le dégoût paroît
un avertissement de la nature pour changer d'alimens.

À-t-on de la répugnance pour les substances animales ? souvent c'est qu'il est utile de se mettre au régime des végétaux. Quelquefois les alimens qu'on ne digère pas bien, finissent aussi par répugner ; c'est encore un avis pour les changer, et quelquefois pour débarrasser l'estomac des mauvais levains qui y séjournent, et qui s'opposent aux bonnes digestions.

Lorsque le dégoût vient seulement de ce qu'un estomac est trop froid, il faut le ranimer par des cordiaux ; rien alors n'est plus utile que de prendre à déjeûner du bon vin d'Alicante ou de Rota, de choisir les alimens substantiels, pour lesquels il reste moins de dégoûts, et d'employer les amers.

Si le dégoût étoit la suite du mauvais état de l'estomac, que la langue fut chargée, la bouche mauvaise, alors il faudroit recourir aux évacuans.

DÉGRAISSER. Ce mot s'entend de plusieurs manières. On dégraisse un potage, en lui ôtant la graisse qui surnage, parce qu'elle convient à peu d'estomacs, et qu'elle expose à des rapports. La viande trop grasse a besoin même .d'être dégraissée, pour certaines personnes. Il y en a qui doivent se l'interdire tout-à-fait, lorsqu'elles ont des rapports aigres, et nidoreux, après avoir mangé des substances grasses.

Il est souvent arrivé que des femmes pourvues d'embonpoint, ont imprudemment cherché à s'en priver. Elles n'ont pas senti que l'exercice seul pouvoit leur procurer ce changement, et se sont mis à l'usage des acides, surtout du vinaigre ; elles ont ainsi désorganisé leur estomac, et perdu leur santé, quand elles n'ont pas perdu la vie. J'ai connu deux jeunes femmes très-fraîches, et qui n'avoient pas plus d'embonpoint qu'il ne falloit, qui,

pour avoir de minces tailles, se sont fait périr en buvant
du vinaigre par gobelets.

La graisse avec laquelle on se porte bien, doit donc
être conservée, chez les femmes surtout, chez qui elle
maintient longtems une fraicheur que n'ont pas à beaucoup près celles du même âge, qui ont soi-disant des
tailles élégantes.

DÉGUISEMENT. (Dissimulation). Le déguisement
consiste à se montrer le contraire de ce que l'on est,
la dissimulation à ne pas se laisser deviner. Il faut de
l'art et de l'habileté pour dissimuler, du travail et de la
ruse pour déguiser. On déguise quelquefois par politique,
on dissimule par fourberie.

DÉJEUNER. Le repas du déjeûner donne un peu
de lest à l'estomac, qui est vuide depuis long-tems, et
le dispose à recevoir un repas beaucoup plus solide ;
partout on déjeûne, partout on en sent le besoin. C'est
avec du pain, du thé, du café, ou du chocolat, avec
du vin ou des fruits, que nous déjeûnons. Chacun suit
son goût, et les habitudes de son pays ; dès qu'il s'en
trouve bien, il n'y a rien à dire. Nous ne croyons pas
qu'il soit sain, (comme font certaines personnes) de
manger tous les jours à déjeûner, des substances animales, des cochonailles, des pâtés, comme le feroient
à dîner les plus robustes estomacs. Ces déjeûners pou-
roient bien compter pour des dîners anticipés. Le café,
pris habituellement, convient très-peu à déjeûner aux personnes d'un tempérament vif, ardent et qui sont maigres.

On fera bien de faire déjeûner les femmes grosses dans
leur lit, surtout celles qui sont sujettes à vomir ; car,
le plus ordinairement, elles le font après être levées,
quand leur estomac est vuide.

DÉLATEUR. Personnage odieux, qui abuse du pouvoir de faire obscurément le mal ; il doit être distingué du dénonciateur, qui, pour le bien général, fait connoître ouvertement les vices du gouvernement, ou des particuliers.

DÉLICATESSE. On peut être délicat, et se bien porter. Ici la manière de régler le régime concourt infiniment à maintenir la santé. Il est hors de doute que tout ce qui convient aux constitutions mâles et athlétiques, ne peut convenir aux personnes qui paroissent n'avoir de santé que ce qui est strictement nécessaire pour n'être pas malades. Il en résulte qu'elles auront plus à redouter toutes les influences atmosphériques, qu'elles devront combiner davantage la quantité et la qualité de leurs alimens. Comme on trouvera, à chaque article qui concerne les nourritures, ce qui peut leur être convenable, nous ne donnons ici que des idées générales sur leur régime, pour éviter des redites, auxquelles on seroit trop souvent exposé dans ce genre de travail.

Les personnes délicates auront l'attention de se procurer un sommeil plus prolongé que les personnes fortes. Leur exercice, soit à pied, soit à cheval, sera modéré ; mais elles se garderont bien d'une inaction complette. Si l'on est retenu par le mauvais tems, ou par les travaux forcés du cabinet, on se fera frotter ou brosser avec des flanelles ou des brosses anglaises. On prendra des bains plus froids que chauds ; quand on aura été plusieurs jours sans aller à la garde-robe, on aura recours aux lavemens.

Comme les personnes délicates sont fort souvent sensibles, au moral comme au physique, il n'est pas inconvenable de leur recommander cette tranquillité de l'ame, si propice au maintien de la salubrité du corps. La gaîté, la dissipation, l'enjouement des bonnes sociétés, leur seront d'un grand secours ; le jeu de billard favorise beaucoup les moyens que nous venons d'indiquer, surtout quand on est obligé de mener une vie très-sédentaire.

On peut, sans être fort, jouir d'une bonne santé, et souvent plus longtems que les gens vigoureux, qui ne doutant de rien, abusent souvent de leur énergie naturelle, et payent chèrement leur témérité.

DÉLIT. C'est une faute commise au préjudice de quelqu'un et de la loi.

DÉMANGEAISON. Les démangeaisons, qu'on nomme, en terme de médecine, prurit, donnent à la peau un état qui se rapproche de celui d'une dartre légère. Quelquefois il se forme des pustules moins nombreuses que dans la dartre, mais susceptibles également de donner une sérosité farineuse, quand on gratte.

Les personnes maigres, bilieuses, mélancoliques, et les vieillards, sont les plus sujets aux démangeaisons.

Quelquefois elles sont très-instantanées, d'autres fois elles sont rebelles, et alors elles exigent le même régime que les dartres. Les frictions sèches avec une brosse douce, ou du linge fin, un régime adoucissant, des fomentations d'eau de guimauve, et les bains ne manquent guères de les faire cesser. Quand elles sont rebelles, la pommade oxigénée peut être utile.

DEMI-BAIN. On donne ce nom à des bains qui ne vont que jusqu'à l'ombilic, qui sont faits pour adoucir et ramollir toutes les parties inférieures, et qui appartiennent au bassin. Leur usage a des rapports plus directs avec la médecine guérissante, qu'avec la conservatrice.

Dent. Les dents sont des petits os recouverts d'un émail blanc, mais qui sont enchassés dans des alvéoles; chaque mâchoire en acquiert 16, dont 4 incisives, 2 canines, et 10 molaires.

Un des premiers soins physiques des parens, un de ceux dont-on s'occupe le moins, c'est d'examiner la bouche des enfans, et de la tenir propre. On ne doit pas oublier que les organes importans et solides, qui y sont contenus, non-seulement contribuent beaucoup à la digestion, mais encore favorisent la parole, donnent à la voix son expression, et concourent à la beauté.

On doit toujours avoir soin qu'il ne reste pas d'alimens entre les dents; il faut donc les en garantir avec des cure-dents de plumes, enlever de tems en tems le tartre qui a pu s'amasser, ne jamais employer habituellement, comme cure-dent, aucune espèce de substance métallique. A l'âge de 4 à 5 ans, on donne aux enfans des petits étuits garnis, et on les dispose, en les amusant, à cet entretien indispensable.

Il faut toujours, sans tarder, arracher les dents de lait gâtées, pour sauver les voisines. On observe que quelquefois, quand les dents des enfans se gâtent, elles annoncent le rachitisme.

On sent combien les secondes dents doivent être ménagées, puisqu'elles ont une destination qui doit s'étendre au reste de la vie. Il faut donc les faire visiter tous les trois mois, et les tenir journellement bien propres. On s'abstiendra de toute essence, poudre, opiat des charlatans, ainsi que des acides; l'eau pure, aiguisée de quelques gouttes d'eau-de-vie, est ce qui convient le mieux pour laver la bouche tous les matins; on doit frotter les dents avec des éponges très-fines, ou la racine de guimauve ; les dents trop serrées, et qui chevauchent, doivent être limées. Lorsqu'on n'a pas fait attention aux dents depuis quelque tems, il faut les faire visiter par le dentiste, pour qu'il enlève tout le tartre qui s'y est déposé. On a observé que ceux qui boivent le plus d'eau, sont ceux qui ont les dents les plus blanches.

Il est essentiel de mâcher, tantôt avec les dents d'un côté, tantôt avec celles de l'autre, pour éviter qu'elles ne jaunissent d'un côté, ou ne se couvrent d'un tartre nuisible.

Il ne faut pas faire des essais ridicules pour prouver la force de ses dents, en soulevant des poids considérables, en cassant des corps durs. On en a vu souvent de brisées, d'ébranlées, de fendues, à la suite de ces jactances dangereuses.

Les alimens sucrés, les confitures, le sucre même, sont ennemis des dents, et en attaquent l'émail. Lorsqu'on en a mangé, il est prudent de se rincer la bouche avec de l'eau tiède, pour mieux dissoudre ce qui reste attaché aux dents.

Lorsque, par quelque cause que ce soit, la nature laisse gâter ou perdre des dents, l'art du dentiste sait les remplacer. Dans ces circonstances, on fera bien de ne pas employer des dents animales, qui sont sujettes à se gâter encore plus aisément que celles qui étoient naturelles. On en fait en biscuit, d'une très-grande solidité, et qui ne risquent pas cet inconvénient.

Quant aux maux de dents, lorsqu'elles commencent à se gâter, qu'il y a un trou, et que le nerf est à découvert, il faut, avec un crin, détruire le nerf, et plomber la dent, ce qui vaut beaucoup mieux que de la brûler. En remuant beaucoup le crin, dans le trou de

la dent, on désorganise le nerf. Si elle est assez pourrie
pour donner mauvaise odeur à la bouche, ou gâter la
voisine, il faut en faire l'entier sacrifice, et dans un moment où il n'y aura point d'inflammation. Lorsque les
douleurs deviennent trop fortes, on peut, momentanément, avec du coton, y appliquer un mélange de laudanum liquide, et d'huile de gérofle. Il suffit quelquefois de toucher les dents avec un aimant, ou avec les
doigts imbibés de sang de taupe. J'ai vu de très-bons
effets de tous ces moyens.

DENTITION. On donne, chez les enfans, le nom
de dentition à la sortie naturelle des dents, hors de
leurs alvéoles. Ce travail commence vers le sixième et sep-
ptième mois, après la naissance, et quelquefois avant;
cette dentition n'est guère accomplie qu'au bout de
deux ans. Il y a une seconde dentition qui a lieu ordinairement à sept ans. Les premières dents qui paroissent
sont les incisives, puis les canines, et enfin les molaires,
dont la sortie pénible tourmente souvent beaucoup les
enfans. Les quatre dernières dents molaires, qu'on nomme
dents de sagesse, ne viennent souvent qu'à l'âge viril,
et quelquefois plus tard. La sortie des dents cause aux
enfans l'insomnie, des tranchées, des cris, une chaleur
excessive, le dévoiement, quelquefois la fièvre et les
convulsions. Plus les gencives offrent de résistance à la
dent, plus l'enfant souffre; ceux qui sont pléthoriques,
replets, ou presque toujours assoupis, sont ceux pour
qui on a le plus à redouter la dentition.

Le Cn Alfonse le Roi, dit que, dans ce cas, au lieu
de porter ses vues vers le bas ventre, c'est vers la tête
qu'il faut les diriger. A cet effet, il propose, lorsque
le front des enfans est plus chaud que le reste du corps,

de placer une sang-sue, ou deux derrière l'oreille, pour parer aux désordres que produiroit l'engorgement à la tête.

Cependant on a observé que souvent, pour faciliter la sortie des dents, et surtout empêcher les convulsions, on faisoit très-bien de tenir libre le ventre des enfans, ce qui est fort aisé avec des pruneaux. On aura soin de les pencher de côté, pour leur faire évacuer les glaires de la bouche, et les empêcher de les avaler. Le plus qu'on pourra, on maintiendra la transpiration de leur tête, en la brossant deux fois par jour, et en la tenant toujours couverte. La nourrice aura l'attention de ne rien manger de haut goût, d'épicé, ni d'échauffant. Il ne faudra pas sevrer l'enfant, qu'il n'ait au moins seize dents, autant qu'il sera possible.

Les hochets, ou corps durs, qu'on donne aux enfans, dans la vue d'amincir les gencives, sont toujours nuisibles dans les premiers temps de la dentition ; ils aplatissent les dents, renversent les bords de l'alvéole, effacent les inégalités qui doivent diviser les gencives. Lorsque la dentition est bien avancée, qu'il y a phlogose ou inflammation, il faut ramollir les gencives, avec des corps mous et onctueux, comme le beurre frais ; on procurera aux enfans, des morceaux de racine de réglise, ou de guimauve verte et bien humectée, qu'on aura soin d'huiler ou de graisser : enfin, lorsque la dent sera prête à sortir, on leur donnera des croûtes de pain qui ne seront pas trop fermes; si les accidens se multiplioient, et surtout les convulsions, il faudroit appeller le dentiste ou le chirurgien, pour ouvrir les gencives trop dures, par une seule incision, pour les dents incisives, et par deux en forme de croix, pour les dents mo-

Tome I.   Y

laires. Quand les gencives ont été ouvertes, il faut bien veiller à ce qu'elles ne se referment pas avant la sortie de la dent, ce qui rendroit le second obstacle plus fort que le premier.

DÉPILATOIRES. Les dépilatoires sont des moyens âcres, qu'on employe pour faire tomber les poils, avec des substances médicamenteuses, souvent avec des poisons, comme la chaux vive, l'arsenic, le tithymale, les œufs de fourmis. Tout cela fait naître des boutons, des excoriations, des érésipèles, des dartres, qui fixent souvent des humeurs errantes.

Rien n'est plus contre la nature, que d'enlever des poils, qu'elle a desiré fixer sur le corps; c'est pourquoi nous ne donnerons aucune des recettes, relatives à cet objet, dont fourmillent des dispensaires aussi dangereux que ridicules; nous nous reprocherions de favoriser ainsi la coquetterie, ou la pusillanimité.

DÉPRAVATION. On entend par dépravation, une corruption scandaleuse, d'esprit, de goûts, et de mœurs. C'est l'état qui avilit le plus, puisqu'on ne peut pousser plus loin la bassesse et l'oubli de soi-même. C'est enfin le tombeau de la raison et du sentiment. Tout homme depravé, doit être exclu de la société.

DÉRÉGLEMENT. (V. Débauche).

DESCENTE, ou Hernie. On donne ces noms, et encore celui de rupture, à une tumeur formée par le déplacement de quelque partie molle, et presque toujours de celles qui sont contenues dans la capacité du bas-ventre.

Les descentes sont ordinairement occasionnées par de grands efforts, par la toux, les cris, les vomissemens, les coups, les sauts, des fardeaux trop lourds, surtout

chez les individus, dont la constitution est lâche et pi-
tuiteuse.

Ce sont les enfans, les vieillards, et les femmes en-
ceintes, ou en couche, qui y sont le plus sujets.

Nous ne parlons ici des descentes, que parce que souvent elles deviennent mortelles, avant qu'on se soit seulement douté qu'elles existent; c'est pourquoi il est de la
plus grande importance de savoir les symptômes essentiels, au moyen desquels on pourra les reconnoître.

La tumeur qui forme la descente, est ordinairement
mollasse, plus ou moins allongée, cédant à la pression
des doigts; et la peau qui la recouvre n'est ni rouge,
ni enflammée, ni douloureuse. Elle disparoît souvent,
quand on se couche tout étendu sur le dos; quand on
tousse, on sent une légère secousse sous le doigt appliqué sur la tumeur: souvent on a des maux de cœur et
des vomissemens.

Ainsi, toutes les fois que des maux de cœur, des vomissemens, et une constipation opiniâtre se manifestent, il
faut examiner les aines et l'ombilic, où les descentes ont
lieu le plus souvent.

Lorsqu'on s'est assuré de quelque tumeur, il faut sur-
le-champ aller chercher un chirurgien, pour faire ren-
trer l'intestin, qui peut quelquefois s'étrangler, et bientôt amener la gangrène.

Avant d'y appliquer le bandage nécessaire, on vante
beaucoup l'application d'un sachet mou de fleurs de
tan, imbibées de vin, qui sont très-resserrantes.

On ne peut trop tôt courir au-devant des gens de l'art
les plus habiles, lorsqu'on a des raisons de craindre une
descente.

DÉSESPOIR. Le désespoir est la marque d'un esprit foible , et sans énergie ; celui qui a une ame forte , s'attend à tout , résiste aux événemens les plus fâcheux , et les supporte patiemment , quand il n'y a point de moyens de s'y opposer : car le désespoir ne sert qu'à fermer les yeux sur ceux qui restent encore pour se sauver du naufrage.

DÉSHONNÈTE. On est déshonnête, quand on blesse la décence et l'honnêteté, par ses manières et par ses discours. Les expressions auxquelles l'usage attache une mauvaise idée , n'échappent jamais qu'à des gens mal élevés.

DÉSINTÉRESSEMENT. C'est la marque certaine d'une ame sensible et humaine ; le désintéressement n'attend pas qu'on lui demande ; il fait sauver aux autres , l'humiliation d'exposer ses besoins. Le désintéressé n'a pas de plus grand bonheur que celui de faire du bien , surtout aux malheureux.

DESIR. Le desir est une espèce d'inquiétude de l'ame, pour jouir d'un objet qui plaît. Les desirs naturels ne s'étendent que sur les besoins de la vie ; ceux qui sont artificiels , sont illimités et superflus. On n'est véritablement heureux , que quand on sait mettre des bornes à ses desirs ; car souvent la mesure des desirs , est celle des inquiétudes et des chagrins.

DESSÉCHEMENT. C'est le moyen d'enlever les eaux stagnantes et croupissantes , dans les endroits où règne une humidité mal-faisante , pour les hommes et les animaux. (V. pour les précautions à prendre , dans ces circonstances , les mots Marais et Humidité.)

DESSERT. C'est la dernière partie des repas , chez les gens aisés surtout. Le dessert consiste en pâtisseries légères , en fromages , en fruits de la saison , ou desséchés, en crèmes glacées ou non , en confitures , etc. etc.

En général, la grande variété des desserts peut nuire, lorsqu'après avoir bien dîné, on veut goûter de tout. C'est une surabondance, qui charge l'estomac, et produit des résidus de mauvaise nature. Relativement à la valeur particulière des substances qui composent les desserts, V. les mots qui les concernent.

D E V O I R. C'est une action volontaire, que la société a droit d'exiger de chacun de ses membres. C'est ainsi que les pères et mères, et les enfans, ont des obligations respectives. Il en est de relatifs à la patrie, aux amis, à l'humanité, aux bonnes mœurs. Chacun d'eux mérite la plus scrupuleuse attention ; car,

Qui ne vit que pour soi, n'est pas digne de vivre.

Pour qui vit en société, il faut, avec les supérieurs, savoir plaire, sans bassesse ; avec ses égaux, montrer de l'amitié et des égards ; être bon avec ses inférieurs, et conserver de la dignité pour soi-même. Il faut de bonne heure accoutumer les jeunes gens à remplir exactement tous leurs devoirs, même les plus petits. Ceux de la reconnoissance et des égards, seront toujours chéris par ceux qui sont bien nés.

D I A P H R A G M E. Le diaphragme est un grand muscle qui forme une cloison horisontale et transversale, entre la poitrine et le bas-ventre. La partie aponévrotique de ce muscle est très considérable et très-sensible, parce qu'une grande quantité de nerfs viennent s'y rendre. Plusieurs ouvertures laissent traverser ce muscle par l'œsophage, et par l'artère aorte descendante, et la veine cave ascendante.

D I È T E. Le mot diète signifie en général une manière de vivre réglée, ou un mode exact et nécessaire, pour employer avec ordre et mesure, tout ce qui est indispensable à la conservation de la vie animale, soit en santé, soit en maladie.

La diète ne consiste pas seulement à régler l'usage des alimens et de la boisson, mais encore celui de l'air dans lequel on doit vivre, des climats, des saisons, des différens degrés d'exercice et de repos, de veille et de sommeil, d'excrétions; elle s'étend même jusqu'à combiner l'effet des passions.

Les règles diététiques sont relatives à l'âge, aux tempéramens, aux sexes, et aux autres circonstances, dont nous venons de parler. Nous ne nous occupons ici que de la diète conservatrice et préservatrice; nous en développons les effets, dans les articles séparés, qui peuvent y avoir quelque rapport. (V. Régime, Aliment, Exercice, Sommeil, Repos, etc.)

DIÉTÉTIQUE. La diététique est la partie de la médecine, qui prescrit le régime qu'il convient de tenir, relativement aux objets qui font la matière de l'hygiène, et qu'on nommoit autrefois choses non-naturelles.

DIGESTION. La digestion est une fonction naturelle, qui change en chyle, les alimens arrivés à l'estomac et aux intestins, et en sépare les parties excrémentitielles.

Les avantages d'une bonne digestion, sont de réparer les pertes constantes qu'éprouve la machine, par le mouvement, et ses excrétions habituelles, et conséquemment d'entretenir un équilibre parfait entre les solides et les fluides, ce qui constitue la santé.

Les désavantages d'une mauvaise digestion, souvent répétée, seroient au contraire, de détruire, petit-à-petit, cet équilibre, de mal réparer les déperditions, et d'altérer les humeurs, au point de les mettre dans le cas de causer une foule de maladies.

Pour qu'une digestion se fasse utilement, il est nécessaire d'abord, que les alimens soient bien mâchés et bien humectés du suc salivaire, qu'arrivés à l'estomac, et accompagnés d'une boisson proportionnée, ils y subissent, à l'aide des sucs gastriques qui s'y trouvent, un changement particulier, qui leur donne la forme d'une pâte liquide grisâtre, qui tourne facilement à l'aigre. Petit-à-petit, cette pâte préparée par l'estomac, passe par le pilore dans le duodénum que les physiologistes les plus éclairés ont regardé comme un second estomac.

Là il reçoit la bile et le suc pancréatique, pour une plus parfaite élaboration du chyle qui se sépare dans les intestins grêles, et va rejoindre le réservoir de péquet, pour de là se mêler au sang, en pénétrant dans le torrent de la circulation. Les gros intestins reçoivent les parties grossières des alimens, et s'en débarrassent par l'anus. Tel est le mécanisme succint de la digestion.

En général, au bout de quatre heures, la digestion doit être faite chez les personnes vigoureuses et bien portantes ; mais pour qu'elle s'opère avec facilité et avantage, il est nécessaire de manger sobrement, de ne prendre que des choses saines, de bien combiner les alimens solides avec les fluides, de ne point troubler la digestion lorsqu'elle est en train de se faire, en ne se livrant pas sur-le-champ à des exercices violens, au sommeil, à de grands excès de passions, ou aux trop vives expressions de l'amour.

Chacun doit combiner, non-seulement sa force digestive, mais encore la qualité des mets qui lui conviennent,
pour en faire usage, ou s'en priver; en conséquence;
dès qu'on a l'âge de raison, l'expérience, plus que les
médecins, doit apprendre ce qui convient, ou ce qu'il
faut rejetter: quant aux enfans, il ne faut pas les
gêner sur ce qui leur répugne; ils digèrent toujours
mieux ce qui leur plaît.

A l'égard des estomacs délicats, ils doivent s'astreindre
à un régime plus exact, employer les légers stomachiques,
jusqu'à ce qu'ils ayent repris l'énergie nécessaire pour
se livrer à la vie commune. (V. Régime).

DINDON. (V. Poulet d'Inde).

DINER. On donne le nom de dîner, à un repas qui
se fait à peu près vers le milieu de la journée, plutôt
ou plus tard, suivant les lieux, les temps et les personnes. Le dîner est notre meilleur repas, ou celui qui
est consacré aux nourritures les plus solides, et les plus
substantielles.

Il y a cent ans, nos pères dînoient à midi; aujour-
d'hui, beaucoup de personnes dînent comme les Anglois,
à cinq heures; mais si cette vie est plus commode pour
les gens d'affaires dans les grandes villes, il s'en faut
que ce soit la plus saine, parce qu'en dînant si tard,
on ne fait guère qu'un repas, ce qui est bien moins
propice à la santé, que si après avoir déjeûné légèrement, on ne dînoit pas plus qu'il ne faut, pour pouvoir encore souper avec plaisir. C'est un bonheur ina-
préciable, dont jouissent les gens de campagne; ils
mangent moins, digèrent facilement, dorment mieux,
et conservent une santé robuste, qui sera rarement
celle des gens qui ne font que dîner. (V. Repas).

DISCRÉTION. C'est une sage retenue dans les discours et dans les actions ; c'est une qualité nécessaire dans la vie pour le succès de beaucoup d'entreprises, et pour en écarter les obstacles ; c'est souvent une preuve de sens, de prudence et de talent.

DISETTE. La disette est le défaut, ou le besoin des nourritures les plus utiles à l'homme ; c'est, particulièrement, le manque de pain, à la suite des années fâcheuses, où les récoltes ont été mauvaises, et à peu près nulles. Les grandes disettes causent les famines : et c'est dans ces circonstances, que les recherches des savans doivent mettre à contribution toutes les substances qui peuvent, jusqu'à un certain point, remplacer celles qui manquent.

Parmentier, contre l'opinion de Beccari et d'autres physiciens, ayant cru que c'étoit surtout dans l'amidon, que se trouvoit la partie la plus nutritive du froment, comme des autres farineux, a recherché l'amidon dans beaucoup de végétaux dont on s'étoit peu occupé ; en conséquence, il a examiné le marron d'Inde, les racines de brione, de pied de veau, de serpentaire, de mandragore, de colchique, d'Iris, de glayeul, de fumeterre bulbeuse, de pivoine, de filipendule, de petite chélidoine, d'ellébore à feuilles d'aconit. Il a trouvé de l'amidon dans toutes ces substances, et il les a indiquées en cas de disette, pour remplacer les grains ordinaires, destinés à la nourriture de l'homme.

Pour retirer ces amidons, voici la méthode que ce citoyen zélé a employée : après avoir lavé et nettoyé ces racines, il les a rapées, en ajoutant un peu d'eau à celles qui ne sont pas succulentes : il en a fait ensuite une pâte, pour les soumettre à la presse, et a délayé le marc dans une très-grande quantité d'eau; il s'est déposé au fond du vase, un sédiment, qui étant bien lavé, a présenté tous les caractères d'un véritable amidon; il a mêlé cet amidon avec du levain et de la pulpe de pomme de terre, et en a fait des pains qui ont été trouvés bons par différentes personnes. Huit onces de ce pain desséché au four, ont suffi pour le nourrir pendant vingt-quatre heures, sans qu'il ait pris aucun autre aliment.

On pourroit encore faire des recherches sur certains bois, et sur d'autres végétaux, qu'on eut pu se procurer avec avantage, lorsque faute de lumières, tout Paris s'empoisonna en mangeant des os de morts vermoulus, quand la famine désola cette capitale assiégée par Henri IV.

DISPUTE. Toute dispute doit avoir pour but la lumière; on doit donc en écarter l'obstination dictée par l'amour-propre; on doit en éloigner toute espèce de personnalités. Alors la dispute (surtout chez les jeunes gens) sert à former l'esprit, à découvrir le faux ou le vrai des raisonnemens, et tend ainsi indirectement à donner de la rectitude à leurs jugemens.

DISSIMULATION. On n'estime point en société ceux qui affectent d'être réservés et secrets, parce que la franchise des autres semble en être blessée. Il n'y a que pour les choses importantes qu'on doit dissimuler; une retenue affectée, inspire de la défiance.

DOCILITÉ. Dans la jeunesse, c'est de la docilité que découlent naturellement les progrès des sciences et le triomphe de la raison. La nécessité de s'instruire, d'éviter l'erreur et les préjugés, doit la forcer à écouter et à méditer les idées de ceux qui ont plus d'âge et d'instruction. La docilité est le plus souvent la preuve d'un esprit droit et raisonnable.

DOMINATION. Le goût de la domination, ou l'esprit impérieux annonce dans les gouvernans, dans les pères et mères, enfin dans tous ceux qui ont naturellement quelqu'autorité, un génie très-petit, et nulle noblesse dans l'ame. On doit espérer peu de bien de la part de ceux qui laissent voir l'envie de dominer.

DORADE. C'est un très-beau poisson de l'Océan et de la Méditerranée, dont la chair est de bon goût, mais assez sèche. On estime beaucoup les dorades qu'on trouve dans les étangs salés.

DORÉE. C'est un poisson des isles Lucayes, dans la mer qui borde l'Amérique septentrionale, dont la chair est fort estimée.

DOREURS (Régime des). Il est essentiel que les ouvriers qui dorent, qui sont obligés de souffrir des vapeurs mercurielles, lorsqu'ils amalgament l'or avec le mercure, prennent des précautions pour ne pas respirer une exhalaison aussi fâcheuse dans ses suites, puisqu'elle peut occasionner des vertiges, l'asthme, la paralysie et le desséchement général du corps. Ils devroient toujours avoir un masque qui leur couvrit les narines. Ils n'ouvriront la bouche que de tems en tems, en s'éloignant de leur travail, et reviendront après en la fermant; ils feront moins d'ouvrage, mais ils risqueront moins de compromettre leur santé. Il faut qu'ils entretiennent un feu brillant dans leurs cheminées, qu'ils se placent de façon que le courant d'air emporte les vapeurs sans les atteindre que le moins possible, qu'ils prennent souvent l'air extérieur, qu'ils fassent de l'exercice, qu'ils préfèrent des alimens doux, et qu'ils ayent recours aux lavemens, s'ils ne vont pas tous les jours à la garderobe.

DORMIR. (V. Sommeil).

DOS. (Coups sur le). Il arrive souvent qu'en buvant, en mangeant, il s'arrête dans la tranchée artère une portion d'aliment solide ou fluide, qui excite une toux violente, qui dure d'autant plus, que le corps étranger séjourne plus long-tems. Pour en faciliter la sortie, il y a beaucoup de personnes peu instruites qui ont la mauvaise habitude de frapper avec la main, sur le dos de celui qui tousse. Quand ces coups seroient modérés, ils sont, non seulement inutiles au but qu'on se propose, mais même ils nuisent aux efforts que fait la nature pour se délivrer de ce qui l'incommode, en interrompant ces efforts spontanés, ou en détruisant leur effet. Outre cela, les coups étant souvent donnés par des gens robustes, à ceux qui sont foibles, ils leur font de la douleur et les meurtrissent sans leur être utiles ; il vaut bien mieux donner quelque poudre qui fasse éternuer, comme celles de tabac, de bétoine, de puètre etc.

DOUCETTE. (V. Mâche).

DOUCEATRE. Douceâtre se dit des substances fades, insipides, peu agréables au goût, des saveurs, des liqueurs, et même des odeurs douces.

DOUCEUR. La douceur est une vertu de la nature, perfectionnée par la raison et l'éducation. C'est un attrait sympathique et puissant pour les cœurs, qui inspire l'amitié et la confiance. On a vu la douceur désarmer quelquefois les assassins, les tyrans et les persécuteurs. Cette vertu est de droit naturel ; tout homme doit la pratiquer ; elle sera le germe heureux de beaucoup d'autres. Les distinctions politiques des différentes nations, ne

bornent point ses sentimens et sa morale : tout l'univers
a droit à ses affections.

DOULEUR. La douleur est le tyran de la vie; c'est
physiquement une sensation fâcheuse, occasionnée par
la lésion de quelque partie, soit interne, soit externe.
C'est par les nerfs, que le sentiment douloureux se fait
sentir.

La douleur morale résulte du mal occasionné par la
perte d'un bien quelconque. Dans tous les cas, la douleur nuit à l'homme, altère d'autant plus la santé, qu'il
est né plus sensible. Il faut, pour supporter la douleur, de la
force et de la raison; le courage seul parviendra difficilement à la faire supporter, s'il n'est aidé de la philosophie. (V. Chagrin).

DOUTE. Le doute est une chose souvent utile et
raisonnable, puisqu'il est bien certain que les hommes
exagèrent presque toujours ce qui leur plaît, ou flatte
leurs passions; ne regardons comme bien assuré, que
ce que nous voyons avec les sens les plus froids et les
plus rassis. Il faut surtout se méfier de l'empire que
peut exercer sur nous l'imagination.

DOUX. (Corps). On donne le nom de corps doux,
à toutes les substances qui ont une saveur presque fade
et quelquefois légèrement sucrée; tels sont les mucilages, les huileux. Toutes ces substances sont en général
relâchantes, adoucissantes, émollientes, et presque toujours en même-tems nourrissantes. Telles sont les différentes farines ou fécules.

Les alimens doux conviennent particulièrement aux
personnes qui ont la fibre roide et irritable, comme
les tempéramens ardens et mélancoliques; ils ne sont

pas moins bons aux convalescens, et aux personnes qu'on croit devoir nourrir légèrement.

D RAGÉE. On donne le nom de dragée aux différentes préparations de sucre en petites parcelles, qu'on emploie à couvrir des semences aromatiques ou des fruits agréables. Il faut beaucoup se méfier de celles qui sont colorées, car souvent elles peuvent incommoder. Les dragées qui contiennent des substances chaudes et actives, exigent qu'on soit réservé sur leur usage, sans quoi elles peuvent échauffer et irriter beaucoup.

On doit surtout éviter celles qu'on fait avec les essences, telles que le diabolini qu'on prétend aphrodisiaque, mais qui, à coup sûr, est très-dangereux.

D RAPS. Une attention particulière, très-importante relativement aux draps qui servent aux lits, c'est de les placer habituellement dans un lieu sec, et surtout de ne pas s'y coucher quand la main y découvre de l'humidité; au moins faut-il, dans cette occurrence, faire bien bassiner son lit, pour la dissiper.

Si c'est dans les auberges, qu'on rencontre des draps humides, comme le plus souvent on ne fait que les mouiller sans les lessiver, le plus sûr, après avoir fait bassiner le lit, c'est de se coucher habillé, en ayant soin d'ôter tout ce qui peut gêner la circulation, c'est-à-dire, les boucles, les cravattes, les boutons et les objets qui se trouvent dans les poches.

D RÈCHE. La drèche est une farine grossière, faite avec de l'orge, qu'on a desséché rapidement, au moment où elle commençoit à germer. Les Anglais, et particulièrement Cook, en ont fait une espèce de bierre douce nommée Work, qu'ils ont regardé comme un des plus puissans anti-scorbutiques, et dont ils ont, à cet égard, éprouvé les plus grands avantages sur mer ; on en a donné à chaque individu malade, jusqu'à trois pintes par jour.

Pringle et Macbride, ont remarqué que les succès de la drèche étoient dus particulièrement à la grande quantité d'air fixe qu'elle contient. J'en ai moi-même observé de très-bons effets à Brest, contre l'épidémie scorbutique et dyssentérique qui eut lieu sur la flotte de Dorvilliers, en 1778.

DROIT. En général, le droit consiste à rendre à chacun ce qui lui est dû ; quoiqu'on soit peu d'accord pour définir le droit naturel, les conséquences n'en sont pas moins adoptées pour l'avantage des hommes. Le Nil n'en fertilisoit pas moins l'Egypte, quoiqu'on ne fût pas d'accord sur sa source.

DURETÉ. La dureté est le manque de compassion, de bienveillance, de pitié envers les hommes. Il y a des gens durs par constitution, et beaucoup plus par l'habitude de souffrir et de voir souffrir, ce qui prouve que la continuité du malheur, peut user jusqu'à un certain point, le cœur ou la sensibilité.

La dureté, au physique, est de mauvais augure, soit qu'on la considère relativement à la manière d'être de l'homme, ou relativement aux substances dont il fait usage. Lorsque nos fibres et nos solides durcissent, c'est que la viellesse approche ; il n'est qu'un moyen d'éloigner cette rigidité ou ce défaut de souplesse forcé, c'est la sobriété.

A l'égard des alimens, on doit toujours préférer ceux qui sont tendres, à ceux qui sont durs, parce qu'ils sont plus faciles à digérer, et qu'en général, le goût s'en accommode beaucoup mieux.

DUVET. Le duvet s'obtient des plumes les plus fines des oies et des autres oiseaux. Le plus recherché est celui qu'on nomme édredon. (V. ce mot). On en fait des lits de plume, des couvre-pieds, des oreillers, des traversins pour reposer plus mollement, lorsque Morphée répand ses pavots sur nos paupières appesanties. Le duvet ne convient pas aux jeunes gens. Personne même ne doit coucher immédiatement dessus. Cette pratique, est celle des Allemands qui ont coutume, en beaucoup d'endroits, de se coucher entre deux lits de plume dans lesquels on étouffe, et qui procurent une transpiration exorbitante.

E.

EAU. L'eau est un corps liquide, pesant, diaphane, sans odeur, sans saveur, et sans couleur sensible. La chimie moderne l'a reléguée des élémens, en prouvant par l'analyse et la synthèse, qu'elle étoit composée d'hydrogène et d'oxigène.

Si l'on considère l'eau en masse, est-il rien au monde de plus imposant, que le coup-d'œil majestueux de la mer, de son flux et de son reflux, que la rapidité avec laquelle les fleuves, dès leur origine, tendent à se précipiter dans son sein ! Si l'on jette ses regards sur la vaste étendue des plaines fluides, ne croiroit-on pas qu'elles font grâce à la terre de ne pas l'engloutir sous ses abîmes profonds (ce que probablement elle a déjà fait plus d'une fois). Qui ne sait qu'en s'élevant journellement du sein de la terre et des mers, si l'eau gagne la haute région des nues, c'est pour séparer les substances étrangères qu'elle contient, et redescendre apporter à la terre la richesse et la fécondité.

Le plus grand des avantages que l'eau considérée partiellement puisse procurer aux animaux, c'est de leur fournir une boisson légère, douce et convenable à l'entretien de leur existence; aussi c'est elle qui a fixé les lieux où les hommes dévoient se réunir en société, et elle a distribué çà et là, des réservoirs salutaires, qui se laissant appercevoir du chasseur et du voyageur altérés, tempèrent la chaleur qui les dessèche, et leur rendent leurs forces abattues. L'état dans lequel l'eau se présente le plus aux hommes, est celui de liquidité, puis de glace, et enfin de vapeur. Il paroît que c'est à l'eau que tous les autres corps doivent leur liquidité. Elle est, ainsi que l'air, sujette à différens degrés de chaud et de froid. La chaleur du soleil, l'attire et l'enlève perpétuellement de la terre; Halley a estimé que la seule mer Méditerranée, pouvoit fournir en 24 heures, à l'atmosphère, cinq mille deux cents quarante-huit millions de tonnes d'eau, qui tombant en pluie ou en neige sur les plus hautes montagnes, fournissent l'aliment de cette circulation constante de la terre à la mer, et de la mer à la terre.

L'eau pure satisfait à un des besoins les plus impérieux, je veux dire celui de boire; et il paroît que la nature l'a donnée à l'homme, pour en faire usage telle qu'elle est, et sans mélange avec des substances étrangères, puisque dans beaucoup de pays, on ne connoit pas d'autre boisson. Nous avons l'expérience journalière, que les enfans auxquels on donne du vin, du café, des liqueurs, croissent infiniment moins vite, et moins bien, que ceux qui n'ont fait usage que de l'eau pure; cependant, lorsqu'on met quelques gouttes de vin dans leur eau, on ne doit pas croire qu'on puisse leur nuire ; au contraire, cette espèce de limonade, quelquefois peut rendre l'eau moins crue et plus avantageuse ; elle n'est pas moins utile quand on a à faire à des malades qui refusent de boire des tisanes composées qui n'ont souvent pas la même efficacité que la limonade au vin, surtout quand on a besoin de soutenir un peu le ton des solides.

On a observé que les buveurs d'eau, sont bien moins sujets à la goutte, aux ophtalmies, aux tremblemens, aux maladies nerveuses et aux indigestions, que ceux qui sont accoutumés au vin, aux liqueurs, au café. Les anciens étoient beaucoup plus modérés que nous sur l'usage du vin. Ils le buvoient ordinairement dans la proportion nommée *diatessaron*, c'est-à-dire, trois quarts d'eau sur un tiers de vin.

C'est une très-bonne méthode, de boire tous les matins, en se levant, un gobelet d'eau, qu'on sucre, si on le juge à propos, pour débarasser entièrement l'estomac des résidus de la digestion précédente.

L'eau qu'on boit en santé doit toujours être froide, autrement elle relâcheroit les fibres de l'estomac, au lieu de lui donner du ton et de l'énergie. L'habitude de ne boire que de l'eau, a procuré les constitutions les plus heureuses, et les santés les mieux affermies. Ainsi l'on peut assurer, que l'eau est la boisson la plus salutaire à l'homme ; elle est d'un usage indispensable pour la préparation de toute espèce d'alimens ; c'est le grand agent de la propreté particulière et générale, et les bains sont une des grandes faveurs qu'elle dispense. (V. Bains).

L'eau, dans les grandes chaleurs, peut servir à rafraîchir les liqueurs, en les exposant au vent dans des flacons entourés de linges mouillés ; le muriate d'ammoniac peut beaucoup favoriser cette opération.

C'est une chose bien avantageuse pour tous les usages de la vie, que le mélange de l'eau avec beaucoup de substances, dont elle prend le goût, la couleur, l'odeur et les vertus. Telles sont les limonades, la bierre, le cidre, l'oxicrat, les tisanes, etc. etc.

Si on considère les eaux, quant à leurs usages, on peut les diviser en quatre classes.

1°. Celles dont on peut user journellement, sans aucun inconvénient ; telles sont celles des fleuves, des rivières et des sources.

2°. Celles qu'on nomme dures, qui ont besoin d'être purifiées du sulfate calcaire qu'elles contiennent ; ces eaux n'ont point de mouvemens ; telles sont celles des puits, des citernes, des lacs, etc.

3°. Les eaux médicamenteuses ; telles sont les eaux minérales.

4°. Les eaux dangereuses qui contiennent des particules, ou des dissolutions salines de différens minéraux.

Nous ne devons nous occuper ici que des eaux potables et de celles qu'on peut purifier.

Les eaux potables, douces et saines, ont une légèreté, dont il est facile de s'assurer avec un aréomètre, en les comparant à l'eau distillée. En les faisant bouillir, elles ne doivent laisser déposer aucune partie étrangère : les légumes doivent y cuire facilement ; le savon ne doit pas avoir de peine à s'y dissoudre ; elles doivent être limpides, sans odeur et sans saveur ; enfin, moins elles seront troublées par l'acide du sucre, par l'alkali fixe, et la dissolution d'argent, plus on sera fondé à les mettre au premier rang.

La couleur rouge décèle le fer dans l'eau ; la couleur bleue ou verte annonce la dissolution du cuivre ; il faut se méfier essentiellement de ces dernières eaux.

Si en agitant l'eau, on dégage beaucoup de bulles d'air, elles sont gazeuses et contiennent ordinairement de l'acide carbonique. Ces eaux sont de la classe des eaux minérales, dont les personnes bien portantes peuvent boire sans inconvénient.

Lorsque l'acide du sucre, ou l'alkali en liqueur annoncent la présence du sulfate calcaire dans l'eau, on les juge d'autant moins bonnes, que le précipité est plus abondant ; en général, ces eaux sont austères, d'une saveur terreuse, et peu agréable : elles occasionnent des engorgemens, des obstructions, et peuvent, à la longue, détruire la santé.

Les eaux dures ou séléniteuses, doivent particulièrement leur propriété à une terre absorbante, que quelqu'acide tient en dissolution. Si c'est l'acide carbonique, l'ébullition suffit pour le dégager, et la terre suspendue se précipite.

Les eaux stagnantes, en général, ne valent rien, parce qu'une grande quantité d'insectes et de plantes, s'y corrompent d'autant plus, que la chaleur devient considérable.

Celles qui sont sales et troublées par de grandes fontes d'eaux, qui ont entraîné des terres étrangères, n'ont besoin le plus souvent que d'être reposées pendant quelque tems, pour devenir potables, ou de passer au travers les pierres filtrantes. Les fontaines sablées, remplissent le même objet, et fournissent l'eau la plus limpide.

On ne doit jamais boire des eaux où l'on fait rouir le chanvre, et le rouissage devroit être défendu dans tous courans d'eau qui sont à la proximité des habitations.

On doit éviter de puiser de l'eau sur les bords des rivières, surtout dans l'été, parce que les plantes qui se gâtent et se décomposent à mesure que l'eau se retire, contribuent à la corrompre.

Lorsqu'on craint que l'eau ne soit pas très-pure, lorsqu'elle a quelque goût léger, et qu'on n'a pas le tems de l'essayer, on fera très-bien de la faire bouillir, et d'y mêler quelques gouttes d'acide sulfurique ou de vinaigre, avant de s'en servir : c'est particulièrement pour les voyages d'outre-mer qu'on peut recommander cette précaution. Pour empêcher l'eau de se corrompre sur les vaisseaux, on a conseillé de jeter dans chaque barrique, de la chaux, ou de l'acide sulfurique, ou du soufre. On a encore observé que l'eau qui se gâte, à la mer, ne devoit pas être jetée sur-le-champ, parce qu'au bout de quelque tems, elle se dépuroit d'elle-même.

Si l'on veut des renseignemens plus étendus, sur les avantages de toute espèce d'eau, et dans toutes les circonstances, on les trouvera dans le Manuel que j'ai publié sur l'eau, en 1786.

E A U de bain. (V. Bain).

E A U de mer. (V. Mer).

E A U solide. (V. Glace).

E A U de vie. L'eau-de-vie est la partie spiritueuse du vin, qu'on a fait distiller pour beaucoup d'usages de la vie. On peut obtenir de l'eau-de-vie, de la bierre, du cidre, des cerises, de l'hydromel, du froment, du riz et de beaucoup d'autres substances.

L'eau-de-vie fortifie l'estomac, lorsqu'on en prend modérément; elle peut être utile aux personnes qui s'occupent de travaux considérables, surtout dans les mines, dans les lieux humides et marécageux, dans les pays très-chauds.

L'eau-de-vie dissipe les vents, appaise les coliques qui ne viennent que d'une trop grande quantité d'alimens, elle rétablit momentanément les forces digestives.

L'excès de l'eau-de-vie jette tous les fluides du corps dans une agitation et un désordre épouvantable; elle a plus d'une fois occasionné la mort. L'habitude qu'on en prend, cause la goutte, l'apoplexie, la paralysie, l'hydropisie, etc.

L'eau-de-vie est également ennemie décidée de la jeunesse et de la vieillesse, en desséchant des fibres, qui tendent à s'alonger, ou qui sont déjà trop raccornies.

EAU vaporisée. (V. Vapeurs).

EBLOUISSEMENT. On est ébloui, lorsque les yeux sont surpris par une trop vive lumière quelconque. Lorsqu'on est sujet aux éblouissemens, il faut se couvrir habituellement les yeux de crêpes noirs, et rendre obscurs les lieux qu'ils peuvent fixer, jusqu'à ce qu'ils ayent perdu leur trop grande sensibilité, les humecter souvent avec de l'eau fraîche et quelques gouttes d'eau-de-vie.

EBRANLEMENT. Lorsqu'on heurte contre quelque corps dur, ou qu'on en est frappé, qu'on tombe, qu'on éprouve de violentes secousses par la chûte ou le choc d'un corps sur lequel on est porté, indépendamment des meurtrissures, luxations, fractures, plaies, etc., il peut en résulter encore un ébranlement, ou une commotion intérieure, qui affecte d'autant plus les parties internes du corps, qu'elles ont un volume plus considérable, et plus de facilité à être émues.

Le cerveau, le foie, le poulmon, la rate, la vessie, la matrice peuvent être ainsi violemment ébranlés : alors on sent intérieurement une impression inusitée, surtout au cerveau qui, relativement à la mollesse, peut être plus aisément affecté que les autres organes ; il faut, sur-le-champ, se faire saigner, pour éviter les extravasions, ou engorgemens, qui pourroient être la suite des commotions, et consulter le médecin.

EBULLITION. (Echauboulure). Les ébullitions, ou échauboulures, sont des petites éruptions cutanées, inflammatoires et pustulaires, dont nous ne parlons que pour engager à en abandonner la cure à la nature, sans faire aucun remède, seulement en gardant le régime, à moins qu'elles ne tiennent à une disposition vicieuse, et connue du sang ; sans quoi les topiques, qu'on recommande souvent dans ces circonstances, ne serviroient qu'à les convertir en maladies de peau, trèsrebelles quelquefois, graves et incurables. Le repos, des bains, un peu de diète, quelques boissons diaphorétiques, sont tout ce qu'on doit se permettre contre ces échauboulures.

On donne encore le nom d'ébullition, à l'état dans lequel la chaleur met l'eau, ou les autres liquides qui bouent.

ECHALOTTE. L'échalotte est une plante alliacée, qui a les mèmes propriétés que l'oignon. (V. Oignon).

ECHARDE. On donne le nom d'écharde, à de petits corps pointus, souvent à des parcelles de bois, qui pénètrent dans la peau et les chairs, et y occasionnent des douleurs très-vives par leur séjour, surtout quand elles touchent des parties tendineuses.

Pour éviter les accidens fâcheux qui peuvent être la suite de ces sortes de piqûres, il faut, sans balancer, ouvrir l'endroit où est l'écharde, avec une lancette, quand on ne peut l'avoir autrement, et ne pas oublier, après l'extraction, de faire sur l'endroit la compression dont nous avons parlé au mot piqûre; ces moyens sont beaucoup meilleurs que les émolliens, et les graisses qu'on applique sur les blessures, dont l'effet est souvent beaucoup trop lent.

ECHAUDÉ. L'échaudé est une sorte de pâtisserie, le plus souvent détrempée dans du levain, du beurre et des œufs; cet aliment est agréable, mais convient peu aux estomacs délicats.

ECHAUFFANS. Parmi les substances qui entrent dans les corps, il y en a d'échauffantes, c'est-à-dire, qui augmentent la chaleur des organes, en leur imprimant, avec énergie, une force vitale trop considérable.

Les assaisonnemens aromatiques, le vin, les liqueurs spiritueuses prises immodérément, l'habitude de la viande sans mélange de végétaux, sont dans le cas d'échauffer. Les exercices trop violens, les contentions d'esprit, trop forte, produisent les mêmes effets. Un régime opposé, des bains, des lavemens, beaucoup d'eau acidulée prise intérieurement, suffisent souvent pour s'opposer à l'effet des échauffans.

ECLAIRÉ. (Clairvoyant). Ces expressions désignent les lumières de l'esprit. Eclairé se dit des lumières acquises; Clairvoyant des lumières naturelles; ces deux qualités sont entr'elles, comme la science et la pénétration; elles s'aident réciproquement. L'homme éclairé sait ce qui s'est fait ; le clairvoyant, ce qui se fera. L'un a beaucoup lu dans les livres, l'autre lit dans les têtes.

ÉCOLE PUBLIQUE. Toute éducation doit être proportionnée à l'état de ceux à qui on la donne. Vouloir faire des académiciens, des artisans, seroit une chose absurde ; mais les tenir dans l'ignorance, seroit un vice encore plus grand. Ainsi dans chaque commune, une école publique, salariée par l'état en partie, et en partie par les citoyens qui ne sont pas dépourvus de moyens, apprendra à lire et à écrire ; on y donnera des préceptes de morale, à la portée des enfans. Dans les bourgs, dans les villes, on trouvera des maîtres de langue françoise, latine, et étrangère, selon le besoin. Enfin, dans les villes principales, les professeurs d'écoles centrales, sont destinés à instruire la jeunesse, dans les mathématiques, le dessin, la physique, l'histoire naturelle, les langues mortes et vivantes, la législation, l'histoire, etc.

Ces vues ont été adoptées par le gouvernement françois, et la société ne peut qu'en retirer par la suite les plus grands avantages.

ÉCONOMIE ANIMALE. On entend par économie animale, l'ordre, le mécanisme, et l'ensemble des fonctions et des mouvemens qui entretiennent la vie des animaux. Cet exercice parfait et constant, donne l'état de santé ; son dérangement fait la maladie ; sa cessation cause la mort.

ÉCORCHURE. Dans les écorchures, l'épiderme se sépare de la peau, dont les papilles nerveuses, mises à nud, font éprouver des douleurs plus ou moins aigues, et assez semblables à celles qu'occasionnent les brûlures.

C'est ce qui arrive à ceux qui font de longues routes, à pied ou à cheval, sans y être accoutumés. Du beurre frais, ou de la pommade simple, dont on couvre les parties écorchées, sont le remède le plus utile; mais il faut que le repos concourre en même temps à favoriser son effet. Il faut bien se garder d'employer des substances qui ayent la moindre activité, sur les écorchures.

ECREVISSE. C'est une espèce de crustacée ovipare, dont la chair est agréable, savoureuse, nourrissante, apéritive, échauffante; elle convient aux tempéramens phlegmatiques, et aux estomacs foibles, à ceux qui ont des acides dans les premières voies. On les recommande aux personnes épuisées, et phtisiques; On en fait d'excellens coulis dans nos cuisines.

ECRIVAINS. (Régime des). V. Copiste.

EDREDON. L'édredon est une sorte de duvet, fourni par un canard de mer nommé *éder*, qui s'en dépouille tous les ans sur des rochers, où les paysans vont le chercher; on en fait des coussins, des couvre-pieds, des manchons. Ce duvet, quoique très-léger, procure une très-grande chaleur, et garantit bien des intempéries du froid et de l'humidité; on risqueroit de s'échauffer et de forcer la transpiration, en se couchant immédiatement sur l'édredon, ou en s'en couvrant outre mesure.

EDUCATION. L'éducation consiste à élever, nourrir, conserver, et instruire la jeunesse; la nourriture, la conservation et l'éducation physique, sont essentiellement du ressort de l'hygiène. L'instruction ne lui est point étrangère, puisqu'il faut admettre une influence marquée du physique sur le moral, et réciproquement du moral sur le physique.

L'éducation est donc divisée en éducation physique, et en éducation morale. Comme l'une et l'autre intéressent la société, d'une manière capitale, nous aurons soin de ne présenter ici que des principes d'une évidence frappante, et surtout à la portée de tout le monde.

Nous nous réservons de faire valoir la chaîne qui les lie dans les circonstances les plus frappantes : nous éviterons de répéter ce que nous avons développé dans les différens articles de ce dictionnaire, qui ont rapport à l'objet que nous traitons.

De l'éducation physique.

Nous avons indiqué, au mot Accouchement, les premiers soins à donner à l'homme naissant, ou à l'enfant, et aux mots Allaitement, Nourrice, Sevrage, tous ceux qui en sont la suite.

Nous allons le prendre au sortir de ces premiers soins, après avoir fait sentir l'importance de la tâche, que la nature, cette mère première, impose à la seconde.

On doit à l'enfance, les soins les plus tendres et les plus assidus, pour deux raisons particulières ; la première, c'est qu'elle est incapable de veiller elle-même à ce qui peut lui convenir, et que la force doit soutenir la foiblesse ; la seconde, c'est qu'elle forme la pépinière des individus qui doivent perpétuer la race humaine, et que sans une surveillance extrême, on risque d'en voir périr les jeunes plantes réproductrices. En effet, presque la moitié de l'espèce humaine meurt dans l'enfance ; mais les hommes regardent ces acci-

dens comme des maux naturels ; cependant un examen réfléchi démontre qu'ils sont souvent dus à la conduite qu'on tient avec l'enfance, et aux préjugés dont on
la rend journellement victime. Voit-on chez les autres
animaux, qu'ils meurent jeunes dans la même proportion que les hommes !

La plupart du tems, quand les pères et mères ne
peuvent prendre soin de leurs enfans, les personnes à
qui on les confie, ne manquent guères de se conduire en véritables mercenaires, et négligent toutes ces
attentions si nécessaires à la délicatesse naturelle au
premier âge. J'ai fait voir à l'article Allaitement, combien il est contraire à l'ordre de la nature, au bien-être
des mères, à celui des enfans, que ces frêles créatures
soient privées du sein maternel, tandis que sous leurs
yeux, les animaux nourrissant leurs petits, leur donnent
une leçon à laquelle on ne répond que par une insensibilité outrageante : il en résulte que des femmes pauvres
que la cupidité conduit, négligent leur propre enfant
pour celui qu'on leur confie, ou lui font partager une
nourriture, qui auroit à peine suffi pour un seul ; souvent ils pâtissent tous deux, et il est rare qu'il n'en
meure pas au moins un.

Si le tems que les femmes consomment inutilement
dans la société, étoit ménagé pour s'instruire de la meilleure manière d'élever leurs enfans, de les nourrir, de
les vêtir, leurs mouvemens ne seroient point gênés ;
ils exerceroient tellement leurs organes encore foibles,
que l'accroissement en seroit facile, leur force augmenteroit, et bientôt on les verroit se mieux porter, et la
population se multiplier.

Jean-Jacques dit que du soin des femmes dépend

la première éducation des hommes ; des femmes, dépendent encore, ses mœurs, ses passions, ses goûts,
ses plaisirs, son bonheur même. Ainsi, élever les hommes,
et les soigner tandis qu'ils sont jeunes ; quand ils sont
grands, les conseiller, les consoler, leur rendre la
vie agréable et douce, voilà les devoirs des femmes
dans tous les tems.

C'est bien ici le cas de reprocher aux hommes de ne
pas élever les femmes, de manière à leur donner le bon
exemple, et à en faire de bonnes mères : Caton des-
cendoit jusqu'aux plus petits soins pour l'éducation de
ses enfans au berceau. On a observé qu'il est étonnant qu'on soit, en général, si peu attentif à la conservation des enfans, quand on ne ménage, ni peines, ni
dépenses, lorsqu'il s'agit de prolonger encore, pour
quelque tems, ce qui reste d'existence à un vieux corps,
chancelant et prêt à succomber.

Chez les enfans, le tissu des solides est plus lâche,
les nerfs plus sensibles, la fibre musculaire plus irritable, les humeurs sympatiques, plus abondantes et plus
disposées à l'épaisissement, que dans les âges suivans.
Il faut que tous les soins ayent pour but, d'empêcher
que ces causes ne prennent une intensité préjudiciable ;
en conséquence, les règles suivantes devront être sui-
vies avec la plus grande ponctualité.

Quand un enfant se réveille et qu'on le lève, il faut
petit-à-petit, l'exposer au grand jour ; par la même raison,
il sera bon d'avoir toujours, aux fenêtres, des rideaux
fermés ; le lit de l'enfant ne doit pas être couvert,
comme on le voit souvent, par les rideaux du lit de la
nourrice, parce que cet air est moins pur que celui de
la chambre. On ne le bercera pas pour le faire dormir.

Lorsqu'on les mouchera, il faudra le faire avec beaucoup de délicatesse, de peur de déranger les cartilages
du nez qui sont encore très-mous. Il ne faudra pas laisser donner des baisers aux enfans, par les premiers-
venus, parce qu'il peut en résulter des inconvéniens,
et quand on les portera sur les bras, on les changera
de côté pour éviter qu'ils ne deviennent contre-faits.

Ce n'est guères avant un an qu'on commence à apprendre à marcher aux enfans, il faut pour cela que les
jambes ayent déjà acquis assez de force pour se soutenir un peu. On rejetera les lisières pour les raisons
que nous avons données. (V. Lisières.) Il faudra ne les
laisser aller jamais seuls sans leur bourrelet, ne les confier
qu'à des enfans déjà très-grands, et sur qui on puisse
compter, éloigner d'eux tous les instrumens piquans et
tranchans, toujours les entretenir gaîment et en chantant.

L'enfant croît lentement dans les premières années,
en proportion de ce qu'il a cru dans la matrice, où il a
acquis dix-huit à vingt pouces en neuf mois, il en gagne
environ six dans la première année, et il en acquiert
encore moins les années suivantes, jusqu'à l'âge de puberté, tems auquel il se fait un développement plus sensible dans toutes les parties.

Il faut, dans l'enfance, donner au corps toute la liberté dont il peut jouir, pour faciliter la croissance et
l'extension de toutes les parties. On doit avoir des tapis
ou des paillassons, où les enfans puissent se rouler à leur
aise : on rejetera ces corps de baleine si préjudiciables
à tous égards. (V. Baleine, (corps de).

D'après les mêmes principes, il faut que tous les ajustemens des enfans soient faits de manière à ne gêner
aucuns de leurs mouvemens, par des bandes, des épin-

gles, des ligatures aussi fatigantes que dangereuses. On doit couvrir les enfans, mais de façon à pouvoir les accoutumer de bonne heure à supporter un peu le froid.

On augmentera et on variera les nourritures, en proportion des forces. Les bouillies bien faites ne peuvent leur nuire. (V. Bouillie.) Pour changer, on donnera des panades avec la croûte de pain sèchée.

Lorsque les grosses dents arrivent, on les accoutume, petit-à-petit, au pain avec des confitures et du miel, dans l'intervalle des deux soupes qu'ils doivent manger chaque jour, jusques vers l'âge de deux ans et demi. Il faut que les nourrices soient bien saines, pour permettre qu'elles mâchent les alimens des enfans, avant de les leur donner; et encore dans les enfans bien constitués, cette pratique est au moins inutile. Les fruits cruds, la salade, les substances acides, visqueuses, ne conviennent pas aux enfans en bas âge; il faut attendre qu'ils mangent de la viande. Les mêmes personnes leur donneront toujours à manger. On doit éloigner d'eux les friandises et les bonbons : car si c'est la faim qui les fait manger, le pain est ce qu'il y a de mieux; si c'est la friandise, et non la faim, il ne faut pas qu'ils mangent. Donnez leur bien peu de vin, à moins que ce ne soit comme cordial et stomachique; vous leur permettrez encore bien moins de liqueurs spiritueuses, du café, du thé, du chocolat, etc. Jusqu'à trois ans, au moins, on fera bien de les faire déjeûner, chaque jour, avec du lait. En général, ils n'ont pas besoin de boire beaucoup, parce qu'ils ont le tempérament très-humide.

Mais ce qui est fort nécessaire aux enfans, c'est de dormir long-tems. Vers l'âge de trois ans, il ne faut les exciter, ni à manger, ni à dormir; ils commencent, déjà à demander ce dont ils ont besoin, aussi-tôt que la nature les y sollicite.

Il est très-utile à cet âge, de les accoutumer à prendre des bains plus froids que chauds, et de ne pas passer de mois, sans les avoir fait baigner ou éponger de la tête aux pieds, au moins quatre fois.

Il faut éviter de coucher les enfans avec des personnes âgées, parce qu'il se fait alors un échange, qui est tout au désavantage des premiers. Ils se moucheront soir et matin, et on les empêchera de fourrer leurs doigts dans le nez. On observera s'ils vont tous les jours à la garde-robe; et s'ils paroissent constipés, avec quelques pruneaux on leur tiendra le ventre libre : c'est une des remarques les plus importantes à faire pour leur salubrité. Lorsqu'au contraire ils sont dévoyés, il ne faut pas s'en inquiéter, mais leur retrancher quelques alimens, et quelquefois leur donner un peu de vin avec du sucre et des œufs brouillés, lorsque l'on croit devoir arrêter le dévoiement.

Chaque jour on mènera promener les enfans au grand air, presque dans tous les temps. On ne les fera marcher qu'en raison de leurs forces. Les parens n'emploieront, ni trop de condescendance pour leurs fantaisies, ni trop de rigueur. Il ne faut rien refuser sans motif, mais ne rien accorder de ce qu'on a une fois refusé ; car, si on se laisse vaincre par leurs importunités, on les rendra opiniâtres, fantasques, de mauvaise humeur; et tout cela non-seulement peut nuire à leur santé, mais dispose déjà leur moral à mille petits défauts qui ne font que croître et empirer par la foiblesse de ceux qui les soignent.

On fera bien de ne pas élever les enfans trop délicatement ; conséquemment on les promènera à l'air même le plus froid ; il leur sera bien plus salutaire que les appartemens chauds et clos.

Tout ce qui pourra irriter le genre nerveux des enfans (qui est infiniment sensible), doit être soigneusement évité ; il ne faut donc pas les exposer à de trop grandes contrariétés, les surprendre par des bruits inattendus, des cris aigus et perçans, les effrayer d'aucune manière, leur faire des récits de contes absurdes de loups-garoux, de diables, etc. Les pères et mères doivent veiller à ce que les nourrices, les sevreuses, les domestiques, ne leur développent pas sur ce point, toutes les bêtises dont ils ont été imbus autrefois.

On doit être très-circonspect dans les jeux qu'on permet aux enfans, et dans la manière de jouer avec eux. Il faut éviter tout ce qui les met dans le cas de se blesser, les empêcher de grimper, de sauter sans être aidés ; il ne faut pas leur fermer les yeux subitement, comme le font quelques personnes imprudentes, leur faire voir ce qu'on a nommé le grand-père, jeu aussi dangereux que répréhensible, leur faire faire, soi-disant, des tours d'adresse avec lesquels on les estropie. Il seroit bon que tous les enfans mâles et femelles fussent mis en petits matelots dès l'âge de deux ans et demi, parce que privés de leurs robes, ils seroient moins exposés à être brûlés, en se tenant auprès du feu, dans des circonstances, où instantanément on ne seroit pas assez occupé d'eux. Les malheurs fréquens de cette nature, arrivés à des enfans ainsi vêtus, nous engagent à faire prendre de très-bonne heure le moyen que nous proposons.

Tome I. A a

Évitez de donner de la jalousie aux enfans par des préférences marquées pour d'autres ; il en peut résulter de très-grands inconvéniens ; rendez les craintifs ; mais employez toujours la douceur avec eux, aussi-tôt la réprimande, et faites en sorte que leur affection n'abandonne jamais ceux qui les gouvernent.

On prendra garde de laisser coucher les enfans dans des lieux humides, où il y ait des vents coulis, ou qui soient sujets à la fumée, parce que leur vue peut en être affectée. On n'exposera pas leur odorat à sentir des odeurs fortes, même les plus agréables, parce qu'il n'en faut pas davantage pour dessécher les nerfs de cette partie, et les rendre moins sensibles pour la suite.

Les alimens trop chauds, salés et épicés, ne leur conviennent point du tout. Il faut surtout les accoutumer à exécuter de la main gauche et de la main droite également les mêmes actions, et sans prédilection, pour que les membres prennent une égale force. (V. Ambidextre).

Quand les enfans acquièrent cinq ou six ans, il faut leur laisser prendre le grand air, froid ou chaud, peu importe ; on doit seulement les garantir de l'humidité. Il faut leur apprendre à braver l'intempérie des saisons, dès la plus tendre jeunesse ; car le plus souvent plus on les ménage, plus on les rend délicats et foibles. Il faut leur permettre tous les exercices, et les jeux qui secouent modérément la machine, parce que le mouvement est une sorte d'élément pour eux, et que rien ne peut être plus salutaire à leur santé. C'est dans l'exercice de ces jeux que des parens intelligens peuvent mieux pressentir le caractère et les inclinations de leurs

enfans. Il faut les accoutumer à se tenir très-peu assis,
à avoir la tête droite et surtout découverte, excepté
dans les tems très - rigoureux ou très-brulans, leur faire
tenir les épaules en arrière, et marcher à grands pas.

Vers l'âge de six ans, on accoutumera les enfans à
être moins couverts qu'ils ne l'ont été jusque-là, surtout en hiver, afin qu'ils puissent braver les intempéries de l'atmosphère; on ne leur coupera pas les cheveux, comme l'ont conseillé quelques auteurs; rien
n'est plus ridicule que la manie de vouloir faire mieux
que la nature.

On accoutume les enfans petit à petit à la vie des
grandes personnes, en évitant de leur donner les sauces,
les nourritures très - chaudes, très - actives et très-
assaisonnées, dont les autres peuvent faire usage; mais
en variant cependant leurs alimens, il faut faire en
sorte d'éloigner d'eux les antipathies particulières
qu'ils pourroient avoir contre quelques-uns, non en les
leur faisant manger d'autorité, ce qui pourroit leur répugner, mais en leur faisant sentir par de bonnes raisons, et par l'exemple, qu'ils doivent en manger comme
les autres.

C'est à cet âge qu'il faut, sans paroître contraindre
les enfans, commencer avec douceur à les éloigner des
propensions qu'ils manifestent pour des choses capables de leur nuire. On doit leur défendre de casser des
noyaux avec leurs dents, et d'y porter aucun corps
dur ou métallique. On leur fera prendre l'habitude de
les laver chaque jour le matin avec de l'eau fraîche, et
de n'employer que des cure-dents de plume.

On les accoutumera à ne pas être frileux, à s'éloigner du feu; ils en seront plus agissans et plus dispos,

car le feu trop habituel rend lâche, paresseux ; et aussitôt qu'on le quitte, on est exposé à des rhumes et à des fluxions.

On a observé qu'en général les parties les plus exposées au froid y devenoient insensibles. Personne ne se plaint beaucoup du froid au visage et aux yeux. Les femmes accoutumées à avoir la poitrine découverte, le font impunément.

Plus on est près de la naissance, plus le sommeil est nécessaire ; en général un long sommeil fortifie tous les enfans jusqu'à l'âge de sept ou huit ans. Douze heures de sommeil ne sont pas trop pour eux, sur-tout s'ils sont foibles ou délicats. Quand les enfans se portent bien, on diminue leur sommeil d'environ une heure chaque année, jusqu'à l'âge de puberté. A cette époque, huit heures de repos au plus doivent suffire dans nos climats tempérés.

On aura l'attention de faire commencer la journée des enfans par quelque occupation qui leur soit agréable ; leur réveil en sera plus doux, et leur humeur, ainsi que leur santé, y gagneront. Pour être vraiment bon père, il faut élever ses enfans dans la joie et la gaieté ; c'est le chemin le plus sûr pour les conduire à la vertu. Il ne faut presque jamais les battre, c'est un genre d'humiliation qui les dégrade, et qu'il faut leur épargner le plus qu'on peut. On a vu des jeunes gens garder toute leur vie des tremblemens inguérissables, pour avoir été maltraités par de féroces régens, qui méritoient cent fois mieux qu'eux, les peines qu'ils leur infligeoient. Le moyen le plus efficace de les punir, c'est de les priver de ce qui leur plait le plus, d'intéresser leur amour-propre, de leur faire honte aux yeux des personnes étrangères.

Il n'est guères de cas où il faille saigner et droguer les enfans.

Quand on veut faire étudier les enfans, il faut semer de fleurs la route qu'on leur trace, et ne les obliger de s'appliquer que quand on verra que leurs organes ont assez de force pour que leur physique ne se trouve pas mal de l'application. On verra d'ailleurs à s'y prendre avec adresse, pour arriver au but qu'on se propose, par des progressions insensibles. Tour-à-tour on exercera leur corps et leur esprit, de manière à ne point permettre la fatigue de l'un ou de l'autre.

Le matin, quand ils se lèvent, il est bon de leur faire exercer les bras, de les faire marcher à pieds nuds, de les faire étudier de bout. La table de travail doit être de niveau à leur poitrine ; leur lit, sans rideau, doit avoir un matelas unique sur une paillasse, dans une chambre bien éclairée et bien sèche.

On apprendra aux enfans à grimper sur les arbres, à gravir des endroits difficiles, à viser à des buts avec des pierres ; on leur permettra des courses proportionnées à leurs forces, ayant toujours la tête et la poitrine découvertes. Si un rhume survient, la nature sera suffisante pour en débarrasser, pourvu qu'on ne la contrarie pas, et qu'on suive un régime doux et humectant. Il ne faut ni gants, ni manchon, ni canne.

Voilà à peu près tout ce qu'on peut faire pratiquer aux enfans jusqu'à l'âge de dix à douze ans.

Alors l'enfant commence à donner un grand développement à ses facultés physiques et morales ; on aura donc soin de changer les vêtemens, aussitôt qu'on verra qu'ils seront un peu étroits, et dans le cas de gêner ; mais faites en sorte qu'ils soient toujours plus légers que chauds. Accoutumez-les à manger de tout, mais à faire un mélange habituel des végétaux avec les animaux. Leur nourriture doit être simple et solide. Il vaut mieux attendre que prévenir les besoins. Ils devront toujours rester un peu sur l'appétit ; l'eau sera la boisson principale ; cependant, un peu de vin qu'on y mêle, lui ôte toujours un peu de crudité, et la rend agréablement acidule. On ne fera pas un crime aux enfans des vents qu'ils lâchent par fois, parce qu'en les retenant et en les condensant, on risque des effets pernicieux pour la santé.

Les jeunes gens n'ont pas besoin d'avoir la tête si élevée sur les oreillers que les grandes personnes, parce que cela les voûteroit. Ils ne doivent pas être beaucoup couverts la nuit, de peur qu'une forte transpiration ne les affoiblisse. Il faut les habituer à se coucher sur le côté droit, parce que, dans cette position, le cœur aura plus de jeu que de l'autre côté. On les fera coucher de bonne heure, et on les accoutumera à se lever matin. Il faut que leur coucher soit dur, jamais de lits de plume qui fondroient et ramolliroient en quelque sorte leur corps ; il vaut toujours mieux les endurcir, de bonne heure, que d'en faire des Sybarites ; quelque fortune qu'ils aient, c'est un avantage réel pour l'avenir. A cet âge on commence à fortifier, à assurer la force de la constitution par les exercices du corps, par la danse, etc.

De l'éducation morale.

Le bonheur dont on peut jouir dans le monde, con-

siste à avoir l'esprit bien réglé, et le corps bien portant.
Mens sana in corpore sano, dit Juvénal. Ces deux avantages renferment tellement tous les autres, que rarement celui qui les possède tous les deux, a quelque chose
à désirer, tandis que celui qui est privé de l'un ou de
l'autre, est sûrement malheureux; ainsi il ne suffit pas
de former un bon tempérament aux enfans; il faut encore que l'éducation éclaire en même-tems leur cœur et
leur esprit, dans le tems de la vie surtout, où les organes
encore mous et flexibles, sont plus susceptibles de mettre
à profit, et de perfectionner leurs dispositions.

Nous devons ici en établir la nécessité, et en diriger
les moyens, de la manière la plus courte. Si l'homme a des
devoirs à remplir, il faut qu'il les connoisse, c'est le premier point de l'éducation morale; car l'expérience des
siècles prouve, que les hommes ignorans ont toujours été
les plus grossiers et les plus corrompus, et que ceux qui
ont été bien instruits, ont le plus souvent donné l'exemple
des vertus et de l'obéissance aux loix.

C'est dans l'enfance et la jeunesse qu'il faut jetter les
racines du bien qu'on veut produire pour la suite. On
sait que si l'habitude du travail et de la réflexion ne s'é-
tablit pas de bonne heure, on devient incapable de s'appliquer pour le reste de la vie, et la vie des désœuvrés est
souvent celle du vice et du crime. Les talens médiocres
trouveront de grands avantages dans l'application au travail; ceux qui montrent les plus belles dispositions, ne
pourroient, sans lui, devenir des sujets supérieurs.

Si l'habitude du travail est dirigée par de bons maîtres,
encouragée par de bons exemples, maintenue par de
bonnes loix, elle seule, en peu d'années, peut changer les
mœurs d'une nation entière. La société a donc le plus

grand intérêt à ce qu'on cherche à donner aux corps le plus haut degré de force et de santé, aux caractères la bonté et l'élévation dont ils sont susceptibles, aux esprits toute la justesse et l'instruction qui résultent d'une bonne éducation.

Le gouvernement doit veiller à ce que les mœurs publiques donnent l'exemple des mœurs particulières…. *Nam, quid leges sine moribus vanæ proficiunt!…* disoit Horace.

Tirons parti de ce qu'il y avoit de bon dans les anciennes institutions, mais faisons mieux qu'elles. Etablissons une éducation, qui, sans donner les talens qu'on ne peut avoir, n'étouffe pas au moins ceux qu'on a. Livrons la jeunesse à des instituteurs, dont les vues et les intérêts ne soient pas différens de ceux de la patrie. Solon n'eût jamais confié à des Spartiates, ou à des Ilotes, l'éducation des Athéniens.

L'éducation devant préparer des citoyens à l'état, il est évident qu'elle doit être relative à sa constitution et à ses loix; car dans tout bon gouvernement, il faut que chaque famille particulière soit réglée sur le plan de la grande famille qui les comprend toutes.

Il faut avoir en conséquence des professeurs éclairés et imbus de ces principes, qui, ayant été eux-mêmes bien élevés, puissent communiquer à leurs élèves les talens et les vertus dont ils leur doivent l'exemple et la pratique. Ce ne seront pas des pédans fraîchement sortis du collège; ce seront des philosophes instruits, dont on devra d'autant plus attendre, qu'une juste considération et la certitude d'un bien-être mérité, deviendront le prix de leurs travaux et de leur dévoûment au bien public.

Ici comme dans toutes les sciences, la méthode doit

présider à l'enseignement , et elle doit être relative aux différens âges , aux différens caractères , aux différentes destinations des jeunes gens.

La meilleure méthode sera la plus simple , et la plus simple sera celle de la nature. Si nous observons comment les connoissances entrent dans l'esprit des enfans et même des hommes faits , l'expérience nous apprendra que nous n'apportons en naissant qu'une capacité vuide , qui se remplit successivement par l'effet des sensations répétées et des réflexions : que les idées abstraites , n'arrivant que lorsque l'esprit est déjà avancé , l'enseignement doit toujours commencer par les idées les plus simples ; car on ne comprendroit pas que le tout est plus grand que la partie , si l'on n'avoit avant une idée de la partie et du tout.

Les enfans n'ont pas assez d'expérience , de jugement et d'exercice , pour saisir l'ensemble des objets ; mais les sens et la mémoire leur ouvrent la porte à toutes les connoissances humaines , il ne s'agit que de tirer parti de bonne heure de ces importantes facultés.

Dès l'aurore de la vie , il faut diriger les habitudes des enfans , et les plier vers le but qu'on se propose ; car si vous laissez faire à un enfant ses volontés , vous pouvez être assuré qu'il deviendra d'autant plus indocile , opiniâtre , et despote , qu'il grandira davantage. C'est un arbrisseau qu'il faut courber , tandis qu'il est jeune , et avant qu'il se roidisse contre la main du jardinier. Mais il faut bien prendre garde de ne pas trop exiger de lui , et et de lui rendre la vie désagréable : il faut avec adresse et gaiement , lui faire faire ce qu'on n'obtiendroit que difficilement avec un ton dur et absolu.

Les premiers pleurs des enfans sont des prières , et

si l'on n'y prend garde , ils deviennent bientôt des ordres:
Il ne faut pas leur répondre , ni les écouter , lorsqu'ils
demandent ce qu'on ne doit , ni ne peut leur accorder.
Il vaut mieux les porter vers l'objet qu'ils veulent ,
que d'aller le leur chercher ; on ne doit surtout rien
céder à la fantaisie.

Il n'est pas indifférent d'employer pour tous les enfans le même genre de punition. La crainte du châti-
ment ne doit commander qu'à ceux qui sont lourds ,
stupides et phlegmatiques , sur lesquels le blâme ou la
louange n'ont aucun accès. Souvent la douleur est un
effort nécessaire pour émouvoir ces machines bouchées.

Mais la même méthode seroit infructueuse et même
préjudiciable , aux enfans qui ont un esprit doux , et
surtout sensible , qu'on peut exciter au bien par la
louange , et faire rougir par le poids seul de la raison :
il leur suffit souvent d'être traités froidement , pour les
rappeller à leurs devoirs. Il faut , d'un autre côté , quand
on est content , ne point épargner les caresses , les
louanges et les récompenses. Ce sont des traits de feu ,
qui , lancés à propos dans l'ame des jeunes gens , élec-
trisent souvent les plus engourdis , et font ressortir chez
eux la passion de la gloire et des distinctions.

Du premier âge, à huit à neuf ans , les enfans n'ont
rien à apprendre qu'à lire , à écrire , à manier quelquefois le crayon , à placer leurs doigts sur des instrumens,
s'ils ont le goût de la musique. On leur donne ensuite
des leçons d'histoire et de géographie ; puis on leur
présente dans l'histoire naturelle , la physique et les
mathématiques , des points qui sont à leur portée , parce
qu'ils touchent leurs sens , parce qu'ils sont agréables ,

variés , et propres à les occuper. D'ailleurs ces objets étant la base et les matériaux de nos idées, le fondement des sciences, des arts, et de la vie civile , il est évident que c'est par-là qu'on peut le plus utilement commencer leur instruction.

Vers l'âge de dix ans , on pourroit, en les affermissant dans les premières connoissances, commencer un cours de littérature et d'humanités ; c'est l'âge d'apprendre avant tout , à bien prononcer, à bien lire, à ortographier , à parler purement, à connoître l'étimologie des mots , et les usages tant anciens que modernes, relatifs à la prose et aux vers.

Lorsqu'ils seront un peu plus avancés , suivant l'état auquel ils se destineront, ils apprendront des langues vivantes , ou des langues mortes. Ceux qui se livreront aux sciences , à la physique , à la médecine , à la législation , devront apprendre le grec et le latin. Ceux qui ont en vue l'art militaire , le commerce , les arts , auront plus d'intérêt d'étudier les langues des peuples nos voisins , et le feront plutôt avec des traductions , et avec le dictionnaire , qu'en commençant par les principes qui les ennuyent souvent.

On occupe , à cette époque, les jeunes gens de la lecture des bons ouvrages, dont on leur fait faire des extraits , qu'on a soin d'examiner.

Il faut éviter de surcharger leur mémoire : le moyen de l'étendre et de la conserver, c'est de trouver le point de liaison entre les idées, de manière que la production des unes réveille immédiatement les autres , et rafraîchisse ainsi celles qui , sans cette précaution , pourroient s'effacer.

Il faut en même-tems cultiver l'imagination des jeunes

gens, parceque comme elle dépend plus des sens et de
la mémoire que du raisonnement, elle se développe
plutôt, et avec plus de force, et produit des fruits plus
précoces.

A cet âge, ils ont déjà assez acquis, pour les entretenir quelquefois des procédés des arts, de leur histoire,
pour leur faire distinguer dans tout, le vrai, du faux, la
vertu, de la superstition, les grands hommes, des héros.
Il est des règles saines de logique et de critique, dont
on doit de tems en tems les occuper. Ce sera toujours
en venant à l'application, aux exemples, et aux faits,
qu'on rendra ces règles sensibles, ainsi que leurs résultats. Plus on a de faits dans la tête, mieux on rai-
sonne ; c'est pourquoi de ce côté, l'imprimerie, les
voyages, les académies, nous ont donné tant d'avantages
sur les anciens.

Après avoir bien défini les objets, on éloignera de
l'instruction tout esprit de système. Au défaut de définitions justes, on donnera des descriptions exactes. Pour
abréger beaucoup de discussions, on aura soin de s'assurer des faits, avant de chercher les causes.

La métaphysique étant une véritable science néga-
tive, qui ne sert qu'à certifier la foiblesse de l'esprit
humain, et l'instabilité des systèmes dans les sciences
de raisonnement, on ne leur en apprendra que ce qu'il
faut, pour qu'ils sachent, qu'où la perception immédiate des sens manque, il faut suspendre son jugement,
et devenir sceptique, en renvoyant les systèmes dans le
pays des chimères.

Pour que l'ordre et la netteté président à leurs pen-
sées, on les instruira des élémens de géométrie. C'est
avec de pareilles attentions qu'on formera l'esprit phi-

losophique, qui s'étend sur toutes les connoissances humaines, qui apprécie les vérités, et embrasse leurs rapports, sans aller au-delà des principes connus.

Lorsque la logique, les mathématiques, et une saine critique, auront formé l'esprit, corrigé les erreurs, ou les préjugés, la morale aura bien plus d'avantages pour former le cœur et combattre les vices, puisque ces derniers sont toujours les fruits de l'ignorance, de l'erreur, ou d'intérêts mal combinés. Ainsi travailler à rendre juste l'esprit des jeunes gens, c'est chercher à leur donner un cœur droit, et dans ce sens, on voit qu'on pourroit définir la vertu, la justesse de l'esprit, appliquée à la conduite de la vie et aux mœurs.

Faites-vous aimer des jeunes gens, et qu'ils n'ayent devant les yeux que de bons exemples : vous les rendrez bien plus moraux que par la lecture de longues dissertations sur le vice et la vertu, après laquelle ils ne sont souvent pas plus avancés dans l'horreur de l'un, que dans l'amour de l'autre.

En donnant à la jeunesse le goût des sciences exactes et utiles, il faudra leur faire distinguer les connoissances importantes, d'avec celles qui sont futiles et frivoles, ou encroûtées par la rouille du mauvais goût.

Le grand art d'un instituteur, c'est de faire jouer les passions, pour arriver au but qu'il se propose ; c'est par l'instinct naturel de la jeunesse, pour le beau, pour la gloire, pour le plaisir, qu'on doit l'enflammer du désir du travail et des connoissances ; il faut avoir l'art de convertir ses devoirs en plaisir, de masquer la contrainte des apparences de la liberté ; elle travaillera volontiers sur un sol émaillé de fleurs ; elle se rebuteroit sur un champ sec et aride. Des faits bien choisis dans l'histoire ancienne et moderne, allumeront en elle le désir de l'estime publique, et la noble émulation de surpasser ses égaux.

C'est particulièrement dans les écoles publiques qu'on aura l'avantage d'exciter, chez les jeunes gens, le goût le plus vif pour se distinguer. Villars disoit que ses plus grandes jouissances avoient été de gagner des prix au collège, et des batailles à la tête des armées. Mais ces institutions doivent s'accorder avec la différence des états auxquels ils doivent se destiner ; on ne peut élever de même un militaire, un médecin et un magistrat. L'éducation de la classe la moins aisée, est trop négligée, surtout du côté de la morale ; cependant c'est elle qui en a le plus besoin ; l'appareil de la science ne lui convient pas, mais il faut la sortir de l'ignorance, et lui donner une parfaite connoissance des arts, dont elle doit s'occuper.

En général, la faculté de raisonner étant la plus difficile et la plus composée, se développe la dernière chez les jeunes gens ; et l'expérience la place dans une époque plus avancée ; mais il faut, de bonne heure, en régler la marche, pour écarter l'erreur et les fautes de conduite qui en sont la suite. Ce seront les mathématiques et la géométrie qui sauront solidement affermir leur jugement ; et qu'on ne croye pas que ces connoissances soient au-dessus de la portée du jeune âge ; ce genre de travail facilité par des figures, lui donnera bien plus aisément, des principes de rectitude et de méthode, que les abstractions sublimes, qui, à force de contention, fatiguent l'esprit et dégoutent du travail. Les connoissances qui tiennent aux belles lettres et aux beaux arts, ne doivent pas être négligées par les jeunes

gens, qui, nés heureusement, se sentent entraînés par
les chefs-d'œuvre du goût. C'est par l'analyse, qui est
la marche naturelle de l'esprit, qu'on les fait avancer
à grands pas dans la région des vérités inconnues. Il
faut particulièrement les y exercer et exiger des extraits raisonnés de leurs lectures ; si leur rédaction fait
voir qu'ils comprennent bien la liaison des principes,
avec les vérités qui en résultent, le livre qu'ils font,
sera plus utile pour eux, que celui qu'ils ont lu.

Il faut exiger de la jeunesse, qu'elle observe les bien-
séances requises en société, qu'elle soit polie et civile,
sans affecter des attentions minutieuses, qui sont loin
de la vraie et franche politesse. Lorsque les moyens
puissans dont nous venons de parler, auront été utilement employés, il ne restera plus qu'à la préparer
à la seconde éducation, c'est-à-dire, à celle
qu'on reçoit par le moyen des liaisons, des amis,
des lectures, des réflexions, de l'inspection sérieuse
de tout ce qui entoure, lorsque de spectateur éloigné,
on commence à devenir acteur sur le grand théâtre du
monde.

Craignez qu'un jeune homme ne devienne libre de
trop bonne heure, que l'indécision n'en soit la suite, ainsi
qu'une dangereuse dissipation. Rarement il aura per-
fectionné son éducation avant 25 ou 30 ans, et il la devra nécessairement à son goût pour le bien, à son travail assidu et à ses profondes réflexions.

On ne sauroit trop insister sur l'importance de cette
seconde éducation, qui, si elle est négligée, fait perdre
entièrement les fruits de la première, qui doit nécessairement influer sur le bonheur ou le malheur, sur l'éclat
ou la honte du reste de l'existence ; enfin, qui doit ap-

prendre à diriger sa course, et à éviter les écueils sur une mer féconde en naufrages.

Après avoir dit quelque chose des principes les plus importans, qui peuvent concourir à l'éducation d'un jeune homme, il est de notre devoir de ne point passer sous silence, ce que nous devons à cette autre moitié intéressante de l'espèce humaine, dont l'éducation n'a été que trop souvent et trop long-tems négligée.

Si la liaison des deux sèxes, devenue trop aisée, peut amollir insensiblement les mœurs, et porter dans les ames une langueur mortelle, ne sommes-nous pas seuls coupables de la mauvaise éducation qu'on donne aux jeunes personnes, ainsi que des idées de mollesse et de frivolité dont nous avons l'injustice de leur faire un crime et que souvent nous empruntons d'elles, pour leur reprocher à la fois leur foiblesse et la nôtre?

Cherchons moins à cultiver leur amour-propre, qui s'éveille tout naturellement, qu'à embellir leur ame des grâces de la vertu. Ce n'est pas leur figure, c'est leur esprit et leur cœur qu'il faut former, si nous voulons, que devenues mères de famille, elles sachent donner à la première enfance, des soins qui sont bien éloignés de la frivolité et de l'inconséquence. On diroit, d'après notre conduite, que les femmes, semblables à des fleurs éphémères, ainsi qu'elles, ne sont faites que pour plaire un moment; on les encense, on les vante, on les flatte dès la plus tendre jeunesse, et sur des riens: on enfle ainsi leur amour-propre, on leur inspire un orgueil ridicule, et le désir de mériter encore plus ces futiles et dangereux complimens.

En les élevant dans la mollesse et la vanité, les jeunes filles prennent de tout des opinions fausses, et oublient

que leur plus belle parure est celle qui tient à la pureté
des mœurs, et à de solides instructions.

Sans prétendre qu'on doive faire des femmes, des
savantes, ce qui seroit ridicule et contraire au vœu de
la nature, il faut qu'elles sachent bien leur langue, la géographie, l'histoire, qu'elles se mettent en état de char-
mer nos oreilles et nos soucis, par les harmonieux accens
de la musique. Il faut donner à la société, des mères de
famille, bien pensantes et dignes de faire naître le bonheur dans leur intimité. Un cœur naissant est susceptible
de toutes les impressions. Celles de la vertu sont douces
et faciles à insinuer, quand on ne les détourne pas, par
la vanité et l'amour-propre, dans le tumulte et la dissipation des sociétés; car ce n'est que dans la sérénité du
calme, que se complaît le développement des vertus. On
n'y trouve pas des paroles emmiellées et doucereuses,
mais les instructions judicieuses d'une bonne mère, d'un
ami prudent, dont quelques mots de vérité valent mieux
que cent flatteries : il faut craindre au contraire, qu'un
mot de flatterie n'ait plus de pouvoir que cent vérités.

On ne doit mener une jeune fille dans la société, qu'à
proportion que son esprit se développe, et devient en
état de la juger sainement ; il faut que l'amour du calme,
de la tranquillité domestique, des occupations de son
âge, l'emporte sur celui des dissipations mondaines.

Ce n'est pas qu'il faille la priver des exercices, des
distractions et des amusemens qui conviennent à son âge,
au contraire, il faut étudier ce qui peut lui plaire intérieurement, et le lui procurer, pour lui inspirer le
désir de ne sortir, que le plus tard possible, de la maison
paternelle.

Ces précautions peuvent éviter bien des malheurs,

Tome I,   B b

quand on a su les employer à propos. C'est ainsi qu'on parviendra à imprimer dans l'esprit et dans le cœur sensible d'une aimable jeunesse, de bons principes et des sentimens vertueux, qui seront indestructibles, qui feront le bonheur de leurs époux, et les mettront à même de donner à leurs enfans une excellente éducation.

Nous avons énoncé dans différens articles de cet ouvrage, ce qui a rapport à l'éducation physique des femmes; nous n'en parlerons donc pas ici.

Il résulte de ces aphorismes sur l'éducation physique et morale de la jeunesse, que ces deux puissances doivent marcher de front, et que dans aucune circonstance, l'influence du physique sur le moral et réciproquement du moral sur le physique, n'est plus remarquable; car il faut convenir que c'est dans l'organisation primitive, puis dans la constitution actuelle des solides et des fluides, qu'il faut chercher la cause première de la diversité des esprits et des caractères, qui est susceptible de beaucoup de nuances, par le fait des combinaisons de ces deux genres d'éducation.

En effet, d'un côté le régime influe beaucoup sur le moral, et tellement que tout ce qui irrite, échauffe et agite le sang, agira sûrement sur l'ame, en lui imprimant une plus grande activité; mais en même-tems, en donnant de la délicatesse au tempérament. On sait que les Indiens ôtent l'ame avec le Poust, espèce de boisson narcotique, qui a la vertu de rendre imbécilles les princes de la maison du grand Mogol qui ne doivent pas hériter.

Les jeunes gens qu'on force à de grandes contentions d'esprit, ou qui ont naturellement une ardeur infatigable pour le travail, maigrissent peu-à-peu, finissent bientôt par dépérir, si l'on n'arrête à tems cette dangereuse activité. Ces considérations sont encore du plus grand poids dans les institutions et publiques et particulières.

EFFORT. Un effort est une contraction continue et forcée des muscles employés à telle ou telle action: plus cette action sera vive et prolongée, plus elle sera suivie d'un relâchement, qui, à raison de la force qu'on aura employée, causera des accidens plus ou moins graves.

D'après cela on sent combien il est dangereux de faire ce qu'on nomme des tours de force, de quelque genre que ce soit : il faut donc bien calculer ce qu'on peut, avant de porter ou de traîner des fardeaux, avant de chanter, de courir, de marcher, de s'exercer, de se livrer à toute espèce de plaisirs. Les gens qui par état font des travaux très-pénibles, doivent avoir des ceintures, et se débarrasser le col, les poignets, les jarretières, etc., des entraves qui peuvent les gêner.

EFFROI. (V. Peur).

EGALITÉ. Ce nom s'entend de plusieurs manières. L'égalité de l'ame est une tranquillité que rien ne peut troubler, qui naît des lumières, de la constitution, de la modération des désirs, et de la pratique du bien.

L'égalité entre les hommes est parfaite aux yeux de la loi; mais aucun d'eux ne naît égal à un autre en beauté, en grandeur, en richesses, en génie, en talens. L'égalité n'est donc pas l'anéantissement de la subordination, ou l'anarchie. Il n'y a que le brigand, qui, en sentant ces vérités, ne veut pas s'y soumettre.

ÉGLISE. Le séjour des églises est très-mal sain, particulièrement pendant l'hiver, et lorsque l'humidité règne.

E G O U T. C'est un canal destiné à recevoir les eaux sales et chargées des immondices des habitations. Il faut que la police ait soin de faire couler tous les jours une quantité d'eau suffisante dans les égouts, pour enlever les matières, qui en croupissant, pourroient infecter l'air. Cette attention est très-essentielle dans les grandes chaleurs.

E L E C T R I C I T É. Le fluide électrique, ainsi que le calorique, est bien mieux connu quant à ses effets, que relativement à sa nature. Il a une propriété tonique, sudorifique et stimulante, dont les personnes délicates et nerveuses doivent se méfier, lorsqu'on donne des commotions pour s'amuser. En général il augmente le ton des fibres, accélère le mouvement des liquides, et même ôte le sommeil à quelques personnes.

On croit que l'électricité peut être en général utile, dans tous les cas où il s'agit de s'opposer à la foiblesse des organes, à la disposition aux engorgemens, surtout lorsqu'on désirera procurer des évacuations retardées ou arrêtées, comme celles des règles et de la transpiration. La manière d'électriser dans ces circonstances, est décrite dans la nouvelle Encyclopédie, T. 5. de la partie médecinale.

E L E P H A N T. Les Hottentots se régalent de la chair et de la graisse de l'éléphant. Le C[n]. Vaillant assure que la trompe de cet animal, et encore plus ses pieds, sont un manger exquis. C'est un gibier dont peu de personnes chez nous, peuvent dire le goût.

E L O G E. On doit être avare d'éloges, et n'en donner jamais qu'avec discernement; car peu d'actions, et peu d'hommes en méritent; cependant on peut sans flatterie louer la bienfaisance, la générosité, et le pardon des injures.

ÉMANATION. Les émanations sont des particules aériformes, ou plutôt des gaz qui se trouvent répandus dans l'atmosphère, et qui, suivant leurs qualités plus ou moins malfaisantes, produisent sur les animaux qui y sont plongés, des effets plus ou moins avantageux.

Les émanations sont en général plus dangereuses qu'utiles. Telles sont celles de certains minéraux, celles des fleurs, celles des animaux en putréfaction, etc. Pour se soustraire à leurs dangers, V. le mot Méphitisme.

ÉMASCULATION. (V. Castration).

EMBONPOINT. (V. Corpulence).

EMMAILLOTTER. (V. Maillot).

EMPOISONNEMENT. (V. Poison).

ÉMULATION. L'émulation est une passion noble et généreuse, qui, sensible au mérite des autres, cherche à les imiter, et même à les surpasser, en travaillant avec courage, et en suivant des principes honorables et vertueux.

Ce caractère de l'émulation, la distingue de l'ambition désordonnée, de l'envie, et de la jalousie, qui ne sont jamais guidées par l'honneur, par l'amour des loix, et de la patrie.

Ce qui met le comble au mérite du grand Corneille, c'est d'avoir dit : « les succès des autres ne produisent en moi qu'une vertueuse émulation, qui me fait redoubler d'efforts pour en obtenir de pareils.

EMULSIVES (graines). Les graines ou semences émulsives offrent des alimens où la fécule est unie à une huile grasse et à un mucilage doux.

Presque toutes les graines émulsives sont blanches,

excepté la pistache : elles ne laissent pas appercevoir les substances extractives et sucrées, mais bien une espèce d'aromate particulier, qu'on peut surtout remarquer dans les amandiers amers, les pêchers, les abricotiers.

Dans les graines émulsives, l'huile est une des substances les plus remarquables pour sa combinaison avec la fécule nutritive. Il est très-probable que la principale différence des graines céréales aux légumineuses, et de celles-ci aux émulsives, vient de la proportion d'huile grasse, combinée avec leur fécule. Il y en a très-peu dans les céréales, davantage dans les légumineuses, et beaucoup dans les émulsives où elle se sépare aisément, par la seule expression de la pulpe brisée et réduite en farine.

Les graines émulsives nourrissent ainsi que les autres, mais elles se laissent plus difficilement pénétrer par les sucs gastriques, elles résistent d'autant plus qu'elles sont moins brisées, et si on les avaloit entières, elles passeroient presque sans altération par les selles. L'abondance de l'huile, et son insolubilité, rendent ces substances lourdes pour beaucoup d'estomacs.

Quand ces graines sont bien brisées, le mucilage qu'on croit intimement uni à l'huile, se dissout avec elle dans l'eau et reste suspendu, comme dans les laits d'amandes. Dans cet état, le suc des amandes se digère moins difficilement, parceque l'huile grasse, qui est laxative, ajoute à la propriété adoucissante du mucilage, qui de sa part lui ôte sa pesanteur.

Une partie des semences émulsives est amère et présente un principe aromatique qui a quelque chose d'enivrant et de vénéneux, qui existe même dans le germe des amandes douces. Ce principe, quoique peut être ad-

hérent à l'huile, est cependant soluble dans l'eau, comme
il paroît par les eaux distillées d'amandes amères et de
feuilles de laurier cerise, qui réunissent le même aromate :
ce principe, de poison, qu'il est, quand on en use en grande
quantité, devient tonique et accélére la digestion d'ailleurs
assez pénible des amandes, quand on en prend peu.
Ainsi l'on n'a pas tort de mêler aux amandes douces, quelques amers, ni de faire infuser une feuille de laurier-ce-
rise, dans le lait ou dans des sauces particulières.

A raison du principe dont nous parlons, et qui n'existe
pas dans les cucurbitacées ou semences froides, qui sont absolument inodores, on les a distinguées des graines émulsives odorantes ; elles sont plus difficiles encore à digérer,
quoiqu'on les prescrive dans des circonstances, où elles
peuvent quelquefois être utiles.

Les avelines et les noix doivent être regardées comme
des graines émulsives nutritives. Elles ont leur principe odorant, qui est très-reconnoissable dans leurs
huiles. La noix est bien plus chargée d'huile que l'a-
veline.

Le cacao est encore une graine émulsive, nourrissante, dont l'huile est abondante et concrète, dont la
fécule est imprégnée d'une nature colorante, brune,
qui lui donne un goût amer. Pour empêcher que le
chocolat qu'on prépare avec cette graine ne pèse
trop sur l'estomac, on est obligé de la griller, afin de
consommer une partie du beurre ; d'ailleurs on y ajoute
du sucre et des aromates, pour rendre plus grande sa di-
gestibilité.

Ainsi les différences essentielles entre les graines émulsives, et leurs différentes qualités, viennent des diffé-

rentes proportions d'huile et de fécule, dont elles sont composées.

ENCENS. (V. Parfums, Pastilles Odorantes).

ENCHANTEMENT. (V. Sortilège, Astronomie).

ENCHIFRENEMENT. L'enchifrenement est un épaississement du mucus du nez ; c'est un accident léger, dont on doit peu s'inquiéter ; quand il n'est pas accompagné de symptômes plus graves, le régime suffit ; mais s'il y a de la fièvre, alors il faut consulter.

ENDIVE. (V. Chicorée).

ENFANS (Régime des). (V. Education, Accouchement, Allaitement, etc.).

ENFANS-TROUVÉS. Lorsque la misère, le malheur, ou des foiblesses, forcent des parens de sacrifier le plus doux lien de la nature à la honte, ou à la nécessité, en exposant leurs enfans, nous ne pouvons trop faire de vœux, pour que dans chaque ville il y ait des maisons entretenues pour un canton déterminé, où l'on seroit tenu de recevoir toute femme enceinte qui voudroit y aller faire ses couches, ainsi que les enfans qu'on voudroit y déposer. On les y éléveroit, on donneroit aux garçons une éducation propre à en faire de bons ouvriers, des soldats ou des agriculteurs ; on instruiroit les filles dans les travaux de certaines manufactures ; et à l'âge requis, on les marieroit ensemble ; ils pourroient être heureux en dépit du préjugé.

ENGELURE. Les engelures sont des tumeurs qui viennent en hiver, particulièrement aux pieds et aux mains des jeunes gens. Elles sont accompagnées d'inflammations, de douleurs et de démangeaisons.

Pour préserver, autant qu'on le pourra, ceux qui y sont sujets, il faut faire en sorte qu'on se garantisse du froid avec soin , et sur-tout qu'on ne se chauffe pas imprudemment dans la saison rigoureuse ; il faut attendre pour le faire , que la communication avec le centre de la chaleur soit rétablie , et que la circulation ait repris son libre cours.

On prendra garde aussi de ne pas s'exposer à se réfroidir tout à coup , après avoir eu bien chaud ; car c'est le passage entre ces extrêmes , qui cause le plus souvent des engelures aux peaux tendres et délicates.

Lorsqu'on a à traiter des engelures , on a observé qu'un moyen très-avantageux étoit de les humecter avec de l'urine , dont on a reconnu les bons effets , ou bien avec de l'eau alkaline. Lorsqu'il y a des ulcères , on les lave avec du vin , ou l'on se sert de cérat , dans lequel on met du sucre. On vante l'électricité pour guérir les engelures. (V. la nouvelle Encyclopédie, T. 5. Partie médecinale).

ENGORGEURS (Régime des). Les engorgeurs sont des gens de peine , qui font vivre les pigeons qu'on porte à la Vallée , en leur insinuant dans le gosier , la graine de vesse , dont ils se sont remplis la bouche. La posture courbée qu'ils gardent quelquefois pendant des journées entières , leur fatigue beaucoup la poitrine , et les étouffe , par la difficulté qu'éprouve le passage de l'air dans les poulmons ; aussi sont-ils souvent maigres , hâves et maladifs.

Ils risquent les vomissemens , les défaillances , l'apoplexie , l'hydropisie , l'asthme et les autres maladies de la poitrine. Pour éviter ces maux , au lieu de prendre à terre les pigeons et d'être toujours courbés , ils devroient les placer sur une table , ainsi que leur baquet à vesse ; ce seroit déjà un moyen de soulager la poitrine. Ils devroient discontinuer leur travail, de quart d'heure en quart d'heure, pendant quelques minutes, et moins boire de vin qu'ils ne font, sous le prétexte de l'extrême fatigue que leur procure leur état.

ENGOURDISSEMENT. C'est une espèce de stupeur plus incommode que douloureuse, qui empêche de mouvoir une ou plusieurs parties du corps.

L'engourdissement est général, ou particulier. Le premier est l'annonce des maladies soporeuses, surtout de l'apoplexie : il est causé par la pléthore, à laquelle il faut se presser d'obvier, par la saignée, et les évacuations.

Quant à l'engourdissement particulier, il est souvent dû à des compressions, à des ligatures, à des positions forcées, ou trop long-tems continuées. Il ne présente aucun danger, et se dissipe en changeant les positions et les points de compression. Quelquefois il est suivi de crampes. (V. ce mot).

ENGRAISSER. (V. Corpulence.)

ENJOUEMENT. L'enjouement est la gaieté de l'esprit ; elle naît d'une imagination riante, qui s'amuse des objets sur lesquels elle s'exerce.

Les hommes d'un esprit enjoué, sont l'ame des bonnes compagnies, parce qu'ils communiquent aux autres, la gaieté qu'ils ont en partage.

ENNUI. L'ennui est la compagne de la paresse et de l'inaction. Selon Desmahis :

Ce sommeil fatiguant de l'ame,
Né de la gêne et du loisir,
De nos jours use plus la trame
Que la douleur et le plaisir.

Son véritable remède est le travail ; il n'y a guère que les sots, qui ne sachent pas s'occuper, et qui appartiennent à l'ennui. La richesse et l'opulence n'en sont pas, à beaucoup près, exemptes.

ENTERREMENT. Les corps qui meurent de maladies épidémiques, où la putréfaction se montre très-vite, ceux qui meurent de fièvres putrides, surtout dans les grandes chaleurs, doivent être enterrés sur-le-champ, et sans inviter beaucoup de monde à ces enterremens ; car c'est quelquefois un moyen de plus de propager la contagion. Quant aux enterremens précipités, tels que ceux qui suivent les morts subites, les léthargies, etc. (V. le mot Mort).

ENTÊTEMENT. L'entêtement est un attachement opiniâtre à ses idées, et qui rend insensible aux raisons d'autrui.

L'entêtement naît d'un orgueil désordonné, ou d'un défaut de capacité et de justesse dans l'esprit. Ce vice fait qu'on est mal reçu en société, et qu'on passe pour grossier ; en effet, le bon sens et la politesse apprennent qu'on n'a pas plus le droit de forcer les autres à nous croire, qu'ils n'en auroient de nous forcer à être de leur avis. En général, l'entêtement tient plus à la sottise, qu'à l'amour-propre ; car les gens qui ne sont pas bornés, rarement se refusent aux bonnes raisons, et à l'évidence.

ENTORSE. Les entorses et foulures sont des affections propres aux articulations, et qui succèdent à une distorsion subite et violente de leurs ligamens. On appelle éreintés ceux chez qui cette distorsion survient dans les ligamens de l'épine ; quand elle a lieu au pied, à la main, on lui donne le nom d'entorse.

La douleur que produit l'entorse est d'abord très-vive, et si l'on n'y remédie promptement, elle est bientôt suivie d'un gonflement et d'une difficulté dans les mouvemens qui peut avoir des suites fâcheuses.

Il faut, aussitôt que l'accident a eu lieu, plonger la partie foulée dans l'eau froide (en observant, chez les femmes, que rien ne s'y oppose); on l'y laissera au moins deux heures, puis on appliquera des compresses trempées dans un mélange d'eau-de-vie et de sel, et on les humectera souvent.

Si l'on pouvoit trouver de la glace, et l'appliquer sur le linge qui touche la peau, ce seroit un moyen très-utile. On placera la partie, de manière qu'elle ne porte point à faux, et qu'elle soit élevée. Quand on a trop tardé, et qu'il y a déjà un gonflement inflammatoire, au lieu de ces remèdes, on emploiera des cataplasmes émolliens, les saignées, les bains tièdes, et une diète plus ou moins rigoureuse.

ENTHOUSIASME. Je définis l'enthousiasme, l'exagération du sentiment ; il excite souvent le trouble, l'emportement, la fureur, et quelquefois la démence. Il donne aux passions un caractère toujours excessif.

Ovide ne parloit d'amour qu'avec esprit ; Sapho s'exprimoit avec l'enthousiasme de cette passion. L'enthousiasme mène quelquefois aux grands talens ; c'est pourquoi on a dit que les grands peintres, et les grands poètes étoient inspirés des dieux.

L'enthousiaste, mettant de la chaleur à tout, voit presque toujours au-delà de la vérité.

L'esprit de parti dispose merveilleusement à l'enthousiasme, et produit les énergumènes. Ces derniers croyent que pour émouvoir les cœurs, on peut se permettre de les déchirer.

S'ils séduisent souvent, le jour de la raison et de la réflexion finit toujours, mais quelquefois trop tard, par leur ôter leur crédit.

ENTRÉE. (Repas.) La sensualité ayant multiplié les méts qu'on offre à sa table, on a donné le nom d'entrée à ceux qu'on sert entre le bouilli et le rôti. Ce sont ordinairement des substances animales apprêtées de haut goût et de mille manières industrieusement dangereuses. C'est là où l'art culinaire sait se surpasser pour le malheur des gourmands, ou de ceux qui ne mangent pas pour vivre, mais qui vivent pour manger.

Le régime des entrées multipliées est infiniment dangereux, parce qu'en se livrant à la gourmandise et en voulant goûter de tous les méts dont les saveurs variées et appétissantes ne laissent pas d'allécher, on se donne des indigestions, ou on habitue l'estomac à une surcharge dont les résidus mal combinés altèrent petit à petit la santé, et finissent par occasionner des maux très-graves. Une entrée doit suffire aux personnes aisées.

Elles conviennent moins à celles qui sont bilieuses et ardentes, qu'aux pituiteux et aux mélancoliques.

ENTRELARDÉ. On donne ce nom aux viandes bien fournies de graisse; ce qui les rend plus tendres, plus savoureuses et plus succulentes. Il y a des estomacs à qui ces viandes grasses conviennent peu; c'est à l'observation particulière à savoir ce qui réussit le mieux aux individus.

ENTREMETS. L'entremêts est un service de table

qui appartient à l'opulence ; il est ordinairement composé de légumes, de pâtisserie, de laitage, etc. etc. Les
entrées sont attaquées par les gourmands ; les entremêts sont recherchés des friands. Quand on ne s'est
rien refusé sur les entrées, se gorger encore d'entremêts, c'est s'assurer des indigestions. Si on en mangeoit
modérément, le mélange des substances végétales avec
les animaux pourroit être avantageux. Nous passons à
l'aisance, un ou deux entremêts, et nous croyons que
ce n'est pas être sévère.

ENTRESOL. L'entresol est la partie des maisons
qui est entre le rez-de-chaussée et le premier. Quoiqu'il ne soit pas sujet à la même humidité que le sol
de la maison, souvent il n'en est pas exempt ; le soleil
n'y pénètre presque pas, sur-tout dans les rues étroites ;
l'air y circule en petite masse : il vaut donc mieux habiter un troisième et même un quatrième, qu'un entresol, pour peu qu'il ne soit pas bien exhaussé ; il faut y
faire plus de feu qu'on ne feroit ailleurs, pour en éloigner l'humidité.

ENVIE. L'envie est un sentiment de haine mêlé de
désirs à la vue des biens que possèdent les autres, et
qu'on souhaite ; c'est une passion triste et honteuse
qui devient le tourment de ceux qu'elle possède et de
ceux qu'elle attaque ; c'est le fruit d'un amour-propre
désordonné. Les autres vices se proposent quelque bien
au moins apparent ; celui-ci ne se réjouit que du mal.
Bion disoit d'un envieux triste : *On ne sait s'il lui
est arrivé du mal, ou du bien aux autres.*

La gloire d'un rival s'obstine à t'outrager,
C'est en le surpassant que tu dois t'en venger.

VOLT.

Éperlan. L'éperlan est un petit poisson ainsi nommé à cause de sa couleur perlée. Ce poisson a la chair molle, tendre et d'un goût exquis, approchant de celui de la violette. Il nourrit médiocrement, se digère très-facilement, et convient à tout âge, à tout tempérament. Les éperlans les plus estimés se prennent dans la Seine, près de Caudebec.

Épices. On donne le nom d'épices à toutes sortes de substances aromatiques, étrangères ou indigènes. Elles ont ordinairement des qualités piquantes et échauffantes. L'art culinaire les emploie très-souvent pour faire les sauces les plus recherchées. On nomme épices, le gingembre; la muscade, le poivre, le macis, la canelle, l'anis, la coriandre. Lorsqu'ils sont pulvérisés et passés à travers un tamis fin, on leur donne le nom de fines épices, qu'on est presque toujours sûr d'avoir sophistiquées, quand on ne les a pas vu préparer devant soi. Au surplus, comme on le fait avec la rapure de bois commun, c'est peut-être un moyen de diminuer un peu le danger de ces ingrédiens incendiaires, en diminuant leur énergie.

On devroit restreindre beaucoup dans les cuisines ces auxiliaires des alimens, qui ajoutent à des saveurs naturelles et innocentes, d'autres saveurs agréables, mais perfides; la salubrité y gagneroit, et l'argent qu'on y emploie nous resteroit. On n'a jamais été dans un tems où ce calcul dût paroître plus raisonnable.

Épidémie. Lorsqu'il règne dans un canton des maladies épidémiques, lorsqu'un air vicié par des gaz mal-faisans et délétères, y a répandu la contagion et la mort, la prudence et la raison exigent qu'on prenne des précautions qui, sans empêcher qu'on remplisse ses devoirs en société, mettent cependant, autant qu'il se peut, à l'abri des causes morbifiques et du danger, soit en en atténuant les effets, soit en disposant les corps à n'en être pas si vivement attaqués.

Il faut d'abord s'éloigner des malades auxquels on n'est pas nécessaire, éviter de rester dans l'air qui est infecté par leur haleine, leur transpiration, leurs excrémens. On ne touchera point leurs linges, habits, gobelets, couteaux, etc.

Lorsque le devoir, l'amitié, la charité engagent à le faire, et sur-tout à toucher les malades, à les remuer, à les retourner, alors on aura des gants de peau bien épais qui ne serviront qu'à cet usage. C'est dans les temps d'épidémie qu'il faut être particulièrement circonspect sur le régime habituel de la vie. Il ne faut rien faire qui puisse causer de la foiblesse ou du désordre à l'exercice animal, parceque rien ne dispose plus à recevoir la contagion, que le dérangement de la digestion, de la transpiration, et que le meilleur préservatif est sans contredit une santé vigoureuse. Les remèdes de précaution sont plus nuisibles qu'utiles dans les circonstances d'une épidémie regnante, par la raison que nous venons de déduire, sur-tout quand on n'éprouve aucun dérangement dans les fonctions. On évitera sur-tout d'arrêter les cautères, les catharres, les écoulemens purulens. On assaisonnera particulièrement avec du vinaigre les alimens; on pourra en mêler un peu à la boisson, en respirer souvent. On aura soin de purifier l'air des lieux qu'on habite, en y brûlant du vinaigre, des plantes aromatiques, de la poudre à tirer, etc.

ÉPILATION. (V. Dépilation).

Epilepsie (ou Haut-mal.) Il est malheureusement assez commun de voir au milieu des rues des épileptiques, qui, cédant à la force des accès qui les saisissent subitement, tombent en écumant, en tournant leurs yeux d'une manière effrayante, en rendant leurs urines, leurs excrémens, etc.

La police devroit exiger qu'on ne laissât sortir sans être accompagnée, aucune personne sujette à l'épilepsie, et que les pauvres fussent envoyés dans des hôpitaux où l'on traite cette maladie ; car, sans cela, on les expose à se briser la tête et les os dans les différentes chûtes qui peuvent avoir lieu. D'ailleurs, cette maladie s'étant plus d'une fois communiquée par l'inspection seule des épileptiques, qui sont tombés dans des endroits publics, on voit combien il est dangereux que des femmes, des jeunes filles et des enfans, soient témoins d'un pareil spectacle.

Pour traiter momentanément un épileptique, il faut le mettre sur un matelas, lui ôter son col, ses jarretières, afin que rien ne gêne la circulation, mettre un bouchon entre les dents de derrière, afin d'empêcher que la langue ne se coupe pendant l'accès ; ensuite on le laisse se débattre jusqu'à ce que l'attaque finisse. Quand elle dure trop long-tems, et que tout annonce la pléthore, il faut faire une ample saignée pour prévenir les épanchemens qui pourroient se faire dans le cerveau ou dans la poitrine.

Les odeurs spiritueuses ou volatiles sont inutiles, à cause de leur insensibilité ; d'ailleurs, inconsidérément répandues sur le nez et sur les lèvres, elles ne pourroient qu'enflammer ces parties. Quand les épileptiques reviennent à eux, on leur fait prendre une infusion de de fleur d'oranger ou de tilleul, puis ensuite on les soumet au traitement qui leur convient.

ÉPINARDS. C'est une espèce d'arroche qui a des rapports avec la bette qu'on cultive dans les jardins. On doit toujours les choisir tendres, mous et succulens.

Les épinards fournissent un aliment léger, auquel on a donné le nom de balai de l'estomac, parce qu'ils se digèrent facilement, passent vite, et tiennent le ventre libre. La meilleure manière de les accommoder est avec du bouillon gras.

Cette plante convient particulièrement aux tempéramens secs, bilieux et chauds, et aux convalescens.

ÉPINGLES. Il est très-dangereux d'en mettre dans la bouche, parce qu'il peut en résulter de graves inconvéniens, si on venoit à les avaler. On a vu périr quelques personnes à la suite de cette imprudence, ou pour en avoir avalées avec des alimens. Il ne faut pas s'en servir pour attacher les vêtemens des enfans car on en a vu mourir avec des épingles enfoncées profondément dans la peau, qui leur avoient procuré des convulsions affreuses. Il faut attacher tous leurs vêtemens avec des cordons. A l'égard de la piqûre des épingles, V. Aiguilles.

EPONGE. L'éponge est une espèce de polypier marin, d'une substance molle, très poreuse, très-légère, et très-élastique. On en trouve de beaucoup d'espèces. Celles qui nous viennent de la Méditerranée sont employées habituellement à une foule d'usages : on doit choisir les plus douces pour tous les objets relatifs à la toilette. Il est très-important de faire servir constamment les éponges aux mêmes usages , et de les tenir toujours bien lavées et propres , de rejetter celles dont les autres ont fait usage , parce qu'elles pourroient communiquer des dartres , des boutons , et autres maladies de peau.

ÉPOUVANTE. (V. Peur).

ÉPREINTE. Les épreintes sont des douleurs continuelles , plus ou moins vives , qu'on ressent à l'extrémité du *rectum* , vers les bords de l'anus , avec des envies plus ou moins fréquentes d'aller à la selle. Quelquefois les épreintes annoncent la pierre , plus souvent elles sont la suite de diarrhées , ou de flux dyssentériques.

Il faut , par les purgations douces , évacuer les humeurs âcres qui existent , prendre des lavemens émolliens , appliquer intérieurement sur l'anus malade , du cérat de Saturne , si celui de Galien ne suffit pas , fomenter avec une décoction de fraise de veau et une tête de pavôt : cette décoction est encore très-bonne en lavement. Lorsque les épreintes ne cessent pas , on emploie les bains de vapeurs émollientes , qu'on dirige sur le lieu où elles se font sentir.

ÉPUISEMENT. C'est un état de foiblesse qui ôte à toutes les parties du corps leur énergie , et qui est ordinairement la suite de quelques grandes maladies , ou d'exercices violens très-répétés et suivis de déperditions excessives. Les personnes épuisées portent un extérieur pâle , défiguré et desséché , qui les fait bientôt reconnoître.

L'épuisement, qui est la suite des grandes maladies , se répare avec le régime de la convalescence. Celui qui accompagne les excès dans les travaux et même dans les plaisirs, doit se terminer par le repos et les alimens très-nourrissans et très-restaurans, par des consommés et des bains toniques, etc.

Les jeunes gens doivent être fort en garde contre les épuisemens, qui sont la suite, ou des plaisirs, ou des exercices trop violens. Il faut qu'ils sachent bien que les épuisemens répétés ne manquent jamais de raccourcir l'existence.

ÉQUINOXE. Les médecins font mention des équinoxes, parce qu'ils déterminent le commencement du printems et de l'automne, qui sont des saisons où la variété de température étant très-fréquente, influe nécessairement sur tous les corps; c'est pourquoi, à ces époques, les constitutions délicates, foibles ou convalescentes, doivent être plus en garde contre ces passages, et s'observer plus que dans les autres momens de l'année. (V. Saison, et Changement.)

EQUITÉ. L'équité est l'amour de la justice, fondé sur la raison et la conscience.

> Dans le monde il n'est rien de beau que l'équité.
> Sans elle, la valeur, la force et la beauté,
> Et toutes les vertus dont s'éblouit la terre,
> Ne sont que faux brillant, et que morceau de verre.
>
> DESPR.

EQUITATION. L'équitation est un exercice gymnastique, qui apprend à manier un cheval, et surtout à s'y maintenir avec des positions telles qu'elles assujettissent le corps à des mouvemens en même-tems fermes et gracieux. C'est un des exercices qui donne le plus de force et d'énergie au corps, qui développe le mieux la poitrine et facilite le plus la digestion. (V. Académie.)

ERGOT. L'ergot est une maladie dont le seigle es

particulièrement attaqué, qui rend les grains noirs, âcres et fendus, et qui peut occasionner aux hommes les plus grands accidens. On a remarqué en Pologne que du pain très-infecté d'ergot, dans une année de disette, donna à de malheureux paysans, une gangrène affreuse qui leur fit successivement tomber tous les membres. Cependant, quand il y a peu d'ergot dans le seigle ou dans le froment, le citoyen Parmentier observe que le danger ne peut être sérieux.

Dans les années où le seigle se trouve piqué par des petits vers auxquels sont dus les ergots, la police doit surveiller les bleds et empêcher des fournitures gâtées.

ESCARGOT. Il est des pays où les gens du peuple sont dans l'habitude de manger des escargots. Si cette nourriture n'est pas délicate, au moins n'est-elle pas insalubre. Cependant elle est glaireuse, et peu convenable aux estomacs qui ne sont pas très-vigoureux.

ESCARPOLETTE. L'escarpolette est un jeu très-dangereux et qui a déjà, plus d'une fois, coûté la vie à ceux qui s'y livrent. La police doit les proscrire de ces jardins publics, où les bois, les cordes, et le fer qui y servent, sont bientôt fatigués et usés. On doit bien s'attendre, que sans la plus stricte surveillance, les entrepreneurs de ces jardins qui ne calculent que leur intérêts, présenteront toujours à la jeunesse imprudente, l'appât d'un plaisir qui lui plaît infiniment, et dont elle seroit nécessairement la victime.

Nous pouvons encore ajouter, que quand on ne risqueroit pas de se briser par le fait de l'escarpolette, il y a d'autres dangers qui menacent ceux qui se livrent à ce jeu. En effet, la personne à qui l'on fait décrire un demi-cercle dans l'air, en montant et en descendant alternativement avec une vîtesse extrême, éprouve pendant cet exercice, une grande accélération dans la circulation; souvent même elle est troublée et intervertie par la peur de tomber, et les efforts qu'on fait pour se retenir. Le sang se porte au cerveau avec force et rapidité, ce qui cause des vertiges, des étourdissemens, et peut occasionner une chûte, si malheureusement on lâche prise. Quelquefois les nerfs éprouvent une si vive impression qu'ils entrent en convulsion, qu'il survient des nausées et même des vomissemens. La respiration ne se fait pendant le balancement, qu'avec beaucoup de peine : l'air qu'on fend avec vîtesse entre avec force et s'accumule dans les poulmons ; celui qui presse extérieurement, empêche la poitrine de se soulever, et à peine respire-t-on ; de là souvent la rupture des petits vaisseaux sanguins de la poitrine, de là la toux, et surtout les maladies inflammatoires de cet organe.

ESPÉRANCE. C'est un sentiment de confiance qui soutient, dans l'attente d'un bien futur, et qui en fait en quelque sorte jouir d'avance.

L'espérance est une véritable consolation, surtout pour les malheureux, puisqu'elle aide à supporter le mal présent. C'est ce qui a fait ingénieusement imaginer aux anciens, que lorsque tous les maux qui inondent la terre sortirent de la boëte de Pandore, l'espérance seule resta au fond.

ESPRIT. L'esprit est la facilité de concevoir tout d'un coup les rapports qui sont entre les objets. C'est le point le plus chatouilleux de l'amour-propre. On passe l'érudition aux autres, mais on veut avoir autant d'esprit qu'eux. Il est très vrai que peu de personnes savent bien distinguer le véritable esprit, et que dans ce petit nombre il s'en trouve qui n'en font pas grand cas. Cependant, c'est déjà avoir de l'esprit, que de l'aimer et d'en être bon juge.

L'esprit s'use, ses défauts augmentent en vieillissant comme ceux du corps. C'est pourquoi il est si important de lui donner, de bonne heure, toute la justesse et la droiture à laquelle l'homme peut prétendre.

ESPRIT (de vin). L'esprit de vin, ou l'alkool, est le résidu de la distillation de l'eau-de-vie; conséquemment il a bien plus d'activité. On en fait des liqueurs fines dont on doit user avec une très-grande sobriété. (V. Liqueurs).

ESSENCE. Les essences tirées des substances qui contiennent beaucoup d'huile essentielle et aromatique, sont très-employées dans l'art de la parfumerie. Les femmes à prétention, exposent continuellement la délicatesse de leurs nerfs, aux attaques d'un ennemi d'autant plus dangereux qu'il les flatte davantage. C'est ainsi que les essences de musc, d'ambre, de tubéreuse, de jonquille, etc, leur causent souvent des maux de nerfs, des affections hystériques, et quelquefois des asphixies momentanées, qui sont pour elles des leçons, dont elles ne profitent pas assez.

On pousse l'imprudence jusqu'à aller faire des visites chez des femmes en couche avec ces odeurs perfides. On peut à peine pardonner ces recherches de la volupté, à des courtisannes, qui ont souvent plus d'une raison de les employer.

Les distillateurs font servir les essences dans des liqueurs délicates auxquelles elles donnent une force, qui doit engager à n'en faire usage qu'avec la plus grande discrétion.

J'ai prouvé qu'on pouvoit se servir très-avantageuse-ment des huiles essentielles contre les gaz délétéres et putrides qui infectent dans beaucoup de circonstances. (V. Méphitisme.)

E s t , ou Orient. C'est un des quatre points car-dinaux dont la direction influe beaucoup sur la salubrité des hommes. (V. Habitation , et Vent).

E S T I M E. L'estime est l'hommage qu'on rend au mérite et à la vertu ; c'est l'ame de la bonne société , c'est elle qui unit les honnêtes gens. L'estime des hommes est un bien qu'on doit s'efforcer d'acquérir. On doit au moins la mériter , si on ne peut l'obtenir. Les attache-mens véritables et qui durent le plus , sont toujours fondés sur l'estime.

E S T O M A C. L'estomac est un viscère membraneux ou une poche contigue à l'œsophage , qui est destinée à recevoir les alimens , pour la digestion qui s'opère au moyen de la bile et des sucs gastriques , et à fournir, sous la forme de chyle de sang et de lymphe , ce qui est né-cessaire à la nutrition constante des individus.

Plus cet organe est important , relativement à sa fonc-tion , plus on doit le ménager , en observant bien , et la quantité , et la qualité des alimens qu'on prend. Tout excès dans le boire et le manger , toute abstinence in-considérée ou forcée , altère bientôt l'estomac , dérange les digestions , dénature les sucs qui en résultent , et cause une foule de maux , et de désordres dans l'éco-nomie animale.

Il ne faut jamais charger ce viscère , lorsque les forces viennent d'être épuisées par de violens exercices. On a facilement la preuve qu'il est surchargé d'alimens , quand

on y sent une pesanteur fixe, quand on a des rapports,
des rôts, des aigreurs, des hoquets. Il en résulte que
cet organe s'énerve, qu'il devient peu capable d'action,
qu'il se gonfle inutilement; le diaphragme est tiraillé,
les poulmons sont gênés dans leurs mouvemens; la face
rougit, parceque les vaisseaux sanguins sont comprimés;
les étourdissemens surviennent, et les constitutions sanguines risquent d'avoir des maladies comateuses.

Il est de la plus grande importance de ne point avoir
froid à la région de l'estomac, ou des intestins, surtout
pendant qu'on mange, et que la digestion se fait, parceque si le froid affecte ces parties, il y survient très-
aisément des douleurs, et des coliques, la digestion
est retardée, se fait mal, ou ne se fait point.

Les personnes délicates doivent être fort en garde
contre cette sorte de réfroidissement de l'estomac, puisque le moindre froid aux pieds suffit pour déranger
leurs fonctions.

L'estomac est un viscère très-capricieux, qui se plaît
à digérer chez celui-ci, ce qui répugne chez celui-là.
C'est pourquoi tous ceux qui sont arrivés à l'âge des
combinaisons, doivent avoir étudié, avec le tems et
l'expérience, ce qui leur convient parmi les alimens, et
ce qui ne leur convient pas.

Avant de demander au médecin, ce dont il faut user
dans l'état sain, on doit s'être fait à soi-même une réponse fixe sur ce que l'estomac aime ou désire, et sur
ce qu'il repousse ou dédaigne.

C'est pour cette raison qu'il ne faut pas forcer les
enfans, relativement aux dégoûts ou aux antipathies qui
se prononcent chez eux dans l'âge le plus tendre. Le
tems d'ailleurs aménera des changemens, qu'on ne pré-

voit pas, pour un âge plus avancé, et sans que la contrainte s'en mêle.

ESTRAGON. L'estragon est une plante potagère vivace, à feuilles très-alongées, dont la saveur est piquante, aromatique, et agréable. On la mange avec la salade, à laquelle elle donne un fort bon goût, ainsi qu'aux cornichons qu'on fait confire.

L'estragon est tonique, digestif, apéritif et diurétique. Chomel le recommande en infusion, comme du thé, avec du sucre, dans les foiblesses d'estomac.

ESTURGEON. L'esturgeon est un grand poisson de mer, qui remonte quelquefois les fleuves. C'est un des plus recherchés pour le bon goût de sa chair. Cependant on convient assez qu'il est de difficile digestion, et qu'il ne réussit qu'aux estomacs forts et vigoureux. Les laitances de ce poisson sont d'une délicatesse extrême; ses œufs sont fort estimés. (V. Caviar).

ÉTAGE. (V. Habitation).

ÉTAIN. La police doit s'assurer que les potiers d'étain ne se servent que de l'étain du commerce le plus pur; car l'étain commun, contenant toujours au moins un quart de son poids de plomb, et même quelquefois de l'arsenic, on sent combien il peut résulter d'inconvéniens, du séjour des alimens dans des vaisseaux faits avec ce métal dangereux. Il faut donc pour l'employer, avoir les mêmes soins que pour les batteries de cuisine. (V. ce mot).

Si l'on employoit l'étain bien pur, Bayen a prouvé qu'il ne pouvoit incommoder en aucune manière.

ÉTAMAGE. L'étamage consiste à étendre sur le cuivre des feuilles d'étain; mais comme le plus souvent l'étain contient du plomb, on voit qu'on n'a pas souvent

acquis un grand degré de sécurité avec l'étamage ordinaire, et qu'il ne seroit pas prudent de laisser des substances acides, ou assaisonnées, dans les vaisseaux étamés. C'est toujours l'extrême propreté qui sauvera des
inconvéniens qui doivent résulter naturellement des étamages peu soignées.

ÉTANG. Les pays situés à la proximité des étangs,
et sous leur vent, sont exposés à une foule de maux,
auxquels le gouvernement devroit faire attention, pour
en changer la nature, ou en éloigner les habitations.
Il vaudroit mieux supprimer ces foyers de corruption,
au profit de l'agriculture; quoiqu'en disent les proprié-
taires, le bien général doit toujours passer avant l'intérêt particulier.

ÉTÉ. La saison de l'été porte sur nos corps une
action très-marquée, en raréfiant l'air, en relâchant les
parties solides, et en donnant un grand mouvement aux
fluides, en excitant des transpirations si fortes, que les
autres fonctions peuvent être troublées, ce qui souvent
affoiblit le corps et l'esprit, et dispose aisément les maladies à prendre des caractères de putridité et de ma-
lignité.

D'où il suit qu'il est imprudent de faire autant d'exercice, en été que dans les autres saisons, surtout lorsque la chaleur domine. Quand elle est étouffante, comme
à l'approche des orages, il est salutaire de se frotter
les mains et les narines avec du vinaigre, et d'en répandre avec de l'eau sur le parquet, ce qui fait respirer
plus aisément et plus agréablement.

Il faut, lorsqu'on a grand chaud, éviter les courans
d'air, ne pas se jetter dans l'eau froide, ne point
s'asseoir sur la terre, le gazon, ou le marbre, ne pas

rester en chemise : mais on peut changer de linge, en se frottant légèrement avec une flanelle sèche.

On obtient de la fraîcheur dans les appartemens, en les fermant bien exactement, pendant que le soleil s'y porte ; la nuit, on ne doit jamais laisser les fenêtres ouvertes, parceque souvent il y a des changemens dans l'atmosphère, qui portent une grande action sur le corps. On doit en été se couvrir d'étoffes fort légéres, dans les provinces méridionales ; mais dans celles qui sont septentrionales, on ne devroit jamais employer que des habits de drap, en observant de mettre des gilets plus ou moins légers, ce qui est surtout important dans les ports de mer.

On mange moins en été que dans les autres saisons. Les alimens moins échauffans, les plantes, les fruits mûrs, sont abondamment fournis aux hommes par la nature, dans cette saison.

Pour réparer les pertes considérables que la transpiration occasionne, il faut boire davantage ; les boissons rendues toniques par la glace, sont fort utiles dans les grandes chaleurs, ainsi que les liqueurs spiritueuses à petite dose. Il ne faut jamais boire de liqueurs rafraîchissantes, immédiatement après le diner ; mais quatre ou cinq heures après, on se trouve très-bien de quelques verres de bierre, ou d'autres boissons rafraîchissantes. Du vin pur ou mêlé d'eau, est bien préférable aux liqueurs acides, quand on a bien chaud.

ÉTHER Sulphurique. Cette substance volatile résulte de la distillation de l'alkool, ou esprit-de-vin, avec l'acide sulphurique. On le donne avec avantage à la dose de huit à quinze gouttes sur un morceau de sucre, dans les foiblesses, les spasmes, les maux d'estomac, qui ont souvent pour cause l'intempérance dans le manger ; mais il faut bien s'assurer que l'inflammation n'est aucunement à craindre ; car ce seroit appeller la mort, en voulant assurer la vie.

ÉTERNUMENT. L'éternument est un mouvement subit et convulsif des muscles qui servent à l'expiration, dans lequel l'air, après une aspiration commencée, et un peu suspendue, est chassé tout d'un coup et avec violence, par le nez et par la bouche. La cause en est une irritation de la membrane pituitaire, qui se communique au diaphragme et aux autres muscles de la respiration, par le nerf intercostal. Il faut se garder de donner aux personnes sensibles surtout, à respirer des substances irritantes, dites sternutatoires, qui produisent quelquefois des effets si violens, qu'ils sont suivis de spasmes, d'hémorragies, etc.

L'éternument a été quelquefois utile, pour dégager des corps qui étoient arrêtés dans la trachée artère.

ÉTIOLEMENT. On donne ce nom à l'espèce d'altération que cause aux plantes, la privation de l'aspect du soleil ou de la lumière. L'étiolement est devenu une espèce d'art, dont les jardiniers se servent pour nous donner des chicorées, des laitues, blanches et tendres, parce qu'en resserrant toutes les feuilles, le soleil ne peut pénétrer jusqu'à celles qui sont intérieures, les verdir, les durcir, comme celles qui sont extérieures, et y former l'extrait végétal. Les plantes étiolées sont aqueuses, ont peu de goût et de sucs nutritifs. C'est pourquoi on est obligé de les assaisonner, et d'y faire des sauces plus relevées. Elles conviennent particulièrement aux tempéramens bilieux, mélancoliques et ardens.

ÉTOURDISSEMENT. C'est une sorte de vertige ou de pesanteur considérable de la tête, pendant laquelle la vue se trouble, les oreilles tintent, les jambes fléchissent; l'ivresse, l'abus des femmes, les vapeurs du charbon, la plénitude de l'estomac, la pléthore sanguine, causent des étourdissemens. Dans les jeunes personnes, cet accident est léger et sans danger; dans celles qui sont âgées, il faut craindre l'apoplexie et la paralysie.

Lorsque le sang surabonde, une simple saignée fait disparoître l'étourdissement; s'il y a saburre dans les premières voies, on purge, et on évite ainsi des suites qui peuvent devenir très-fâcheuses.

ÉTOURNEAU. L'étourneau est une sorte de sansonnet, qui peut prononcer quelques mots; ce n'est pas un mauvais manger, sur-tout vers le temps de la vendange. Les anciens l'estimoient beaucoup. On trouve, à la tête de cet oiseau, l'odeur des fourmis, et à sa peau, un goût amer.

Il y a beaucoup de chairs plus délicates.

ÉTUDE. L'étude est l'application de l'esprit aux arts, aux sciences et aux belles-lettres. Sans elle, on ne peut s'instruire; elle mène à acquérir l'amour du travail, et les lumières nécessaires pour connoître nos devoirs, et assurer notre félicité. L'étude est une véritable panacée universelle; elle adoucit les maux, elle éloigne des penchans vicieux, elle sème dans le jeune âge, des connoissances dont la moisson sera la joie et l'agrément de la vieillesse.

Quant aux dangers qui menacent ceux qui se livrent avec excès à l'étude, V. Lettres (Gens de).

ÉTUVE. On donne le nom d'étuve, aux bains de

vapeur, ou à une pièce destinée à provoquer la sueur, au moyen d'une très-grande chaleur qu'on lui communique par l'expansion de l'eau, en évaporation dans des brasiers ardens. Ces bains sont très-utiles aux personnes qui transpirent difficilement ; c'est pourquoi on les employe dans le Nord, surtout dans la Russie, où l'on fait éprouver aux corps une chaleur de quarante-cinq degrés, qui fait ruisseler la sueur, mais qu'on sait arrêter, en l'arrosant d'eau à la glace, ou en se roulant dans la neige. On sent que sans cela, l'excès de la transpiration ôteroit, en peu de tems, aux individus toute leur énergie.

Ces bains conviennent aux personnes qui ont des rhumatismes, qui ont eu des suppressions de transpiration par le froid ou l'humidité. Dans les endroits où l'on n'a pas d'établissemens de ce genre, le dessus du four d'un boulanger peut en tenir lieu, et avec un thermomètre, on pourra s'y procurer le degré de chaleur convenable.

ÉTUVÉE. L'étuvée est une manière de cuire les alimens, surtout ceux qui sont tirés des animaux, dans des vaisseaux fermés, de sorte qu'ils soient pénétrés de leur propre suc ; on y joint une petite quantité d'eau, de vin, ou de bouillon, en sorte qu'ils se trouvent dans une espèce d'étuve.

Les avantages de l'étuvée, sont de pénétrer fortement la chair de vapeurs chaudes, de l'attendrir singulièrement, de la cuire parfaitement, sans l'épuiser et la dessécher, enfin de lui laisser tout son suc.

Les chairs ainsi cuites, doivent être de toutes, les plus dissolubles, les plus aisées à digérer, et les plus nourrissantes.

C'est ainsi que l'on cuit les daubes qu'on environne d'un suc gélatineux , et qu'on laisse ensuite réfroidir.

On en donne très-peu aux estomacs délicats et convalescens , parceque l'assaisonnement seroit trop relevé pour eux.

Il est rare que l'étuvée se fasse sans addition d'eau , et par la seule vapeur du suc même de la chair. Les pâtés prouvent que la graisse, le sel et les aromates, peuvent suffire , et en s'incorporant aux viandes , leur donner toutes les qualités dont ils sont eux-mêmes pourvus.

ÉVACUATION. On donne ce nom aux sécrétions naturelles , qui ont lieu journellement à la suite de l'action des organes sécrétoires. Telles sont celles de l'urine , des selles , de la transpiration , des crachats , etc. La cessation d'une évacuation accoutumée, la plus petite, suffit pour altérer la santé, et souvent pour mettre la vie en danger, surtout chez les enfans. Les évacuations excessives dérangent également l'état naturel ; on doit leur rendre leur cours, lorsqu'elles sont arrêtées, comme lorsqu'elles sont trop abondantes, on doit les arrêter. (V. Dévoiement, Constipation , Règles , Transpiration, etc.) Il y a d'autres évacuations morbifiques qui sont critiques ou symptômatiques, et qui ne nous regardent pas.

ÉVANOUISSEMENT. L'évanouissement est un accident qui diffère de l'asphixie , en ce que le pouls quoique très-foible , donne néanmoins des signes de sa présence, sinon au poignet , du moins vers la région du cœur.

On observe deux degrés dans l'évanouissement ; dans le premier , les malades peuvent encore tenir compte de leur existence, ils sentent et entendent sans pouvoir exprimer leurs sensations; dans le second, ils n'ont aucune connoissance, aucun sentiment, le pouls est si foible qu'à peine peut-on le sentir; c'est une véritable syncope.

Il y a des évanouissemens, 1°. par cause morale et nerveuse, 2°. par suite d'une grande perte de sang, 3°. par l'effet d'une grande réplétion de l'estomac, 4°. par pléthore, 5°. enfin par un excès de foiblesse.

Pour obvier momentanément à ces accidens, il faut d'abord éloigner toutes les causes qui les ont fait paroître, et en général employer les odeurs fortes et piquantes, l'ammoniac, le vinaigre radical, la vapeur du soufre, les barbes de plume dans le nez, le grand air, la projection vive de l'eau fraîche avec une seringue, du vin sucré, après, quelques gorgées d'eau fraîche, quand les sens se relèvent.

Cependant, 1°. dans les évanouissemens produits par les passions de l'ame, et qui sont fort dangereux, il faut particulièrement laisser le malade tranquille, lui faire respirer du vinaigre très-fort, lui frotter les jambes et les bras avec des linges chauds, puis, lorsque le sentiment revient, on donne un peu d'éther vitriolique, des lavemens, de la limonade.

2°. Dans les évanouissemens qui viennent de la perte du sang ou d'hémorragies, lorsque les foiblesses se succèdent les unes aux autres, sans que le sang s'arrête, qu'on pâtit, et que le délire survient, il faut d'abord lier fortement le milieu des bras et des cuisses pour retenir le sang dans les veines des extrémités. On mêlera du nitre, à la dose de quinze grains, dans de l'oxicrat qu'on fera prendre de demie heure en demie heure. Lorsqu'il le faut, on trempe dans l'encre un tampon de coton qu'on pousse

Tome I.   D d

le plus haut qu'on peut dans les narines. On a soin de faire coucher le malade, en lui tenant la tête fort haute, de manière surtout que le sang, en passant par les arrières narines, puisse sortir par la bouche, et ne pas descendre dans l'estomac.

On a vu l'alun pulvérisé et soufflé, au moyen d'un tuyau de plume dans le nez, réussir dans des cas où tous les autres moyens avoient échoué.

Des éponges ou compresses, imbibées de vinaigre et d'eau, appliquées sur le front, ainsi que dans des parties très-éloignées, comme les bourses, le ventre, et le dos, ont produit des effets très-avantageux.

On ne retire pas les tampons, qu'ils ne tombent d'eux-mêmes, et l'on délie petit-à-petit, et à des espaces différens, les ligatures des extrémités.

Dans les hémorragies de la matrice, il faut tamponer le vagin, de manière qu'il puisse se former un caillot qui arrête l'hémorragie. Il faudra bien prendre garde, dans les hémorragies qui viennent de pléthore, de ne pas arrêter le sang inconsidérément.

3°. Dans les évanouissemens occasionnés par une trop grande réplétion de l'estomac, le vomissement, excité au moyen de 3 grains d'émétique, pris de quart-d'heure en quart-d'heure, débarrassera l'estomac du poids qui le surcharge. La cause de ces évanouissemens, fera qu'on ne pourra les confondre avec l'apoplexie; d'ailleurs, ici le pouls est petit, foible, à peine sensible, ainsi que la respiration, tandis que dans l'apoplexie, il y a plénitude du pouls, et une respiration forte et stertoreuse.

4° Lorsque les évanouissemens sont occasionnés par la pléthore, ou une trop grande quantité de sang, il faut sans tarder, ouvrir la veine du bras, et tirer plus ou moins de sang, suivant la force du sujet, et l'abondance de ce liquide. Les bains de pieds, les lavemens, l'oxicrat, le repos, la diète, sont ce qui convient le plus dans cette circonstance.

5°· Les évanouissemens qui proviennent de la trop grande foiblesse, ont des causes absolument opposées aux précédentes, et viennent souvent après de longues maladies, à la suite de grandes déperditions, de sueurs, de dévoiemens, de diètes excessives. Il faut alors frotter sur-le-champ, les jambes, les cuisses, les bras du malade, et même tout le corps. On employera les stimulans indiqués ailleurs; on donnera des cordiaux, parmi lesquels le punch est très-bien indiqué. Il faut que le malade soit dans un lit bien chaud, et parfumé avec du sucre; après quoi, il faudra employer une diète très-restaurante et des alimens nourrissans, et de facile digestion.

EUDIOMÈTRE. L'eudiomètre est un instrument, au moyen duquel on a cru qu'on pourroit assigner les différens degrés de salubrité de l'air. On en a composé plusieurs, qui tous sont insuffisans, pour atteindre avec précision le but qu'on s'est proposé.

D'après les expériences de Jurine, il est évident qu'il est possible de trouver de l'air vital, ou de l'oxigène en plus grande quantité, dans des endroits très-mal sains, que dans ceux où l'air est le plus sain; ce qui prouve qu'il y a dans l'air des miasmes insaisissables, qui causent souvent les épidémies, les mortalités, la peste, et auxquels l'humidité et la chaleur de certains sols, à certaines époques de l'année, du jour même, peuvent apporter de grandes nuances: ainsi il n'y a que l'observation qui pourra apprendre, comment il faudra se conduire dans des circonstances , où le flambeau de la chimie n'aura pu porter quelque lumière.

ÉVENTAIL. L'éventail est un petit meuble féminin très-commode , pour diriger sur le visage une masse d'air frais ; pour qu'il fit plus d'effet, on devroit le fabriquer plus grand, et je ne vois pas pourquoi chez nous, les hommes qui voyagent dans les grandes chaleurs , n'en feroient pas usage, comme le font les Turcs.

EUNUQUE. Ce mot est synonime de castrat. (V. Castrat).

EXHALAISONS. On donne ce nom à des vapeurs qui , le plus souvent sont incommodes et dangereuses , soit qu'on les respire , soit que le corps soit plongé dans leur atmosphère. Pour s'en garantir, V. Méphitisme , Mofette.

EXCÈS. On entend par ce mot tout ce qui passe les bornes de la raison. Les vertus mêmes poussées à l'excès , se changent en vices. Tels sont le fanatisme , la superstition , la prodigalité , l'intempérance , etc.

Les excès moraux brisent donc l'ame , comme les excès physiques détruisent le corps;ils influent même beaucoup sur ce dernier ; mais ce qui tue le plus souvent les hommes, ce sont les excès de la bonne chère , de la boisson , du jeu , des femmes , etc.etc. (V. ces mots).

EXCISION. L'excision est une opération qui dans l'Orient se pratique sur les femmes , en leur retranchant une partie des nymphes , lorsqu'elles débordent ; elles acquièrent par-là le privilége d'entrer dans les mosquées dont elles sont exclues auparavant , si l'on en croit l'auteur des recherches sur les Américains. Au surplus cette coutume est bisarre , absurde et cruelle , et ne peut regner que dans des pays où l'ignorance est égale à la superstition.

EXCRÉMENS. On donne ce nom aux matières
fécales, qui sont les résidus grossiers de la digestion. En
santé, l'homme doit chaque jour aller à la garde-robe,
et lorsqu'il ne le fait pas, il se trouve échauffé, resserré
ou constipé. Alors il doit prendre des lavemens simples,
pour faciliter la sortie des excrémens. Le régime doit en
conséquence être relâchant et rafraîchissant. On fait tout
l'opposé, lorsqu'il y a foiblesse dans le canal intestinal;
si elle reconnoît pour cause la saburre des premières
voies, ou une humeur dominante, il faut l'évacuer par
d'autres moyens.

EXEMPLE. L'exemple est le tableau vivant, qui
peint les actions des hommes. Il communique une impression, qui porte à l'imitation ceux qu'il séduit plus
ou moins.

En société, les hommes se doivent tous réciproquement de bons exemples, qui répandent sur eux les influences les plus salutaires. Tout le monde ne peut instruire ses semblables, mais chacun peut se montrer vertueux.

Lorsque les supérieurs montrent de bons exemples,
on peut croire que cette leçon sera plus profitable que
celle des préceptes; mais s'ils se conduisent mal, quelle
réponse à faire à des jeunes gens qui auront une raison
de se croire permises des actions vicieuses qu'ils ont
devant les yeux, et qui détruisent l'avantage que les
bons principes auroient procuré sans cet obstacle capital !

EXERCICE. On donne le nom d'exercice à une
suite de mouvemens musculaires, que l'homme fait
naturellement et avec plaisir. D'après sa structure,
l'exercice lui est aussi nécessaire que les alimens; et

en général, plus il s'exerce, plus il travaille, quand il n'excède pas ses forces, mieux il se porte.

L'exercice est si naturel, qu'il est impossible d'empêcher un enfant de s'y livrer constamment, quelqu'effort qu'on fasse pour le retenir sur cet objet.

C'est à l'exercice que les organes de notre corps doivent leur agilité à remplir leurs fonctions : c'est à l'exercice que tous les gens qui, par état, s'y adonnent, doivent leur force et leur énergie; plus un organe est exercé, plus il devient vigoureux et même quelquefois aux dépens des autres.

On sait que le bras droit, le pied du même côté, ont plus de force et de volume que ceux du côté opposé.

Combien de fois n'a-t-on pas vu l'exercice dissiper des maux qu'aucun remède n'avoit pu diminuer. On sait que César et Henri IV dûrent aux exercices guerriers et les plus fatiguans, une force qui étoit bien éloignée de la constitution délicate qu'ils avoient reçue de la nature.

Toutes les fois qu'on se sent fatigué, abattu, qu'on sue abondamment, qu'on respire moins aisément, que les membres sont roides et foibles, et qu'ils obéissent avec peine à la volonté, il faut quitter prise et remettre l'exercice à un autre tems.

D'un autre côté, nous avons des exemples fréquens, que l'inaction a causé mille maux, en faisant tomber les solides dans le relâchement, en empêchant la digestion de se bien faire, ainsi que les sécrétions.

Les personnes qui font le moins d'exercice sont justement celles qui devroient en faire le plus; ce sont les opulens qui ont coutume de permettre à l'estomac une surcharge qui le fatigue et l'empâte; souvent ils ne daignent pas se promener, quand ils ont le moyen de se faire traîner. Cependant ils devroient savoir qu'il n'y a de véritable et bon exercice, que celui qui met toutes les parties du corps en mouvement et dans un air vif et sain.

Nous désirons bien ardemment, qu'à l'exemple des anciens, on forme aujourd'hui, dans toute la république, pour l'éducation physique de la jeunesse, des gymnases ou des établissemens dans lesquels on admette un grand nombre d'exercices différens, où elle trouveroit, suivant ses goûts, à exercer diversement tous les muscles du corps, ce qui lui concilieroit en même tems et la force, et l'adresse et la santé.

On devroit faire prendre aux femmes, surtout aux jeunes filles plus d'exercice, qu'on a coutume de le pratiquer. Souvent chez les premières, les évacuations périodiques et les passions tiennent lieu d'exercice. Mais en général, elles seroient moins sujettes aux obstructions et aux maladies de nerfs, si elles en faisoient davantage. L'équitation, la danse modérée, la culture des fleurs, le jeu de billard, le volant, le petit palet leur conviennent beaucoup.

Les personnes foibles et valétudinaires doivent aussi faire autant d'exercice, que leurs forces le comportent; on ne peut trop le recommander aux gens de lettres et sédentaires. Le tems le plus convenable pour faire de l'exercice, est le matin vers six ou sept heures; alors l'estomac est vide, et le corps a trouvé dans le sommeil le moyen de réparer ses forces. L'air est plus pur que dans tout autre moment, et il reste encore beaucoup de temps pour les occupations indispensables.

Les gens inactifs se plaignent perpétuellement de dou-

leurs d'estomac, de vents, de gonflemens, d'indigestions; ces maux, source de mille autres, ne peuvent
être guéris que par un bon régime, et par l'exercice
continué, mais jamais après le dîner.

Les jeunes gens qui se portent bien, doivent faire des
courses à pied, à cheval, nager, chasser, jouer à la
paume, et quand il pleut, au billard, etc., etc.

Un grand secret de l'éducation, c'est que les exercices du corps, et ceux de l'esprit, se servent toujours
de délassement les uns aux autres. C'est le moyen de
rendre la vie utile et heureuse, et la santé constante.

Nous avons fait voir ailleurs, qu'après de violens
exercices, il falloit éviter l'air frais, redouter les boissons à la glace et les acides; que la bierre, que le vin
étoient préférables dans ces circonstances. (V. Chaleur.)

EXPÉRIENCE. L'expérience est la lumière réfléchie par la réflexion, la connoissance, et l'examen de
tout ce qui est soumis à nos sens.

Chacun retire plus ou moins de profit de sa propre expérience, selon qu'il est né avec plus d'esprit, et qu'il
a travaillé davantage pour s'instruire.

Ceux qui ont naturellement le bon esprit d'observation, sont ceux qui s'enrichissent le plus de l'expérience passée et présente.

EXPOSITION. L'exposition est une situation relative aux divers aspects du soleil; tout ce qui a vie,
ou tout ce qui végète, a besoin pour se bien porter,
d'une exposition favorable. C'est pourquoi certains individus de notre espèce, certaines plantes souffrent
beaucoup en changeant de climats, et quelquefois ne
peuvent s'y accoutumer.

Une chose capitale pour l'exposition des corps et des

habitations, c'est de bien connoître la direction des vents, qui varie toujours, suivant les abris voisins. Souvent, deux ou trois airs de vents de différence sont d'une très-grande conséquence.

Lorsqu'on veut se choisir une habitation dans nos provinces méridionales, l'exposition doit être d'un côté au nord, de l'autre au midi. En été, le courant d'air rafraîchit les appartemens ; en hiver, on jouira d'une espèce de printems.

Près de la mer, il faudra se garantir des vents qui en arrivent ; ils entraînent avec eux une humidité délétère qui pourrit et gâte tout.

Dans les départemens du nord, l'exposition au soleil levant et à celui du midi, est la plus saine ; partout celle du soleil, depuis midi jusqu'à son coucher, est fatiguante par son excessive chaleur. Dans tous les cas, il faut fuir, comme la peste, le voisinage des étangs, des marais, de toute espèce d'eau stagnante. L'air y est mal sain, et le serein abondant et funeste.

E X S I C C A T I O N. Nous entendons ici par exsiccation un moyen de conserver certains alimens, et particulièrement les fruits. Depuis long-tems on a senti, qu'en ôtant petit à petit, à beaucoup de substances, une partie de l'humidité intérieure qui les abreuve, on venoit à bout de les conserver dans un état qui approche de l'état naturel.

Plusieurs fruits, plusieurs tiges, plusieurs racines, n'ont besoin que d'être séparés de la terre, pour se conserver ; d'autres n'ont besoin que du soleil ; d'autres ont besoin d'un feu plus vif. Ces parties contiennent, sous le même volume, bien plus de substances nutritives, puisque ce n'est que de l'eau qu'on leur a enlevée.

Un autre moyen de conservation, pour beaucoup de fruits, est de garder leurs cellules dans toute leur intégrité, quand elles ne sont pas trop aqueuses ; c'est ainsi qu'on conserve des fruits d'automne, et du raisin même, par la suspension, sans contact, sans secousses et surtout à l'abri de l'humidité. Cette sorte d'exsiccation lente altère beaucoup moins leur mucilage, que l'exsiccation artificielle.

A la vérité, cette dernière donne plus d'extension à la durée des fruits, mais elle ne peut être beaucoup plus longue, lorsque le sucre, le sel, le vinaigre ne les empêchent pas de devenir friables et âcres.

Il est encore une autre manière de conserver certaines substances végétales organiques, sans exsiccation, c'est de les retenir dans une sorte de sommeil, dans lequel la végétation soit comme suspendue, sans que l'organisation soit altérée.

C'est ainsi que certaines racines se conservent dans les caves, ensevelies dans le sable, à l'aide d'une fraîcheur, qui ne leur laisse rien perdre de leur suc, mais qui arrête en elles le mouvement de végétation. De cette manière on conserve des carottes, des navets et d'autres racines de cette espèce, pendant tout l'hiver.

EXTRAIT. Les extraits, ou suivant la nouvelle nomenclature chimique, *l'extractif*, sont composés essentiellement d'une résine et d'un sel souvent alcalin auquel cette résine est unie dans l'état de savon. Que ce savon soit mêlé d'une partie mucide et fermentescible, il n'en faut pas douter ; mais ce qu'on nomme proprement extrait, n'est point un mucilage, ne peut fermenter aussi facilement que les sucs miellaux, et doit former un autre ordre dans la classe des corps nutritifs.

La partie extractive, soit dans les animaux, soit dans les végétaux a des caractères communs : elle est soluble dans l'eau et en partie dans l'alkool, propriété que n'a point la gelée ; elle a une saveur marquée qui manque à cette dernière ; quand elle est concentrée, elle est âcre et amère ; c'est ce que tout le monde connoît dans les extraits provenans des sucs dépurés des plantes, et ce que le citoyen Thouret a remarqué dans l'extrait tiré des parties musculeuses, ou des chairs des animaux. Elle est enfin unie à une partie colorante, ou est elle-même d'une couleur brune dans les végétaux, et rousse dans les animaux.

Fortement chauffé, l'extrait répand l'odeur du caramel, et en prend la couleur, soit dans les végétaux, soit dans les animaux, comme on l'a observé à la surface des viandes rôties ou rissolées ; brûlé, il se boursoufle, et répand une odeur acide piquante ; séché et exposé à l'air, il en attire plus ou moins l'humidité, tant dans les végétaux que dans les animaux ; humecté à un certain point, il s'aigrit, se moisit et se pourrit dans un air chaud : en général, il est peu de substances dont les caractères soient plus uniformes dans les deux règnes.

L'extractif animal est combiné avec les chairs ; c'est sa substance brune qui donne de la couleur aux bouillons, les empêche de se prendre en gelée, (quand elle est en grande proportion) et ne permet pas de les réduire en extrait sec, parce qu'elle attire l'humidité de l'air.

Geoffroi a remarqué que le bouillon de la chair de bœuf ne pouvoit se mettre en tablettes sèches, et que pour y parvenir, il falloit lui joindre des cartilages et des extrémités d'animaux, dans lesquels la gelée se trouve presque pure, et sans aucun mélange de partie extractive.

La partie extractive a une saveur âcre, quand elle est concentrée, mais elle prend un goût fort agréable quand elle est étendue. Elle est tonique et stimulante; et quand elle est très-rapprochée, elle devient échauffante.

C'est elle qui constitue la partie principale de ce qu'on appelle jus, en terme de cuisine; car le jus est l'extrait rapproché de la décoction des viandes, dont le suc ne forme pas de gelée. Cette partie extractive facilite la digestion des alimens animaux; elle manque dans les chairs des animaux fort jeunes, se forme et les pénètre peu-à-peu, à mesure qu'ils avancent en âge, et les colore plus fortement, lorsqu'ils sont parvenus à l'état adulte.

L'extractif se trouve plus abondamment dans certains animaux, que dans certains autres, et c'est de son existence que dépend la distinction d'Hyppocrate entre les chairs peu pénétrées de sang, ou fort imprégnées de ce liquide.

On peut croire que cette substance extractive savonneuse contribue à augmenter la solubilité de la fibre; mais il faut convenir aussi qu'elle se forme plus abondamment, dans le même tems que la fibre acquiert plus de solidité et de résistance.

La partie extractive des muscles, la partie rouge du sang, la partie extractive de l'urine et de la bile, paroissent avoir la même base; c'est cette résine dont nous avons parlé, qui passe successivement à un état plus ou moins savonneux, au moyen des sels alkalins qui s'y unissent.

Elle n'est qu'imparfaitement combinée à ces sels dans le sang; elle l'est davantage dans les muscles, dont la partie extractive est un vrai savon : plus savonneuse encore par la combinaison répétée des mêmes sels, elle devient plus soluble, en même tems qu'elle devient plus excrémentitielle.

Dans tous les animaux fort exercés, la partie colorante du sang, la partie extractive des muscles, le savon de la bile, et celui de l'urine, ayant également une intensité beaucoup plus grande que dans les animaux oisifs, c'est à la base commune de toutes ces substances qu'il faut attribuer le goût et la saveur que contractent les chairs, et non à l'épanchement de la bile.

Il paroît que les substances extractives des chairs, et la partie colorante qu'on y remarque en même tems, ne font qu'une seule et même substance. Il est à observer que même dans les animaux à chair blanche, le muscle du cœur est toujours coloré; et dans les expériences de Geoffroy, on voit que l'extrait de cœur de veau, qui est en petite quantité, se desséche difficilement, et ne se met point en gelée, semblable, à ces deux égards, à l'extrait de chair de bœuf, et à tous les extraits chargés de matière extractive savonneuse. Cela confirme ce qui a été dit, que la partie extractive colorante des chairs, étoit produite par la substance colorante rouge de sang; car on sait que de tous les muscles, le cœur est celui qui reçoit le plus de sang dans l'épaisseur de sa substance.

Il ne faut pas confondre la partie extractive avec la partie colorante. En effet, dans les sucs exprimés des plantes, nous voyons la partie colorante se déposer, et la partie extractive reste dissoute dans la liqueur. Néanmoins, la partie extractive est toujours plus ou moins colorée, et quoiqu'essentiellement distincte de la partie colorante, elles n'existent peut être jamais l'une sans l'autre : il reste encore beaucoup de recherches à faire aux chimistes sur cet objet.

La partie extractive seule, est toujours plus ou moins amère dans les végétaux, et souvent âcre. Elle est toujours âcre, et un peu amère dans les animaux, mais les mélanges rendent ces propriétés moins remarquables. Le mucilage et les gelées l'adoucissent : l'acide les masque, et les fait disparoître en partie ; car c'est toujours la partie extractive qui donne à chaque aliment le goût particulier qu'il a ; ce n'est pas qu'on puisse regarder dans les alimens la partie extractive comme étant leur base constituante, mais on convient que plusieurs la contiennent en grande proportion

La substance extractive, ou la propriété nutritive dont il est croyable qu'elle jouit, est dans nos alimens un assaisonnement naturel. Son âcreté stimulante, ou son amertume, relèvent le ton de l'estomac. On peut croire encore que, comme savonneuse et ayant une véritable analogie avec la bile, elle sollicite efficacement les organes qui donnent passage à cette humeur, et par ce moyen, contribuent doublement à la digestion.

Les médecins employent les parties extractives des végétaux, et de préférence les plus déliquescentes et les plus amères, pour faire couler la bile et désobstruer le foie. Mais les parties extractives des animaux, comme plus âcres qu'amères, sont rarement employées, excepté dans l'inertie de l'estomac ; car, quand c'est la bile qui cause quelque mal, on regarde les alimens qui contiennent cette substance comme très-propres à augmenter l'abondance de cette humeur, ainsi que ses vices, et cela d'autant plus que leur animalisation les en rapproche davantage. Ainsi, dans les convalescences des maladies aigues, sur la fin desquelles la bile se développe toujours plus ou moins, avec des propriétés qui en exigent l'évacuation, on évite de donner des alimens animaux, chargés de beaucoup de parties extractives, dans la crainte bien fondée d'échauffer, de causer des rechûtes, ou de provoquer le besoin des purgations.

D'après ce que nous disons ici, malgré le degré d'animalisation assez fort des poissons, on préfère, dans ces cas, leur chair à beaucoup d'autres, parcequ'on en connoît peu de plus dépourvue de parties extractives.

Il est donc clair que la partie extractive, surtout chez les animaux, échauffe : ainsi l'on voit que l'étude des maladies, de leurs phénomènes, et de leur traitement, peut souvent jeter du jour sur celle qui a pour objet la conservation de l'homme sain.

Parmi les végétaux, un grand nombre de ceux qui nous servent d'alimens sont privés de partie extractive : les farineux n'en contiennent point, les fruits n'en contiennent point : ce n'est que dans les tiges et les feuilles, qu'il faut la chercher ; encore ne peut-on l'admettre dans toutes celles qui sont artificiellement étiolées et blanchies, qui ne contiennent qu'un mucilage fort doux, et étendu d'eau.

Les plantes qu'on cueille vertes et colorées, sont les seules qui contiennent bien évidemment l'extrait. Dans l'épinard, il est mêlé à un mucilage doux qui en masque la saveur. L'oseille le contient avec plus d'abondance, mais l'acide en surmonte et en cache aussi la saveur. Le cresson, le cerfeuil, ont également un suc dont l'extrait fait partie, mais l'aromate et le principe volatil dominent sur lui.

Les pissenlits, les mâches, et la chicorée sauvage, sont

peut-être les seules plantes usitées, où l'extrait se manifeste évidemment, et chez qui une amertume plus ou
moins forte, décèle sa présence.

Nous avons déjà observé, que parmi les animaux, il
ne faut chercher l'extrait, ni dans les quadrupèdes très-
jeunes, ni dans les volailles blanches, encore moins dans
les poissons et coquillages, mais dans des viandes qu'on
nomme faites ; quand la proportion de l'extrait à la partie
gélatineuse est très-forte, celle-ci ne prend pas corps, et
on a l'extrait qu'on nomme jus dans les cuisines, et qui est
fort échauffant.

Le veau, le cochon, le lapin, le perdreau, le canard,
le mouton, le bœuf, la perdrix, le lièvre, le chevreuil,
la bécasse, la mauviette, les petits oiseaux de cette classe,
le sanglier, la macreuse, forment, dans les viandes dont
nous parlons, une gradation, suivant laquelle les proportions de la partie extractive, croissent successivement,
et dominent sur la substance gélatineuse, au point de la
faire disparoître.

Si entre les parties des animaux, on cherche, dans chacun, celle qui contient l'extrait en plus grande quantité
en proportion des autres, parmi les chairs, c'est le cœur ;
parmi les viscères, c'est le foie. Le foie est véritablement
la partie dans laquelle cette substance se trouve en plus
grande abondance, et on en conçoit la raison, puisqu'il
sert à séparer la bile, dans la composition de laquelle l'extrait entre pour beaucoup, et où elle prend un état bien
plus savonneux, parcequ'elle y est chargée d'une plus
grande quantité de sel alkalin.

EXHUMATION. Lorsqu'on est forcé de faire des
exhumations de cadavres, on sait que leur décomposition
non terminée, accumule des germes de contagion qui sub-
sistent encore long-tems après la mort, que les cerceuils,

leurs débris, les terres, les pierres s'en infectént, que l'air environnant s'en charge ; il faut donc prendre de grandes précautions, pour se soustraire aux dangers qui menacent ceux qui sont dans le voisinage, ou qui ont le courage de travailler aux exhumations.

Les moyens essentiels sont la chaux vive et le feu en grande quantité. On fera du lait de chaux, dans la proportion d'un seau de chaux vive, sur cinq seaux d'eau, en l'éteignant d'abord dans le moins d'eau possible. On en aura une provision dans des muids, et on la remuera à mesure qu'on en puisera.

On brûlera du bois blanc dans des fourneaux ou crèches à jour, sur lesquels seront des capsules ou poêles de fer, dans lesquels on placera en évaporation constante, de l'eau et du vinaigre à parties égales, auxquels on ajoutera des plantes aromatiques.

Dans les lieux où il y a beaucoup de cadavres, il faut, en creusant de pied en pied, verser de l'eau de chaux. Lorsqu'on trouvera des corps qui ne seront pas entièrement consommés, on y versera de l'eau de chaux à plusieurs reprises, on mettra sur la tombe une capsule en évaporation, puis on enlèvera dans de grandes bierres, les débris restans des cadavres mélés avec de la chaux et de la terre, on brûlera les cercueils sur le lieu.

On fera souvent détoner du nitre, et les ouvriers s'en trouveront bien ; ils doivent travailler avec de longues pinces de fer qui ne les obligent pas de se courber sur les cadavres, on doit les entourer de fumigations aromatiques, leur conseiller de mettre dans leur nez, de petites éponges imbibées d'huile essentielle de thim ; ils boiront de l'oxicrat et s'en laveront fréquemment ; leur régime doit être tonique, sans être échauffant, et tiré au moins autant des végétaux que des animaux.

Il ne faut jamais unir le vinaigre avec la chaux.

F.

FAIM. La faim est une sensation, qui porte les animaux à manger, pour entretenir leur existence. Elle diffère de l'appétit qui est moins sensible au besoin, et moins vorace.

Sans entrer dans les discussions philosophiques, qui ont servi à expliquer les causes de la faim, nous dirons qu'elle paroît due au concours simultané de la structure de l'estomac, qui est tiraillé lorsqu'il est vide, au suc gastrique qui le stimule à sa manière, ainsi qu'à la salive. La faim cesse, quand, au moyen des alimens, on a satisfait le besoin de l'estomac, jusqu'à ce que, par le travail de la digestion, ils ayent été atténués et déterminés vers le duodénum et les autres intestins. Alors les mêmes causes ramènent les mêmes phénomènes.

La faim diffère suivant l'âge, la force des individus, et la constitution. Chez les jeunes gens, la croissance d'un côté, de l'autre, la grande déperdition qu'occasionne leur constante activité, enfin l'énergie de leur estomac, rendent la faim bien plus impérieuse, et exigent beaucoup d'alimens. Les raisons opposées, ôtent peu à peu l'appétit aux vieillards.

Le relâchement de l'estomac, de mauvais alimens, l'antipathie qu'on éprouve pour quelques-uns, de grandes affections de l'ame, suspendent tout-à-coup la faim: mais il ne faut, pour la rappeller, qu'observer un peu de diète, ranimer l'estomac par quelques substances amères, stimulantes, ou bien l'évacuer.

C'est une règle trompeuse de ne cesser de manger, que lorsqu'on a perdu l'appétit; car on prend souvent pour un effet de la faim, la sensation produite par une humeur âcre, et par la vue de ce qu'on aime.

L'excès contraire, ou la crainte de se livrer à la faim qu'on éprouve, peut causer des maux plus difficiles à guérir, que ceux qui sont la suite de l'intempérance, parcequ'il n'y a rien de si difficile, que de rendre à la nature les forces qu'elle a perdues par l'inanition; l'estomac étant privé de son ton, la transpiration se faisant mal, les humeurs et les fibres s'étant desséchées, il en résulte nécessairement une foiblesse générale très-fâcheuse.

La faim étant un des plus forts instincts, par lequel l'homme puisse être maîtrisé, on a observé que lorsqu'il est dans l'impossibilité de la satisfaire, au bout de quelques jours l'hémorragie du nez survient, la dissolution et la putréfaction des liquides succèdent, la férocité, la fureur, et enfin la mort termine les souffrances les plus atroces, vers le septième ou huitième jour.

Nous devons spécialement recommander aux personnes bien portantes, de ne jamais trop charger leur estomac, de rester sur leur appétit, pour ne pas s'exposer aux indigestions, aux renvois, aux vents, et aux dérangemens de toute espèce.

FAISAN. Le faisan est un des plus beaux oiseaux de nos climats, un des meilleurs et des plus recherchés. Sa chair est nourrissante, de bon suc, d'un goût excellent: comme elle se digère aisément, on peut permettre les faisandeaux, surtout aux personnes épuisées par des maladies longues, ou par de violens exercices.

Il est des gens qui conservent des faisans, jusqu'à ce que les vers commencent à les dévorer, ils aiment à leur disputer cette pâture dégoûtante, et mangent avec délices, ces oiseaux, qu'on nomme alors faisandés. On a encore donné ce nom aux autres viandes, attendues de cette manière, qui ne plaisent qu'à peu de personnes, et qui d'ailleurs peuvent donner une âcreté particulière aux sucs digestifs.

FALSIFICATION. Ce mot se dit des substances altérées et détériorées par d'autres qui sont, ou nuisibles, ou d'une qualité inférieure. (V. au mot Cabaret, la manière de connoître la falsification du vin).

FAMILIARITÉ. La familiarité est la liberté du discours et des manières, entre égaux et amis. La familiarité aide à un naturel aimable à sortir des entraves de la coutume, et à mépriser des détails minutieux; elle répand sur les actions de l'énergie et des graces.

FANATISME. Le fanatisme est un zèle outré : la vérité, la patrie, la religion, l'amitié, l'amour, ont leurs fanatiques.

Le fanatisme a sa source dans le tempérament : ce sont les mélancoliques, et les bilieux qui sont les plus grands fanatiques. La preuve, que de l'abus des meilleures choses, il en résulte souvent de très-mauvaises, ce sont les horreurs qui ont été en tout tems la suite des fanatismes de tout genre.

On a observé que quand l'ignorance et la présomption se trouvoient réunies dans une imagination ardente, il en résultoit un fanatisme qui ne connoissoit plus de bornes. Souhaitons que la raison, l'affreux exemple du passé, et les remords du crime, éclairent assez les hommes, pour leur inspirer l'horreur du fanatisme.

FANTAISIE. La fantaisie est le goût d'un moment: en la créant, l'imagination se promet des plaisirs dont elle est bientôt rassasiée. Il y a des fantaisies de mode générales, il y en a d'extravagantes, d'utiles, de frivoles, d'héroïques. La fantaisie appartient plus à l'esprit et à l'imagination, qu'au bon sens.

FARCE. Les farces sont des espèces de hachis de différentes substances, surtout de viandes mêlées d'œuf, de mie de pain, de laitage, de lard, de truffes, de champignons, des substances aromatiques chaudes. Ce méts ne convient qu'aux estomacs vigoureux, et aux constitutions lentes et phlegmatiques.

FARD. On donne ce nom à toute espèce de blanc ou de rouge, de noir, etc., dont les femmes, et même quelques hommes, peu dignes de ce nom, se servent pour embellir leur teint, imiter les couleurs de la jeunesse, et réparer, par l'art, des ans, l'irréparable outrage. La manière de préparer ces compositions tient à l'orthopédie ou à l'art cosmétique.

Les femmes grecques et romaines se peignoient les sourcils avec du noir d'antimoine, ce que font encore aujourd'hui les femmes et les hommes, dans l'Arabie, la Syrie, pour ménager leurs yeux contre l'ardeur du soleil.

Presque tous les peuples de la terre se sont peints avec plus ou moins de goût. Le blanc et le rouge ont fait fortune en France, grâces à un italien, et à la cour de Catherine de Médicis, mais comme l'a dit Lafontaine:

> Les fards ne peuvent faire,
> Que l'on échappe au tems cet insigne Larron;

> Les ruines d'une maison
> Se peuvent réparer,
> Non les ruines du visage.

Il n'y a point de doute, quant à la santé, que tous les fards ne soient nuisibles ; ils gâtent un peu plus vîte la peau qui s'y accoutume, la desséchent, en suppriment la transpiration, en bouchant les pores : delà les boutons, les dartres et autres maladies de peau, que causent encore les différens blancs et rouges tirés des minéraux. (V. Blanc).

Comment les femmes ne sentent-elles pas qu'à un certain âge, il n'y a qu'un moyen de nous dédommager du fard de la jeunesse ; c'est de faire preuve de bonté, d'amabilité et de talens !

FARDEAU. Si les fardeaux ne sont pas proportionnés à la force habituelle de ceux qui s'en chargent, ils peuvent faire beaucoup de mal, en comprimant et tiraillant les muscles et les nerfs des parties sur lesquelles se fixe leur pesanteur, en en causant quelquefois l'atonie et la luxation. J'ai vu des jactances et des tours de force dans ce genre suivis, chez des portefaix, de ruptures de vaisseaux, et de crachemens de sang épouvantables ; avant tout il faut bien savoir, *quid ferre valeant humeri*, ou ce qu'on est capable de porter.

FARINE. La farine est une substance pulvérulente, tirée des grains qu'on nomme farineux. La plus essentielle pour l'homme est celle de froment, qui renferme trois substances distinctes ; 1°. la fécule ou amidon ; 2°. la matière végéto-animale, découverte par Beccari, et Kesser Majer, qui ne peut être dissoute dans l'eau ; 3°. la substance extractive, muqueuse, dissoluble à l'eau froide et qui n'est pas très-abondante dans le froment.

C'est l'union de ces substances, et surtout la présence du gluten animal, qui donne à la farine de froment cette supériorité qu'elle a pour faire du pain bien levé, léger, moëlleux, le plus agréable et le plus salutaire, à tous égards.

On rendroit un grand service à la société, si l'on pouvoit trouver une partie glutineuse qui s'amalgamàt avec les autres farines qui en sont dépourvues. Peut-être la rencontrera-t-on dans la partie caséeuse du lait, les gelées ou la colle qu'on tire des os et des cartilages, dans les choux et les navets qui fournissent les principes des matières animales, etc.

Le citoyen Parmentier a démontré que c'étoit la partie amilacée, qui nourrissoit dans la farine de froment, ainsi que dans toute autre. Il n'y a que la fermentation, qui puisse assurer à la farine les qualités qu'il lui faut pour devenir aisément digestible. (V. Pain).

La moûture économique est la meilleure pour obtenir de la bonne farine; comme on moût, et remoût, on a à part les différens produits de farine et de son. On obtient cinq sortes de farine, qui ont chacune des propriétés particulières, qui mêlées, donnent un meilleur pain que celui qui résulteroit de chaque espèce de farine prise séparément.

Les bonnes ménagères trouveroient du bénéfice à vendre leur bled, pour acheter de la farine, parceque quand on fait moudre soi-même, on ne s'attache point à connoître positivement le produit qui en résulte en farine et en son. On n'en a pas même le moyen, parceque souvent on est à la discrétion du meûnier, tandis que de la farine payée au poids, donneroit la facilité de calculer exactement le prix du pain, sans crainte pour la moûture, et sans l'attirail des bluteaux ; d'ailleurs on se trompe encore moins au choix de la farine qu'à celui du pain.

La meilleure farine est celle qui offre la couleur jaune citron, qui est sèche, grenue, pesante, qui s'attache aux doigts, qui pressée dans la main, reste en une espèce de pelotte ; avec un peu d'eau dans la main, elle doit donner une boulette qui s'allonge sans se séparer, et s'affermisse promptement à l'air.

Il faut toujours sentir les farines : celles qui sont altérées ont ordinairement une odeur aigre, ou infecte. Si les farines contenoient de la craie ou du plâtre, en les délayant à grande eau, il seroit bien facile de reconnoître la falsification par le dépôt subit qu'on obtiendroit.

Une chose nécessaire à observer, c'est que la farine la plus propre à donner le pain le plus léger, fournira constamment la bouillie la plus pesante, parceque la viscosité du froment se trouve détruite par le travail du pain, et qu'elle n'est que plus apparente après la cuisson de la bouillie.

C'est ce qui a engagé le citoyen Parmentier à préférer l'orge, le bled de Turquie et le sarrasin pour les bouillies. Il recommande, pour que ces bouillies soient moins pesantes, de les tenir un peu de tems sur le feu, de les saler et de les faire fort peu épaisses. (V. Bouillie).

FAROUCHE (Sauvage). On donne ce nom aux hommes qui semblent plus faits pour vivre dans les forêts qu'en société. On est farouche par caractère, et sauvage par défaut de culture ; le farouche n'est pas sociable, le sauvage n'est pas social ; le premier haït les hommes, le second ne les connoit pas ; l'un épouvante la société, l'autre en a peur.

FASTE. (V. Luxe).

FASTIDIEUX. C'est quelqu'un qui est ennuyeux, importun, fatiguant, et par ses discours, et par ses actions.

FAT. Le fat est un homme dont la plus sotte vanité forme le caractère, qui est ridicule dans les manières, même dans son silence, qui, ainsi que les coquettes, préfère à l'oubli la censure universelle. Il n'est personne qui ne méprise plus un fat, encore qu'un sot, parceque la fatuité est l'ouvrage de l'homme, et la sottise celui de la nature.

FATIGUE. (V. Excès, Exercice, Travail).

FAUSSETÉ. La fausseté consiste à montrer des sentimens qu'on n'a pas. La fausseté prend sa source dans l'amour-propre, l'ambition, la flatterie, et quelquefois la timidité. L'homme faux paye de mines et de discours, l'homme vrai, de conduite.

FAUTE. Une faute est une infraction des loix ou des usages de la société. Les fautes sont moins graves que les vices, mais elles y conduisent insensiblement quand on ne sait pas s'en corriger.

Ce n'est pas toujours la faute qui nuit le plus, c'est souvent la manière de se conduire, après l'avoir faite ; il faudroit bien se persuader que l'humble aveu d'une faute émousse toujours la colère, et désarme la haine : on oublie les fautes dont on s'accuse, et on se souvient de celles dont on n'a pas témoigné le repentir.

FAUTEUIL. C'est une espèce de siége plus commode que les autres, parcequ'il a des bras qui maintiennent le corps, et parceque le crin et la bourre le rendent d'une souplesse et d'une mollesse dont les membres se trouvent bien. Il convient aux personnes délicates, convalescentes ou incommodées, surtout lorsqu'on le fait large, bombé et bas.

On arrange le siége de certains fauteuils, de manière à y placer des cuvettes de cuivre assez profondes pour qu'on puisse aisément y baigner les fesses et les reins. Ils servent à donner des bains particuliers, infiniment utiles dans les maux de reins, de la vessie, dans bien des maladies de femmes ; c'est un meuble très-essentiel, qu'on nomme baignoire en fauteuil, et qui d'ailleurs, peut servir journellement, comme fauteuil ordinaire.

FÉCULE. On donne le nom de fécule à une substance pulvérulente, gélatineuse, qui se dépose et se sépare des plantes, par le lavage, et qui est dissoluble dans l'eau, à l'aide de la chaleur. On doit regarder comme des fécules, les amidons qu'on tire des bleds, les farines que fournissent les pommes de terre, la cassave, le sagou, le salep, etc. (V. chacun de ces mots.) Il paroit que la pomme de terre est la subtance qui fournit le plus de parties féculentes.

La fécule est la partie vraiment nourrissante des plantes, conséquemment celle qui, dans le règne végétal, fournit les plus grands avantages aux hommes.

FÉLICITÉ. La félicité n'est autre chose que le bonheur de la vie privée. C'est de ce bonheur que se compose la félicité générale. Quelque puisse être dans un pays la dépravation des mœurs, chaque citoyen, chaque famille, chaque société ne s'en trouve pas moins intéressée à la pratique de la vertu. Arguer de la perversité générale, pour ne pas faire le bien, ce seroit vouloir s'infecter volontairement d'une contagion, dont on verroit périr tous ses voisins.

Si l'on ne peut remédier au mal public, il faut au moins

veiller à son bonheur domestique, à se procurer des plaisirs purs, et les assurer, par la pratique des vertus, qui sont inconnues ailleurs ; le plus heureux est celui qui souffre le moins de peines, le plus misérable est celui qui sent le moins de plaisirs : toujours plus de souffrances que de jouissances, voilà le sort commun de tous ; mais comme la santé est la félicité du corps, de même le repos de la conscience, et le plaisir de bien faire, donneront à l'honnête homme la félicité de l'ame.

FEMME. La femme est la compagne de l'homme, c'est la plus charmante moitié du genre humain, et si elle est inférieure à l'autre par la force physique et morale, elle lui est bien supérieure par ses agrémens.

L'éclat du teint, la finesse des traits et celle de l'esprit, la rondeur des formes, voilà les attraits distinctifs du sexe féminin.

La mobilité et la délicatesse d'organisation que la nature accorde aux femmes, peut-être pour surveiller les premiers besoins de l'homme naissant, et le genre d'éducation que nous leur donnons, sont bien suffisans pour faire de leur ame, une glace propre à recevoir tous les objets, à les rendre vivement, et à n'en conserver aucun.

Il n'est pas étonnant, d'après cela, qu'un bel esprit les ait regardées comme quelque chose de très-difficile à définir, disant qu'il avoit toujours beaucoup aimé trois choses sans y comprendre rien, savoir : la peinture, la musique et les femmes.

Jean Jacques a dit : femmes ! femmes ! objets chers et funestes, que la nature orna pour notre supplice, qui punissez quand on vous brave, qui poursuivez quand on vous craint, dont la haine et l'amour sont également nuisibles, et qu'on ne peut rechercher, ni fuir impunément ;

beauté, attrait, sympathie, charme inconcevable, abime de douleurs et de voluptés, beauté plus terrible aux mortels que l'élément où on l'a fait naître, malheureux qui se livre à ton calme trompeur; c'est toi qui produis les tempêtes qui tourmentent le genre humain.

Si l'ame brûlante de Jean Jacques, peint le sexe aussi dangereux, il convient ailleurs, qu'il ne tient qu'à l'homme de rendre les femmes infiniment intéressantes, en leur donnant une meilleure éducation. Voulez-vous, dit-il, que les hommes deviennent grands et vertueux, apprenez aux femmes, ce que c'est que grandeur et vertu.

Selon lui, la première et la plus importante qualité d'une femme, est la douceur: faite pour obéir à un être aussi imparfait que l'homme, souvent si plein de vices et toujours si plein de défauts, elle doit apprendre, de bonne heure, même à souffrir l'injustice; l'aigreur et l'opiniâtreté des femmes, ne font jamais qu'augmenter leurs maux, et les mauvais procédés de leurs maris. Le ciel ne les fit point insinuantes et persuasives, pour devenir acariâtres; il ne les fit point foibles pour être impérieuses; il ne leur donna pas une voix si douce, pour dire des injures; il ne leur fit point des traits si délicats, pour être défigurés par la colère: quand elles se fâchent, elles s'oublient; elles ont souvent raison de se plaindre, mais elles ont toujours tort de gronder; chacun doit garder le ton de son sexe.

Mais c'est encore à l'éducation à leur apprendre, à cet égard, ce qu'elles doivent aux hommes, et ce qu'elles se doivent à elles-mêmes: elle seule, en cultivant leurs heureuses dispositions, les mettra à portée de faire le bonheur des deux sexes, et celui de la société; il faut bien persuader aux femmes, que le tems de la jeunesse et de la beauté est bien court, que cet âge une fois passé, une femme qui n'a pas eu d'autres mérites, finit par ne trouver à la place de l'encens le plus flatteur, que le vide et l'ennui, qui ne lui laissent plus de ressource, que dans la médisance et les petites intrigues des dévotes.

Si au contraire on leur a donné des talens, si on a cultivé leur esprit, on leur prépare pour la suite un empire bien plus flatteur que celui de la beauté, parcequ'il prouvera, que le vrai mérite et l'amabilité n'ont point d'âge.

Il ne s'agit pas de rendre les femmes savantes : ce n'est point le but de la nature ; elles les a destinées à des combinaisons moins difficiles. Elle leur enjoint toute espèce de sacrifices, pour veiller utilement à l'éducation de leurs enfans. Mais pour qu'elles en sentent toute la nécessité, il faut de bonne heure les y disposer, et leur faire connoître leurs devoirs, leur apprendre à distinguer ceux qui sont véritables, d'avec les factices. Il faut savoir les pénétrer du sentiment délicieux qui naît de la vertu, afin qu'un jour on ne puisse pas dire, qu'elles sont sans préjugés, parce qu'elles sont sans principes, ou qu'elles s'arrogent le titre d'honnête homme, parce qu'elles ont renoncé à celui d'honnêtes femmes.

Les femmes ne doivent point croire qu'elles ne sont nées que pour la dissipation et pour la coquetterie ; il faut qu'elles sentent l'avantage de vivre chez elles, de régler leur intérieur, d'élever leurs enfans, d'être économes, simples, modestes et sédentaires. Ces vertus privées ne sont pas à la vérité récompensées par une gloire éclatante ; mais est il pour elles un bonheur plus solide que celui de régner sur leurs maris par la complaisance, sur leurs enfans par la douceur, sur leurs domestiques par la bonté !

Avec ces goûts, elles abandonneront facilement à la frivolité, les caprices, les jalousies et toutes les petites passions qui rendent la vie nulle ou pusillanime. Leur indulgence, leur sensibilité les feront chérir; elles répandront autour d'elles une douce chaleur, une lumière pure qui éclairera et vivifiera tous les alentours. Heureuse la femme qui possédera ces solides vertus, et plus heureux celui qui possédera le cœur d'une telle femme!

FEMMES EN COUCHE (Régime des). (V. Accouchement).

FENÊTRE. Il est très-important pour la salubrité des habitations, dans les campagnes, que les fenêtres soient plus larges qu'elles ne le sont ordinairement. La police devroit surveiller cet objet, et faire en sorte qu'il y ait toujours deux fenêtres qui se correspondent, ou qu'il y en ait une vis-à-vis la porte, pour aérer facilement des logemens ordinairement mal sains, bas et humides.

FENOUILLETTE (Pomme de). C'est une des meilleures pommes que nous possédions. (V. Pomme.)

FER. Il ne résulte aucun danger de l'usage des vaisseaux de fer pour la préparation des alimens. En général, ce métal est ami de l'homme, il augmente les forces digestives, se combine avec le sang, convient beaucoup pour faciliter le dégorgement des vaisseaux obstrués, et surtout l'excrétion des règles chez les jeunes filles : il suffit souvent de leur faire prendre de l'eau ferrée faite avec une boule de mars, qu'on met dans un nouet et qu'on fait tremper dans l'eau jusqu'à ce qu'elle ait une couleur citronnée. Ce moyen simple est souvent suivi du plus heureux succès.

FERMENTATION. D'après les idées de la chimie moderne, la fermentation reconnoît pour cause la combinaison de la base de l'air vital et du gaz hydrogène, qui résultent, de la décomposition de l'eau avec le mucilage, les huiles, et la base de mofette contenue dans les corps, pour former l'acide, l'esprit-de-vin, et l'alkali volatil.

Cette théorie a l'avantage de présenter plus de précision, et un accord plus exact avec presque tous les phénomènes de ces mouvemens chimiques. Elle a l'avantage de s'adapter parfaitement à la connoissance plus intime que l'on a acquise dans ces dernières années de la composition des corps.

Il en résulte que les corps qui contiennent beaucoup de la base de mofette ou d'azote, sont tous aisément putréfactifs, et leur azote se combinant à l'hydrogène de l'eau décomposée, forme de l'alkali volatil, premier produit de la fermentation putride.

Quant aux liqueurs que nous devons à la fermentation, celles qui nous servent de boisson l'ont réellement subie presque toute entière, lorsqu'elles sont éclaircies : et si on les laisse mousser librement, elles ne se troublent pas pour cela ; ce qui prouve que leurs principales combinaisons sont achevées.

Cependant les substances qui restent différentes dans la liqueur, contiennent encore des principes capables de décomposer l'eau, et de former, avec ses parties séparées, l'esprit-de-vin ou l'alkool, et le gaz acide carbonique ; mais il faut distinguer différens tems dans les liqueurs dont la fermentation n'est pas achevée.

Les liqueurs dont la fermentation commence sont d'autant plus dangereuses, lorsqu'elles sont bues, même en petite quantité, qu'elles sont plus près du commencement de la fermentation. C'est ce que l'expérience confirme, et le même inconvénient a lieu dans les liqueurs qui n'ont point encore éprouvé de fermentation ; mais qui y ont une propension. C'est ainsi que le mout, ou le vin doux, est sujet à produire des irritations, des inflammations, des dyssenteries, ainsi que les liqueurs en pleine fermentation.

Mais quand la fermentation a parcouru ses premiers périodes, que la liqueur s'est éclaircie, et que soit par la compression, soit par l'interdiction de l'air libre, le gaz acide carbonique est arrêté dans sa formation, alors le danger n'est pas le même, et quoique, par l'admission de l'air extérieur, ou plutôt par l'éloignement des obstacles, ou des compressions, le gaz prenne un développement rapide et violent, l'expérience journalière prouve que ces liqueurs ne sont pas toujours dangereuses, et que des personnes même délicates en soutiennent très-bien l'usage.

Il est des corps plus fermentescibles les uns que les autres ; la bierre qui contient plus de substance susceptible de fermenter, que le vin blanc mousseux, doit avoir au-dedans de nous un effet plus durable. En effet, l'ivresse causée par la bierre est très-longue, tandis que celle du vin mousseux est de très-courte durée ; c'est pour cela que la bierre a besoin d'être houblonée, ou au moins mêlée avec des substances amères et toniques, qui fortifient l'estomac contre l'effort qu'elle peut faire sur ses parois.

Cependant le gaz qui s'échappe de ces liqueurs n'est certainement pas nuisible par lui-même dans le canal intestinal ; l'usage qu'on en fait depuis quelques années en médecine le prouve évidemment. L'eau qui en est imprégnée, soit naturellement, soit artificiellement, comme on le voit dans les eaux acidules ou gazeuses, occasionne une ivresse momentanée , mais donne en général du ton à l'estomac et aux entrailles.

Ainsi, l'effet des liqueurs mousseuses n'est réellement dangereux , que quand ces liqueurs n'ont pas atteint le degré de maturité qui leur donne leur perfection , ou que la quantité qu'on en a bu est trop considérable.

Enfin, il est un dernier moment dans la fermentation des liqueurs qui mérite encore quelqu'attention , c'est celui où elles s'altèrent de nouveau , et passent à l'acidité. Ce moment d'altération , qui n'est point accompagnée de gonflement , ni d'un dégagement abondant de gaz , rend la liqueur fort nuisible.

Les Normands connoissent particulièrement cet effet dans l'usage qu'ils font du cidre. Ils le tirent souvent du tonneau à mesure qu'ils le consomment , ce qui laisse petit à petit la liqueur en contact avec une grande masse d'air : quand le tonneau est vidé à un certain degré , il paroît qu'il se forme dans le cidre un acide très-particulier. Son effet est alors de donner des coliques , qu'on attribue quelquefois faussement au plomb , et que des gens du pays savent appartenir tellement au cidre , qu'ils ont pour usage , de tracer sur le tonneau une ligne , passée laquelle , ils ne continuent plus d'en tirer , parce qu'alors le cidre en vidange devient malfaisant et dangereux.

FERMETÉ. La fermeté est une qualité qui empêche la vertu de dévier , et qui donne au cœur des forces contre les attaques et les impulsions étrangères ; la noble résistance qu'elle oppose répand sur elle tout l'éclat d'une victoire.

FEU. Nous entendons ici par feu , les matières combustibles en ignition , servant à échauffer l'atmosphère , pour défendre l'homme des impressions désagréables et quelquefois fâcheuses, qui sont la suite du froid. Partout on s'est soustrait à cette influence préjudiciable, en brûlant du bois dans les cheminées, ou bien de la houille, comme en Angleterre, et de la tourbe, comme en Flandre. Grâces au peu de soin qu'on prend chez nous de faire replanter, à mesure qu'on exploite les forêts, bientôt on manquera de bois, et on sera trop heureux, pour se chauffer, de recourir au même moyen que les Anglais.

Les cheminées, comme on les construit, remplissent fort imparfaitement leur objet, parce que la plus grande partie de la chaleur est continuellement enlevée en pure perte par la fumée, et par l'air raréfié, qui de la chambre, s'échappe par le tuyau de la cheminée; c'est ce qui a fait imaginer à Franklin des cheminées à tuyaux très-étroits, dont l'ouverture peut encore se fermer, pour retenir la chaleur qui est acquise.

En parlant des poëles, nous faisons voir combien ils ont de supériorité sur les cheminées pour bien conserver la chaleur; mais on peut cependant dire en faveur des cheminées que, quand le froid n'est pas très-grand, elles ont un avantage réel à être employées, c'est que l'air des appartemens est maintenu plus pur par sa circulation continuelle de l'intérieur à l'extérieur.

En général, il ne faudroit employer le feu, surtout pour la jeunesse, que quand elle est dans l'impossibilité de faire extérieurement de l'exercice; cette manière de rendre aux corps le feu qui leur manque, est la plus saine de toutes : on sait que parmi les Hollandais qui arrivèrent au Spitzberg, ceux qui se retirèrent dans des endroits chauffés, petits, et bien clos, périrent, tandis que ceux qui firent beaucoup d'exercice à l'air libre, conservèrent et la vigueur et la santé.

Francklin a tourné en ridicule, et avec raison, ce qu'il nomme aérophobie; mais je ne suis point de l'avis de ce grand homme sur la pratique de laisser la nuit les fenêtres ouvertes pendant le froid. Les vicissitudes de l'atmosphère, et l'air humide qui se joint quelquefois à l'air froid peuvent causer des inconvéniens très-graves, surtout dans des climats sujets à de grandes variations atmosphériques.

FEUILLETÉE (Pâte). On donne ce nom à des pâtes faites avec le beurre, les œufs, le sel et la farine de froment; plus elles sont paîtries et battues, plus elles feuillent facilement, ce qui les rend plus faciles à digérer pour beaucoup d'estomacs; cependant, j'en connois de fort délicats, qui digèrent plus aisément les pâtes pesantes, que celles qui sont feuilletées : mais c'est une des mille et une bisarreries de cet organe.

FÈVES. Les fèves sont des graines légumineuses; dont les principales se nomment fèves de marais. Elles sont en général fort nourrissantes, se mangent vertes, ou sèches, après les avoir fait cuire avec le serpolet ou le thim, qui leur donnent un goût fort agréable, et qui les rend plus digestibles et moins venteuses. Elles conviennent beaucoup aux estomacs forts et vigoureux. Les personnes sujettes à la colique et aux constipations, à l'ictéricisme, aux maux de tête et au calcul, doivent s'en abstenir.

FIDÉLITÉ. La fidélité consiste à tenir les engagemens qu'on a contractés librement. L'amour sans fidélité ne seroit plus une passion noble et généreuse, ce seroit l'instinct de la brutalité, le besoin des sens, ou le caprice d'une passion déréglée.

L'infidélité parmi des époux ôteroit l'estime si nécessaire dans le lien le plus respectable, détruiroit le bonheur, et pourroit donner naissance à un enchaînement de déguisemens, de perfidies, de mensonges et de malheurs incalculables.

La fidélité entre amis est si nécessaire, que celui qui y manqueroit, n'auroit aucune idée des rapports sympathiques, qui constituent le plus intéressant de tous les liens, après celui de l'amour. On ne peut sans indignité, sans bassesse et sans noirceur, manquer à la confiance; c'est violer le dépôt le plus sacré.

FIGUES. La figue est le fruit du figuier, et on en distingue un grand nombre d'espèces. En général les figues, dans les climats chauds surtout, sont douces, succulentes, sucrées et d'un goût parfait.

Lorsque les figues sont bien mûres, elles offrent un aliment sain et qui étoit fort recherché des Anciens; on les fait aisément sécher, de sorte qu'on peut en avoir dans toutes les saisons et dans tous les pays.

Les figues font une partie de la nourriture du paysan dans les provinces méridionales de la France et en Italie. Quoiqu'on ait dit de leur nocuité, il n'y a que les seules personnes qui en ont mangé indiscrètement, qui aient pu être incommodées.

On les regarde comme relâchantes et pectorales; on en fait des gargarismes utiles avec du lait, pour accélérer la maturité des abcès de la bouche et de la gorge.

FILTRER. Lorsqu'une liqueur est trouble, sans être

gâtée, pour pouvoir en faire usage, on la filtre, ce qui se fait aisément, en mettant un peu de coton ou une feuille de papier gris dans un entonnoir, et en la faisant passer à travers.

FILET. On donne le nom de filet ou de frein à la trop grande brièveté du ligament membraneux qui concourt à attacher la langue à la mâchoire inférieure, d'où il résulte pour le moment présent, l'impossibilité de teter, et pour la suite une grande difficulté dans l'organe de la parole. Il n'est pas rare de trouver des enfans qui naissent avec ce défaut ; lorsqu'on voit qu'ils ont de la peine à exécuter la succion, il faut, sur-le-champ, les faire voir à un chirurgien habile, et ne pas souffrir que les sages - femmes les arrachent avec leurs ongles.

C'est une opération très-délicate, qui demande des connoissances, du jugement, et de l'adresse.

FILLES (Education des). (V. le mot Education).

FILLES (Publiques). Il devroit y avoir, dans les faubourgs des grandes villes, des maisons destinées à loger les filles de mauvaise vie. Elles seroient gouvernées par une matrone, du choix de la police, ne seroient pas éloignées d'un corps-de-garde, et n'auroient qu'une entrée : toutes les autres filles seroient chassées de l'intérieur de la ville, et renfermées, dès qu'elles s'y présenteroient, ou seroient apperçues débauchant les jeunes gens.

On éviteroit par là de laisser, sous les yeux du public, l'exemple de la débauche et de la crapule. Les jeunes gens, plus circonspects, craindroient d'aller dans ces repaires du vice ; ce seroit un moyen d'amortir la dissolution et la dépravation morale. On s'opposeroit ainsi à la foule de maux vénériens, dont un grand nombre d'imprudens devient journellement la victime; d'ailleurs, il seroit plus facile de s'assurer de la santé des prostituées.

FINESSE. La finesse est une espèce de problème moral : autant elle est estimable quant à l'esprit, autant elle semble équivoque quant à la conduite.

En société quelquefois, la finesse est prudence, souvent ce n'est que fourberie. Chez un homme d'honneur, la finesse n'est qu'un remède à la perversité des autres.

FLANELLE. La flanelle est une étoffe légère de laine fine qui est ordinairement employée à faire des gilets, qu'on porte, soit sur la chemise, soit immédiatement sur la peau; elle sert admirablement, sous ces deux aspects, à garantir du froid. Celle que l'on applique sur la peau, a besoin d'être souvent lavée ou renouvellée, parce qu'elle s'empare de toute la transpiration en tenant le corps dans une espèce de bain continuel; elle facilite singulièrement cette fonction de la peau, chez les personnes qui transpirent difficilement, et qui s'exposent beaucoup aux intempéries de l'atmosphère.

Il faut, quand on quitte la flanelle qu'on porte sur la peau, le faire seulement en été. Les jeunes gens ne doivent point en prendre l'habitude. Il arrive quelquefois que l'usage abusif de la flanelle cause la constipation et l'entretient.

FLATTERIE. La flatterie est une profusion de louange, d'estime, de respect et d'amitié, qui n'a de sincère que le profit qu'on en attend. Presque toujours la flatterie se joint à la fausseté et à la lâcheté; il faut donc toujours se méfier de louanges trop exaltées.

Le flatteur fait un commerce honteux qui n'est utile

qu'à lui, mais dont le revenu est casuel, et le fond
assez solide, puisqu'il a pour base la sotte vanité des
hommes ; c'est ce qui a fait dire à Lafontaine :

> Apprenez que tout flatteur,
> Vit aux dépens de celui qui l'écoute.

Plus les hommes sont puissans, plus ils sont exposés
à de lâches adulations, et plus ils doivent être en garde
contre le poison subtil de la flatterie : plus ils sauront
le rejetter, plus leur gloire est assurée.

FLATUOSITÉS. (Vents). On a cru, et quelques
personnes croyent encore, que les flatuosités sont de
l'air atmosphérique, développé dans l'estomac et les intestins. La chymie moderne apprend que ce sont des
gaz dégagés par le séjour et la dissolution des alimens
dans les sucs biliaires, gastriques, salivaires, soit dans
l'estomac, soit dans le canal intestinal, et que ces
fluides ne sont point de l'air.

L'estomac des animaux sains, contient toujours plus
ou moins d'acide carbonique, qui paroît se dégager
pendant la première digestion. Les rots, reçus sous des
cloches pleines d'eau de chaux, y forment tout-à-
coup un précipité crayeux. Les vents qui sortent
par l'anus, et qu'on peut recueillir au-dessus de l'eau
d'un bain, sont des gaz inflammables tenant plus ou moins
de gaz hydrogène, de soufre, de carbone, et quelquefois
même du gaz azote.

On a observé qu'à la suite des digestions pénibles
et lentes des farines ou d'autres végétaux, il y avoit développement du gaz acide carbonique dans l'estomac
et les intestins grêles, que les matières animales, les
poissons surtout, donnent du gaz azote dans les indigestions qu'elles causent ; qu'après quelques indigestions,

suite d'un séjour trop long de viandes faisandées, d'œufs, d'ananas, de bile âcre et putride, le gaz hydrogène sulfuré sort souvent par le cœcum, en exhalaisons très-fétides, enfin que le gaz hydrogène carboné accompagne toujours ce dernier, et est dû, comme lui, à la décomposition spontanée des matières animales.

Ainsi, l'eau de chaux, les alkalis fixes et volatils, étendus d'eau froide surtout, doivent faire cesser les gonflemens et les distensions des viscères abdominaux, en condensant et en absorbant même le gaz acide carbonique, qui en est si souvent la cause; ainsi les liquides chauds peuvent être nuisibles, en raréfiant les fluides, sans les absorber.

Les liqueurs en fermentation, le cidre, la bierre, les vins mousseux, doivent produire des flatuosités par le gaz acide carbonique qui s'en dégage.

Les matières calcaires, et le carbonate de magnésie, peuvent produire des vents, s'ils trouvent un acide assez concentré pour dégager l'acide carbonique, dans le canal intestinal.

Les substances très-volatiles, très-évaporables, comme l'alkool, l'éther, l'ammoniac, les huiles volatiles animales, se réduisent en gaz dans les premières voies, les distendent, et ouvrent des émonctoires naturels, qui procurent une action anti-spasmodique, et souvent des vents.

Quant à l'effet des carminatifs chauds aromatiques, âcres et amers, il paroit que c'est en excitant une action vive, une contraction robuste dans les membranes nerveuses et musculaires des viscères abdominaux, que ces corps procurent la sortie des vents, et non par une action chymique.

Le citoyen Fourcroy fait observer que parmi les gaz flatulens, il en est deux qui sont très-dissolubles dans les humeurs animales, savoir : le gaz acide carbonique, et le gaz hydrogène sulfuré. Le suc gastrique, intestinal, biliaire, et même le chyle, avant de passer dans les vaisseaux du mésentère absorbent peu à peu les gaz, et les portent dans le torrent de la circulation.

C'est ainsi que sans évacuation sensible, disparoissent lentement les gonflemens flatueux de l'estomac et des intestins. Ces gaz sortent ensuite par les poulmons et par la peau, avec les transpirations pulmonaires et cutanées ; si leur sortie est interrompue par une cause quelconque, ils sont refoulés par les intestins, et produisent de nouvelles tempêtes.

Les personnes qui sont sujettes aux flatuosités, doivent donc observer les alimens qui les incommodent, et leur donnent le plus de vents pour se les interdire.

FLEURS. Depuis long-tems, l'art de la distillation et du parfumeur ont su tirer un grand parti des fleurs ; on en fait des sirops, des conserves, des confitures, on en obtient des aromates et des essences exquises. Ces avantages n'empêchent pas que les fleurs ne puissent être nuisibles dans des circonstances où leurs émanations fortes et aromatiques accumulées, peuvent porter une action vive sur les nerfs, et même asphyxier les personnes qui se trouvent dans une atmosphère très-chargée de ces gaz. Il est donc imprudent de coucher dans des chambres où l'on conserve des fleurs d'orange, de jasmin, de rose, de tubéreuse, d'œillet, de jonquille, etc. etc.

On lit dans les journaux anglais, qu'on trouva une femme morte pendant la nuit, dans une chambre où l'on avoit placé des fleurs de lys ; Baillou parle d'une jeune fille qui fut tuée par des émanations de fleurs de violettes. Une femme ne fut quitte de ses maux de tête habituels, qu'après s'être déshabituée de coucher l'été sur des roses éparpillées.

Plus les personnes ont les nerfs sensibles, plus elles doivent se méfier des fleurs. Lorsqu'on sent qu'elles portent à la tête, il faut, sur-le-champ, les ôter, ouvrir les fenêtres et respirer l'air frais. Si elles causoient l'asphyxie, V. le mot Charbon, pour y remédier.

On sait jusqu'à quel point les fleurs peuvent nuire aux femmes en couche ; ainsi il ne faut pas plus se présenter chez elles avec des bouquets, qu'avec des odeurs fortes dans la poudre, dans la pommade, et les mouchoirs.

FLEURS BLANCHES. Les fleurs blanches sont un écoulement mal-sain et désagréable, qui accompagne et remplace souvent les règles chez les femmes et les filles qui ne font pas d'exercice, qui vivent, comme on le fait, à tous égards, dans les grandes villes, dans les grandes sociétés, où le moral est très-actif, et le physique délicat ou phlegmatique.

Sans parler des moyens de faire passer les fleurs blanches, nous disons que pour les prévenir, il faut faire beaucoup d'exercice, mener une vie sobre et en bon air ; pour le prouver, il suffit de savoir, qu'à la campagne, on chercheroit en vain des femmes à fleurs blanches.

FLUTE. (V. Instrumens).

FLUXION. Les fluxions sont des dépôts d'humeurs, qui se font subitement sur quelques parties du corps ;

elles ont lieu dans les rhumes, les péripneumonies, sur les joues, les yeux, les dents, etc.

Beaucoup de personnes croyent que les fluxions sont des incommodités qui n'exigent aucun régime, et cependant il est très-constant, que ceux qui n'ont pas la prudence de changer, sur-le-champ, leur manière de vivre, de se mettre à la diète, à l'eau, de tenir leur ventre libre avec des lavemens, d'employer des émolliens, des fomentations sur le lieu affecté, risqueront d'aggraver les inflammations qui accompagnent ces maux.

FOIBLESSE (Physique). On donne le nom de foiblesse à un état dans lequel, ou toute la machine en général, ou quelques organes en particulier, manquent de l'énergie suffisante pour exécuter leurs fonctions complettement. La foiblesse que nous envisageons particulièrement ici, n'est pas celle qui va jusqu'à la syncope ou la paralysie, mais celle qui après avoir soustrait des forces, peut être suivie de l'épuisement.

Comme la foiblesse est souvent causée par des travaux ou des exercices excessifs, par l'étude immodérée, par de grandes passions malheureuses, par des exercices forcés, on sent d'abord qu'il faut changer ses habitudes, et en prendre de tout à fait opposées. On remédiera ensuite à la foiblesse acquise, par des alimens restaurans, succulens et très-nourrissans, comme les bouillons de viande bien faits, le bœuf, le mouton, les volailles grasses, les œufs, le lait, sans oublier les vins austères, généreux, de Bourgogne, de Rota, de Lunel, dont on usera sobrement.

On emploie en outre les frictions sèches, la flanelle, ou les brosses anglaises. On fera des exercices légers, à pied et à cheval. C'est à la Pathologie à traiter au long les foiblesses des organes; quant à la foiblesse relative aux constitutions. V. Délicatesse.

FOIBLESSE (Morale). La foiblesse morale vient souvent d'une disposition physique, habituellement molle, aqueuse et peu sensible, qui ne laisse pas à l'ame assez de force pour obéir à la raison et à la vertu.

Cette disposition habituelle constitue un caractère, d'autant plus foible, qu'il manque davantage de lumières et de principes.

Le plus ordinairement l'homme foible seroit capable de vertu; mais comme il se laisse toujours conduire, il agit rarement, d'après ses propres impressions; on lui fait donc faire le mal qu'il déteste, et on l'empêche de faire le bien qu'il chérit; on l'aime quelquefois, mais jamais on ne l'estime.

On donne aussi, en morale, le nom de foible à un penchant naturel; le foible diffère de la foiblesse, car le premier est la cause, le second l'effet. Le goût du plaisir est le foible de beaucoup de jeunes gens; le désir de plaire, celui des femmes; l'amour des livres, celui des gens de lettres; l'intérêt, celui des vieillards; la vanité, celui de presque tout le genre humain.

Il y a des foibles qui viennent du cœur, et d'autres de l'esprit. Moins on est éclairé, plus on est susceptible des foibles de l'esprit, et des préjugés; au contraire, plus on est éclairé et sensible, plus on est susceptible des foiblesses du cœur; car faire des fautes, sans le savoir, n'est pas être foible, mais c'est être ignorant. La bonne éducation seule sait s'opposer aux foibles et aux foiblesses, soit de l'esprit, soit du cœur.

FOIE. Le foie est un viscère considérable, placé

au-dessus de l'estomac, qui est destiné à séparer la bile qu'on nomme cistique, et celle qu'on nomme hépatique, pour être déposées ensuite dans le duodénum, ou le premier des intestins, où elle facilite la digestion des alimens, qui a déjà été préparée dans l'estomac.

Poulletier de la Salle, et le citoyen Fourcroy, dans les travaux intéressans qu'ils ont commencés conjointement sur le foie, la bile et les concrétions biliaires, ont observé que le foie humain, long-tems exposé à l'air et entièrement desséché, se réduisoit en une substance blanche, insoluble dans l'eau, parfaitement soluble dans l'esprit de vin, et qui avoit la plus grande analogie avec le blanc de baleine.

Ces deux savans ont démontré que les concrétions biliaires, blanches, brillantes, feuilletées, qui quelquefois remplissent toute la cavité de la vesicule, sont de la même nature.

On sait que la bile est un véritable savon composé d'une huile presque résineuse, soluble dans l'esprit de vin, et que ce savon tient en dissolution une matière albumineuse, et un peu de cette substance feuilletée qui donne naissance au Calcul dont nous venons de parler; en sorte qu'il y a une véritable analogie, entre la substance du foie et la nature de l'humeur à laquelle il est destiné.

Le foie est d'autant plus âcre, qu'il appartient à des animaux, dont la chair est colorée; il est alors sec et dur; chez les jeunes animaux, et les animaux à chair tendre, il est moins brun, plus doux, plus digestible, alors il fournit un assez bon aliment, mais il est toujours peu convenable aux estomacs foibles, délicats, et aux convalescens.

FOLIE. On donne le nom de folie aux écarts involontaires de la raison. Elle paroit venir souvent du dérangement des organes physiques, qui se communique aux organes moraux ; d'autres fois l'altération morale paroit entrainer celle du physique : quelle qu'en soit la cause, les effets sont les mêmes.

Presque tous les excès deviennent folie, même dans les choses les plus louables ; rien n'est plus étendu que la combinaison des folies humaines, elles sont le partage d'un si grand nombre d'individus, qu'il en est peu, qui n'y ayent quelque tendance ; d'ailleurs chacun prend pour folie, celle qui n'est pas la sienne, et souvent même la sienne propre, lorsqu'il la voit dans un autre.

FOMENTATION. On donne ce nom à un remède externe, composé de substances bouillies ou infusées dans de l'eau, du lait, du vin, de l'huile. On employe ce moyen pour calmer des douleurs, détruire la tension, les spasmes, quelquefois fortifier et donner du ton aux parties sur lesquelles on les applique.

FONCTION. On entend par fonction, toute opération, toute action du corps humain, qui tend à sa conservation, et au bien être de chaque individu.

On a divisé les fonctions, en vitales, naturelles, et animales.

Les fonctions vitales sont celles, sans lesquelles l'animal ne peut exister ; telles sont celles du cœur, du poulmon, du cerveau, etc.

Les fonctions naturelles sont celles qui changent nos alimens en notre propre substance, qui servent à réparer les pertes que nous faisons journellement. Telles sont les fonctions de toutes les parties du canal alimentaire.

Les fonctions animales sont celles qu'on dit s'exécuter au moyen de l'ame, par l'intermède de la sensibilité et de l'irritabilité.

FONDEURS (Régime des). Les fondeurs, les forgerons, sont exposés aux effets de la grande chaleur, à ceux des miasmes dangereux des substances qu'ils traitent ; l'air qui en est imprégné, est d'ailleurs si brûlé et si sec, que la respiration en est forcément altérée ; de là l'asthme, la toux, la consomption. Pour prévenir ces effets, autant qu'il est possible, il faut que les ateliers ou les laboratoires de ces artistes soient disposés de façon, que suivant les différens courans d'air ils puissent se placer assez bien, pour voir fuir devant eux la fumée, ou les vapeurs qui pourroient les incommoder.

Ces ouvriers feront bien de ne pas continuer long-tems le même travail. Ils ne doivent se rafraichir que par degré, ils auront soin de se bien couvrir le corps avant de s'exposer en plein air. Ils ne boiront jamais froid à la suite de travaux aussi échauffans ; mais on a observé que beaucoup parmi eux, n'éprouvoient aucune incommodité en buvant de grands verres d'eau froide, quand ils continuoient après, les mêmes exercices, au moins jusqu'à ce que la boisson fut entièrement échauffée dans leur estomac.

Ces mêmes ouvriers ont bien remarqué, que le vin, et les liqueurs échauffantes, arrêtent la sueur bien loin de l'exciter.

FONTAINE (Eau de). L'eau des fontaines ou des sources, est de la plus grande utilité, particulièrement pour les habitans des campagnes, qui ne sont pas à la proximité des ruisseaux et des rivières ; il est

pour eux de la plus grande importance de savoir connoître les lieux, qui, en leur accordant ce bienfait de la
nature, leur permettent de s'y établir.

Ceux qui préfèrent les bonnes vérités toutes simples,
à la charlatanerie et aux baguettes divinatoires, sauront
qu'en général on ne trouvera pas de source dans un terrein sablonneux, si au-dessous il n'existe pas une couche
argilleuse capable de la retenir; on en rencontre sur les
hauteurs, quand la glaise ou la marne les arrêtent, et
surtout lorsque les couches de terre communiquent avec
une fontaine supérieure, d'où les eaux peuvent filtrer.

Les fontaines ou les sources sont communes dans les
lieux bas, dominés par des collines sablonneuses, et dans
les plaines traversées par de grandes rivières. La présence des eaux souterraines s'annonce par celle des plantes
aquatiques, comme le trèfle, le souci, le cresson, la
prèle, le roseau : enfin on s'en assure avec la sonde.
Lorsqu'on a trouvé une fontaine, on examine si l'eau est
bonne. (V. Eau).

On a donné le nom de fontaines filtrantes, à des
pierres de liais ou de grès dans lesquelles on place
une autre pierre calcinée, poreuse, parfaitement per-
méable à l'eau, et qui fait passer l'eau très-purifiée.

On employe à Paris ces fontaines avec un grand
avantage, et il seroit à souhaiter qu'on pût en faire
usage, dans les endroits surtout, où l'eau de rivière est
salée, comme cela arrive souvent à celle de Marne.

On devroit, en taillant ces fontaines, les évaser de
manière que le diamètre supérieur fut plus large que
l'intérieur; ce seroit un moyen de les empêcher de
casser dans les fortes gelées.

Il est fort ordinaire de trouver des fontaines, dans des

bourgs, des villages qui n'ont pas d'autre eau à boire, et à laquelle les femmes viennent aussi laver leur linge ; il conviendroit, pour que l'on pût avoir de bonne eau, que ces fontaines eussent au moins deux bassins, dont le premier seroit beaucoup plus élevé que le second, de façon que l'eau de celui-ci, quelque plein qu'il fût, n'y put refluer ; il faudroit encore que ce premier bassin fût couvert et fermé, afin de soustraire l'eau à la malpropreté.

FONTANELLE. C'est cette partie de la tête des enfans nouveaux nés, qui forme une espèce de losange très-flexible, entre le coronal et les pariétaux, et où l'on sent facilement le battement des artères de la dure mère, et du cerveau. Les parens doivent veiller à ce que cette partie de la tête soit bien à l'abri du choc des corps extérieurs, pendant les premières années de l'existence. C'est pourquoi je voudrois qu'on mit aux enfans, des bonnets à double fond qui puissent parer les coups imprévus ; on peut encore employer les bourrelets à quatre cornes, qui se réunissent en croix sur le sommet de la tête, et sont bien matelassés. On a vu plus d'une fois périr des enfans, qui avoient reçu des coups dans cette partie molle et flexible.

FORCE. La force est un grand mobile de l'existence ; elle se roidit contre les injures des saisons, brave la fatigue, combat le sommeil et résiste aux effets de l'intempérance.

La force est un des attributs essentiels des animaux ; mais quant à l'homme, plus il est policé, moins il est vigoureux ; c'est cependant la force corporelle qui maintient la santé, prolonge la vie et concourt au bonheur. La force physique s'exprime par l'énergie des muscles.

Tome I.   G g

C'est parmi les tempéramens bilieux et mélancoliques que se trouvent les hommes les plus forts, sans en avoir l'apparence; les grands et gros hommes sont en général plus foibles que ceux qui ont une taille ramassée et trapue; pour conserver la force acquise, ou en acquérir, les exercices violens et soutenus, mais sans excès, conviennent parfaitement; ils augmentent le ressort des muscles, et ceux-ci, l'énergie physique de l'homme.

On doit, de bonne heure, habituer les jeunes gens à supporter la fatigue, les injures de l'air, et l'abstinence, à se baigner à l'eau froide. Rien ne leur seroit plus avantageux, que d'avoir, comme les Romains, des espèces de lutte, des courses, des combats et des jeux publics où ils seroient obligés de développer tous leurs moyens; c'est une éducation physique, martiale, qui leur convient essentiellement; on les rendra par là, vigoureux et infatigables : c'est la foiblesse et la mollesse de l'aisance qui, dans tous les tems, ont dégradé les hommes, et amené la chûte des empires.

FORTIFIANS. On donne le nom de fortifians à des substances capables de donner aux différens organes une énergie considérable; tels sont les alimens tirés des animaux faits, les œufs, le lait, les toniques spiritueux, aromatiques, le fer, etc. Les exercices réglés peuvent être regardés comme fortifians, lorsqu'ils sont aidés d'un régime analogue aux circonstances.

FOSSE (d'aisance). Il et très important, lorsqu'on bâtit des fosses d'aisance, de faire les murs très-épais, ou d'avoir des contre-murs, pour empêcher des émanations qui seroient nuisibles aux caves et aux puits, qui sont à la proximité. On n'oubliera pas qu'il faut toujours pratiquer à la partie supérieure de la voûte des fosses d'aisance, un canal qui reçoive les vapeurs pour les porter au haut du bâtiment.

Il y a beaucoup de maisons, où les ouvertures des lunettes sont mal placées et surtout trop multipliées, de sorte que souvent les escaliers des demeures où on a pratiqué des lieux d'aisances, à tous les étages, infectent tous les habitans, et causent différentes cachexies. Dans les maisons où il y a de beaux appartemens, les lieux d'aisances sont arrangés à l'anglaise et l'on n'a rien à craindre pour l'odeur ; mais dans les autres, la police ne devroit permettre des ouvertures qu'en bas, ou dans la partie la plus élevée du bâtiment. On devroit bien faire attention, dans les habitations, de ne pas jetter les eaux de savon, non plus que les ordures de la cuisine, et des animaux morts dans les latrines ; car c'est un moyen assuré de faire naître le plomb dans les vannes, et de causer de funestes accidens, à ceux qui vuident les fosses, ou qui demeurent à côté. Pour les précautions à prendre au moment de vuider les fosses, V. le mot Méphitisme.

Il est dangereux d'aller se placer sur les lunettes des fosses qui ont une odeur très-infecte, et encore plus d'y rester long-tems, ce qui cause des irritations à l'anus et des hémorroïdes internes ou externes, lorsque la dyssenterie regne quelque part ; il ne faut jamais aller à la garde-de-robe, dans les mêmes endroits que les malades ; car on a observé, plus d'une fois, que la contagion s'étoit propagée de cette manière.

Il faut bien se garder de jetter des papiers enflammés dans les tuyaux des fosses d'aisance ; car si le gaz hydrogène y dominoit, on risqueroit infiniment.

FOSSOYEURS (Régime des). Les fossoyeurs préparent la dernière habitation de l'homme ; leur état , dans les grandes villes , est fort mal sain ; aussi les voit-on souvent à Paris , attaqués de fièvres putrides , malignes, de catharres , et de suffocations. Ils ont en général le teint plombé ; ils sont maigres et presqu'aussi décharnés que ceux à qui ils rendent les derniers devoirs. L'atmosphère putride et humide , dans laquelle ils vivent , les fait, en général , périr de bonne heure , d'autant plus qu'assez souvent ils ne gardent pas scrupuleusement les règles de la tempérance. Les fossoyeurs devroient savoir que tout excès est plus dangereux pour eux , qu'il ne le seroit pour beaucoup d'autres. Ils feront bien de brûler du vinaigre dans tous les endroits où la mauvaise odeur se manifeste , et comme cette odeur affecte vivement les nerfs olfactifs , il sera prudent d'employer les éponges que je conseille ailleurs , et qu'on introduit dans le nez , après les avoir imbibées d'huile essentielle de thim. Ils changeront d'habits et de linges ; dès qu'ils auront fini leurs travaux , ils se retireront sur-le-champ , dans un air pur et frais ; ils feront , de préférence , usage des alimens végétaux , et des acides.

FOUDROYER. On sait que les détonations de la foudre , ou de la matière électrique , sont souvent plus que suffisantes pour éteindre le principe de la vie , par la vive commotion qu'elles causent à ceux qu'elles atteignent. Quelquefois cependant , lorsque l'impression s'est faite sur des parties éloignées de la tête ou de a poitrine , la vie n'est que suspendue , et les foudroyés reviennent à eux-mêmes , en se plaignant d'une grande pesanteur et d'un engourdissement sur la partie frappée, de mal de tête , et de foiblesse de la vue.

Dans cet état, presque asphyxtique , il faut des stimulans dont l'action soit d'une grande activité, et cependant assez prudemment administrés, pour n'avoir rien à craindre de leurs effets. Il est le plus souvent essentiel de faire une saignée abondante, surtout quand on rend par la bouche une écume sanguinolente, qui atteste la rupture de quelques vaisseaux du poumon. Si le visage est violet, que la conjonctive soit échymosée, et que la tête ait beaucoup souffert, il vaut mieux saigner à la gorge ou au pied.

En attendant, on pourra toujours appliquer quelques sang-sues vers le grand angle de l'œil, si l'on en trouve à sa proximité.

FOURMI. La fourmi, quand elle est grosse, non-seulement pince très-fort avec sa bouche armée de fortes mâchoires, mais encore elle pique quelquefois par un aiguillon à lance, qui se trouve chez les seules femelles. Il y a peu d'animal aussi vorace, et on en a eu des exemples de personnes dévorées, pour s'être, par hasard, endormies à côté des fourmillières. On sait que si l'on veut avoir un beau squelette d'oiseaux, de grenouilles, etc., il suffit de jeter ces animaux sur une fourmillière.

Les fourmis donnent l'acide formique et une vapeur très-âcre de même nature, dont il faut s'éloigner. L'acide de la fourmi agit sur la peau et l'excorie. On y remédie en employant l'ammoniac ou alkali volatil, ou l'huile d'olive.

FRAIS. On dit qu'on prend le frais, lorsqu'on respire l'air rafraîchissant et agréable que procurent certains vents du nord et de l'est dans les jours les plus chauds de l'été. On sait combien les vents alisés de l'Inde, et les vents frais de l'Amérique sont salutaires, sous les zônes les plus échauffées, et que sans eux, il seroit impossible à l'espèce humaine d'y subsister.

La ventilation de l'air, lorsque la température est inférieure à celle du corps, produit cette sensation fraîche, dont on peut se rendre compte, sans que le thermomètre l'atteste, parce que l'air qui nous touche, est renouvellé, bien avant d'avoir pu prendre la température du corps.

Il faut être en garde contre l'air frais, toutes les fois qu'on vient de faire quelqu'exercice violent, qu'on est très-échauffé et qu'on transpire abondamment.

On doit prendre les mêmes précautions relativement aux boissons fraîches, dans les mêmes circonstances. Elles conviennent en général aux tempéramens bilieux et ardens, et dans les climats où la chaleur se développe avec plus d'énergie.

On tient les boissons fraîches dans les caves, dans les puits, dans l'eau qui est à l'abri de la température chaude, dans laquelle nos corps se trouvent. (V. Rafraichissans, Glace).

FRAISES. Les fraises offrent un des meilleurs fruits et des plus abondans de la nature ; elles sont généralement recherchées, et font l'ornement des desserts ; elles conviennent à tout âge, à tout tempérament, surtout aux bilieux et aux sanguins ; elles sont rafraîchissantes, tempérantes et de facile digestion. On y ajoute du sucre pour les estomacs froids, et pour les personnes qui ne regardent pas à cette dépense.

On prépare, avec ce fruit et du sucre, une eau de fraises très-agréable et très-tempérante ; on en fait des glaces parfaites.

FRAMBOISE. Les framboises rouges ou blanches offrent à l'homme un fruit excellent, rafraîchissant et très-savoureux; on les mange seules ou mélées avec les groseilles et les fraises. On y met du sucre, si l'on veut; on en fait des confitures agréables et des syrops; on les mêle avantageusement avec celui de vinaigre; on en fait une boisson très-rafraîchissante et très-agréable.

Les framboises conviennent à tout le monde, aux bilieux, et aux mélancoliques plus qu'aux autres.

FRANCHIPANE. C'est une espèce de pâtisserie faite avec un mélange de crême, de jaunes d'œufs, de sucre, d'écorce de citron, de fleur d'orange et autres ingrédiens de cette espèce. Cette nourriture convient peu aux estomacs délicats.

FRAYEUR. (V. Peur.)

FRELATER. (V. Cabaretier.)

FRÉLON. La piqûre de cet insecte est d'autant plus vive, qu'il est plus gros, qu'il a été en fureur ou qu'il s'est reposé sur des cadavres d'animaux, dans l'état de putréfaction. On emploira contre sa piqûre les moyens indiqués au mot Abeille.

FRÊNE. Il est bon que les personnes qui ont besoin d'être purgées, et qui cherchent à le faire sans frais, sachent que les feuilles de frêne peuvent remplacer le séné d'Alexandrie, et qu'au lieu de deux gros, il faut en prendre trois des feuilles de frêne. L'écorce passe aussi pour être fébrifuge.

FRICANDEAU. C'est le plus ordinairement du veau par tranches, lardé, poivré, épicé, salé et cuit à petit feu; c'est un aliment très-agréable pour les personnes bien portantes, et qui, quoique relevé, convient peu aux convalescens et aux estomacs foibles.

FRICASSÉE. On applique ce nom à un apprêt particulier qu'on donne communément à du veau, à du mouton, à du poulet, qu'on coupe par morceaux, et où il entre du lard ou du beurre, avec du sel, du poivre, des oignons, des champignons, des navets, des carottes, des artichaux, des pommes de terre, etc., qui rendent ce méts foisonnant.

Les fricassées conviennent en général, excepté lorsque la santé est chancelante, et qu'on relève de maladie.

FRICTION. On entend par friction un frottement volontaire de toutes, ou de quelques parties du corps, pour en ouvrir les pores, et y attirer une plus forte chaleur, ainsi qu'une plus forte transpiration. Quelquefois on peut ramollir certaines parties, lorsqu'on fait des frictions douces et avec des substances émollientes et onctueuses.

Il y a des frictions sèches et des frictions, humides; les premières se font avec la main, du linge, des brosses; les frictions humides se font avec l'eau chaude, des décoctions de plantes émollientes, mucilagineuses, des huiles, des linimens, des aromates, etc.

Les Anciens ont fait usage des frictions, comme les modernes. Hyppocrate observe qu'une friction forte resserre, et qu'une légère résout. En effet, une friction légère n'agit guère que sur les veines, tandis qu'une forte irrite les artères, ce qui attire à la peau les liquides les plus visqueux, en échauffant et en agissant sur le système de la sensibilité.

On sent combien ce moyen peut être puissant, lorsqu'il s'agit de rendre de la force à certaines parties foibles, de détourner une humeur qui veut se porter sur quelqu'organe important, et de rappeller la transpiration interceptée par le froid ou l'humidité; alors, on emploie des brosses douces, du linge blanc et chaud, des éponges, de la flanelle.

Lorsqu'on donne des frictions, il faut aller par gradation, et ne pas frotter trop fort, de peur de causer des irritations douloureuses et d'arracher l'épiderme. Dans les rhumes, les fluxions, les maux de gorge, les frictions aux jambes sont quelquefois très-favorables.

Les frictions sont une espèce d'exercice ou de mouvement très-nécessaire à la santé des personnes sédentaires, de celles qui ne peuvent extérieurement prendre un exercice convenable.

Lorsque des sueurs arrivent spontanément, ou par l'action des remèdes sudorifiques, ou par un exercice violent comme celui de la paume, etc., il faut se frotter avec un linge chaud, et en changer, pour nettoyer, rendre du ressort aux parties, et prévenir les effets de la lassitude; il faut être attentif à la durée des frictions et à la force de ceux qui les reçoivent.

F R I L E U X. On donne le nom de frileux aux personnes très-sensibles à l'impression du froid; tels sont les convalescens, et ceux qui sont foibles, délicats par nature. Ils doivent éviter les passages du chaud au froid, pour se garantir des resserremens et des suppressions de transpiration qui leur feroient infiniment de mal. (V. Froid, Changement, Habillemens).

F R I M A T. On donne ce nom à une espèce de gelée blanche ou de givre qui s'attache aux différens corps, lorsque l'air est froid et humide, et que les particules aqueuses touchent des corps solides réfroidis jusqu'à un certain degré; c'est ainsi que le givre s'attache aux murailles, aux plantes, aux vitres, aux cheveux.

On doit craindre les frimats, à cause de l'humidité qui accompagne le froid, ce qui cause très-vîte la suppression de la transpiration; c'est le cas d'employer les gilets de flanelle, et de faire donner des frictions, de faire de l'exercice. (V. Transpiration).

FRITURE. La friture se fait en jettant la chair ou d'autres substances dans l'huile, la graisse ou le beurre bouillant; ordinairement on l'enduit de farine qui, s'unissant à la matière grasse, forme une croûte plus ou moins cassante, composée de graisse roussie et de farine amalgamée avec cette graisse. La viande qui est renfermée dans cette croûte est cuite à l'instant par la violence de la chaleur qu'elle éprouve; et de toutes les cuissons, c'est celle qui s'opère le plus promptement, mais elle ne se fait que sur des pièces peu volumineuses.

Quelquefois l'enveloppe, formée de graisse ou d'huile, qui contracte toute l'âcreté de l'empyreume, est extrêmement nuisible aux mauvais estomacs; elle donne le fer chaud plus que toute autre substance, et les viandes frites ne sont exemptes de cet inconvénient, qu'autant que l'enveloppe de friture, dont elles sont entourées, est extrêmement mince et légère. Les poissons qu'on ne fait absolument que blanchir avec la farine, se mangent frits sans inconvéniens, et se digèrent facilement.

FRIVOLITÉ. C'est le goût de la bagatelle, c'est la preuve des petits esprits.

FROID. Le froid n'est qu'une diminution relative de chaleur, qui condense les corps, les resserre et les rend plus pesans. Il arrête le mouvement intestin des liqueurs, diminue leur fluidité et quelquefois les solidifie. Le froid est un état des corps, absolument opposé à la chaleur.

Le froid peut être dû à des causes naturelles, ou bien être produit par l'air.

Le froid naturel est dû à des causes physiques, qui obéissent aux lois générales de la nature : tel est le froid de l'hiver ; nous devons souvent aux vents l'air froid ou chaud des régions dont ils partent. On a observé qu'à toutes les latitudes, et sous la ligne même, le froid augmente à mesure qu'on s'éloigne de la surface de la terre ; delà vient qu'au Pérou, au Mont-Blanc, les montagnes sont couvertes de glace et de neige, qui ne fondent jamais. La rareté de l'air toujours plus grande dans les couches les plus élevées de l'atmosphère, paroît être la principale cause de ce phénomène.

C'est avec le thermomètre qu'on détermine les différens degrés du froid, comme ceux de la chaleur. Le zéro de Réaumur marque la glace ; plus il descend, plus le froid devient vif. En 1788, on a observé dans les environs de Strasbourg, que le thermomètre étoit descendu à 20 degrés, ce qui est infiniment rare chez nous, mais ce qui ne peut arriver sans nuire beaucoup aux hommes qui n'y sont pas accoutumés, et aux végétaux que la gelée détruit.

Le froid artificiel est celui que les hommes produisent à volonté, avec des substances naturelles, en appliquant des corps froids à d'autres d'une température plus élevée ; c'est ainsi que pour rafraîchir de l'eau, du vin, etc. on les plonge dans de la glace, de la neige, du nitre, de l'ammoniac, etc. Mais si pour concentrer le froid, on mêle à de la neige, ou à de la glace pilée, des sels concrets, sous forme sèche, du sel marin par exemple, on produira un froid beaucoup plus considérable ; c'est la manière de faire les glaces en été. (V. ce mot). Ce mélange donne 15 degrés au-dessous de la congellation ; avec l'éther on obtient 40 degrés de réfroidissement ; aussi s'en sert-on pour congeller le mercure. On annonce de belles expériences sur cet objet. (V. Neige).

Le tems le plus sain de l'année, est toujours celui d'un froid léger ; les pays qui y sont exposés produisent des corps plus fermes, plus robustes, que dans les pays chauds.

Le froid nuit en général aux gens secs, qui ont une grande vibratilité dans les fibres ; il fait naître des inflammations, et il nuit à la suppuration.

L'estomac a plus d'énergie dans l'hiver que dans l'été, ce qui fait qu'on peut jouir d'une plus grande liberté dans le régime ; aussi un peu plus de vin, de viande, des farineux plus grossiers, trouvent leur place pendant cette saison, surtout pour ceux qui se livrent à des exercices aussi nécessaires que salubres.

Le froid des gelées de 8 à 10 degrés, est toujours sec. Il condense l'air, presse sur toute la surface du corps, sur la poitrine et les bronches. Suivant Hyppocrate, le chaud est l'ami des nerfs, et le froid en est l'ennemi mortel : aussi lorsque son invasion est subite, il excite un sentiment vif, cuisant, comme d'une brûlure mêlée d'engourdissement et d'inaction, auquel cependant on s'habitue petit à petit, lorsque le froid n'est pas extrême.

Quand le corps n'est plus exposé à un froid rigoureux, la résistance extérieure étant moindre, le sang revient avec d'autant plus d'impétuosité aux artères capillaires, qu'il en a été plus repoussé, et que la chaleur actuelle est plus grande. C'est pourquoi ceux qui ont très-froid, ou qui sont gelés, ne doivent être approchés du feu qu'après les plus grandes précautions, et c'est la neige

qui convient d'abord , et non le feu , pour rappeller la
chaleur , et rendre aux fluides leur cours naturel.

Dans les grands froids , la transpiration diminue au
profit des urines , et cette suppression n'est pas dangereuse , parce qu'elle vient petit à petit.

Les gens qui habitent les pays froids , sont plus forts ,
et moins exposés aux maladies, que ceux des pays chauds ;
ils vivent plus vieux , mais leurs maladies guérissent
plus lentement , et la coction en est moins régulière.
Aussi, en général , en tout pays , est-on moins malade
en hiver qu'en été , mais les convalescences sont plus
longues et plus difficiles.

Le froid est l'ennemi de la foiblesse , et l'ami de la
force ; les personnes délicates souffrent bien plus du
froid que du chaud.

Dans les climats , et dans les saisons froides , on doit
se laisser aller plus longtems aux douceurs du repos ,
et se livrer, au réveil , à quelqu'exercice proportionné
aux forces ; lorsqu'on sort du feu , il faut défendre d'a-
bord la poitrine de l'impression de l'air froid et vif , et
mettre son mouchoir sur sa bouche , et petit à petit
s'apprivoiser avec l'impression mordante du froid.

Les femmes éprouvent des suppressions , lorsqu'elles
passent subitement d'un air chaud à un air très-froid ,
c'est ce qui arrive lorsqu'elles sortent des spectacles ou
des assemblées très-nombreuses , par les fortes gelées ,
surtout lorsqu'elles sont ridiculement vêtues à la légère ,
et qu'elles n'ont pas de bonnes redingottes , pour se couvrir en sortant ; elles ont un grand intérêt à ne pas s'exposer dans le moment des époques périodiques , et
d'autant mieux , qu'elles sont plus sensibles , plus nerveuses , dans ces circonstances : le froid seul des pieds

ou des mains, suffit pour leur causer une fatale suppression ; elles doivent donc être vêtues, en conséquence, de la tête aux pieds.

Il est des cas, où l'impression subite du froid peut procurer une irritation et un resserrement spasmodique, très-favorable ; l'aspersion de l'eau froide, dans les syncopes, les asphyxies, est très-utile. C'est ainsi que dans certaines hémorragies, dans les pertes des femmes, l'application du vinaigre bien froid, ou de la glace, produit une sorte de crispation des solides, qui resserre les vaisseaux ouverts, et rétablit le ton naturel.

Une des meilleures manières de se garantir du froid, c'est de se couvrir tellement, qu'il ne puisse nous atteindre. Ainsi les habits seront d'autant plus chauds en hiver, que la température le sera moins. On peut, dans l'intérieur, obtenir une atmosphère très-douce dans les froids les plus rigoureux, en faisant grand feu, et en empêchant l'air extérieur de pénétrer, surtout en faisant usage des poêles à la manière des Russes ; on peut avec cette chaleur artificielle, se procurer à 30 degrés de froid, une température des plus agréables, et bien plus douce que celle qui est fournie par nos cheminées les mieux garnies de bois.

FROMAGE. Le fromage est le produit de la partie caséeuse du lait, qui est essentiellement nutritive, et qui en est séparée, soit spontanément par l'acescence, soit artificiellement par les acides et la présure.

La partie caséeuse, séparée spontanément, donne les fromages acides, quand la crème qui surnage le lait a été enlevée. Elle est acidule, lorsqu'on s'en sert sans avoir fait égoûter la sérosité : quand elle est à l'état d'une gelée molle et tremblante, c'est ce qu'on nomme le caillé, lequel fournit un aliment léger et rafraîchissant, qui gagne beaucoup en qualité, par l'addition du sel ou du sucre. On donne le nom d'acide lactique au petit lait, qui s'en sépare ; on sait qu'il est d'un usage très-salutaire dans beaucoup de circonstances : c'est la même chose que le babeurre, ou le résidu du beurre, avec cette différence, qu'il est un peu moins acide, et moins léger.

La partie caséeuse, séparée artificiellement, donne des fromages doux et salés ou acescens. La différence qui se trouve entre la coagulation spontanée et la coagulation artificielle, est, que cette dernière, à moins qu'elle ne soit faite avec les acides, ne donne au caillé ou au petit lait aucune acidité sensible. Dans cet état, on coagule le lait avec la présure, après avoir enlevé la crème, ou sans l'avoir écrémé. Dans les deux cas, les fromages qu'on en retire sont doux, mais d'autant plus qu'on y aura laissé davantage de parties butireuses ou onctueuses. On pourra les saler ou les sucrer à volonté.

On croit généralement que le fromage doux est plus pesant sur l'estomac que le fromage acide ; mais Cullen le dit au contraire plus aisé à digérer, que l'autre, et peut-être cela est-il dû au besoin qu'a la partie caséeuse d'être divisée par une autre substance, pour être plus soluble dans nos humeurs.

Nous distinguons des fromages doux, ceux qui sont assaisonnés, salés ou acescens, soit pour leur donner une plus grande dissolubilité, soit pour aiguillonner l'action digestive de l'estomac ; on se les procure avec le sel, et par l'altération spontanée, ou un commencement d'alcalescence ; lorsque ces fromages ne sont pas très-privés d'humidité, et qu'ils sont un peu gras, ils tombent en déliquescence. Ces moyens différemment combinés, avec plus ou moins de sérosité, plus ou moins de parties caséeuses et butireuses, donnent toutes les variétés possibles des fromages connus.

On fabrique, en général, le fromage avec le lait de chèvre et de brebis, que chaque pays arrange à sa manière, mais dont la bonté et la délicatesse est due aux différences qui existent dans les pâturages des animaux. Les meilleurs fromages de toute espèce sont ceux qui ne sont pas trop vieux, trop piquans, qui sont d'un sel agréable, assez gras, d'une consistance médiocre, dont la partie intérieure n'est ni pourrie, ni d'une odeur, ou d'un goût désagréable, ni remplie de vers, de mites, etc.; car il pourroit en résulter, pour les humeurs, un germe actif d'âcreté et de corruption.

Le fromage, comme nous l'avons dit, nourrit beaucoup; c'est de ces fromages à goût relevé dont on a pu dire :

Caseus ille bonus, quem dat avara manus.

Cet aliment convient particulièrement aux personnes de la campagne, à celles qui font de violens exercices, qui sont jeunes, qui ont des estomacs vigoureux. On a toujours défendu le fromage aux personnes délicates, et qui ont des dispositions aux engorgemens. On croit que ceux qui sont faits avec le lait de brebis et de chèvre, se digèrent plus facilement que ceux de vache.

Les fromages caillés ou mous, rafraîchissent beaucoup les personnes naturellement échauffées et bilieuses. On les rend excellens fromages, si on les mêle avec de la crème fraîche. Les personnes délicates et friandes y ajoutent un peu d'eau de fleur d'orange et du sucre. Le luxe trouve encore le moyen de les rendre plus agréables en les faisant glacer.

FROMENT. C'est le nom qu'on donne, par excellence, au bled dont on fabrique le pain.

Le meilleur froment sera sec, dur, pesant, ramassé, bien nourri, jaune, plus rond qu'ovale, d'un blanc jaunâtre dans son intérieur. Il aura une rainure peu profonde, sonnera lorsqu'on le fera sauter dans la main, et cédera facilement à l'introduction du bras dans le sac qui le renferme. Ce bled donnera la meilleure farine et le meilleur pain. (V. Farine, Pain).

FROTTEMENT. On entend par frottement une compression rapide et instantanée, plus ou moins forte sur différentes parties du corps, ce qui, pour nous, équivaut au mot Friction. Lorsque le frottement est causé par quelques démangeaisons, il faut en modérer l'action pour éviter les cuissons, les inflammations et les tumeurs qui pourroient en être la suite. On peut le faire au moyen de décoctions émollientes, ou d'un peu d'excellente huile. (V. Friction).

FROTTEURS (Régime des). Les frotteurs font un métier fort pénible, et sujet à beaucoup d'inconvéniens, parce qu'ils sont obligés d'employer des couleurs à l'huile, dont l'odeur les incommode, leur donne des maux de tête, des envies de vomir, et souvent des coliques.

Lorsque les frotteurs nettoyent les appartemens, ils avalent beaucoup de poussière, ils se fatiguent les cuisses et les hanches : les anneaux du bas-ventre se relâchent quelquefois, et ils sont alors en butte à des descentes ; ils risquent, en éloignant les cuisses l'une de l'autre, de se donner des écarts. D'ailleurs, ils sont sujets aux dangers qui résultent des travaux trop peu

Tome I.   H h

ménagés. Ils seront donc attentifs à tenir toujours bien ouverts les appartemens où ils seront obligés de travailler, à ne pas rester long-tems dans les pièces où ils auront peint à l'huile, à attendre que le desséchement en soit complet. Ils auront soin d'avoir toujours de larges ceintures, qui maintiennent toutes les parties du bas-ventre, et se couvriront quand ils seront en sueur, et qu'ils auront fini leur travail. Ils boiront de la bierre ou un peu de vin ; ils se baigneront souvent, parceque la poussière qu'ils ramassent en frottant, s'attache facilement à leur peau, et pourroit nuire à la transpiration.

FRUGALITÉ. On entend par frugalité, la sobriété, ou la tempérance dans le boire et le manger. La vie frugale est la vertu des philosophes, des hommes simples, que la société n'a encore pu corrompre. Elle est inconnue, chez les peuples esclaves, et parmi leurs despotes.

FRUITS. Les fruits sont une production des végétaux, qui fournit abondamment à la nourriture de l'homme.

Suivant la doctrine des chymistes modernes, la décomposition de l'eau est un des moyens auxquels on doit la production spontanée de l'acide des fruits, et ces acides diffèrent suivant la base à laquelle s'unit l'oxigène, ou la base de l'air vital. Ainsi suivant les différens progrès qui conduisent les fruits à la maturation, et les différens degrés qui sont au delà de cette maturation, les acides seront différens en raison des bases que rencontrera le principe acidifiant séparé de l'eau, depuis le principe astringent qu'on a nommé gallique, qui semble le premier de tous, jusqu'à l'acide du vinaigre et l'acide acescent , qui tous les deux sont au delà du terme de la maturation.

Les fruits sont , en général , plus ou moins nourrissans , selon que leur pulpe contient plus ou moins de mucilage ou gélatine , plus ou moins de parties sucrées. D'après cela , les plus aqueux fournissent moins de nourriture , comme les cerises , les groseilles , les citrons , les oranges , les pêches , les mûres , les melons , etc. Au contraire les plus sucrés sont les plus nourrissans ; tels sont les prunes sucrées , les abricots , quelques poires et pommes , les raisins , les figues , les dattes.

Ils sont plus ou moins rafraîchissans , à raison de leur acide , et de la quantité d'eau qu'ils contiennent ; aussi ceux qui renferment un suc très-épais , fort sucré , comme les raisins secs et les figues , ne peuvent être considérés comme tels.

Les fruits ne se digèrent pas avec la même facilité , et ne conviennent pas également à tous les estomacs , relativement à leur degré , 1°. d'acidité , 2°. à leur quantité d'eau , 3° à leur dureté , 4°. à leur viscosité , 5°. à leur fermentescibilité , et 6°. à leur action sur les nerfs.

1°. On ne pourroit facilement avaler beaucoup de jus de citron ; mais l'eau l'étend , l'affoiblit , et le sucre l'adoucit ; la cuisson , en épaississant le suc gélatineux ou mucilagineux , en change les proportions et l'altère.

2°. L'eau n'est un mal que pour très-peu d'estomacs.

3°. La fermeté de la chair rend la digestion des fruits plus difficile ; mais la cuisson y remédie ; elle n'empêche quelquefois pas des gonflemens d'estomac , ainsi qu'il arrive , quand on mange des pommes cuites , dont il est bon de diviser la pulpe , en les faisant cuire comme les bonnes gens , qui , en les piquant beaucoup , avant

de les présenter au feu, font positivement, sans le savoir, ce qu'il faut pour en dégager l'air superflu.

4°. La viscosité diminue aisément, en faisant cuire
les fruits, surtout les pruneaux et les dattes.

5°. Les sucs doux, gélatineux, sucrés, comme le
moût, les cidres, etc. fermentent aisément, et causent
souvent dans l'estomac, une sorte d'action peu connue,
à laquelle sont dues des douleurs de colique très-vives,
et contre lesquelles les alcalescens peuvent être employés utilement. L'acide lactique n'a point cet inconvénient.

6°. Il y a dans certaines plantes, surtout dans les cucurbitacées, un principe qui agit sur les nerfs, et nuit à
leur digestion. C'est lui qui fait que le melon offre à
certaines personnes une répugnance invincible. On peut,
en les faisant cuire, leur faire perdre leur propriété désagréable et nuisible.

Pour avoir, dans certaines saisons, des fruits qui, sans
cela, ne se garderoient pas, on les fait sécher au four ;
on conserve ainsi des raisins, des abricots, des poires,
des cerises, des pommes, des châtaignes, des figues,
dont on embellit les desserts de l'hiver.

On confit encore au sucre les fruits pulpeux, on en
fait des confitures, des conserves, des pâtes qui sont
d'une égale ressource, ou bien on les confit à l'eau-de-
vie et au sucre, ce qui les racornit, mais les conserve
fort bien.

On sait qu'en général les fruits mangés avec excès,
surtout s'ils ne sont pas bien mûrs, et qu'ils viennent
de mauvais terreins, causent des indigestions, des vents,
des diarrhées, des dyssenteries, des obstructions et des
fièvres. Il faut donc veiller à ce que les enfans ne puis-

sent en manger, et surtout à ce que les gens du peuple, qui sont de grands enfans à cet égard, ne puissent en acheter, qui ne soient pas mûrs, ou qui soient gâtés ou verreux.

Lorsqu'ils ne sont pas encore en parfaite maturité, en les faisant cuire avec du sucre, on leur ajoute une partie de la qualité que la nature ne leur a pas encore donnée; on empêche ainsi les effets de la crudité.

Il est des fruits qu'on nomme pierreux, et à tort: on peut les manger sans rien craindre: nous avons fait des expériences qui prouvent combien on s'étoit trompé jusqu'ici à leur égard. (V. Pierres des Poires).

FRUSTATOIRE. C'est une eau sucrée simple, ou animée d'un peu d'eau-de-vie, ou de quelques aromates qu'on prend quelquefois faute de liqueurs, pour faciliter une digestion laborieuse; c'est un moyen dont il est moins dangereux de faire usage, que des liqueurs mêmes.

FUMÉE. La fumée est un composé de gaz et de suie, qui nuit beaucoup aux animaux et même aux plantes qui se trouvent dans son atmosphère: lorsqu'elle est très-épaisse, et qu'elle ne trouve pas un courant d'air, pour s'échapper, elle peut causer les plus grands accidens. En effet comme elle est composée d'hydrogène, d'acide carbonique, d'huile, et de sels, toutes ces substances portées à un haut degré de chaleur et de vaporisation dans un lieu fermé, irritent la trachée artère, et les vésicules pulmonaires; en prenant la place de l'air atmosphérique, elles raréfient les vaisseaux sanguins, et et bientôt elles asphyxient, si on ne trouve moyen de respirer un air frais et pur.

Il faut bien se garder de laisser aborder la fumée dans

la chambre des femmes en couche. Quant aux accidens qui sont la suite de la fumée, V. Charbon.

Il faut être en garde contre les cheminées qui fument, parceque pour le moins elles donnent des toux, des maux de gorge, et d'yeux, infiniment désagréables.

FUMERON. Les fumerons ou morceaux de bois, imparfaitement charbonnés, donnent les mêmes inconvéniens que la fumée ; il faut les éteindre sur-le-champ ; et dans le cas où ils auroient causé quelqu'accident, V. le mot Charbon.

FUMET. On donne ce nom à certains goûts particuliers au gibier. Il y en a à qui ils sont fort désagréables, et à qui ils répugnent.

Il ne faut jamais contraindre personne à en manger ; car l'estomac repousse souvent ce que le goût n'a pas appellé.

FUMIER. On doit avoir soin d'éloigner les fosses à fumier des habitations, et surtout de la proximité des puits. En général, on devroit renfermer les fumiers dans des espèces de hangards, qui auroient une cheminée appuyée sur un des murs, pour permettre aux vapeurs de s'échapper facilement. On doit faire surtout attention à n'en pas conserver dans les lieux bas, et où l'air ne puisse être facilement renouvellé.

FUMIGATION. La fumigation est l'application à la surface du corps de vapeurs actives, pénétrantes et odorantes. On employe les fumigations pour corroborer certaines parties foibles, ou donner à l'air ambiant quelques qualités qu'il ne possède pas, ou lui enlever des défauts reconnus.

Les fumigations sont sèches et humides. Les premières employent le sucre, le benjoin, le storax, le genièvre, ou des pastilles aromatiques qu'on vend toutes faites, pour donner à l'atmosphère une odeur agréable, et en chasser une qui ne l'est pas. Les fumigations humides sont le vinaigre qu'on fait bouillir sur le feu, ainsi que des essences et des teintures aromatiques, qu'on emploie dans les mêmes circonstances que les premières. Il est bon d'observer que quelquefois lorsqu'on charge trop l'atmosphère de ces substances odorantes, le remède devient pire que le mal, et que des gens ont été asphyxiés, en voulant détruire des principes d'asphyxie.

FUREUR. La fureur que nous considérons ici, est celle qui est le dernier degré de la colère, et presque le premier de la folie ; elle cause des érétismes et des spasmes fâcheux : elle a surtout lieu chez les personnes bilieuses et mélancoliques ; lorsqu'elles s'y livrent sans ménagement ; bientôt elles deviennent folles. Pour préserver de ces funestes atteintes, on doit avoir recours à un régime doux et rafraîchissant, à des bains très-répétés, à des boissons délayantes. Les remèdes moraux ne sont pas à négliger, et l'on doit faire envisager à ceux qui se portent à de pareils excès, qu'ils se mettront dans le cas d'être fuis comme des bêtes venimeuses, ou enfermés comme celles qui sont féroces.

G.

GAIETÉ. La gaieté est une situation agréable de l'esprit, qui se manifeste par les propos et les manières, au lieu que la joie est dans le cœur. On est gai par tempérament, et joyeux par réflexion. La gaieté et la tristesse sont des caractères ; la joie et le chagrin ne sont que des situations.

La gaieté est le don le plus heureux de la nature : par

elle, on est désiré dans toutes les sociétés, dont on fait les délices : elle prévient favorablement, et souvent rapporte bien plus à son maître, que des qualités plus essentielles. La gaieté est le charme de la jeunesse, et le seul agrément de l'âge avancé ; elle semble circuler avec le sang et la vie, et paroît appartenir particulièrement aux tempéramens sanguins.

Il est fort commun de voir les personnes gaies, jouir d'une bonne santé, et porter dans les crises mêmes de la maladie, l'enjouement de leur caractère. Scarron a plaisanté jusqu'au dernier moment.

Il faut faire en sorte d'amener insensiblement à la gaieté les jeunes gens qui paroissent tristes et mélancoliques ; c'est leur rendre un grand service pour la suite, ainsi qu'à la société.

GALACTOPHAGES. On a donné ce nom aux peuples qui vivent habituellement de lait ; telles sont certaines hordes de Tartares, dont le lait fait encore la principale nourriture. Ce régime les conserve dans un état de santé très-florissant.

On nomme galactophores ou galactopées, les alimens qui sont les plus propres à procurer abondamment du lait aux nourrices ; telles sont les substances les plus nourrissantes, comme les gelées animales, les chairs blanches des jeunes animaux, les fécules, le lait, le fromage, etc.

On appelle galactopotes les buveurs de lait.

GALANTERIE. La galanterie dans les manières, naît du désir de plaire aux femmes ; par des attentions fines et délicates ; cet art qui pourroit les rendre meilleures, et les consoler, ne sert trop souvent qu'à les corrompre.

La galanterie considérée comme vice du cœur, n'est

qu'un libertinage déguisé, qui fait mépriser ceux qui s'y livrent sans aucun respect pour la société.

GALETTE. On donne le nom de galette à une espèce de gâteau, de pâté non levée, pâitrie avec du sel et du beurre, qu'on fait cuire sous la cendre, ou au four. C'est un aliment qui plait beaucoup aux gens de la campagne, et qui convient peu aux estomacs foibles et délicats. On a encore donné le nom de galette à de très-bons biscuits ronds, qu'on donne aux marins.

GALVANISME. Le galvanisme est un phénomène nouveau, qui produit un changement ou une irritation plus ou moins vive, et d'une nature qui est encore inconnue, lorsqu'on établit une communication, entre deux points, d'une suite d'organes nerveux ou musculaires, au moyen de différens métaux non oxidés, qu'on met en contact.

L'effet du galvanisme est intercepté par les substances éminemment conductrices de l'électricité ; mais on ranime la susceptibilité pour le galvanisme, au moyen de l'électricité ; et souvent par le gaz acide muriatique oxigéné, on l'éteint avec de l'alkool. Peut-être le galvanisme n'est-il qu'une production d'effets électriques ?

Galvani qui est auteur de cette découverte, et quelques autres physiciens, pensent qu'on pourroit peut-être bien employer avec succès le galvanisme, pour ranimer des personnes tombées en asphyxie. Nous devons désirer qu'on cherche à multiplier les moyens de guérison dans des circonstances aussi fâcheuses.

GANT. Les gants sont des petits vêtemens destinés à défendre les mains des injures de l'atmosphère. On les porte contre la rigueur du froid, et contre l'ardeur du soleil. Ils sont plus nécessaires encore aux enfans, qu'à tout autre âge, parceque leur peau tendre est facilement saisie du froid, ce qui leur cause des engelures. (V. ce mot).

On ne doit pas porter des gants fourrés de poil, comme le font quelques personnes, qui ne combinent pas assez, que nous sommes dans un climat, qui n'est pas assez rigoureux pour prendre cette mesure contre le froid. Il en résulte que quand on les oublie, on gagne très-aisément des engelures, comme je l'ai observé plus d'une fois.

GARDES MALADES (Régime des). Il faut pour cet état, jouir d'une santé vigoureuse, et se déterminer à vivre avec une sobriété et une exactitude presque égale à celle des malades, sans quoi, obligé de rester dans un air toujours mal sain, on doubleroit la possibilité des maux, auxquels nécessairement on est exposé par un genre de soins dangereusement utiles.

Une chose bien importante, c'est de ne jamais passer une heure de suite dans la chambre des malades, sans aller prendre l'air frais, pendant quelques minutes; c'est de respirer souvent du vinaigre aromatique, ou des quatre voleurs, d'en faire évaporer, mêlé à beaucoup d'eau, dans la chambre des malades, d'y brûler des substances aromatiques, ce qui sera favorable à tout le monde, ou de renouveller souvent, mais avec circonspection, l'air de la chambre, en ouvrant les fenêtres de la pièce voisine, si l'on ne doit pas ouvrir celles où l'on se tient. Le petit lait et les acides, conviennent mieux aux gardes malades, que le vin dont elles ne prendront qu'à leurs repas. Elles auront soin d'avoir toujours le ventre libre, et pour cela de prendre des remèdes, s'il en est besoin. Elles ne s'approcheront pas très-près du feu. Dans les maladies putrides, elles feront bien de tenir dans leur nez les éponges imbibées d'huile essentielle de thim, que j'ai conseillées ailleurs, (V. Méphitisme), et de ne point s'approcher trop près de la bouche des malades, de ne les remuer dans leurs lits qu'avec des gants. Il faut tout faire, pour sauver l'existence à qui semble l'oublier, pour la rendre aux autres.

GARDE-MANGER. On donne le nom de garde-manger à de petites pièces qui avoisinent les cuisines, et qui étant destinées à la conservation des alimens, ne doivent jamais être humides. Il faut que l'air frais puisse y être reçu facilement en été.

On donne encore ce nom à de petites armoires, arrangées avec des panneaux de gaze ou de toile, pour empêcher les mouches d'y pénétrer; ces garde-mangers sont très-nécessaires, et ils doivent être tenus très-proprement; on y doit éloigner les viandes fraiches, de celles qui ne le sont pas, et on aura soin de les placer l'été en dehors des appartemens, à l'exposition du Nord.

GARDE-ROBE (Aller à la). (V. Chaise percée).

GASTRIQUE (Suc). Le suc gastrique est une liqueur transparente, écumeuse, savonneuse et saline, qui se sépare dans l'estomac, et facilite la digestion. Le peu de connoissances qu'on avoit sur la nature de cette substance, m'a engagé de faire avec le C^n. Vauquelin, des recherches capables de la déterminer. Il est résulté de nos expériences sur le suc gastrique des quadrupèdes, une découverte assez intéressante, c'est celle du phosphore, qui s'y trouve évidemment, et dont il est bien probable que l'homme est également pourvu.

– Le docteur Chiarinti de Pise, a trouvé moyen d'em-

ployer bien utilement le suc gastrique des animaux carni-
vores : il y a fait dissoudre de l'opium, de la rhubarbe,
de la scylle, et du quinquina, qu'il a ensuite unis à
l'axonge dépurée, puis il en a fait des frictions sur la
peau : ces remèdes ainsi administrés, ont produit les
effets qu'on en eut pu attendre par l'estomac. On a ob-
tenu les mêmes avantages avec les sucs gastriques des
quadrupèdes, et avec la salive humaine ; ce qui nous
donne lieu d'espérer que nous aurons l'inappréciable
avantage de voir faire les plus belles applications du
système absorbant, à la pratique de la médecine, dont
les progrès doivent essentiellement occuper les savans
utiles, à qui les recherches ne coûtent rien, dès qu'il
s'agit de rendre des services à l'humanité.

GATEAU. Les gâteaux sont des espèces de galettes,
dans lesquelles, au beurre et au sel on ajoute des œufs :
il y en a de pesans, comme les galettes, d'autres qui
sont plus pétris et plus légers, qu'on nomme feuil-
letés. Ces gâteaux ne conviennent pas aux estomacs
foibles et convalescens.

On fait encore des gâteaux au riz, aux amandes : les
premiers se digèrent aisément, les seconds très-difficil-
lement pour beaucoup de personnes.

GAUCHER. (V. Ambidextre).

GAUFFRE. C'est une espèce de petite pâtisserie
très-mince faite avec la fleur de farine, des œufs, du
lait, du sel, très-délayés, et qu'on fait cuire entre deux
fers graissés et chauffés. On y met du sucre, de la fleur
d'orange, de l'eau-de-vie, si on désire les avoir très-
délicates ; les estomacs foibles ne doivent s'en permettre
qu'avec circonspection.

GAZ. On donne le nom de gaz à des fluides élastiques, qu'on prenoit autrefois pour de l'air, et qui ne sont rien moins que cela. Un gaz est une dissolution d'un corps simple ou composé, dans le calorique. Ses propriétés essentielles sont d'être transparent, invisible, fortement élastique et compressible.

C'est en chauffant certains corps qu'on leur fait prendre l'état de gaz ; lorsque les liqueurs gazeuses s'évaporent, elles manifestent un sentiment de froid, c'est l'effet que produit l'éther par sa vaporisation.

Il y a des gaz acides et des gaz alkalins. Les gaz acides, tels que celui du vinaigre, peuvent s'opposer à l'effet des vapeurs putrides et malfaisantes ; mais il ne faut pas brûler l'acide sur des pelles rouges ou des charbons ardens, comme on le fait ordinairement, mais seulement les chauffer dans des vases de terre au degré nécessaire pour les vaporiser, sans les décomposer, et seulement pour mettre en expansion les principes antiseptiques.

Le gaz ammoniac est un gaz alkalin que le contact de l'air suffit pour mettre en évaporation, c'est l'alkali volatil fluor qu'on contient dans des flacons bien bouchés ; nous avons fait voir, en parlant des asphyxiés, de quelle utilité le gaz qu'il donne, peut être dans ces circonstances fâcheuses, mais en évitant de le donner intérieurement.

GÉANTS. Les géants sont des hommes d'une taille extraordinaire, dont on ne croit pas qu'il existe aucune race particulière. Quand on lit dans Plutarque que Sertorius étant en Mauritanie, fit ouvrir dans Tanger le sépulcre du géant Antée, et que son cadavre avoit soixante-dix coudées de longueur, ce qui fait à-peuprès cent cinq pieds, on ne peut nier qu'il n'y ait là du gigantesque. Pour croire à toutes les histoires de géants, au moins faudroit-il en avoir quelques ossemens ; pour nous, un homme de sept pieds est un géant des plus géants qu'il y ait ; les Patagons qui sont fort grands ne sont pas des géants. Il faut croire que beaucoup d'hommes ont été grandis par la peur, qui voit tout dans des proportions excessives.

GELATINE ou GELÉE. On donne le nom de gélatine à une substance animale que dissout l'eau bouillante en faisant des bouillons, et qui peut, par le refroidissement, se prendre en gelée molle et dissoluble dans l'eau chaude : lorsqu'elle est très-épaisse et desséchée, on lui donne le nom de colle. Cette substance est très-nourrissante, douce, relâchante, et doit être employée toutes les fois qu'on a des forces à réparer et à rétablir une santé délabrée. Les parties les plus propres à faire les gelées, sont les os des pieds des jeunes animaux et surtout de la volaille. On fait blanchir les gelées animales avec le lait des amandes douces et jaunir avec les jaunes d'œufs ; on les rougit avec le suc de betterave, on les verdit avec celui de poirée.

Les gelées doivent toujours être fraichement faites, et éloignées de toute chaleur.

GELÉE. (Atmosphère). On donne le nom de gelée, au froid qui solidifie l'eau ; elle gèle partout au même degré ; c'est lorsque le thermomètre de Réaumur porte zéro, ou celui de Farenheit trente-deux.

Le vent du nord qui amène la gelée, est sec et pur ; il donne à l'air plus de pesanteur et de densité. Il évapore d'autant plus facilement les liqueurs, qu'il a plus d'intensité.

Les effets de la gelée sur les végétaux, sont trèsfrappans ; elle en fait périr un grand nombre lorsqu'elle survient subitement, et sur-tout après des pluies ou un dégel : alors les fibres imbibées d'eau, sont écartées par l'effort de la gelée, qui glace l'humidité qu'elles contiennent, et finit quelquefois par briser les plus gros arbres.

On observe quelque chose de semblable sur les animaux saisis par le froid ; il n'est pas rare de trouver les Mougics, ou esclaves russes pris d'eau-de-vie de grain, étendus sur la neige, et gelés. J'en ai vu plusieurs qui ont perdu la vie, d'autres leur nez, leurs oreilles, leurs mains ou leurs pieds, pour n'avoir pas été relevés à temps.

Lorsqu'on le sait, on peut sauver les parties gelées, d'une manière bien simple, et dont j'ai moi-même éprouvé les bons effets ; ce n'est pas en les approchant du feu, mais seulement en les frottant de neige ou de glace ; peu-à-peu la peau se rend sensible à l'irritation qu'elle reçoit, les fluides reprennent leurs cours, et on n'éprouve aucun accident ultérieur. (V. Froid).

GELÉE ANIMALE. (V. Gélatine).

GELÉE VÉGÉTALE. On prépare des gelées végétales, avec des décoctions de croûte de pain, ou de biscuit de mer, bouilli à petit feu, jusqu'à ce qu'on arrive à la consistance d'une gelée.

On fait dans nos climats, un grand usage des gelées qu'on extrait des fruits pulpeux ; lorsqu'ils sont bien nettoyés, on les fait cuire avec du sucre ; c'est le moyen de conserver long-tems des gelées, confitures, ou marmelades, dont on sait tirer un grand parti l'hiver, pour les enfans, pour les convalescens, et pour ceux qui les aiment.

On peut conserver ainsi pendant des années entières, des substances savoureuses et très-agréables ; celles qui sont acides, peuvent être délayées dans l'eau, et remplacer momentanément les syrops qu'on n'a pas. Telle est surtout la gelée de groseille.

GÉLINOTTE. La gélinotte est un oiseau presque de la grosseur d'une poule, qui habite les bois et les penchans des montagnes. La chair de cet oiseau est extrêmement délicate, et une des plus recherchées ; elle est très-substantielle, très-salubre, et convient, lorsqu'elle est tendre, à tous les âges, dans tous les tems, et à tous les tempéramens.

GÉNÉROSITÉ. La générosité est un désir de briller par un désintéressement extraordinaire ; l'homme véritablement généreux, ne cherche qu'à obliger sans le faire connoître ; sa récompense est dans son cœur.

La générosité diffère de la grandeur d'ame, en ce qu'on est généreux qu'envers les autres, et que la grandeur d'ame est pour soi. Cette vertu est si rare, qu'elle est presque de spéculation. Il y a beaucoup de générosité à faire des sacrifices pour le bien de sa patrie, et surtout à pardonner des injures.

GÉNÉTHLIAQUE. Ce nom a été donné à des devins ou astrologues, qu'on consultoit particulièrement sur la destinée future des enfans. Il faut espérer qu'on n'aura plus la sottise, dans les pays éclairés, de parler au peuple, de devins, d'astrologues, de bonzes et de revenans.

GÉNIE. L'homme de génie a l'ame forte, l'esprit éclairé, étendu et profond. Le feu de son imagination éveille les idées et les sentimens.

La nature combine rarement des têtes à génie. Un

gouvernement éclairé sur ses intérêts doit donc chercher à les découvrir, s'il en existe, les honorer, les
récompenser; car ce sont les grands génies qui enfantent
les grandes idées, et qui mettent sur le chemin des découvertes utiles.

GENIÈVRE (Baies de). Les Allemands se servent
dans leur cuisine de baies de genièvre comme d'assaisonnemens, surtout pour la préparation des choux-
krauts, auxquels elles confèrent véritablement un degré
sensible de salubrité.

Le peuple, chez nous, fait avec le genièvre et l'orge
cuit, ce qu'il nomme génevrette, pour lui tenir lieu
d'autres boissons plus importantes. Helvétius conseille,
au lieu d'orge, d'unir à une quantité double de baies con-
cassées, quelques poignées d'absinthe. Nous croirions que
du sirop de mélasse ou de miel commun qu'on y join-
droit, pourroit rendre cette boisson moins désagréable
et plus salutaire.

Dans le nord, on distille du genièvre avec l'eau-de-
vie, pour remplacer le goût âcre que donne le feu, par
celui du genièvre.

On se sert beaucoup des baies de genièvre pour parfumer les hôpitaux, les chambres des malades, et les
lieux infectés par quelques vapeurs dangereuses; mais
quand on le peut, le vinaigre doit lui être préféré.

GENSING. Cette racine, que les Chinois nomment
encore Petsi, est beaucoup employé par eux, et les
Japonnois, dans l'état de santé, et contre les maladies;
il passe pour être stomachique et rendre les forces aux
personnes épuisées.

L'odeur agréable du gensing, et sa saveur douce un
peu âcre, mêlée de quelqu'amertume, semble la rap-

Tome I.   I i

procher du Meum et de l'Angélique pour ses vertus. Il est bien rare de s'en procurer du bon et sans vermoulure.

GÉOGRAPHIE (médicale.) (V. Topographie).

GÉROCOMIE. On donne ce nom à l'hygiène des différens âges de la vie. (V. Ages).

GÉROFLE (Clou de). C'est le fruit desséché du géroflier aromatique, que les Hollandais tirent de Ternate, et d'Amboine, pour en faire le commerce exclusif ; cependant nous avons l'obligation à Poivre, ancien intendant de l'île de France, d'en avoir soustrait quelques pieds à ces possesseurs exclusifs. Ils ont beaucoup fructifié par les soins de Céré, directeur du jardin national de botanique, tant à l'île de France qu'à l'île de Bourbon, et à la Martinique.

Les meilleurs clous ont leur bouton, sont bien nourris, pesans, gras, faciles à casser, d'un rouge brun, d'un goût chaud, aromatique, brûlant presque la gorge, et d'une très-agréable et très-forte odeur.

Les fruits qu'on laisse sur l'arbre, donnent une baie noire, de la grosseur d'une noisette, fort aromatique, mais moins que le clou ; les Hollandais la confisent au sucre. On s'en sert pour aider la digestion, et préserver du scorbut. Elles sont encore utiles, pour faire des plantations.

Le géroflier est peut-être l'arbre qui donne à l'homme le plus riche produit, et qui fournisse un des aromates les plus chauds ; les clous sont très-recherchés partout où s'est introduit le luxe, surtout dans l'Inde où l'on méprise presque tous les alimens qui n'en contiennent pas ; on les mêle dans les vins, les liqueurs spiritueuses et les boissons aromatiques : on les employe aussi pour les odeurs dans l'art de la parfumerie.

Dans les pays chauds, les clous de gérofle peuvent convenir, et n'avoir pas les mêmes avantages dans les pays plus froids. Au moins est-il sûr qu'il faut être fort en garde contre leur usage incendiaire. Les personnes fort actives, bilieuses, ou nerveuses, d'une constitution ardente, doivent se les interdire absolument dans leur régime habituel.

On retire par la distillation des clous, une huile pesante essentielle, si chaude, qu'elle est caustique. On s'en sert contre les caries des os, et surtout contre les maux de dents gatées.

GESSE. La gesse est une petite semence farineuse, qu'on mange comme les lentilles dans les pays méridionaux. Les gesses passent pour être nourrissantes, et en même tems relâchantes.

GIBIER. On donne le nom de gibier à tous les animaux qui peuvent devenir la proie des chasseurs ; mais nous ne parlerons ici que de ceux dont l'homme tire des alimens, comme les chevreuils, les cerfs, les daims, parmi les quadrupèdes ; comme les faisans, les perdrix, les bécasses parmi les oiseaux. Depuis qu'on a aboli ces chasses barbares et exclusives, pour lesquelles on laissoit dévorer par des animaux, la substance du pauvre, le gibier est devenu beaucoup plus rare pour le bonheur du peuple, pour qui il n'étoit pas fait. Le gibier est en général très-nourrissant. (V. chacun des articles qui le concernent.

GIGOT. On donne ce nom à l'éclanche, ou à la cuisse du mouton. Le gigot est un des mêts les plus succulens et des plus substantiels. Lorsqu'il vient des

Ardennes, ou de Présalé, il est difficile de manger une viande plus agréable : aussi on les fait rôtir, tandis que ceux qui sont plus fermes et moins bons, sont cuits souvent à la braise, ou en étuvée avec des substances aromatiques. Cette viande qui convient presqu'à tout le monde, et dans toutes les circonstances, restaure essentiellement les personnes qui ont coutume de faire de violens exercices, et qui ne sont pas dans la première convalescence.

GILET. Le gilet est un vêtement sans poche et quelquefois sans manches, qui se place immédiatement sur la chemise, par fois sur la peau. Son usage est essentiellement de garantir la poitrine et le ventre, de l'impression de l'air. Les gilets de coton sont utiles dans les changemens de saison, au printems, à l'automne ; ceux de laine conviennent beaucoup dans l'hiver, surtout aux personnes délicates, sensibles, et qui ne sont pas jeunes ; car il faut accoutumer les jeunes gens à s'en passer.

Les personnes chez qui la transpiration se fait difficilement, doivent porter des gilets de flanelle sur la peau, pour exciter cette importante évacuation. Celles qui craignent les rhumatismes, les accès de goutte, etc., feront bien de n'en pas négliger l'usage.

GIMBLETTE. C'est une sorte de pâtisserie, dans laquelle on fait entrer du sucre et le goût de la fleur d'orange, ou de quelqu'autre substance aromatique ; elle se digère facilement ; on en donne beaucoup aux enfans et même aux chiens gâtés des dames.

GINGEMBRE. On donne le nom de gingembre à une racine courte, tubéreuse, assez semblable à celle des roseaux, noueuse, fibreuse, et tendre intérieurement, rougeâtre, d'une saveur âcre, aromatique, et d'une odeur forte.

Le gingembre se cultive dans les deux Indes, et même chez nous par des particuliers curieux. On le fait sécher à l'ombre. Dans les pays chauds, on en fait un usage immodéré. On en compose une très-bonne confiture à l'usage des personnes aisées, et des officiers de marine, qui en font une grande consommation : en cet état, on lui a ôté toute son âcreté mordicante.

Le meilleur gingembre est celui de la Chine ; il est stomachique, et peut convenir aux personnes qui ne sont pas irritables, vaporeuses, ou bilieuses. En général ce chaud cordial est plus favorable à la constitution des Indiens, qu'à la nôtre.

GIRAUMON. Le giraumon est une espèce de petit potiron de la Guyane et de la Louisiane, qu'on mange jeune et en salade ; on le dit stomachique et utile aux convalescens. On le prépare de toutes sortes de manières. Les meilleurs sont ceux qui ont la forme d'un cor de chasse, et très-peu de graine. Ils sont sucrés, et on en fait de très-bonnes confitures.

On dit qu'il y a des espèces de giraumon qui sentent un peu le musc, ce qui relève leur saveur aqueuse.

GLACE. La glace est l'état naturel de l'eau, comme la liquidité est son état habituel, et la volatilité, son état gazeux. La formation de la glace donne lieu à des phénomènes importans. Lorsque l'eau se gèle, il se produit de la chaleur ; l'accès de l'air, et un léger mouvement facilitent la congellation, qui est une espèce de cristallisation confuse, que j'ai vue distincte et régulière dans le Nord.

La glace est élastique, et si dure dans ces climats,

qu'en 1740 on construisit à Pétersbourg, avec toutes
les règles de l'architecture, un palais tout de glace,
d'une grande étendue, devant lequel on avoit placé
six canons de glace, avec leurs roues et affûts aussi de
glace. On les chargea d'un quarteron de poudre, et les
boulets percèrent au loin des planches très-épaisses,
sans que les canons ayent été brisés.

La glace a une saveur assez vive, surnage l'eau; elle
fond ordinairement au-dessus de zéro du thermomètre de Réaumur, et produit du froid, en passant
de l'état solide, à l'état liquide; elle absorbe autant
de chaleur, qu'il s'en est dégagé, lorsqu'elle s'est prise
en glace.

La glace se trouve en volumes énormes, dans les
mers glaciales, et les hautes montagnes, auxquelles on
a donné le nom de glaciers. Ces masses imposantes offrent à l'œil étonné, le spectacle peut-être le plus beau,
le plus frappant et le plus singulier, par le contraste
qu'elles présentent avec des côteaux inférieurs et voisins,
dont la verdure et la fertilité ne sont pas moins pitto-
resques. Les eaux de ces glaciers, ainsi que celles des
neiges, ne valent rien dans les usages habituels de la
vie.

La glace fournit très-agréablement à nos besoins,
lorsqu'il fait chaud, en rafraîchissant les boissons et en
leur procurant un sentiment de fraîcheur délicieux. Il
suffit de plonger les vases qui contiennent les liquides
qu'on veut boire, dans de l'eau, où l'on aura jeté de
la glace pilée ou de la neige, auxquelles on ajoute
quelquefois du sel marin, du nitre, du charbon, de
l'ammoniac.

Les boissons à la glace sont délayantes, calmantes,

fortifiantes, resserrent, empêchent la stagnation des humeurs ou leur trop grande évaporation. Elles doivent être proscrites, toutes les fois que l'estomac est vide, ou qu'on est en sueur, après s'être livré à de violens exercices.

Les tempéramens auxquels la glace réussit le mieux, sont les bilieux; elle convient aux personnes qui ont à craindre l'épuisement qui est la suite des grands travaux, mais dans les momens où elles transpirent le moins, et à celles qui sont pituiteuses, ou chez qui le mouvement des humeurs est lent et la digestion laborieuse.

Dans les climats ardens, l'usage habituel de la glace donne du ressort à l'estomac et soutient des forces, qui sans elle, s'énerveroient facilement; c'est pourquoi, non seulement, on rafraichit extérieurement les liqueurs, mais on y mêle encore des morceaux de glace pour en rendre l'effet tonique plus complet. C'est un moyen d'éviter souvent des maladies inflammatoires et putrides, qui ne manqueroient pas de se déclarer sans cette précaution.

La sensualité a très-heureusement employé la glace pour congeller des préparations alimentaires avec le lait, et les sucs des différens fruits : on leur a donné le nom de glaces; elles font les délices des tables les plus recherchées, et quoiqu'en disent certaines gens qui ne les aiment pas, ou ne peuvent s'en procurer, elles ont avec un peu plus d'agrément, les avantages des boissons à la glace dont nous venons de parler. Il faut convenir qu'il y a cependant des estomacs très-sensibles qui ne peuvent les supporter, et qu'on risque beaucoup à les prendre, quand on a fort chaud.

On prépare des fromages à la glace, en faisant congeller les compositions qu'on désire, dans des moules
de fer-blanc ou d'étain qui ont des formes appropriées.

On peut, avec la glace, ou dans des glacières, conserver les viandes ou les provisions que la chaleur des
vents du Sud, pourroit faire corrompre.

G L A I R E U X (Alimens). On donne le nom de glai-
reux à des alimens capables de produire des glaires,
dans l'économie animale ; tels sont les fruits non mûrs,
et surtout les amandes de leurs noyaux (que nous ne
connoissons pas assez) ; telles sont les graines huileuses
et émulsives, qui même, après leur maturité, sont difficilement perméables aux sucs digestifs ; telles sont les
chairs et surtout les parties tendineuses des animaux
jeunes et oisifs, dont on tire si difficilement des extraits
secs.

Il est des personnes qui ont ce qu'on nomme une
constitution glaireuse, chez qui les parties mucilagineuses s'accumulent dans l'estomac, qui vomissent quelquefois des glaires filantes et visqueuses : ces personnes
doivent particulièrement éviter les substances alimentaires dont nous venons de parler ; elles augmenteroient
un vice qu'elles doivent combattre par les acides, les
sucs étendus d'eau, les substances toniques, stomachiques et aromatiques.

G L O I R E. La gloire est la réputation jointe à l'estime
et même à l'admiration ; elle suppose des talens, des
vertus, des actions éclatantes, et toujours de grandes difficultés vaincues. La gloire tient beaucoup de
l'opinion, elle est vraie, ou fausse comme elle. En général, elle a beaucoup appartenu aux grands talens militaires ; mais elle ne doit être réservée qu'aux coopé-

rateurs du bien public. Les anciens ont toujours regardé la gloire comme la plus parfaite récompense de la vertu ; ils lui sacrifioient souvent leur existence.

Un grand nom n'a de véritable gloire, que quand il rappelle l'admiration, le respect et l'amour qu'a mérité celui qui a su le rendre fameux.

GODIVEAU. C'est une espèce de pâté de veau haché avec des champignons, des truffes, des écrevisses, etc. et beaucoup d'assaisonnemens aromatiques ; il n'y a que les personnes, qui ont un fort tempérament et un bon estomac, qui puissent se permettre cette sorte d'aliment.

GOMME. La gomme est un suc mucilagineux qui suinte à travers l'écorce de quelques arbres, qui est très-dissoluble dans l'eau, à laquelle il donne une certaine viscosité. Les Tartares employent beaucoup la gomme comme aliment dans leurs voyages ; nous ne faisons chez nous des boissons adoucissantes qu'avec celle qu'on appelle arabique. (V. Végétaux) (suc des).

Les gommes, en nourrissant les végétaux, sont dans le règne végétal, ce que la lymphe ou le corps gélatineux est pour le règne animal.

GORGE (corps étrangers dans la). Il peut s'arrêter dans la gorge, non seulement des alimens trop gros, mais encore des substances de toute autre nature, comme des aiguilles, des os, de grosses arrêtes, des fragmens de verre, des épingles. Il ne faut pas tarder à s'en débarasser ; si des boissons chaudes, si un porreau insinué ne pouvoient y remédier, on prendra un fil de fer solide qu'on courbera à volonté, au bout du quel on attachera une éponge sèche ; après l'avoir fait pénétrer dans le gosier jusqu'au siége du mal, et placé un bouchon entre les dents molaires, on fera boire de l'eau chaude, dont s'imbibera bientôt l'éponge, qu'on retirera ensuite avec force et qui ramènera le corps étranger; si l'on ne réussit pas par ce moyen, on tentera ceux de l'éternument, et du vomissement, qui ont plus d'une fois rendu le service qu'on en attendoit.

Lorsque des corps dangereux à conserver dans l'estomac, y sont tombés comme des épingles, du verre, etc. on peut tenter de les avoir, en faisant beaucoup manger, et en donnant immédiatement après une forte dose d'émétique, qui en excitant le vomissement, peut entraîner les alimens, et les corps étrangers qu'on redoute.

GOUJON. Le goujon est un petit poisson d'eau douce, dont on fait de très-bonnes fritures; il convient assez généralement à tous ceux qui aiment le poisson.

GOURMANDISE. La gourmandise est un amour désordonné et quelquefois raffiné de la bonne chère. Horace qui lui avoit bien quelques obligations, l'appelle : *Ingrata ingluvies.*

La gourmandise est un des vices les plus communs des nations riches et corrompues; c'est le défaut habituel de l'opulence, aidée de toutes les richesses de l'art culinaire; les anciens ont été plus gourmands que les modernes, et ce n'est pas peu dire. (V. Apicius.)

Les gourmands n'ont jamais fait attention que la chair la plus délicieuse est celle dont l'appétit fait les frais ; que tout moyen artificiel de l'exciter, devient pernicieux, et que bientôt leur goût s'émousse et s'amortit sur les méts même les plus délicats; les indigestions, les maux de tête, les insomnies, les vents et une foule d'infirmités de tout genre, finissent par tirer vengeance de tous les excès de la gourmandise et de la sensualité.

Comme les vieillards et les enfans sont naturellement gourmands, il faut éloigner d'eux tout ce qui peut les incommoder, si l'on s'intéresse vraiment à leur conservation.

Gout (moral). On peut définir le goût un amour naturel de l'ordre. Il s'étend sur les mœurs, aussi bien que sur les ouvrages d'esprit: la symmétrie des parties entr'elles et avec le tout convient à une action morale, comme à la composition d'un tableau. En général, le goût est un présent de la nature, et il s'acquiert bien difficilement.

Gout (physique). Le goût est le sens qui fait discerner les saveurs, et dont la langue est le principal organe et le juge; le désir ou la répugnance des alimens, la faim et la soif, ont les plus constans rapports avec lui.

Il étoit bien juste, que la bouche, qui en goûtant la première les alimens, devoit être en quelque sorte pour les autres organes, l'interprète de leurs qualités, eût une sensation très déliée, et capable de se décider sur-le-champ.

Il y a entre le goût et l'odorat, une liaison plus particulière qu'il n'y en a entre le goût et les autres sens ; c'est ce qui fait qu'on savoure d'avance, avec volupté, le café dont on respire l'odeur aromatique, tandis qu'on est révolté contre certains mets, contre une médecine, dont l'odeur est désagréable.

Les nerfs de ces parties peuvent éprouver des ébranlemens sympathiques ou antipathiques, auxquels les personnes nerveuses sont très-sensibles, et dont quelquefois on rend difficilement raison.

C'est pourquoi, dans le jeune âge, il ne faut jamais forcer les enfans à surmonter, pour certains alimens, des dégoûts qui sont souvent involontaires. L'obstination ne feroit que les en éloigner davantage. Les changemens qui s'operent en nous, avec le tems, font souvent que la boisson ou l'aliment qui répugnoit au goût dans le jeune âge, devient agréable sans effort, et même sans qu'on s'en doute, dans un autre moment.

GOUTTE. Il est bon d'avertir les personnes qui sont sujettes à la goutte, que le moindre excès du côté des boissons spiritueuses, peut faire remonter la goutte ou les rhumatismes goutteux, dans l'estomac ou la poitrine; qu'alors il faut avant tout mettre les pieds dans de l'eau très-chaude, et appliquer sur-le-champ de la moutarde à la plante des pieds, pour éviter les accidens graves, dont on est éminemment menacé.

GRACES. Les grâces naissent d'une politesse naturelle, accompagnée d'une noble liberté; c'est un vernis qu'on répand dans le discours, dans les actions, dans le maintien, et qui fait qu'on plaît jusque dans les moindres choses; lorsque les agrémens embellissent les grâces, c'est alors qu'on voit scintiller des traits fins, que l'esprit et la gaieté vivifient.

GRACIEUX. On est gracieux avec des manières polies et affables; cette qualité est quelquefois traîtresse; elle peut cacher de grands défauts. Il ne faut se prévenir pour les personnes gracieuses, que quand on a un peu pratiqué leur moralité.

GRAINS (Dangers des). Les grains gâtés causent de très-grands maux, surtout des maladies putrides, convulsives, et la gangréne.

On empêche le grain de se gâter, en le remuant souvent, en le tenant toujours sec, dans des lieux bien aérés et élevés; et si l'on avoit quelque crainte, il seroit essentiel de le sécher au four , et même de lui donner un degré de torréfaction , qui corrigeroit ses qualités nuisibles.

En parlant de l'ergot , nous avons fait voir combien il seroit imprudent de faire usage d'un bled qui en contiendroit beaucoup.

Il y a des grains qui ont ce qu'on nomme le bout ou le noir ; c'est une petite tache noire à leur extrémité , qui est l'effet de la moisissure. Alors il faut les rejeter , parceque si on les convertissoit en pain , ils pourroient produire des fièvres malignes , putrides et intermittentes.

Il est encore dangereux d'employer des grains qui sont charbonnés , cariés , ou qui ont quelquefois ce qu'on nomme la bosse. La farine de ces grains est plus noire qu'elle ne devroit être ; le pain doit avoir un goût désagréable , et ceux qui en font usage risquent de gagner, quelqu'incommodité.

GRAISSE. La graisse est une substance onctueuse, plus ou moins molle , qui se trouve dans le tissu cellulaire , et sous les tégumens qui recouvrent la surface du corps des animaux.

Les usages diététiques de la graisse , prouvent que si on la mange seule , elle fatigue l'estomac , pour peu qu'il soit délicat ; elle produit facilement des sucs grossiers et épais. Il s'en faut bien que les animaux qu'on châtre pour les engraisser , et satisfaire la sensualité , donnent des nourritures aussi saines que ceux qu'on n'engraisse pas ainsi artificiellement ; leur usage habituel procure facilement l'empâtement et l'obésité. Il faut d'ailleurs les assaisonnemens les plus puissans pour les faire digérer.

Beaucoup de personnes ne peuvent supporter , sans

vomir, les viandes ou bouillons qui n'ont pas été dégraissés. Ils leur donnent des aigreurs, et des rapports nidoreux et brûlans ; delà, la dépravation du suc gastrique et des autres humeurs digestives ; il faut donc, pour peu que la graisse répugne à l'estomac, éviter les alimens qui en sont surchargés.

GRAMINÉES. La classe des plantes qu'on a nommées graminées, ou céréales, fournit à l'homme les alimens les plus nombreux ; elle peut lui servir de nourriture dans tous les climats de la terre où la culture a lieu. Le froment d'abord, puis le seigle, le riz, l'orge, le maïs, l'avoine, sont des graminées très-employées, propres à subir différentes préparations, toutes très-avantageuses au maintien de l'existence.

On trouve dans les graminées, deux principes nutritifs, l'un amilacé qui se dissout dans l'eau bouillante, et tourne à l'acide, l'autre sucré fermentescible, par le corps muqueux qu'il contient. Le froment renferme de plus la partie gélatineuse ou végéto-animale, (V. Farine) ; c'est ce qui fait qu'on peut en obtenir une nourriture si précieuse, que nulle autre ne lui peut être comparée. Les alimens farineux, bien cuits, sont très-nourrissans, se digèrent avec facilité ; leur mucilage est propre pour combattre l'acescence vers laquelle tendent nos humeurs. Le pain bien fermenté se digère cependant bien plus aisément que les farineux non fermentés.

Il faut, pour être aisément digérée, que la farine des graminées soit parfaitement cuite, ainsi que leurs graines, quand on les mange en gruau ; sans cela, on risque des maux d'estomacs, des indigestions, des engorgemens de viscères, etc.

GRAND. On est grand par soi-même et non par ses ayeux.

GRANDEUR (d'ame). La grandeur d'ame est l'amour des grandes et belles choses , du difficile et de l'honnête. Cette qualité est particulièrement départie par un instinct élevé, qui porte les hommes au sublime , de quelque nature qu'il soit. C'est une marque certaine de grandeur d'ame , lorsque les grandes places rendent les hommes meilleurs , lorsqu'ils pardonnent avec le pouvoir de se venger, lorsqu'ils avouent leurs torts , par amour de la justice et de la vérité.

GRAS. Nous entendons ici par gras , les individus chez qui la graisse abonde. (V. Corpulence.)

GRASSEYEMENT. Le grasseyement est un défaut dans la prononciation des enfans , qui vient à la suite d'un vice d'organisation, tel que la langue épaisse, le filet court, trop de salive : l'art peut fournir des moyens salutaires pour obvier à cette imperfection , mais, le plus souvent, il ne faut que l'habitude et la bonne volonté pour la faire disparoître.

GRAVE (Vin de). Le vin de Grave vient d'un petit pays de ce nom , qui est aux environs de Bordeaux ; c'est un vin fort estimé et très - recherché des Hollandais et des Anglais ; il est cordial et se boit dans les meilleures tables , lorsqu'on est à l'entremêts ; il convient aux personnes délicates et convalescentes , à petite dose. Il est utile à ceux qui font beaucoup d'exercice, mais il faut en boire modérément , et le plus souvent étendu d'eau.

GRAVEURS (Régime des). V. Sédentaires (Régime des Ouvriers).

GRAVITÉ. La gravité est le ton sérieux que donne

la sagesse , et le respect qu'on se doit à soi-même ; la gravité se manifeste dans les actions , dans les discours et le maintien : elle rend les mœurs plus respectables. Sur le visage de la beauté, elle annonce la pudeur et l'innocence ; sur le front des gens en place, la décence et l'incorruptibilité.

La gravité fait fuir le vice : elle est opposée à la frivolité , et non à la gaieté , mais elle contraste ridiculement dans les enfans , et les gens mal famés.

GRAVELEUX (Fruits). (V. Pierres soi-disant des Poires).

GRENADE. La grenade est le fruit du grenadier qui vient dans les pays chauds. En général, elle nourrit peu , quoique d'un suc fort agréable ; on la regarde comme stomachique, resserrante et fortifiante.

Les grenades sont fort acides ; on en fait des boissons rafraîchissantes , dont on donne abondamment aux malades, dans le Midi de la France. Leur acide est moins actif que celui de la groseille.

Les grenades douces, et plus encore celles qui sont acides , conviennent beaucoup aux personnes bilieuses.

GRENADILLE ou fleur de la passion. Cette belle plante , qui vient de la nouvelle Espagne , donne un fruit charnu , ovale , gros comme une pomme moyenne ; lorsqu'il est ouvert, on en boit avec délice le suc acide et visqueux , dans les pays chauds.

GRENIERS. La partie qui recouvre les habitations a reçu le nom de grenier ; c'est-là où l'on conserve les substances alimentaires végétales dont les hommes font usage. Il faut faire ensorte que les fenêtres soient dirigées du sud au nord , pour entretenir le plus grand degré de sécheresse possible.

On avoit autrefois à Rome des greniers nationaux, dont l'intérieur formoit une grande cour environnée de portiques à colonnes, où l'on gardoit des provisions de bled pour plusieurs années, afin d'entretenir l'abondance, de se prémunir contre les mauvaises années, d'avoir toujours un prix fixe, et de quoi fournir au besoin des vrais pauvres; de pareils exemples seroient bons à suivre, et ne manqueroient pas d'honorer une nation qui les mettroit en pratique.

GRENOUILLE. La grenouille est un animal ovipare, amphibie, qui a quatre pieds, et n'a qu'un ventricule au cœur. Dans beaucoup de pays, on mange les grenouilles frites ou en fricassées de poulets.

Quoique la chair des grenouilles soit savoureuse et nourrissante, elle est toujours un peu sèche et glaireuse; elle convient peu aux estomacs foibles et délicats : c'est un vrai préjugé que celui qui éloigne les personnes qui se portent bien, d'employer les grenouilles comme aliment.

GRILLADE. On donne ce nom à une manière de préparer les viandes, en les faisant cuire sur le gril. On les obtient, par ce moyen, fort succulentes, parce que le feu, en raccornissant brusquement l'extrémité des fibres musculaires, ne permet pas à tout le jus d'en sortir; d'ailleurs, la partie graisseuse excédente se fond aisément par cette pratique, et rend l'aliment plus digestible pour beaucoup d'estomacs; c'est pourquoi on grille la saucisse, le boudin et les autres préparations du cochon.

GRIMPEREAU. C'est une espèce d'oiseau de passage, fort petit, et dont la chair, sans être mauvaise, n'est pas fort estimée.

GRIOTTE. C'est une cerise à courte queue qui est ou douce, ou aigre. (V. Cerises).

GRIVE. La grive est un oiseau de passage, dont plusieurs espèces nous arrivent vers l'automne. Elles sont très-friandes du raisin, qui les engraisse et les fait beaucoup rechercher : alors leur chair est succulente, délicate, nourrissante et de fort bon goût, quoique par fois un peu amère.

GROSEILLES. On distingue plusieurs sortes de groseilles, les groseilles en grappe, rouges, blanches et noires, et les groseilles du groseiller épineux. Ces dernières qu'on nomme aussi vulgairement groseilles à maquereaux, sont, avant leur maturité, austères, astringentes, et rafraîchissantes : alors on les mêle aux alimens ; on en fait usage dans les sauces en place de verjus et de vinaigre. Lorsqu'elles sont mûres, il n'y a guères que les enfans et le peuple qui s'en régalent ; le suc qu'elles donnent est fade, point astringent, et devient vineux par la fermentation. Les Anglais en font de cette manière du vin, en y mêlant du sucre.

Parmi les groseilles à grappe, les rouges sont les plus communes ; le nord et le midi les voient également naître. Ces groseilles sont un fruit d'une grande ressource. Elles sont très-agréables à manger quand elles sont bien mûres ; ou, si l'on aime mieux, on les égraine et on y mêle du sucre, pour en diminuer l'acidité. Le suc qu'elles contiennent est agréable au goût, rafraîchissant et légèrement parfumé ; il est dans la classe des corps muqueux végétaux, et son acide est du nombre de ceux qui sont concentrés.

Les groseilles blanches servent aux mêmes usages que les rouges, et sont un peu moins acides ; on les emploie également pour des boissons très-convenables dans les grandes chaleurs, et qu'on débite dans les cafés sous le nom d'eau de groseilles ; elles conviennent particulièrement aux constitutions bilieuses et inflammables ; elles étanchent la soif et relâchent le ventre. Il ne faut point donner d'eau de groseilles aux personnes qui ont l'estomac foible, facile à irriter et la poitrine délicate.

On concentre facilement en gelée, ou en sirop le suc de groseilles mêlé avec du sucre ; on lui donne une consistance transparente, tremblante, qu'on conserve pour le besoin. On peut garder des groseilles jusqu'à l'hiver sur le groseiller, en le tenant entouré de paille ; elles sont meilleures que les premières, parce que la partie sucrée en masque l'acide en partie, et qu'elle est privée par l'évaporation, d'une certaine quantité d'eau de végétation. Les meilleures confitures de groseilles sont celles qui viennent de Bar.

A l'égard des groseilles noires, elles ont un goût particulier, aromatique, qui déplaît à beaucoup de personnes. On s'en sert le plus souvent pour faire une liqueur spiritueuse qu'on nomme cassis, et qu'on regarde comme diurétique et comme un fort bon stomachique.

GROSSESSE (Régime de la). Dès qu'une femme est devenue dépositaire du gage le plus intéressant, et pour elle, et pour la société, elle cesse le plus ordinairement de voir périodiquement ; elle devient très-souvent sujette à des maux de cœur, à des envies de vomir, et à des nausées qui suivent les repas, ce qui exige qu'elle mange moins, et que la nourriture soit douce et facile à digérer. Les femmes grosses doivent se priver de boissons spiritueuses, de lait, d'œufs, de fruits non mûrs, tous objets qui dans le commencement de la grossesse, ne peuvent qu'être défavorables. Il faut que les femmes ayent assez de force sur elles-mêmes pour ne pas rechercher des mêts de fantaisie, dont l'usage dangereux doit nécessairement intéresser leur santé, et étouffer le désir.

La grossesse une fois décidée, tout exercice considérable, toute passion trop active doit leur être interdits; il ne faut rien omettre pour leur éviter la tristesse et l'ennui; lorsqu'elles se portent bien, c'est une folie de vouloir qu'on les purge, ou qu'on les saigne deux ou trois fois pendant leur grossesse, comme le préjugé le prescrit si mal-à-propos.

Mais quoique la grossesse ne soit pas une maladie, quoiqu'elle soit même un brevet d'existence presqu'assuré pour le tems de la gestation, la nature a voulu que la plupart des femmes engendrassent dans les douleurs; et beaucoup parmi elles, surtout dans les villes où elles sont plus délicates que dans les campagnes, éprouvent pendant ce tems différentes incommodités. Elles sont fort sujettes aux maux de tête et aux maux de dents; dans le premier cas, on les soulage en leur tenant le ventre libre avec des pruneaux, des figues ou des pommes cuites : si les douleurs étoient trop violentes, il faudroit les saigner; quant aux maux de dents, si elles ne sont pas gâtées, quelques auteurs ont dit qu'il suffisoit, pour ôter la douleur, de faire saigner les gencives.

Si le manque d'appétit, la langue chargée, des rapports, un cours de ventre, se manifestoient dans les premiers mois, il faudroit par des boissons appropriées, par de légers stomachiques, éloigner une purgation nécessaire, jusqu'au cinquième ou sixième mois.

Les femmes grosses ont toujours plus ou moins à craindre l'avortement, ou la fausse-couche; il n'y a point de précautions qu'elles ne doivent prendre, pour s'y soustraire, parceque non-seulement elle fatigue beaucoup plus les femmes, qu'une couche naturelle, mais encore les expose par la suite à de semblables récidives. Elles éviteront ce danger, en se dérobant à tous les exercices violens, à toute espèce d'efforts, pour lever des fardeaux, ou atteindre à quelqu'objet élevé. On doit prendre garde de ne leur causer aucune frayeur, de ne point décharger inopinément des armes auprès d'elles, d'empêcher qu'elles ne soient en butte à aucun coup. Une grande modération dans les désirs, dans les passions, dans les alimens, un exercice modéré, éloigneront les fièvres, le vomissement, la toux, les convulsions, les palpitations, les maux de reins, qui annoncent souvent les fausses couches.

Lorsque les femmes seront constipées, elles devront au plus tard au bout de deux jours prendre des lavemens, pour débarrasser les intestins, et empêcher les compressions des gros vaisseaux.

Quand les femmes grosses montrent une grande répugnance pour un objet, il est prudent de l'éloigner d'elles, si l'on est bien sûr que la malice n'y entre pour rien. On ne doit point leur faire des récits saugrenus d'accouchemens laborieux, et suivis d'accidens : comme à cette époque le genre nerveux devient chez elles plus irritable, que dans toute autre circonstance, il faut les traiter avec beaucoup de douceur, et ménager des écarts d'imagination, dont les préjugés de l'enfance, et leur mobilité actuelle les rend esclaves.

D'après ces principes, on éloignera de leurs yeux,

ces êtres mutilés, et contrefaits, dont l'aspect repoussant effraye, et que la police devroit toujours retenir dans des maisons de charité. Les épileptiques sont dans le même cas, et d'autant plus, que les maux fâcheux dont ils sont atteints, peuvent influer sur les imaginations foibles des spectateurs, et leur causer la même maladie.

La danse, les gros jeux, les spectacles très-courus, doivent céder au désir d'arriver heureusement au terme de l'accouchement. Il faut en revanche prendre chaque jour un léger exercice dans des promenades en plein air; ou ne peut trop insister sur cette précaution habituelle.

Lorsque la grossesse des femmes est déclarée, elles doivent éviter plus soigneusement que jamais de se serrer la taille par les corsets baleinés, et autres moyens quelconques. Elles laisseront les souliers à talons hauts, qui les exposent à faire des faux pas.

Il faut qu'elles sachent bien, que si dans cet état, elles deviennent plus utiles et plus respectables pour la société, elles lui doivent aussi de faire au moins tous les sacrifices de l'amour-propre, pour amener à bien l'individu dans lequel elles vont se voir revivre.

C'est à la classe souvent malheureuse et féconde du peuple, que sont essentiellement dues les sollicitudes du gouvernement. Il est juste que par des établissemens bienfaisans, il vienne au secours des pauvres, que la misère n'a pu détourner de l'acte le plus consolant, et en même-tems le plus utile à la société. En attendant que ces asyles soient aussi multipliés qu'il le faudroit, nous désirons voir renaitre ces institutions humaines, qui s'étoient formées dans le sein de la capitale, pour le soulagement des femmes grosses, et l'entretien de leurs enfans. Ce doit être le vœu de tous les bons cœurs.

On ne peut trop recommander aux jeunes ministres de santé, de se méfier des personnes qui sollicitent des saignées ou des purgations, lorsqu'ils peuvent avoir quelque raison d'en soupçonner les motifs.

GROSSIER (Aliment). On donne ce nom à des substances communes, qui, vu leur bon marché, font la nourriture la plus ordinaire des gens mal-aisés. Tels sont les farineux, les choux, l'avoine, les fromages pourris, les fruits non mûrs, les poissons desséchés, les viandes boucanées, ou fumées, avariées, et surtout celles qui leur sont fournies à bas prix, par des gens qui vont à la découverte des bêtes mortes, pour les vendre aux pauvres imprudens.

En général, ce n'est pas des alimens qu'on a nommés grossiers, parcequ'ils sont très-communs, pesans, ou simplement assaisonnés, dont il faut le plus se méfier; ils conviennent souvent aux estomacs vigoureux des personnes qui se livrent aux travaux les plus opiniâtres, et les plus durs, aux gens de la campagne, aux journaliers; mais il faut que la police veille à ce qu'on ne puisse vendre des alimens mal-sains, et à ce que la cupidité grossière ne mette pas à prix la destruction de la classe ignorante et indigente du peuple. Puisque le pauvre a si peu de choix dans les alimens qui lui sont destinés, au moins faut-il qu'il puisse compter sur leur salubrité.

GROSSIÈRETÉ. La grossièreté est un manque de politesse, faute d'éducation et de lumières. On fuit l'homme grossier, à cause de ses manières désagréables ;

cette écorce fait perdre beaucoup de considération; quelles que soient d'ailleurs la probité et l'honnêteté des gens qui ont ce défaut.

GRUAU. On donne le nom de gruau à différentes espèces de bleds, dépouillés de leur écorce, et grossièrement concassés.

Les gruaux pour être bons, doivent être secs, blancs, bien mondés, et sans odeur forte.

Les gruaux sont nourrissans, relèvent aisément les forces perdues, donnent un aliment aussi sain qu'humectant; on les prend bouillis, avec de l'eau, du lait, du bouillon, du beurre et du sel.

On recommande aux personnes qui ont besoin d'être restaurées, des potions avec le gruau de froment, d'orge, ou d'avoine, qu'on cuit avec des jaunes d'œuf, de la fleur d'orange, et du sucre, le tout à petit feu, dans un pot de terre vernis et couvert.

GUÊPE. (V. Abeilles).

GUIGNE. C'est une espèce de cerise noire, moins rafraîchissante, mais plus douce que la cerise rouge; elle est très-agréable à manger, et convient à toutes les personnes qui se portent bien, et dont l'estomac n'est pas très-délicat.

GUIGNARD. Le guignard est une espèce de petit pluvier, qui vient en grandes bandes du Nord, dans le Loiret. Sa chair est estimée comme un des méts les plus délicats qu'on puisse servir à la table de l'opulence; tous ceux qui peuvent s'en procurer, en mangent avec autant de plaisir que de sécurité.

GUIMAUVE. La guimauve est une plante très-commune, qui fournit à la médecine ses racines, ses feuilles, ses fleurs et ses semences. C'est une des plantes les plus émollientes, et qu'on doit employer avant toutes les autres, quand il s'agit de relâcher, de tempérer des douleurs, et de calmer l'acrimonie des liquides ; en boissons, en lavemens, en fomentation, rien n'adoucit davantage que la décoction de sa racine. On fait avec le mucilage abondant, que fournit la guimauve, des sirops, des tablettes très-utiles pour les maux de gorge, de poitrine, etc. etc.

GYMNASTIQUE. C'est la partie de l'hygiène, qui concerne les mouvemens naturels à l'homme, et dirige toutes les espèces d'exercices du corps pour la conservation et le rétablissement de la santé. Quand on connoît de quelle importance est l'exercice en général, on sent aisément de quelle utilité seroient des gymnases formés dans tous les lieux, où sont placés de grands établissemens pour l'éducation de la jeunesse. (V. Exercice).

H.

HABILLEMENT. On entend par habillement tout ce qui sert à nous vêtir. Les hommes, dans les tems les plus reculés, lorsqu'ils étoient encore dans cette crasse ignorance, qui a été leur berceau primordial, ont moins cherché par instinct à cacher leur nudité, qu'à se garantir de la pression et des injures de l'air, de l'humidité et de la mal propreté. Ils ont commencé, comme le font encore aujourd'hui les Sauvages, par se couvrir avec des écorces d'arbres, des feuilles, ou les dépouilles des animaux.

Sans entrer ici dans des détails superflus, sur les divers habillemens qui ont servi, ou servent aux hommes, nous dirons que les divers climats où ils ont habité, leur ont, en tous tems et en tous lieux, fait une loi de se vêtir plus ou moins, et chacun à leur mode.

Il est certain que les habillemens préviennent la perte du calorique, et s'opposent ainsi à la foiblesse primitive ou accidentelle. Cependant chez les hommes sains et vigoureux, dans les climats tempérés, puisque par l'habitude le visage peut rester à découvert sans inconvénient, on pourroit bien encore accoutumer d'autres parties à n'être pas couvertes, et sans risquer davantage.

Anacharsis répondit à quelqu'un qui s'étonnoit que les Scythes s'exerçassent presque nuds dans la saison la plus rigoureuse, qu'il s'étonnoit bien davantage de leur voir le visage découvert.

On peut dire, avec raison, relativement à notre manière de nous vêtir, que quoiqu'elle soit généralement et ridiculement adoptée par presque tous les peuples de l'Europe, elle n'en est pas moins, de toutes, la moins noble, la plus incommode, celle qui fait perdre le plus de tems, et qui paroit être la moins assortie à la nature.

Le point d'appui naturel des vêtemens, devroit toujours être sur les épaules. Le point d'appui des hanches a l'inconvénient de serrer les viscères, et souvent de gêner les articulations, par la forme que nous avons donnée aux vêtemens qui s'y appliquent.

Dans la jeunesse, où le sang est très-chaud, et où la transpiration est facile, il n'est pas nécessaire de couvrir le corps d'une grande quantité d'habits; mais dans l'âge avancé, lorsque la peau devient serrée, que les humeurs ont moins de chaleur, que le sang circule avec moins d'énergie, il faut augmenter la quantité de vêtemens. La plupart des maladies viennent, dans le dernier âge, du défaut de transpiration. On peut les prévenir jusqu'à un certain point, en prenant des habits plus chauds et plus capables de la déterminer, comme les bons habits de drap, doublés d'étoffe pareille, ceux de coton, de flanelle, de laine ouatée.

Il ne faut pas que les jeunes gens s'habituent à porter des gilets de flanelle ou de laine, car c'est un moyen de les affoiblir, de les rendre délicats, et de se priver par la suite des avantages qu'ils pourroient se procurer, lorsque des accidens particuliers, ou l'âge en détermineroient l'usage.

Les vêtemens sont essentiellement tirés des végétaux ou des animaux. Le chanvre, le lin, sont abondamment fournis par les premiers, et donnent les habillemens les plus légers, les moins chauds. A l'égard des seconds, leurs peaux, leurs poils, leur soie, donnent les vêtemens les plus chauds en général, et les plus pesans. Cependant quelques Sauvages, après avoir mis en hiver les poils des animaux immédiatement sur leur corps, ne changent pas pour cela d'habits pendant l'été. Ils ne font que les retourner de l'autre côté.

Souvent les habits les plus poreux sont les plus commodes et les plus chauds. L'édredon, entre des tissus de soie, procure cet agrément : car quatre onces d'édredon, et une livre de soie, couvrent mieux qu'un habit qui peseroit 20 liv.

Plus les étoffes sont noires, plus elles sont chaudes, et moins elles mettent à l'abri des ardeurs du soleil. La peau huileuse et grasse du noir Africain, suffit pour le défendre contre les ardeurs de la chaleur solaire.

Les habits bien serrés sont plus chauds que ceux qui

sont lâches : c'est pourquoi on a conservé les costumes serrés dans les institutions guerrières. Il est de fait, que quand on a froid, plus on se serre, plus on s'échauffe.

Les habits doivent toujours être relatifs à la saison ; un habit assez chaud pour l'été, ne le seroit pas pour l'hiver ; il faut cependant apporter les plus grandes précautions dans les changemens des habits de saison. Il ne faut ni quitter ceux d'hiver trop tôt, ni porter ceux d'été trop tard. Lorsque l'hiver commence de bonne heure, et qu'il y a encore du froid dans les premiers tems de l'été, la prudence exige qu'on ne change pas subitement, et qu'on le fasse graduellement, c'est-à-dire, en conservant des manches à ses vestes, en ne prenant pas sur-le-champ celles qui sont plus légères. Dans les pays les plus septentrionaux de la France, vers les bords de la mer, les personnes d'un âge avancé, devroient toujours porter des habits de drap, ainsi qu'on le fait en Angleterre, et elles changeront de vestes, suivant que la température seroit plus ou moins chaude.

Pour éviter toute erreur dans l'usage des habits de saison, il faudroit qu'on accoutumât les hommes, dès leur enfance, à s'endurcir au froid et au chaud, et à contracter une espèce d'habitude avec les intempéries des climats : en les empêchant de s'approcher beaucoup du feu, on les feroit à ces transitions subites du froid au chaud, dont le danger, dans une foule de circonstances, est bien plus grand, que celui que produisent les changemens trop prompts ou trop tardifs de nos habits.

Il faut avouer encore que c'est moins dans nos habits qu'il faut chercher la cause des accidens auxquels on est si exposé au renouvellement des saisons, que dans notre mauvaise manière de diriger la chaleur , ou de nous garantir du froid , et surtout de l'humidité.

En effet , il est aussi dangereux pour les hommes de passer les journées d'hiver , tantôt à se tenir au coin d'un grand feu , les fenètres et les portes bien closes , tantôt à sortir au grand air , sans avoir combiné la manière de se vêtir , qu'il le seroit de prendre , dans un jour de chaleur , des bains à la glace : il est presqu'impossible qu'une personne qui reste pendant plusieurs heures dans une chambre où la température est d'environ 15 degrés , s'expose tout-à-coup à l'air extérieur , qui pourra être dans la même journée de 10 à 12 degrés au-dessous de zéro , sans éprouver , (si elle n'a pas des redingottes bien chaudes), un refoulement de transpiration , qui peut être cause d'un grand nombre de maux. C'est aussi la raison pour laquelle , dans le Nord , on se couvre de la peau des animaux , dont les poils foisonnent le plus , parceque souvent , entre l'air extérieur et l'air intérieur des appartemens , on a 36 et 40 degrés de différence.

D'après l'expérience , une personne qui n'a pas les moyens de faire bien calfeutrer , d'entretenir de grands feux dans les appartemens , d'avoir des habits très-fourrés , est moins attaquée à l'entrée de l'hiver , de rhumes et de fluxions , que les gens riches , qui outrent les précautions , ou les dirigent mal.

Les habitans des campagnes ne connoissent , le plus souvent , d'autre manière de s'échauffer , que l'exercice ; ils n'employent pas les gilets de flanelle. L'été comme l'hiver , ils portent la même étoffe ; ils sont rarement attaqués de rhumes , de catharres , de rhumatismes. On a vu des gens de cet état , vivre très-long-tems, sans avoir jamais changé leur manière de se vêtir, sans s'être jamais chauffés que par accident, et ils n'ont été en butte à aucune des indispositions, qui sont ordinairement la suite des transpirations supprimées.

On a observé plus d'une fois, que la nécessité des vêtemens, plus ou moins chauds, étoit relative aux constitutions et souvent à l'âge, que beaucoup de personnes étoient bien couvertes pendant les grands froids avec une seule couverture, tandis que quatre suffisent à peine à d'autres, qui ne sont ni plus délicates, ni moins bien portantes. Cependant je ferois plus de fond sur la santé de ceux qui sont peu sensibles au froid, que sur celle des autres qui en sont aisément affectés.

C'est une vérité reconnue universellement, que les rhumes, les fluxions, et plusieurs maladies inflammatoires, si communes dans les saisons froides, ne sont dues qu'à une transition subite du chaud au froid : or si l'air intérieur, ou des appartemens, n'étoit pas à des degrés aussi différens de l'air extérieur, on seroit beaucoup plus aisément garanti de tous ces accidens, qui sont en proportion plus communs dans nos climats que dans le Nord, parceque nos froids sont très-souvent humides, tandis que ceux du Nord, qui sont fort secs, sont moins dangereux sous ce rapport.

En général, on n'a rien à redouter de l'air extérieur, quand il n'est qu'à dix degrés au-dessous de celui qu'on respire dans les appartemens, c'est-à-dire que si l'air extérieur a 5 degrés au-dessous de zéro, celui de l'appartement, pour être très-sain, n'a besoin d'être qu'à 5 degrés au-dessus de zéro, etc. Alors on pourra sortir sans courir les risques de voir arrêter la transpiration.

Nous sommes bien loin de nous comporter ainsi ;

nous échauffons d'autant plus nos appartemens, que le froid est plus grand, de sorte que souvent il y a dans nos climats 20 degrés et plus de différence, entre l'air qu'on respire dans l'appartement, et celui qui pénètre les poulmons, lorsqu'on sort. On a beau se couvrir, se surcharger d'habits, pour peu qu'on fasse attention aux propriétés d'un air froid et humide, on sentira qu'on ne pourra jamais se soustraire à ses effets dangereux, et qu'ils deviennent d'autant plus fâcheux que nous faisons moins attention à ce qu'il faudroit mettre en pratique, pour nous préserver de ses funestes inconvéniens.

Nous le répétons, ce seroit rendre un service bien réel à l'humanité, que d'accoutumer les enfans à être insensibles aux variations des différentes saisons. La nature semble elle-même donner ce conseil, en leur inspirant de l'aversion pour le feu, et de l'amour pour l'exercice ; il ne s'agit que d'entretenir ce goût naturel. La constance, et la répétition continue de leurs mouvemens, les empêchera d'être sensibles aux différentes transitions de l'air de l'atmosphère ; si les parens ne leur faisoient changer d'habits, on ne les verroit pas se plaindre, et en demander eux-mêmes ; ils n'auroient à en prendre d'autres que dans l'âge fait, et dans des circonstances où l'on doit craindre un froid plus grand que de coutume, surtout lorsqu'on change de climats, ou bien lorsqu'on est incommodé, ou convalescent.

Les habits, dont l'étoffe est de drap, et doublés de même, paroissent appropriés à nos contrées tempérées, parce qu'ils sont assez chauds pour amortir les trop vives impressions du froid, et assez légers pour ne pas contribuer à augmenter la chaleur de l'air extérieur. Ils peuvent convenir à toutes les saisons, sans qu'on ait besoin d'employer ces gilets, et ces camisoles de futaine, de flanelle, qu'il faut abandonner aux oisifs, aux vieillards et aux malades.

Les règles qui conviennent à un sexe, sont également bonnes pour l'autre, et si l'on a élevé les filles dans l'enfance comme les garçons, si on les a habituées à faire beaucoup d'exercice, si elles ont été exposées aux différentes intempéries des saisons, elles ne sentiront pas le besoin du feu et des habits chauds.

Voyons quels sont, à cet âge, les habillemens qui conviennent le mieux, pour que les enfans n'ayent ni trop chaud ni trop froid, et qu'ils puissent surtout exercer avec la plus grande facilité tous les mouvemens qui doivent être la suite de leur vivacité naturelle. En France il leur faut, en hiver, une chemise, et une camisole de laine ou de futaine, dont les manches tombent jusqu'au coude ; une de toile suffit pour l'été. Quand les cheveux des enfans sont bien grandis, vers un an, un an et demi, il est inutile de leur mettre des bonnets sur la tête ; ce n'est que quand leur démarche n'est pas encore assurée, que les bourrelets sont nécessaires. Il faut fixer leurs vêtemens avec des cordons, et ne pas se servir d'épingles. Il faut seulement à l'enfant, des petites sandales qui ne le gênent pas, et qui soient liées avec des cordons. On le placera, sans ligatures ni maillots, dans un lit dont les rebords seront assez élevés pour ne craindre aucune chûte. Le point essentiel pour la salubrité, c'est que le linge et les habits soient propres, et qu'on en ait assez pour les changer souvent ; on fait fort bien de bonne heure, de les habiller en matelots, dès l'âge de deux ans et demi ; ce costume devroit être adopté, pour les sauver du feu, dont un si grand nombre a péri victime, pour s'en être trouvés trop près avec leurs petites robes.

On fera bien de ne leur donner ni cols ni cravattes: Nos jarretières pour les bas, celles des culottes serrées avec des boucles, le collet, les poignets des chemises fixés par des boutons, les habits serrés, ainsi que les vestes et les culottes, tant de ligatures, tant d'entraves, semblent n'avoir été imaginées qu'en dépit de la nature, et pour contrarier le bon sens. S'il faut, malgré tout ce qu'on en peut dire, donner nos habits à nos enfans, on doit attendre qu'ils aient absolument pris leur forme et leur accroissement.

Une des raisons qui firent adopter les mauvaises habitudes relatives à l'habillement, c'est la sotte manie des parens, de vouloir rectifier ou perfectionner la nature, de hâter sa marche dans les développemens de ses créatures ; comme si l'on ne savoit pas qu'un enfant qui auroit toutes les proportions de l'homme fait, ne pourroit les conserver par la suite, et que la masse qui le constitue, a besoin d'une extension lente et progressive, qui n'éprouve aucune gène dans son accroissement, pour arriver tout naturellement à la perfectibilité, que l'art le plus recherché ne pourra jamais procurer. Souhaiter la perfection de l'âge viril à l'enfance, ce seroit désirer, dans l'âge fait, les imperfections de la caducité.

Nous faisons voir, aux articles que nous avons jugés nécessaires, à combien de maux les enfans peuvent devenir en proie, par nos pratiques détestables ; nous pourrions ajouter, qu'en général ceux qui ont le mieux mérité de la société, ont le plus souvent présenté l'heureux assemblage de la force physique et des qualités morales.

HABITATION. Une habitation est un lieu que les hommes ont choisi pour demeure et où ils se retirent pour être à l'abri des injures de l'air, des saisons, des animaux féroces et des méchans.

Il est aisé de sentir qu'on doit mettre beaucoup de prudence et de soins dans le choix des habitations. Une des premières attentions doit se porter sur la nature de l'air qu'on est dans le cas de respirer : comme cet air est diversement combiné, relativement à l'élévation ou à l'abaissement des lieux, relativement à sa sécheresse ou son humidité, relativement aux vapeurs ou aux exhalaisons qui le composent, on sent qu'il transmettra aux individus qui seront plongés dans son atmosphère, des qualités avantageuses, ou malfaisantes, qui seront toujours relatives à ces différentes circonstances.

L'air des lieux qu'on veut habiter doit toujours être sain ou pur, c'est-à-dire, sec, tempéré, exempt de vapeurs nuisibles, ou d'exhalaisons putrides.

L'air des montagnes, ou des collines éloignées des eaux en stagnation, des étangs, des marais, est ordinairement sec et agréable; les habitations qu'on fixe en ces lieux, sont très-saines, parce qu'en général, l'air sec tend et resserre les fibres sans diminuer l'évaporation de la peau, parce qu'il augmente l'activité des corps, et en même tems diminue la tendance des humeurs à la décomposition, parce que cet air est moins accablant, quand il est chaud, que l'air humide, et moins pénétrant, quand il est froid : aussi l'expérience nous apprend que les habitans de ces lieux sont ordinairement bien portans, vigoureux et de belle stature, tandis que ceux des pays bas, humides, marécageux, présentent ordinairement un tableau contraire.

Nous devons cependant avertir que l'air très sec ne convient pas également à toutes les constitutions, et que partout où les fibres nerveuses sont à nud ou presque à nud, il peut arriver des accidens qu'une trop vive impression ne peut manquer d'occasionner; c'est pour cette raison que les personnes attaquées de pulmonie ou qui ont seulement des poitrines délicates, doivent choisir leur demeure dans des lieux un peu plus bas, ou dans les plaines.

Les habitations sur les montagnes doivent regarder l'Est et le Nord-Est; car les vents qui en viennent, sont presque toujours plus favorables que ceux du Nord-Ouest ou du Nord, qui pénètrent les corps avec bien plus d'énergie. Dans l'hiver on choisira les appartemens qui seront exposés au Midi, ou au Sud-Est, et pour l'été, ceux qui auront l'exposition de l'Est et du Nord-Est.

Les habitations, qui par leur position, sur des montagnes, dans des gorges ou des vallons, sont exposées à de très-grands vents, sont plus ou moins nuisibles, selon les vents qui y règnent: les vents d'Ouest et du Sud sont ordinairement humides et fort dangereux.

On ne pourra guères s'en garantir qu'en élevant des murs, en plantant des bois dans les endroits où les courans sont les plus forts, et d'un autre côté, en pratiquant des doubles chassis dans les appartemens.

Pour que l'air des habitations soit sain, il faut les éloigner bien soigneusement de tous les lieux qui peuvent être facilement pénétrés par des vapeurs humides;

on sait que l'humidité, en relâchant les fibres, les amollit, bouche les pores de la peau, dont elle aide la force absorbante, concentre la froidure de l'air, dispose les humeurs à se corrompre, et surtout la bile : delà les rhumatismes, les gouttes, les rhumes, les fièvres intermittentes de toute espèce, etc. (V. Humidité).

Les habitations qui sont humides, soit par la nature du sol, comme les terreins où la glaise retient l'eau à la surface de la terre, soit par la situation dans un lieu bas, dominé par des montagnes, entouré de bois, de marais, d'étangs, et d'eau dormante, ou qui coule très-lentement, sont très dangereuses, ainsi que celles qui sont environnées d'eau : on a à redouter alors tous les maux que peuvent produire le relâchement des solides, l'état scorbutique des humeurs, la transpiration supprimée, etc. Là on élève difficilement les enfans ; car ils y sont sujets aux obstructions de ventre, aux gonflemens des glandes, aux écrouelles, à la fièvre ; ils y prennent peu d'accroissement : les filles sont attaquées de pâles couleurs qu'elles gardent quelquefois étant mariées : les femmes avortent aisément, font des fausses couches, sont malades pendant leur grossesse, ont, pendant et après leurs couches, des accidens souvent funestes, et qui les rendent malheureuses le reste de leurs jours, qui ne se prolongent jamais très-loin.

Les hommes, indépendamment des fièvres dont nous avons parlé plus haut, ont à redouter les hydropisies générales et particulières, des fluxions, des érésipèles, la chûte et les maux de dents, enfin les infirmités d'une vieillesse pénible et anticipée.

On pourroit obtenir un résultat avantageux du parti que

la société de médecine a pris de demander aux médecins
de tous les départemens de la France, une description
topographique, de tous les lieux habités et habitables;
par là on pourra reconnoître les situations avantageuses où
l'on peut bâtir des maisons et celles qui présentent des
inconvéniens; on fera voir aux gens peu instruits, les
dangers qu'ils peuvent courir en y formant des établissemens mal combinés; on détruira petit-à-petit, ceux qui
ont été formés mal à propos, on cherchera les moyens
de corriger les localités, et de les rendre ainsi plus saines
et plus habitables; car on a remarqué, très-souvent,
qu'il se trouvoit des endroits fort sains à une très-petite
distance de ceux qui ne le sont pas.

Il existe des terreins sablonneux, qui sont fort dangereux, lorsqu'il règne des grandes chaleurs accompagnées
de sécheresse; dans ces lieux, les corps éprouvent eux-
mêmes une aridité extrême, les solides se dessèchent,
les fluides s'épaisissent et prennent une nature acri-
monieuse; delà les maladies bilieuses et inflammatoires;
il faudra peu de chose, pour corriger ces défauts, qui,
d'un autre côté, n'existent que dans peu de momens
de l'année.

Une telle position qui, d'ailleurs, seroit favorable,
pourra être garantie des ardeurs du Midi, en plantant,
de ce côté, et à l'Est, des bois qui puissent la défendre
des rayons du soleil et des vents du Midi et de l'Est;
on ouvrira encore les bâtimens qui sont exposés au
Nord et à l'Ouest, on fermera exactement les autres;
la manière de vivre sera délayante et rafraîchissante;
enfin, on employera tous les autres moyens prescrits
contre la grande chaleur.

Les habitations qui sont enfoncées, ou un peu creusées en terre , et plus basses que le terrein qui les environne, ou qui sont appuyées de quelque côté contre un terrein élevé, sont mal saines ; telles sont souvent celles des paysans qui se trouvent au bas des collines ; ces positions rendent les maisons humides, surtout si comme cela se pratique fréquemment, elles ne sont ni pavées, ni carrelées ; l'eau qu'on y répand, les ordures qui s'y font, l'eau qui filtre à travers le sol, sur lequel elles s'appuyent, celle des fumiers et des mares qui y sont adossés ; toutes ces circonstances rendent l'air qu'on respire, et dans lequel on est plongé, extrêmement délétère. (V. Mares, Etangs, Fumiers, Cloaques, etc. etc.)

On reconnoit facilement l'humidité trop grande de ces lieux, parceque les plafonds se gâtent, le bois se pourrit, le fer et l'acier se rouillent ; le paysan robuste ne sent pas d'abord les influences malignes de cette humidité, mais elles agissent à la longue ; on en voit les effets les plus sensibles dans les maladies des enfans, et des femmes en couche. La police de chaque lieu, aidée d'un médecin, devroit surveiller avec un soin particulier, toutes les localités ; elle feroit des rapports d'après lesquels il conviendroit de conserver celles qui sont saines et de placer ailleurs celles qui ne le sont pas. Le gouvernement aimera mieux prendre sur lui, les frais qu'on sera obligé de faire, que de laisser périr des familles entières qui sont pauvres, et qui souvent ne savent à quoi attribuer toutes les infirmités qui viennent les accabler.

C'est une chose très-commune dans les campagnes et dans les villes, de voir qu'à peine une maison est bâtie, que des imprudens se présentent pour l'occuper : rien cependant n'est plus dangereux que cette pratique. Il entre dans les mortiers une grande quantité d'eau qui en sort continuellement, et produit une humidité, qui ne manque pas de causer des rhumes, des rhumatismes, des sciatiques qui durent jusqu'à la fin de l'existence.

Le danger est encore plus grand, lorsqu'on a employé dans la bâtisse, de la chaux et du plâtre : il s'exhale de ces substances, des parties âcres et mal saines, qui, étant reçues dans les poulmons, causent des toux, des engorgemens, des obstructions, des irritations violentes.

Il n'est pas besoin, pour produire ces effets funestes, qu'une maison soit neuve; il suffit que la pièce qu'on occupe soit nouvellement récrépie en plâtre, surtout si on reste long-tems sans la chauffer, sans renouveller l'air, et qu'on y couche.

On croit avoir pris une bonne précaution pour habiter les maisons neuves ou rappropriées, d'y faire, pendant plusieurs jours, du feu, qui, en effet, enlève une partie de l'humidité, et dessèche la superficie des murs récrépis. Mais c'est une dangereuse sécurité ; car il y a à peine quelques lignes d'épaisseur de sechées, et l'eau qui est dans les couches plus profondes, transude nécessairement, et se répandant dans l'air, lui communique ses parties délétères.

Lorsqu'il vient de l'humidité de la part de l'air extérieur, et qu'on ouvre ces lieux peu secs, les murs absorbent et reprennent beaucoup d'eau, qui redissout les sels du plâtre et de la chaux, qui n'ont pu être enlevés par un desséchement suffisant, et ils sont de nouveau distribués à l'atmosphère de l'appartement.

Des hommes de tous les états, riches et pauvres,

sont journellement les victimes de ces imprudences. Combien de gens qui ont eu des rhumatismes, des douleurs vagues internes et externes, des maladies de poitrine, le scorbut, la goutte, les fièvres intermittentes, pour avoir travaillé ou couché dans des maisons dont le plâtre n'étoit pas encore bien sec.

Il est difficile de fixer le tems nécessaire pour qu'une maison nouvellement bâtie soit parfaitement exempte de toute humidité. Cela dépend de la situation, de la quantité ou de l'épaisseur du plâtre qu'on a employée; les maisons toutes bâties en pierre en exigent le moins; cependant, la prudence veut encore qu'on laisse au moins deux étés sans les habiter. Pour empêcher les suites fâcheuses des imprudences de ce genre, la police devroit exiger que personne ne puisse occuper les maisons neuves avant trois ans, comme l'avoient déterminé les Romains : ou bien il faudroit au moins, avant qu'un locataire puisse entrer dans une maison neuve, ou récrépie, que des experts aient été vérifier que les murs sont bien secs, et qu'on ne peut rien craindre d'aller y habiter. Sans cette précaution, un propriétaire, avide de jouir du revenu de ses fonds, se hâte de mettre ses appartemens à louer, et souvent ils ne sont pas achevés qu'on voit les affiches ; ou bien un locataire imprudent, ou qui ignore le danger, se presse d'acquérir les nouveaux logemens, pour les distribuer d'une manière commode ; cependant, il vaudroit beaucoup mieux, pour lui, obtenir sécurité qu'agrément.

Une autre cause vient encore aggraver ce que nous avons dit des appartemens nouvellement bâtis ; c'est l'inconvénient de la peinture. Les personnes aisées font peindre leurs appartemens avec des vernis composés d'huile de Térébenthine , de résines diverses et d'esprit de vin ; le peuple fait colorer ses boutiques avec des huiles d'une odeur forte et souvent rance : toutes ces substances sont âcres et irritantes, et avant qu'elles aient eu le tems de sécher suffisamment, elles ont très-souvent produit les plus grands accidens.

Comme tout air chargé d'une exhalaison forte quelconque, est en général contraire à la respiration des animaux, on voit qu'il faut non-seulement éloigner intérieurement dans les habitations les miasmes odorans de toute nature , mais qu'il faut encore les proscrire extérieurement, en évitant de se placer à côté des lieux où il se fait journellement des développemens aussi désagréables que mal sains ; c'est pourquoi on ne doit point former un établissement à côté d'un hôpital , d'une boucherie , d'un cimetière , d'un marché rempli d'herbes, de corps animaux, qu'on laisse souvent pourrir. Il faut encore s'éloigner des mégissiers , des tanneurs, des chandeliers , des maréchaux, autant que cela est possible, et même des parfumeurs , dont le travail fait éclore journellement des émanations, qui, quoiqu'agréables , ne laissent pas à la fin d'agir sur les nerfs et de causer des accidens.

Les ouvriers qui sont obligés de demeurer sur le bord de l'eau, à cause de leurs travaux, comme les mégissier, les tanneurs, les teinturiers, les blanchisseuses, doivent faire élever le rez-de-chaussée de leurs maisons plus que celui des autres, qui ne sont pas dans le même cas. Ils doivent le tenir le plus sec qu'ils peuvent, y faire souvent du feu, même dans l'été , y entretenir une libre circulation d'air ; ils doivent coucher dans l'étage le plus élevé. Un travail fort et continuel leur est nécessaire, afin d'entretenir la transpiration, qu'ils pourront encore aider en se frottant avec de la flanelle tous les jours, en buvant du bon vin et même quelques liqueurs spiritueuses et toniques. Nous désirons particulièrement qu'on les éloigne un peu des autres habitations, pour la plus grande salubrité des citoyens.

L'air qui a passé par nos poumons, et qui en sort chargé d'acide carbonique, a bientôt perdu son élasticité, s'il n'est aisément renouvellé par l'air de l'atmosphère. C'est pour cette raison que les endroits qui doivent recevoir un grand concours de personnes, doivent être fort élevés, comme les salles de spectacles, les lieux destinés à de nombreuses assemblées, les églises, et même les maisons qui renferment des familles considérables.

Nos pères avoient certainement moins de recherche et de luxe dans leurs appartemens, sans doute parce qu'ils ne s'étoient pas fait autant de besoins ; mais l'étendue et l'élévation de leurs salles et de leurs chambres les rendoient très-saines ; pour nous, nous habitons des petites lanternes, dont les murs minces et percés de tous côtés, laissent également pénétrer le froid de l'hiver et le chaud de l'été, et dont l'étroitesse et le peu d'élévation sont cause que nous reprenons par l'inspiration tous les miasmes hétérogènes qui étoient les résidus de la transpiration.

Chez les Romains la forme des grands édifices publics et des appartemens des riches particuliers, où l'on s'assembloit en commun, et surtout les salles à manger, étoient admirables pour entretenir le ressort et la salubrité de l'air. Ces bâtimens fort élevés étoient terminés par une coupole dont les côtés étoient à jour ;

souvent même le milieu du dôme étoit ouvert. Les vapeurs émânées des corps des convives sortoient facilement, et faisoient place à un nouvel air plus pur. Le climat de Rome, pouvoit permettre cette circulation presqu'à l'air libre; mais dans les climats moins chauds, en garnissant les coupoles, de fenêtres susceptibles d'être ouvertes à volonté, on jouiroit également de leurs avantages, sans en redouter les inconvéniens.

C'est surtout dans les hôpitaux, les salles de spectacle, où jusque dans les jours les plus froids de l'hiver, on ne respire qu'un air extrêmement chaud, puant et corrompu, qu'on devroit bien pratiquer les coupoles; on devroit former au-dessus du parterre une voussure ovale, qui finiroit par la coupole garnie de fenêtres faciles à ouvrir. La salle de spectacle du Palais-Egalité est la mieux combinée de ce côté, que j'aie encore vue.

L'hôpital St.-Louis, à Paris, est remarquable par les soins qu'on a pris pour y procurer la plus grande salubrité de l'air. On y voit des coupoles, qui sont bien essentielles dans les salles où l'on réunit beaucoup de malades, et il faut espérer qu'on n'en bâtira plus à présent, sans prendre cet objet dans la plus sérieuse considération.

Il est encore un autre moyen essentiel pour purifier l'air des hôpitaux, des salles de spectacle, des entrepôts, des grands appartemens, des carrières, des mines, c'est de renouveller l'air très-souvent, au moyen de plusieurs soufflets, également propres à chasser l'air vicié, et à introduire celui du dehors; et c'est à juste titre, qu'on a fait l'éloge du ventilateur de Hâles, qui remplit merveilleusement ces vues salutaires. On se sert encore du feu, des aromates, des substances odorantes, et des parfums en évaporation. (V. Vinaigre ; Encens, Parfums, Odeur, Sucre, Genièvre, Méphitisme). Ces moyens seront très-salutaires, s'ils sont secondés par une extrême propreté intérieure.

D'après toutes ces réflexions, et les observations qui précèdent, veut-on se déterminer sur le choix d'une maison? La plus saine sans contredit sera celle qui se trouvera bâtie à mi-côte, sur un terrein sablonneux ou pierreux, éloigné des forêts basses, des marais, des étangs, et des mines, qui sera exposée à l'est, ou au midi, en présentant un aspect riant. Le milieu de la montagne de Montmartre, du côté qui regarde Paris, rassemble tous ces avantages, et ne laisse rien à désirer du côté de l'agrément et de la salubrité.

La campagne, quand on prend toutes les précautions indiquées, a mille avantages dont il est impossible de jouir dans les villes. Sérénité de l'air, aspect amusant, paysages agréables, promenades faciles, liberté, commodité pour la vie, tout concourt à entretenir la paix de l'ame, et la santé du corps : avec quelques amis et de l'occupation, comment n'y pas couler des jours délicieux!

Dans les villes, particulièrement dans les capitales, l'air est chargé de mille exhalaisons mal-saines, produites par la transpiration, et des hommes et des animaux, par la proximité des lieux, où les arts travaillent toutes sortes de substances, qui donnent souvent les plus mauvaises odeurs, où se trouvent beaucoup de corps malades, ou en décomposition, où foisonne une boue noire, grasse, et remplie d'urine, ainsi que des fumées de toute espèce.

Si à ces inconvéniens inévitables, on ajoute l'ambition, le cérémonial gênant des sociétés, les intrigues, le plaisir, ou l'oisiveté des villes, que de motifs pour préférer la campagne ! Mais comme il n'est pas permis à tout le monde de se livrer aux agrémens de la vie champêtre, et qu'il y a des états et des arts qui exigent une résidence continuelle dans les villes, alors il faut autant qu'il est possible en diminuer les incommodités, en se procurant une habitation dans le meilleur air, dans le plus riant aspect, et dans un éloignement total des circonstances dangereuses, dont nous avons parlé.

En parcourant la plupart des villes, on voit que ceux qui les ont fondées ou augmentées, ont peu consulté la conservation de leurs habitans, par la position dans laquelle beaucoup se trouvent, par l'étroitesse des rues, par l'élevation des murailles qui les entourent ; celles qu'on a bâties depuis un siècle, ne sont pas sujettes à ces inconvéniens : on en a des exemples dans les villes de Berlin, Nanci, Pétersbourg, où l'alignement et la largeur des rues, permettent à l'air qui y aborde, de balayer toutes les vapeurs, et les exhalaisons qui s'en élèvent perpétuellement.

Nous devons donc espérer, qu'on se réglera par la suite, sur ces modèles ; que les principales rues larges, et droites, seront toujours dans la direction du Sud-Est, au Nord-Ouest, et du Nord-Est, au Sud-Ouest. Il faudra toujours placer hors de la ville, et du côté bas des rivières, tous les métiers qui sont dans le cas de donner de mauvaises exhalaisons, tels que les tanneurs, les mégissiers, les bouchers ; les cimetières, et les hôpitaux, doivent être relégués hors de l'enceinte des villes.

On n'oubliera pas en outre d'élever les rez-de-chaussées des maisons, au moins de douze pieds, de mettre sous le carreau, du mauvais charbon pilé, afin de le tenir plus sec. Il ne sera pas moins nécessaire de donner aux étages une élévation convenable, comme de dix pieds au moins, de se garantir de la fumée ; enfin de pratiquer de grandes places, de vastes marchés, des fontaines en assez grande abondance, pour laver les rues en tout tems, et surtout chaque matin, quand les chaleurs dominent.

HABITUDE. L'habitude est une fréquente répétition des mêmes actes, et qui en rend les impressions plus durables. Si la nature, en naissant nous donne des loix, l'habitude, en vivant, nous en affranchit. Il est malheureux pour l'homme, que ses goûts soient plus souvent fondés sur des caprices, que sur une véritable utilité, et que la répétition de ses actions, et même de ses plaisirs, devienne pour lui une triste et froide monotonie, ou qu'il se porte à des excès. L'habitude des mêmes passions, souvent lui fait perdre cette agréable variété, qui, dans le principe, faisoit le charme de son existence. Il finit toujours par s'abandonner à des impressions habituelles, ou par obéir au torrent qui l'entraîne. Accoutumé aux mêmes alimens, à la même température, au même climat, aux mêmes usages, plus de froid le glace, plus de chaleur le dessèche ; des alimens différens le nourrissent mal, et l'habitude en le soumettant à ses loix, semble le faire triompher de l'art et de la nature.

Cependant si d'un côté l'habitude affoiblit la nature, de l'autre on peut dire que, bien réglée, elle maintient l'équilibre de la santé, en mesurant nos alimens à nos forces, en faisant juger ce qui est fait pour nuire ou pour être avantageux ; quelquefois l'habitude nous fait courir de grands risques, mais c'est pour nous mettre à l'abri de plus grands maux. C'est ainsi que le corps exercé à une vie dure et pénible, peut supporter les plus grands travaux, sans succomber, se nourrit de tout, s'accoutume à tout, et devient pour ainsi dire invulnérable, au milieu des plus grands dangers. Le chaud, le froid, le travail, la faim, la douleur même, et l'intempérance, il doit à l'habitude, d'être bien moins sensible à toutes leurs différentes impressions.

L'habitude exerce chez nous un double empire ; elle peut, suivant l'énergie ou la foiblesse de notre constitution, nous conduire à la modération, comme elle peut nous mener aux plus grands excès.

Si l'on ne peut sans risque changer d'habitude à toutes sortes d'âges, c'est dans l'enfance seulement qu'on peut parfaitement réussir à la diriger ; alors elle croit avec la nature, et rien n'est plus aisé que de plier de tendres et jeunes créatures, au gré du devoir et de la nécessité. On peut les transplanter d'un climat à un autre, sans craindre pour cet âge les inconvéniens qu'ont journellement à redouter les hommes faits, qui changent subitement d'air, de climat, de nourriture, d'habitude. Il est donc très-important de faire éprouver aux enfans, dans les climats où le sort les a placés, des vicissitudes de froid et de chaud, telles, qu'on en modère les degrés, en combinant avec justesse leurs forces individuelles. Un ennemi avec lequel on parvient à s'apprivoiser, est moins dangereux ; il finit par n'être plus à craindre.

On sait que beaucoup de personnes ont l'habitude chez nous de laver les enfans avec de l'eau chaude ; c'est une sottise aussi grande que seroit celle de les plonger dans l'eau à la glace, ou dans la neige, comme font les habitans du Nord ; l'eau tiède plus froide que chaude peut seule convenir à nos climats.

J'ai vu périr à Paris plusieurs enfans dans des familles où l'on s'obstinoit à les élever, ce qu'on appelloit à la Jean-Jacques, en les plongeant tous les jours dans de l'eau très-froide, et en ne les couvrant aucunement pendant la journée. Rien n'est plus dangereux que cette constante nudité, qui, par la forte impression atmosphérique continuée sur le corps des enfans, resserre les pores de la peau, et refoule l'humeur de la transpiration.

D'un autre côté le trop de chaleur, en les affoiblissant, s'opposeroit à leur croissance, et c'est le point le plus essentiel. Il faut donc avec sagesse habituer les enfans aux différentes intempéries, en les exposant tantôt au froid, tantôt au chaud : par là on les rendra moins sensibles aux effets des influences de l'air, dans les différens climats, où le sort peut les jeter. Ainsi on les accoutumera de bonne heure à respirer tantôt l'air vif des montagnes, tantôt l'air doux et plus aqueux des plaines. Celui qui est très-humide, comme de tous le plus dangereux, doit être soigneusement écarté.

Il faut commencer dès l'âge de quatre à cinq ans à leur donner toute espèce d'aliment, dont la nature est reconnue digestible, à en faire différens mélanges simples, qu'ils mangeront à des heures qui ne soient pas strictement réglées ; car on sait que le besoin fait sentir presque toujours à la même heure la nécessité des alimens. Il faut surtout éviter, comme je l'ai dit ailleurs, de forcer le goût des enfans, qui manifestent une grande répugnance pour certains alimens, même très-bons ;

petit à petit, ils en feront usage comme les autres, si leur répugnance n'est pas invincible, ainsi que cela se voit souvent.

L'habitude de boire est moins fréquente chez les enfans, que chez les grandes personnes, parceque leur tempérament est moins humide; cependant il faut les habituer à boire, à tous leurs repas, quelques verres d'eau, et jamais de vin, parceque l'eau, de toutes les boissons, est la plus salutaire, et que dans toutes les circonstances où ils se trouveront, c'est la dernière chose dont ils manqueront. Toutes les liqueurs vineuses et fermentées, leur conviennent infiniment moins, ainsi que celles qui sont spiritueuses : elles ne sont propres qu'à s'opposer à leur croissance; le vin et les liqueurs offrent au goût, des charmes séducteurs dont il est toujours à propos de préserver ceux qui ignorent ce que cette habitude peut avoir de funeste pour la suite.

Il n'est presque pas nécessaire de recommander l'exercice à cet âge, où l'on est naturellement porté à faire beaucoup de mouvemens; il faut plutôt modérer sur ce point les enfans qui sont trop actifs et trop ardens, de peur qu'ils ne s'épuisent; on doit les habituer cependant à toutes sortes d'exercices, à la course, à la danse, au saut, à la nage, ce qui les rendra forts et vigoureux. Ils devront faire également usage de la main droite et de la main gauche, ainsi qu'il a été observé à l'article Ambidextre.

En général, excepté dans l'enfance, l'habitude d'un repos très-long est extrêmement nuisible, ainsi que celle d'un sommeil trop long-tems prolongé; cette dernière surtout a bien des désavantages; d'abord elle raccourcit sensiblement l'étendue de l'existence; elle fait perdre un tems précieux pour soi-même et pour la société ; elle donne aux différentes parties du corps une espèce de stupeur et de foiblesse, qui est très-nuisible.

L'habitude des bains, fréquemment répétée, est de la plus grande importance. (V. Bain).

L'habitude d'aller ou de se présenter chaque jour à la garde-robe, est nécessaire en général pour se bien porter, quoiqu'on ait l'expérience journalière de personnes qui habituellement restent plusieurs jours sans y aller, et qui jouissent cependant d'unebonne santé.

Telles sont les principales habitudes auxquelles le physique de l'homme doit s'accoutumer, et l'on voit que c'est dans le juste équilibre de toutes les fonctions, que réside essentiellement l'avantage des habitudes que la nature lui fait contracter ; qu'enfin on ne peut l'accoumer de trop bonne heure à y mettre la régularité ou l'irrégularité qui convient.

Le moral de l'homme a aussi ses habitudes, ainsi que le physique. Ces habitudes peuvent devenir très-dangereuses, quand elles ne sont pas réglées par le bon sens, et par une raison qu'éclaire l'expérience des autres, si ce n'est encore la sienne propre ; il faut craindre de se laisser séduire par les charmes de l'illusion, avant de connoître ceux de la sagesse ; car, où l'homme va toujours cherchant des plaisirs, souvent il ne rencontre que la douleur et l'amertume, parcequ'en se livrant à ses passions, il a pris des habitudes, que l'honnêteté et la vertu n'ont pas avouées.

C'est encore ici l'éducation qui doit former de bonne heure les hommes à des penchans dont ils ne puissent se repentir un jour. L'habitude de l'occupation sera pour eux un rempart puissant contre les impressions séduisantes qui ne manqueroient pas de naître dans l'âge où les passions prennent un développement, qui est en raison de celui des organes physiques.

Les hommes ont moins à risquer de se livrer à plusieurs goûts à-la-fois, que de prendre particulièrement la constante habitude d'un seul. Il n'en faut pas douter, c'est l'habitude des mêmes passions, des mêmes plaisirs qui a donné naissance aux vices les plus honteux de l'humanité; cependant on conviendra qu'il est des passions dont l'habitude n'est que fort rarement désavantageuse : la joie ou la gaieté habituelle éloignent du sentiment de la haine, et l'amour lui-même, le plus souvent, conduit aux bonnes actions, pour peu qu'on sache le diriger. Enfin on peut croire que celui-là sera peut-être le plus heureux ou le moins malheureux, qui pourra s'accoutumer à tout, sans avoir d'habitudes particulières exclusives, soit au physique, soit au moral.

Puisque l'habitude est une seconde nature, selon le proverbe, il y auroit beaucoup de danger à rompre subitement les habitudes morales et physiques. (V. Changement).

H A C H I S. Le hachis est un mêts composé de viande coupée et hachée très-menue, avec du beurre, du sel, du vinaigre, des épices, et autres substances aromatiques de haut goût ; c'est un hors-d'œuvre commun, au moyen duquel on ne laisse perdre aucun reste des viandes dont on a fait usage auparavant. Comme ce mêts est ordinairement très-assaisonné, on ne doit pas le permettre aux personnes dont l'estomac est délicat, ou qui sont convalescentes.

On a observé que quelques personnes digéroient

moins bien le hachis que les viandes entières , parceque cette préparation , en rendant le passage plus facile , ne nécessite pas le mélange de la salive et de l'air qui s'y trouve : c'est un point, dans la digestion , qui n'a pas encore été assez examiné ; d'ailleurs comme cette préparation est souvent fort grasse , c'est peut-être une raison pour qu'elle répugne , non au goût , mais aux estomacs de beaucoup de personnes.

HAINE. La haine est un sentiment fâcheux qu'un objet présent ou absent excite dans le cœur. La haine est une furie qui ne dort jamais , qui ulcère l'ame et la rend malheureuse. Le venin de la haine gâte tout , et rend injuste , même sur ce qu'il y a de louable dans les objets. Il faut donc étouffer un pareil sentiment ; et la haine fut-elle méritée , combien n'aura-t-on pas à se féliciter d'avoir cédé à des mouvemens de générosité , en en arrachant le germe du fond de son cœur !

HALE. Le hâle est une qualité de l'atmosphère, dont l'effet est de dessécher tous les corps qui y sont exposés. Il est l'effet de trois causes combinées , le vent, la chaleur et la sécheresse. Lorsqu'on reste longtems exposé au soleil , le hâle se manifeste sur la peau par une sorte de couleur basanée : aussi les gens de la campagne , ceux qui sont exposés à vivre souvent dans les champs , ont des empreintes de hâle qu'il est rare de rencontrer dans les grandes villes.

Le hâle n'est point un inconvénient pour les personnes qui y sont faites ; la précaution la plus sûre pour l'éviter ou pour le faire dissiper petit à petit , ce sera d'éloigner l'action des causes qui l'ont produit. On recommande pour en effacer les empreintes , d'employer le jus de citron , l'esprit de vin camphré , ou quelque savon cosmétique. Je crois qu'on doit préférer de légères onctions sur la peau, avec du beurre frais, de l'axonge, ou quelque huile douce ; on dispose ainsi facilement la peau à perdre la sécheresse qu'elle a acquise, et à reprendre sa blancheur avec sa souplesse.

HALEINE (forte). Il y a peu de chose aussi désagréable que l'haleine qu'on nomme forte, ou puante ; nous devons donc recommander aux personnes jeunes, et jalouses de conserver, et la propreté et la salubrité de leur bouche, de ne point négliger de la nettoyer tous les jours le matin, de se laver, de se gargariser avec de l'eau et quelques gouttes d'eau-de-vie, de frotter les dents et les gencives, avec des petites brosses douces, ou plutôt encore avec une éponge fine ; il faut ôter avec un cure-dent toute les parties étrangères qui pourroient être restées dans l'intervalle des dents, après chaque repas, et se laver la bouche en sortant de table.

Il faut encore, de tems en tems, faire nettoyer ses dents par un dentiste, et en enlever le peu de tartre qui se forme sur l'émail de la base. Ces moyens là sont suffisans pour empêcher la mauvaise haleine qui pourroit avoir sa cause dans la malpropreté de la bouche.

Mais si la mauvaise odeur provient, ou de la poitrine, ou de l'estomac malade, ou de la carie des dents, ou d'un ozène, ou de la carie des os du palais, ou de l'usage du mercure, etc., alors il faudra guérir les maux dont nous parlons, avant de prétendre enlever à l'haleine sa puanteur.

Je ne parle pas des désagrémens que procurent à certaines personnes, les haleines de celles qui mangent de l'oignon, de l'ail, ou qui fument du tabac ; c'est à celles qui s'en trouvent incommodées , à les éviter , car elles ne peuvent nuire à ceux de qui elles viennent.

J'ajouterai qu'il en est de la puanteur de l'haleine , chez certains individus , bien portans d'ailleurs , comme de la transpiration de la peau , qui est repoussante chez quelques personnes très-saines , sans qu'on puisse rendre au juste raison de cette sorte d'inconvénient , qui ne paroit pas incommoder ceux qui y sont sujets , et qui peut-être même , forme chez eux une espèce d'évacuation critique et salutaire , qu'on ne pourroit chercher à leur ôter sans danger. Il faut , dans ces circonstances , que les personnes qu'on aura averties de l'infection de leur haleine (car souvent elles ne s'en apperçoivent pas) , il faut , dis-je , qu'elles tiennent de tems en tems dans leur bouche , des substances odorantes aromatiques , comme la racine d'angélique , ou d'impératoire , l'écorce de citron , ou d'orange , etc. , et qu'elles soient d'une extrême propreté. Ceux qui auront à leur parler , feront fort bien d'éviter de le faire en face , et de s'éloigner un peu ; car ordinairement , les gens qui ont l'haleine infecte , semblent prendre à tâche de parler aux autres sous leur nez.

H A M A C. Un hamac est une espèce de lit , d'un tissu très-fort , qui est suspendu , et dont les Caraïbes , ainsi que plusieurs autres nations sauvages, font habituellement usage. Ils varient peu par leur forme , qui doit toujours être telle que chaque bout du hamac puisse être retenu par un crampon , pour servir à volonté ; mais il y a une grande variété dans le travail et les ornemens dont ils sont susceptibles.

Les Créoles blancs , et les Européens , habitans de l'Amérique , préfèrent les hamacs aux meilleurs lits

En effet, un des grands avantages qu'ils procurent c'est d'être plus au frais, de n'avoir point besoin de matelats et d'oreillers, souvent même de couvertures, et de ne pas craindre les insectes et la vermine.

Une des utilités les plus grandes des hamacs, est, sans contredit, d'être élevés à plusieurs pieds du sol, et d'éviter l'humidité, qui est le plus cruel ennemi des personnes qui dorment. Dans les îles françaises, on voit au milieu d'une salle de compagnie, un beau hamac, chamarré de diverses couleurs, orné de roseaux, de franges et de glands, où une jolie femme, nonchalament couchée et bien vêtue, passe des journées entières, et reçoit ses visites, sans autre mouvement que celui qui est occasionné par un léger balancement qu'une jeune négresse entretient d'une main, tandis que de l'autre elle chasse les mouches qui peuvent incommoder sa maîtresse.

On a adopté l'usage des hamacs sur les vaisseaux.

On en fabrique en grosse toile, où couchent les matelots, et qui diffèrent de ceux dont nous avons parlé, en ce qu'ils sont moins grands, et garnis à leur extrémité, de morceaux de bois courbés, percés de plusieurs trous, au travers desquels passent les filets, de façon qu'ils soient un peu écartés les uns des autres, et par-conséquent le hamac peut recevoir un matelas. Le roulis du vaisseau est moins sensible quand on dort dans ces espèces de lits.

On évite aussi dans ces hamacs, l'humidité qui se trouve souvent sur le parquet de l'entrepont, tout l'attirail des lits de bois, et l'inconvénient des insectes qui les habitent souvent. On devroit employer les hamacs dans les habitations basses, où l'humidité du sol est à craindre. Les voyageurs devroient toujours s'en munir, surtout dans les pays chauds et humides.

HARDIESSE. La hardiesse est cette assurance intrépide qui fait courir les hasards et les dangers attachés aux entreprises, par l'espoir d'en retirer du profit ou de l'honneur. On sent combien le second motif est préférable au premier.

Il faut bien distinguer la hardiesse de l'effronterie. La hardiesse marque du courage, l'audace, de la témérité, et l'effronterie, de l'impudence. La hardiesse, pour arriver à un but louable, est une qualité que les supérieurs même considèrent. L'audace leur déplaît ; l'effronterie choque tout le monde, parcequ'on la regarde comme la suite d'une éducation basse et vile.

HARENG. Le hareng est un poisson de mer très-connu, qui croît jusqu'à près d'un pied. C'est peut-être le poisson dont on mange le plus dans toutes les contrées de l'Europe ; il fournit un aliment très-bon, et convient, en général, à tout le monde, surtout lorsqu'il est frais, c'est-à-dire lorsque, sans préparation, les chasse-marées le transportent, aussitôt la pêche, dans les lieux où doit s'en faire la consommation.

Le hareng salé ou pec est dur, de moins facile digestion que le frais, et cependant il est assez bon quand il a été dessalé. On donne le nom de harengs bouillés à ceux qui n'ont été salés que légèrement, parce qu'on ne doit pas être long-tems sans les manger, ou sans leur donner une autre préparation.

A l'égard des harengs sors, sorets ou soris, ce sont les Normands, des environs de la ville de Dieppe, qui en imaginèrent la préparation, il y a plusieurs siècles.

Cette sorte d'harengs ne convient qu'aux gens qui sont très-forts, qui font beaucoup d'exercice, et qui sont accoutumés à vivre avec les alimens les plus grossiers.

HARICOT ou Féverole. On doit conserver le nom de haricots aux jeunes gousses qui contiennent les féveroles, et celui de féveroles aux semences contenues dans les gousses. On fait usage des haricots dans leur primeur, jusqu'à ce que les féveroles ayent acquis une certaine grosseur, et on en fait ainsi une très-grande consommation.

Les féveroles se mangent encore tendres, ou après avoir été desséchées. Sèches elles fournissent un légume farineux des plus employés dans toutes les classes de citoyens, et qui est généralement avantageux à tous ceux qui ont l'estomac jeune, fort et vigoureux. C'est un de ceux qui conviennent le plus aux gens de la campagne. On vante beaucoup la nature des féveroles de Soissons. En général, celles qui sont colorées, qui se cuisent aisément, sont les plus faciles à digérer. Souvent elles produisent des vents, mais cet effet est beaucoup moins sensible, quand on leur enlève leur peau. On en fait ainsi de la purée, pour les personnes délicates. Les assaisonnemens relevés, et le vinaigre, les rendent plus aisément digestibles.

HARMONIE. (V. Musique).

HARPE. (V. Instrument).

HAUTAIN. C'est le superlatif de haut et d'altier; le hautain a l'arrogance de l'orgueil et le moyen le plus sûr de se faire haïr. Malherbe disoit aux puissans de son tems :

Et dans ces grands tombeaux où leurs ames hautaines

Font encore les vaines,
Ils sont mangés des vers.

Les institutions républicaines offrent un fort antidote contre ce vice anti-social.

HAZARD. Le hazard est un assemblage fortuit de causes et d'effets. Epicure le regardoit comme le principe de
toutes choses, mais il n'a pas plus que les autres ex-
pliqué ce qui est inexplicable; ainsi, ce qu'on nomme
hazard, peut être regardé comme une suite de causes
et de combinaisons, qui pour être insaisissables, n'en
existent pas moins.

HÉMORROÏDES. Il est bon d'avertir que le flux
hémorroïdal qui revient périodiquement, est le plus
souvent salutaire, qu'il faut bien se garder d'en arrêter
le cours, qu'au contraire même il faut le seconder,
lorsque quelque obstacle vient le suspendre. On employera donc les bains de vapeurs ou de fauteuil, les
décoctions émollientes, avec le lait, la mauve, la pa-
riétaire, les épinards; enfin, s'il faut dégorger les vaisseaux hémorroïdaux, on le fera au moyen des sangsues
ou de la lancette.

En s'y prenant de cette manière, on évitera les suites
fâcheuses de la répercussion, ou du transport de l'humeur hémorroïdale sur quelque viscère plus important.

En général, le régime des substances relâchantes, est
celui qui convient aux personnes sujettes aux flux hémorroïdaux. Tout ce qui peut irriter et échauffer dans
les alimens, tant solides que liquides, est fort éloigné
de leur convenir.

HERBES, herbages. (V. Végétaux).

HERNIE. (V. Descente).

Héroïsme. L'héroisme est la vertu brillante et facile du guerrier courageux; l'amour de la patrie et l'ambition de la gloire, font les héros, mais ils ne suffisent pas pour faire l'homme vertueux, et ce dernier est préférable au héros qui ne l'est pas.

Hermaphrodite. On a donné ce nom à des gens qui ont paru réunir les deux sexes, par le fait d'une conformation monstrueuse ou contre nature. En général, ces hermaphrodites ne sont pas aptes à la génération, et ne pourroient être des Tirésias.

Hiver. L'hiver est une des quatre saisons de l'année; il est pour ainsi dire l'image de la mort; toute la nature se ressent de la foible action de l'astre qui l'échauffe et la vivifie dans les autres saisons. Les aquilons déchaînés, les fleuves arrêtés dans leur course, les arbres dépouillés, les feuilles desséchées, les concerts des oiseaux interrompus, tout annonce le deuil et la tristesse; l'homme lui même se ressent de la dureté de la saison : chassé de la campagne, il s'enferme chez lui pour végéter au coin du feu; plus de promenades; menacé de rhumes, de fluxions, il craint, et souvent à tort, de s'exposer à la rigueur de l'air; surchargé d'habits, il se traîne avec peine; un frissonnement continuel semble lui annoncer à chaque instant quelque danger.

Les vents qui règnent continuellement en hiver, sont ceux du Nord, du Nord-Ouest et du Nord-Est; le premier donne la gelée, le second de la pluie, et le troisième, le beau tems. Quelquefois, après une longue et forte gelée, il vient tout à coup un vent du Midi assez chaud pour occasionner un faux dégel : de tous les tems de l'hiver, c'est le plus mal sain, parce qu'il est en même tems humide : le passage subit du froid à cette chaleur extraordinaire, ouvre les pores, excite une transpiration plus abondante, qui arrêtée quelques jours après par un vent du Nord, cause tous les maux qui sont la suite de cette suppression. (V. Transpiration).

En hiver, la peau est resserrée, les fibres raccourcies, les vaisseaux rétrécis, les humeurs visqueuses, la transpiration diminuée ; la circulation se fait avec plus de force : aussi l'action et la réaction des solides et des fluides est augmentée ; le corps en est plus vigoureux, plus propre au travail ; l'esprit est plus vif, plus capable d'application.

Nous avons fait voir à l'article Habillement, combien il seroit avantageux pour la jeunesse, qu'elle fut élevée de manière à ce qu'avant l'âge avancé, elle put se passer dans l'hiver de ces habits chauds, qui conviennent à la vieillesse, aux malades, à la délicatesse de certains individus, et à la convalescence ; le luxe a introduit en France des fourrures du Nord, qu'on voit porter à des personnes, qu'elles énervent sûrement, en les tenant toujours dans un état de transpiration forcée.

On doit penser de même des gilets et des camisoles de flanelle que bien des gens portent en tout tems sur la peau ; si elles sont bonnes pour faire transpirer les goutteux, ceux qui ont des sciatiques, particulièrement lorsqu'ils sont forts et gros, elles ne peuvent qu'affoiblir les jeunes gens, et énerver ceux qui sont d'une foible complexion ; ils ne peuvent s'en servir utilement, que lorsqu'ils s'apperçoivent que la transpiration a été interceptée, qu'on craint en conséquence quelques rhumes ou quelques fluxions ; on doit quitter ce moyen au bout de trois ou quatre jours, de peur qu'il n'affoiblisse, et

qu'une autrefois, l'habitude qu'on auroit prise, n'empêchât
d'en ressentir les bons effets.

Un moyen fort utile, en hiver, quand on sent qu'on
a été saisi par le froid ou l'humidité, est de prendre
un bain chaud ; on est sûr de rétablir ainsi, sur-le-
champ l'équilibre, et de rendre à la transpiration presqu'aussitôt une action que les vêtemens chauds ne rap-
pellent qu'après un tems beaucoup plus long ; en effet,
le bain chaud embrassant dans son action toute la superficie du corps, dégage en même tems tous les obstacles, qui peuvent s'opposer à la transpiration, et
abrège la besogne de la nature.

L'usage des manchons n'est pas sans inconvéniens ;
s'ils entretiennent la chaleur des mains et de l'estomac,
l'attitude forcée qu'ils font prendre en rapprochant le
bras et les épaules resserre la poitrine et gêne la respiration. D'ailleurs, il n'est pas sain de tenir l'estomac
plus chaudement que les autres parties du corps ; les
gants de peau suffisent pour garantir les mains du froid,
et laissent à la marche, beaucoup plus d'aisance. Rien
n'est plus dangereux que d'avoir les mains dans un
manchon, lorsqu'on descend un escalier, lorsqu'on marche sur un pavé glissant et couvert de glace : comment
se retenir, si le pied vient à glisser ?

S'il est bon de se tenir chaudement en hiver, il n'est
pas moins dangereux de pousser trop loin cette attention ;
il ne faut qu'un coup de vent pour donner un rhume,
une fluxion à une personne qui est dans un appartement
très-chaud, ou qui ne sort que dans une voiture bien
fermée. On s'étonne tous les jours de voir les gens les plus
en garde sur ce point, mourir de fluxions de poitrine,
et on comprend à peine comment elles ont pu les gagner ;

on ne fait pas attention que le moindre brouillard , le simple passage d'un lieu chaud , dans un autre qui ne l'est pas , suffisent pour saisir de froid les esclaves de la mollesse , et que , s'ils eussent été habitués à le supporter dès l'âge le plus tendre , et à ne pas rester dans des appartemens trop chauds , ils pourroient s'exposer impunément aux fortes impressions que doit faire nécessairement un froid subit , sur des personnes très-délicates et trop sensibles.

Il est donc bien important de s'accoutumer insensiblement au froid, de profiter de tous les instans où il fait beau , pour se promener ; une fois endurci , on brave sans crainte la rigueur de la saison. La meilleure manière de se chauffer , est sans contredit de faire beaucoup d'exercice , pourvu qu'on ait soin , lorsqu'une fois on est bien échauffé, de ne pas rester exposé à l'air , sans faire de mouvement. C'est le travail habituel des gens de la campagne , qui fait qu'ils se chauffent si peu , et qu'ils ne sont presque jamais incommodés par le froid ; les enfans sont dans le même cas , lorsqu'on les laisse jouer, à l'air, même au milieu des plus grands froids.

Il faut, en hiver , avoir soin d'entretenir particulièrement la chaleur des jambes, des pieds et des mains , afin que la circulation se fasse librement jusqu'aux extrémités ; il faut surtout avoir les pieds secs , car leur humidité peut causer une foule d'inconvéniens. Il faut bien se garder de se mettre au lit, quand on a les pieds froids ; rien ne trouble plus la digestion, et ne nuit plus au sommeil ; il faut les frotter , jusqu'à ce que la chaleur y soit rappellée , avec des brosses anglaises ou du gros linge sec : on peut encore les tremper dans l'eau chaude pour les réchauffer plus promptement.

On doit, en hiver, avoir la tête couverte. N'est-il pas ridicule de porter des chapeaux, sans s'en servir! faut-il que la crainte de déranger une misérable frisure, souvent ridicule, expose de vieux Adonis surtout, à des rhumes, à des fluxions de toute espèce, à perdre les dents ou à devenir sourds, à voir leur mémoire diminuer de jour en jour? en faut-il davantage pour sentir ce que les modes ont de ridicule et d'absurde?

Lorsqu'on a bien froid en hiver, on se sert utilement du feu de bois, qu'on fait dans les cheminées ; il est préférable à la tourbe, et au charbon de terre ; mais on doit observer, qu'il ne faut pas alors se chauffer subitement et approcher trop près du foyer, car c'est le moyen de se faire crisper la peau du visage et des mains, de se procurer des engelures, et même des cuissons très-désagréables : il faut commencer par se frotter et approcher petit à petit du feu, pour éviter le mal qu'il peut occasionner.

Lorsqu'on employe les poëles, qui seroient préférables aux foyers en ce qu'ils chauffent plus également les appartemens, on doit se servir de ceux de terre, de préférence à ceux de fonte ; on aura soin, au moyen d'un thermomètre, de connoître le degré de chaleur d'un appartement et d'avoir aux fenêtres des ouvertures, pour renouveller l'air intérieur, et en appeller du nouveau. Dès que la température s'élève au delà de dix à douze degrés, comme les poëles dessèchent fortement l'air des appartemens, on met sur leur partie supérieure une terrine pleine d'eau, dont l'évaporation peut jusqu'à un certain point prévenir la trop grande sécheresse.

Ceux qui voyagent à cheval par la gelée, doivent en descendre, lorsqu'ils sont saisis par le froid, soit aux

mains, soit aux pieds, soit au visage, et marcheront
pendant un certain tems : le sang se portera plus facilement aux extrémités, dont le froid l'avoit éloigné,
et la chaleur reparoîtra.

L'appétit est plus considérable en hiver que pendant
l'été ; aussi on mange ordinairement davantage, et surtout des alimens solides ; il faut cependant prendre garde
de se livrer trop à son goût ; car la dissipation des humeurs n'étant pas considérable dans les grands froids,
et le sang étant en conséquence plus visqueux, l'excès
dans le manger pourroit produire des maladies fâcheuses.

C'est une erreur de croire, qu'on puisse de préférence
se livrer en hiver à l'usage du vin pur et des liqueurs
fortes. La chaleur étant alors concentrée, c'est en quelque sorte jeter de l'huile dans le feu ; il faut au contraire employer des boissons délayantes et tempérantes.
Le vin trempé, la bierre et le cidre léger amor-
tissent la chaleur concentrée dans les entrailles, et la
forcent de se répandre par toute l'habitude du corps.
Les personnes chez qui la digestion est un peu laborieuse ou difficile, peuvent cependant prendre avec
modération du bon vin de Bourgogne vieux avec du
sucre ; ce sera pour eux un moyen de fortifier l'estomac et de ranimer la circulation.

H O C H E T. Le hochet est un jouet d'enfans encore à la
mamelle ; c'est une espèce de petit morceau d'ivoire,
de corail, de cristal ou d'argent, entouré de grelots,
qu'Aristote dit avoir été imaginé par Architas, pour
amuser ses enfans, et qui est ainsi parvenu jusqu'à nous.
On sait que les enfans dont les dents poussent, font

paroître de bonne heure de l'inclination pour mâcher tout ce qui se trouve sous leurs mains.

Dans cette circonstance, au lieu de mettre dans la bouche des enfans les hochets d'usage, il vaut bien mieux leur donner des choses qui puissent exercer en même tems les gencives, et améliorer leur nourriture, en déterminant la salive à prendre le chemin de l'estomac, plutôt que d'en exciter la perte extérieure qui ne manque jamais d'avoir lieu par le moyen du hochet; en conséquence, une croûte de pain qui ne sera pas trop dure, quelques racines douces et agréables, comme celle de réglisse, de guimauve ramollie, sont des hochets préférables à tous ceux dont on s'est servi jusqu'ici, surtout à ceux de verre et de métal, qu'on doit particulièrement proscrire, parce que les premiers peuvent se casser, et être cause des plus grands accidens, pour peu que les enfans avalent les plus petites parcelles de verre; les seconds, parcequ'à moins qu'on ne fabrique les hochets en or, tous les autres, à l'exception du fer qui se rouille, peuvent causer des empoisonnemens, à raison des sels caustiques que l'humidité fait naître sur leur pourtour.

HOMARD. Le homard est une espèce d'écrevisse de mer, qui ressemble à celle d'eau douce, par la forme du corps, mais il est infiniment plus grand; il a une couleur rouge obscure, quelquefois avec des taches bleues, rouges et blanches; cuit, il devient rouge. Il y en a une espèce plus petite, mais assez rare.

Le homard se trouve dans les mers qui nous entourent. La chair de cet animal est fort nourrissante, et de bon goût; elle est un peu plus difficile à digérer que

Tome I. N n

celle de l'écrevisse d'eau douce, à laquelle elle peut d'ailleurs se rapporter entièrement. (V. Ecrevisse).

HOMME. L'homme est un être sentant et pensant, qui se promène librement sur la surface de la terre, où il paroît dominer tous les autres animaux, sinon par la force, au moins par l'adresse. La structure de sa langue, l'adresse de ses doigts, beaucoup de cervelle et de sensibilité, lui ont donné une finesse d'organisation qu'il possède exclusivement. Par une suite de sa sociabilité naturelle, il s'est plu en tout pays à se réunir en famille, et, suivant la facilité qu'il a eue de perfectionner sa civilisation, il a imaginé des sciences et des arts qui l'honorent, en même tems qu'ils sont le fondement de son bonheur et de ses agrémens.

On distingue l'homme physique et l'homme moral; l'homme physique exerce les fonctions nécessaires à son existence, depuis sa naissance jusqu'à sa mort. L'homme moral exerce ses facultés intellectuelles, est bon ou méchant, utile ou nuisible.

Un des plus grands avantages de l'homme, est de communiquer sa pensée par la parole. On est frappé d'étonnement, lorsqu'on examine les progrès de ses sciences, le détail de ses arts, lorsqu'on le voit franchir les mers, mesurer les cieux, et disputer au tonnerre, son bruit et ses effets.

Toutes ses sensations particulières aboutissent, ainsi que chez les autres animaux, à chercher son bien être, et il a infiniment plus de moyens pour y parvenir.

Lorsqu'il naît, c'est une image de la misère et de la douleur; son instinct est, à cette époque, inférieur à celui de tous les autres animaux, et si la raison de ses parens ne suppléoit à sa nullité, il n'en auroit pas même suffisamment pour conserver son existence.

Les enfans commencent à bégayer à douze ou quinze mois, premièrement la lettre *a* qui ne demande que la bouche ouverte et le souffle du poumon, puis les lettres *m* et *p* qui n'exigent que l'action des lèvres pour modifier la lettre *a*. C'est-là ce qu'ils prononcent avant tout : aussi les mots *papa*, *maman* désignent, dans toute langue, les noms de père et mère ; à deux ans et demi, ils commencent à parler distinctement, et il ne faut pas les forcer à prononcer ce à quoi leurs organes se prêtent difficilement. Les prodiges d'intelligence du jeune âge, souvent dans un âge plus avancé, n'offrent que la sottise, tandis que ceux chez qui les progrès ont été moins rapides, n'en sont pas moins par la suite des hommes fort intelligens. Ce qu'il y a de plus important dans l'âge le plus tendre, c'est donc de procurer aux enfans une bonne éducation physique ; quand ils seront plus avancés, on pourvoira au développement de leurs facultés intellectuelles.

En grandissant, les enfans arrivent à la puberté ou à l'adolescence, c'est le printems de l'homme. La saison des plaisirs, des grâces et des amours commence à cette époque ; mais plus elle est riante et féconde en plaisirs, moins elle est durable. Si les principes de la vie se multiplient, alors il ne faut pas oublier, qu'ils ne doivent pas servir seulement à la reproduction, mais encore à maintenir la force individuelle.

Il y a des jeunes gens qui ne grandissent plus après la quinzième ou seizième année ; il y en a d'autres qui croissent jusqu'à vingt ou vingt trois ans ; ils sont jusques-là presque tous effilés, mais peu – à – peu les membres prennent de la force, s'arrondissent et se moulent en quelque sorte. Le corps, chez les hommes, n'arrive guères à son point de perfection avant trente ans, tandis que chez la femme, souvent il y est parvenu avant vingt ans.

Le corps d'un homme bien fait doit être droit, et dans de belles proportions. Il faut que les muscles soient fortement exprimés, et que les traits du visage soient mâles, fiers et bien assurés. Dans les femmes, tous les contours sont plus arrondis, les formes plus adoucies, les traits plus fins, plus délicats, le teint plus éclatant; l'homme a la force et la majesté en partage: la beauté, la douceur et les grâces enchanteresses sont ordinairement l'apanage de l'autre sexe.

Le besoin de la reproduction ne reconnoissant point l'ordre des saisons dans l'espèce humaine, il en naît entre les deux sexes un attachement et une tendresse suivis qui contribuent à leur sociabilité. Ils voient avec délices s'élever le fruit de leurs amours; il semble que leur ame passe dans celle de leur enfant; en partageant ses plaisirs et ses peines, ils croient s'être donnés une nouvelle existence.

Dans l'âge fait, le caractère moral se peint dans les yeux et la physionomie. Cette dernière devient un tableau où toutes les passions se trouvent rendues avec autant de fidélité que d'énergie, et où s'impriment, par des signes pathétiques, les images des plus secrètes agitations.

Quoique le corps de l'homme soit à l'extérieur plus délicat que n'est celui d'aucun autre animal, il est cependant souvent plus nerveux et plus fort, relativement à son volume; on sait qu'il y a des porte-faix ou cro-

cheteurs qui portent des fardeaux de neuf cents livres
pesant. On connoît l'extrême légèreté des sauvages à
la course, et leur singulière adresse ; si l'homme civilisé
s'éloigne de la nature, elle se venge en lui laissant mé-
connoître ses forces. Il est puni, par la mollesse, et les
maux qui la suivent, du défaut d'exercice, qui lui eût
assuré une force constante, et une santé impertur-
bable.

Le poids le plus ordinaire d'un homme fait, est de
cent cinquante à cent soixante-dix livres ; on en a vu
qui pesoient jusqu'à six cents livres et plus. Sa taille
dans nos climats, est communément de cinq pieds trois
à quatre pouces. Il en est d'extraordinaires qu'on a
nommés nains ou géants. On a observé que les uns et
les autres avoient des santés très-délicates, et que leur
existence étoit beaucoup plus courte que celle des autres
hommes.

Lorsque les hommes ont acquis quarante ans, ils ne
peuvent plus que perdre de leur force et de leur énergie ; car dès que leur corps est arrivé à son point de
perfection, aussitôt il commence à décroître. Toutes
les parties qui le constituent, gagnent petit-à-petit
de la dureté et de la sécheresse ; la graisse se con-
sume, la peau se dessèche, devient écailleuse, les cheveux blanchissent, les dents tombent, les traits se dé-
forment et le corps s'incline vers la terre, qui le re-
demande.

La caducité commence à soixante-dix ans ; et presque
toujours avant quatre-vingt, l'homme finit. C'est seulement par une vie sage et modérée qu'il peut prolonger son existence, et la rendre alors moins désagréable
qu'il est possible ; la vieillesse est plus ou moins accé-

lérée, suivant beaucoup de circonstances qui ont servi à user plus ou moins les individus.

Les femmes ayant moins de force et de solidité dans leurs constructions, leurs fibres se dessèchent moins vîte, et on a remarqué qu'elles vivent plus long-tems que les hommes, surtout quand leur tems critique ne les tracasse plus.

On convient, en général, que les hommes sont plus vivaces dans les contrées qui tirent vers le Septentrion, que dans les pays méridionaux, et qu'il y a plus de vieillards dans les sols élevés, que dans les lieux bas.

Busching dit que dans un tems donné, le nombre des hommes qui naissent, surpasse presque toujours le nombre de ceux qui meurent : par conséquent ils augmenteroient considérablement, sans les fléaux qui les dévorent, et semblent les pourchasser dans tous les pays ; en effet, la guerre, la famine, la peste, les révolutions des empires, les véroles, le célibat sont autant de causes qui détruisent la population.

Il y a des gens qui croyent que dans les campagnes il naît plus d'hommes que de femmes, et que c'est le contraire dans les villes ; si c'étoit à raison de la force que les mâles dussent naître, plutôt que les femelles, il est certain que les gens de la campagne auroient de ce côté un avantage réel sur ceux des villes, qui sont toujours plus foibles et plus délicats.

En général, lorsqu'on fait des recherches sur les êtres vivans, on peut mesurer la durée totale de leur existence, par celle de leur accroissement. L'homme qui est trente ans à croître en hauteur et en grosseur, peut vivre quelquefois jusqu'à cent ans. On sait qu'en Angleterre, Henri Jakin mourut âgé de cent soixante-neuf ans en 1670. On en cite encore d'autres, mais ce sont des exceptions à la règle générale. Le chien qui ne croit que pendant deux ou trois ans, ne vit guère plus que quatre fois cet espace de tems.

Sans entrer ici dans le détail des variétés de l'espèce humaine, nous disons seulement que les races des hommes diffèrent beaucoup par leur couleur, par la taille, et par la forme de certaines parties. Les Lapons sont forts, petits, et ont une physionomie aussi bisarre que leurs mœurs. Les femmes du Groënland ont les mamelles si molles et si longues, qu'elles donnent à teter à leurs enfans par dessus l'épaule. Les nègres, les habitans de la Nouvelle Guinée, de la Nouvelle Hollande, sont noirs; les Espagnols, les Portugais, sont basanés; les Mogols sont olivâtres, ainsi qu'au Calicut.

Il me semble qu'on peut assurer, que la principale cause de toutes ces variétés vient de l'influence du climat; on peut regarder pour causes secondaires, la nourriture, les mœurs, et les usages des différentes races.

L'habitude des nourritures grossières et mal-saines, des coutumes bisarres, souvent nuisibles, peuvent bien faire dégénérer l'espèce humaine. Les traits du visage de certains peuples, dépendent beaucoup de l'usage où l'on est, d'écraser le nez, de ralonger les oreilles, de tirer les paupières; mais indépendamment de ces pratiques, nous voyons que chez nous-mêmes, les gens de la campagne sont moins bien faits que ceux qui sont nés dans les villes, de parens forts et bien portans; de sorte qu'il semble que dans les villages, où la pauvreté est un vice endémique, la misère grave son empreinte sur l'extérieur de ses malheureux habitans.

En convenant que le tempérament , la taille, la vigueur , et les autres qualités corporelles sont dues particulièrement aux divers climats , il faut convenir aussi, que les habitans des climats chauds sont en général plus petits, plus secs, plus vifs , plus gais , et plus spirituels que ceux qui sont plus au nord : mais on avouera qu'ils sont d'un autre côté plus lâches, moins vigoureux et moins laborieux, qu'ils vieillissent plutôt que les naturels des pays froids ; on sait que les femmes des pays chauds sont moins fécondes que celles des pays froids , que dans les climats très-chauds , l'amour est dans les deux sexes, un désir aveugle et impétueux ; que dans les climats tempérés , c'est une passion qui tient plus au moral , qu'on la calcule , qu'on l'analyse , et qu'elle est souvent le produit de l'éducation ; qu'enfin dans les climats glacés , c'est le sentiment tranquille d'un besoin peu pressant.

Il est bon d'observer que les hommes qui émigrent, sont d'autant plus exposés aux incommodités qui dépendent du changement de climat, qu'ils s'éloignent davantage du leur , et qu'en général les habitans des pays chauds , ont moins d'inconvéniens à redouter de leur passage dans les climats rigoureux , que les habitans des régions froides , qui veulent s'acclimater dans les régions brûlantes du midi.

HOMOGÈNE. Ce mot se dit des substances qui sont composées de parties similaires ou de même nature ; hétérogène, lui est opposé, et désigne des parties de nature différente.

HOMOPHAGE et Homophagie. Ce sont les noms et actions de ceux qui mangent de la chair crue.

HONNÊTE. On donne ce nom aux actions, aux sentimens, et aux discours qui prouvent le respect de l'ordre général, des loix, de l'honneur, et de la vertu.

L'honnête est le principal mérite de la morale du citoyen ; il fait les bonnes mœurs, les qualités aimables ; il entretient l'esprit de justice, la bienséance, la délicatesse, la décence, le goût, et le vrai tact du bon.

Celui qui s'acquitte de tous ses devoirs, est un honnête homme ; celui-là ne fait jamais tort à personne, et honore la vertu, loin de la tourner en ridicule.

Cicéron définit l'honnêteté, une sage conduite, où les actions, les manières, les discours sont d'accord avec les bons principes. Il la regardoit comme un devoir et une vertu, dont chacun doit l'exemple aux autres. Ainsi l'honnête homme ne fera rien de contraire aux mœurs, et suivra dans toute sa conduite, les principes les plus purs de bonté, de droiture, et de bienséance.

HONNEUR. L'honneur est le sentiment du droit qu'on a à son estime, et à celle des autres. Les Romains avoient établi un temple à l'honneur, dans lequel on ne pouvoit pénétrer, qu'en passant par celui de la vertu, et en effet le véritable honneur consiste dans la pratique des vertus. C'est avoir des préjugés, ou une idée bien petite de l'honneur, que de le faire consister, comme le militaire dans le courage, comme le juge dans l'intégrité, comme les femmes dans la chasteté. Le véritable honneur s'occupe du bien général et particulier ; c'est l'instinct de la vertu ou des devoirs, applaudi par les honnêtes gens.

HONTE. La honte est dans une ame honnête, la conscience d'une faute qui l'avilit ; dans celle qui ne l'est pas, c'est la crainte du blâme. La première se relève par l'exercice de la vertu ; la seconde ne désire se soustraire à la honte, qu'en cachant avec soin ses actions humiliantes.

La honte qui détourne du mal, par la crainte du deshonneur, ne laisse pas de tourner au profit des mœurs; on ne peut trop l'employer comme un mobile utile dans l'éducation; si l'on ne peut rendre les hommes vertueux, pour la vertu même, qu'au moins la crainte du blâme les retienne.

HOPITAL. Les hôpitaux n'étoient autrefois que des hôtelleries publiques où les voyageurs et les étrangers recevoient les secours de l'hospitalité; aujourd'hui ce sont les hospices des malades, des infirmes, et des malheureux qui manquent d'objets de première nécessité.

Nous avons parlé ailleurs des moyens de rendre les habitations des malades le moins insalubres possible; quant aux indigens sains, il suffit de leur donner des travaux qui soient à leur portée, et ils ne pourront être à charge à l'Etat, qui doit à tous des secours et des moyens de subsistance; car un homme n'est pas pauvre, parce qu'il n'a rien, mais parce qu'il ne travaille pas. Celui qui a 400 f. de rente sans travailler, est moins riche que celui qui travaille, sans avoir le moindre revenu. Le Gouvernement, en forçant les mendians de travailler dans les hôpitaux ou maisons de force, fait apprendre des métiers à ceux qui sont jeunes, et qui n'en savent pas; il occupe ceux qui, dans l'inaction, deviendroient une peste pour la société. Mais il seroit bien plus avantageux pour un Etat, que le Gouvernement prît toutes les mesures que la prudence et le bien public exigent pour diminuer le nombre des pauvres et des mendians; car plus ces asiles sont remplis, plus ils attestent le malheur général, et la misère du moment, ils confirment la débauche de la jeunesse et la dépravation qui en est la suite.

HOQUET. Le hoquet est un espèce de mouvement convulsif de l'œsophage, qui tiraille l'estomac et le diaphragme. Nous ne parlons ici que des hoquets passagers qui ont lieu, quand on a mangé gloutonnement, qu'on n'a pas assez détrempé les solides, qu'on a bu trop froid, qu'on pleure, qu'on rit, ou qu'on tousse violemment. Souvent quelques minutes suffisent pour guérir les hoquets, surtout si l'on retient sa respiration, le plus qu'on peut, si l'on boit peu-à-peu une certaine quantité d'eau, si l'on est excité à l'éternuement ou à quelques mouvemens forts et inattendus, physiques et moraux.

HOROSCOPE. C'est une prédiction astucieuse des gens qui se mêlent de deviner, d'après de soi-disantes influences des astres, ou d'après des signes qu'ils remarquent sur différentes parties du visage, des mains, etc. Les diseurs d'horoscope ou de bonne aventure, sont estimés ce qu'ils valent aux mots Astrologie, Magie.

HORREUR. Ce mot désigne une aversion extrême, ou l'épouvante portée à son dernier degré, au frémissement. C'est une espèce d'affection très-fâcheuse, qui trouble les fonctions du corps, et quelquefois celles de l'ame ; elle ne dépend pas de nous, et elle est toujours relative à la sensibilité individuelle, de sorte que ce qui fait horreur à une personne, étonneroit à peine une autre. Ceux qui sont doués d'une grande sensibilité, doivent donc s'éloigner de ces spectacles affreux qui présentent l'idée de la destruction dans les circonstances les plus effrayantes. Ils ne doivent point se trouver à la représentation de Gabrielle de Vergi , de Béverley , de Calas , et autres drames de ce genre.

On a vu , plus d'une fois , ces pièces pleines d'horreur , troubler l'esprit , faire tomber en syncope , exciter les mouvemens spasmodiques les plus fâcheux , des tremblemens universels , et des sueurs froides ; les personnes sensées devroient interdire de tels spectacles à celles qui sont en même - tems très - irritables et très - délicates , aux femmes vaporeuses , et surtout aux jeunes personnes chez qui les circonstances qui font frissonner d'horreur , peuvent arrêter des évacuations périodiques , et causer ensuite les plus funestes accidens.

HOUILLE. (V. Charbon de Terre).

HUILE. On donne le nom d'huile , en général , à une substance onctueuse , composée , point ou peu dissoluble dans l'eau , qui brûle à la manière du bois. C'est un des principes prochains des substances végétales et animales , et qu'on retire le plus ordinairement par l'expression et la distillation. On sait de quelle utilité sont les huiles ; soit dans l'économie animale , comme aliment , soit comme remède , soit dans les arts.

L'huile , comme l'extrait , ne contient pas d'une manière évidente , la base de l'acide oxalique ; mais quelques chimistes regardent cette base comme une huile ; ce qu'il y a de certain , c'est qu'elle est un corps nutritif , qui s'unit très-bien aux alimens , et passe avec eux dans la circulation , comme le prouve la matière grasse qui contient le lait , et l'absorption de la graisse chez les gens qui maigrissent.

En général les huiles , prises seules et en quantité , excitent un sentiment de pesanteur sur l'estomac , quel-

quefois le vomissement, quelquefois des selles abondantes;
il leur arrive de devenir âcres par leur séjour prolongé
dans l'estomac , et cette rancescence est attribuée à l'a-
cescence de leur mucilage , quoiqu'il soit fort difficile
de l'en séparer.

On peut diviser les huiles en trois classes :

Les huiles grasses fluides ;

Les huiles concrètes ;

Et les substances analogues au blanc de baleine.

Les huiles grasses fluides , se prennent , ou seules , ou
dans les substances qui la contiennent.

Les substances alimenteuses qui contiennent les
huiles grasses parmi les végétaux , sont les semences
émulsives, dont nous avons parlé au mot Émulsives
(graines), et la pulpe qui enveloppe le noyau de l'o-
live. (V. Olive).

Les huiles tirées , en général , des semences émulsives ,
sont plus disposées à rancir que l'huile d'olive ; mais
il faut aussi distinguer parmi elles , celles qui sont obte-
nues sans le secours de la chaleur , de celles qu'on
obtient plus abondamment par ce moyen , et qui sont
souvent désagréables , nauséabondes , à cause d'un développement d'acide sébacique.

Souvent , dans le commerce , on substitue ces huiles ,
comme celles de pavot ou d'œillet, de chenevis , aux
huiles d'olive , mais elles sont bien moins saines et plus
difficiles à digérer.

Les huiles des animaux , tirées par l'ébullition , sont
encore inférieures à toutes les autres pour les usages de
la cuisine.

Les huiles grasses concrètes , considérées comparativement avec les huiles fluides, doivent se digérer plus promptement, mais elles rancissent plus vite.

La seule huile grasse concrète, qu'on tire des végétaux, est le beurre de cacao, qui, dans certains pays, sert aux usages de la cuisine, qui répand une saveur fraîche en se fondant dans la bouche, et que nous n'employons que pour le chocolat. (V. Chocolat).

Le beurre est la première huile grasse concrète qu'on tire des substances animales, et la plus voisine de l'état végétal, celle dont nous usons le plus avec nos alimens; il est plus aisé à digérer seul que l'huile d'olive, mais il rancit plus vite, et d'autant mieux qu'il conserve plus de sérosité laiteuse. Le meilleur est celui, qui n'ayant point commencé à rancir, n'a point éprouvé l'action du feu.

Les autres graisses animales rancissent moins vite que le beurre, mais le développement de l'acide sébacique, dans ces dernières, les rend bien moins agréables.

Les graisses salées et fumées, comme celles de jambon, sont bien plus âcres encore, quand on les échauffe, et il n'y en a point qui causent des ardeurs plus durables et plus nuisibles à l'estomac.

Nous observerons que le développement de l'acide sébacique, dans les fritures et dans les roux, est un des grands inconvéniens de ces sortes de préparations.

D'après ce qui vient d'être dit sur les huiles, le beurre et les graisses, il est aisé de voir que, pour la friture surtout, le beurre est beaucoup préférable aux graisses, et les huiles au beurre.

A l'égard des substances alimentaires, qui contiennent une substance analogue au blanc de baleine, ce sont principalement le cerveau et le foie des animaux. (V. Blanc de Baleine, Foie).

En général, lorsque les huiles sont employées fraîches, avant qu'elles ayent subies aucune altération, le mucilage qu'elles contiennent s'extrait avec la plus grande facilité, et forme une espèce d'émulsion douce qui rend ces substances agréables au goût, et assez nourrissantes. L'huile qu'on en tire par expression, sert avantageusement à assaisonner d'autres substances, qui en sont dépourvues, et qui, d'acides qu'elles étoient, deviennent grasses, d'un goût plus agréable, et en même-tems plus nourrissantes.

Lorsqu'elles sont vieilles, rances ou de mauvais goût, on doit absolument les proscrire des alimens ; car elles peuvent souvent se trouver gâtées par des substances métalliques, ou autres, dont l'union les déprave, et peut en faire de véritables poisons.

Il est bon d'avertir ici que c'est un préjugé d'employer les huiles dans les affections de poitrine ; que c'en est un autre, lorsque des circonstances particulières en exigent l'usage, de ne pas préférer de la bonne huile d'olive, aux amandes douces et autres, qu'on trouvera rarement fraîches chez les apothicaires qui ne sont pas très-employés, et qui n'habitent pas les grandes villes. Cependant rien n'est plus nuisible à des malades que de prendre des huiles rances en place d'huiles douces.

HUITRE. L'huitre est un coquillage de mer bivalve. On en distingue beaucoup de variétés. Quant au volume, celles qui sont les plus petites passent pour les plus délicates ; chez nous, celle de Marennes ont la plus grande célébrité. On dit que les pêcheurs leur donnent la couleur verte, en les enfermant le long des bords de la mer, dans des fosses profondes de trois pieds, qui ne sont inondées que par les marées hautes, à la nouvelle et pleine lune : on y laisse des espèces d'écluse, par où l'eau reflue, jusqu'à ce qu'elle soit à moitié baissée. Ces fosses verdissent, soit par la qualité des terreins, soit par une espèce de mousse qui en tapisse les parois et le fond ; et au bout de trois jours, les huitres commencent à prendre une nuance verte.

C'est de Dieppe et de Cancale, qu'on tire la plus grande partie des huitres qu'on mange en France. Elles sont moins grandes que celles de la Méditerranée, mais elles sont préférées.

La chair des huitres donne un aliment fort agréable, fort sain et fort recherché. Les anciens et les modernes l'ont regardé comme le meilleur testacé. Horace a fait l'éloge des huitres du cap de Circé ; Apicius avoit trouvé l'art de les conserver long-tems, puisqu'il en envoya d'Italie en Perse, à l'Empereur Trajan, et qu'elles arrivèrent extrémement fraîches.

Quoique les huitres ne soient pas généralement du goût de tout le monde, et même qu'elles répugnent infiniment à quelques personnes, elles n'en passent pas moins pour provoquer l'appétit, et pour être de facile digestion. On voit dans la société, des mangeurs d'huitres qui en peuvent avaler, à leurs risques et périls, plus de 40 douzaines.

On mange les huitres le plus souvent crues, et de cette manière elles sont infiniment faciles à digérer, surtout si l'on y laisse l'eau salée qu'on y trouve en les ouvrant, et qu'on y joigne du poivre, et quelques gouttes d'acide végétal, comme du citron, du vinaigre.

On en fait cuire aussi, mais elles durcissent, se racor-
nissent, et sont moins aisées à digérer. On les prépare en
fricassées, en friture. On en fait encore mariner.

Elles conviennent, en général, presque également à
toutes les constitutions; les scorbutiques s'en trouvent
très-bien; elles sont utiles dans la pulmonie, dans les vomissemens des femmes grosses, et les agacemens de
l'estomac.

HUMANITÉ. L'humanité est l'amour des hommes.
C'est un sentiment de bienveillance qui porte à les
rendre heureux. C'est elle qui enflamme le philosophe
qui voudroit parcourir l'univers, pour soulager le malheur, éclairer l'ignorance, abolir l'esclavage, démas-
quer la superstition, et détruire le vice.

L'humanité comprend toutes les vertus; la commisé-
ration, la bienfaisance, la justice, et la générosité l'accompagnent toujours. L'homme humain peut bien n'être
pas l'ami d'un autre, mais il ne peut le haïr. Un cour-
tisan d'Alphonse le grand, voyant qu'on lui comptoit
une somme de dix mille écus d'or, et ayant dit à demi-
bas, qu'il n'en faudroit pas davantage pour le rendre
heureux toute sa vie, soyez-le, lui dit sur-le-champ
ce bon prince.

Marc-Aurèle ne connoissoit pas de plus grand bonheur que celui de faire du bien, sans le faire attendre.

L'humanité n'existe pas sans philosophie, et sans indulgence.

HUMECTANT. Le régime humectant est celui qui
a l'eau pour base, lorsqu'on lui unit des substances propres à humecter, à rafraîchir : ce régime doit être celui
des personnes bilieuses, irritables, mélancoliques, chez

qui la fibre est sèche, tendue, et les humeurs portées
à l'acrimonie.

Dans ces cas, les plantes émollientes, acescentes, et
savonneuses, unies à l'eau, les sucs des fruits d'été, les
herbes potagères, le miel, le sucre, le petit lait, fournissent autant de moyens de corriger la tendance à l'é-
rétisme, et à l'alcalescence.

HUMEUR. On donne, au physique, le nom d'humeur,
aux différens fluides qui circulent dans l'économie animale, dans l'état sain ou dans l'état contre nature.

On appelle humeur au moral, une position qui semble dépendre souvent du tempérament et de la santé,
et qui en reçoit une analogue; ainsi nous regardons, dans
beaucoup de circonstances, la bonne et la mauvaise humeur
comme des signes de santé ou de maladie : ainsi le caractère de gaieté, que la nature a donné à certains individus, fait qu'ils ont, pour se bien porter, un avantage de plus que ceux qui sont ordinairement mélancoliques, ou d'un naturel triste; aussi les premiers sont
souvent de bonne humeur, lors même qu'ils souffrent,
tandis que les autres sont maussades, lors même qu'ils
sembleroient avoir des raisons d'être de bonne humeur.

En général, on fuit les uns pour rechercher les autres, qui semblent, en quelque sorte, communiquer la
santé, avec leur gaieté, aux personnes qui ont l'avantage de faire leur société.

Les gens de mauvaise humeur, étant irrésistiblement
ce qu'ils sont, méritent d'être plaints, mais on ne les en
aime pas davantage, parce qu'ils semblent déranger le
bonheur social, l'entourer d'un voile de mélancolie, et
faire, pour ainsi dire, une mauvaise consommation de
leur existence.

HUMIDITÉ. Nous regardons l'humidité comme
une propriété particulière qu'ont les corps liquides, de
s'attacher à ceux qui sont solides, et de leur communiquer une partie de leur essence. L'humidité est fournie
par des vapeurs aqueuses qui sont répandues dans l'air,
et sur-tout par celles qui s'élèvent du sein de la terre.

Nous ne considérons ici l'humidité, qu'en tant qu'elle
pénètre les corps des animaux ; et s'il y en a, parmi eux,
sur qui elle paroisse agir avec plus d'énergie, c'est sans
contredit sur l'espèce humaine. Les autres animaux destinés à coucher constamment sur le sol, ont reçu, de
la nature, les poils qui les recouvrent, pour entretenir
la chaleur, et les défendre particulièrement des attaques de l'humidité. Mais l'homme n'a pour s'en garantir
que les ressources de son industrie ; quoiqu'il l'ait souvent déployée contre cet ennemi dangereux, il n'arrive
que trop souvent qu'il s'en trouve la victime.

S'il y a, en effet, une constitution fatale à l'homme,
c'est celle qui permet à l'humidité, soit de l'atmosphère,
soit du sein de la terre, de s'appliquer particulièrement
à son corps, et de le pénétrer ; si l'action du froid
vient s'unir à l'humidité, on aura la circonstance, de
toutes, la plus préjudiciable ; cela est si vrai, qu'on a
vu plus d'une fois des gens devenir impotens, para-
lytiques, rhumatisés, et quelquefois même périr, pour
avoir dormi quelque tems sur un terrein humide et froid.

Lorsque la constitution humide existe, il y a à présumer que les parties aqueuses humides, qui nagent
dans l'air, et qui ont la faculté d'être absorbées par
les pores de la peau, sont chargées de substances hétérogènes qui les pénètrent.

Linnings s'est assuré le premier, qu'on pouvoit découvrir les loix suivant lesquelles se fait cette absorption, et pourquoi il arrive que telles personnes, qui ont résisté longtems à un air contagieux, finissent par y succomber, lorsqu'elles croyent être à l'abri de ses atteintes.

On sent qu'il est de la dernière importance, de se garantir de l'humidité, puisqu'elle pénètre si facilement dans les vaisseaux absorbans du corps; on ne fait pas souvent assez d'attention, au froid et à l'humidité qui se gagnent aux pieds, en marchant dans les rues humides et boueuses de la Capitale; je crois qu'on peut leur attribuer une partie des rhumes et des catharres, qui saisissent ses habitans.

Pour éviter les atteintes de ce dangereux ennemi, il seroit donc de la dernière importance de sacrifier l'élégance des chaussures, pour en avoir de constamment chaudes, et absolument impénétrables à l'humidité.

Il m'est arrivé souvent de guérir les maux dont nous venons de parler, en faisant tenir les extrémités chaudes, ou garder aux pieds des chaussons de flanelle d'Angleterre, en entretenant une douce transpiration avec de légers diaphorétiques.

Dans le cas où l'on se seroit reposé sur la terre, et où l'humidité auroit gagné, il faudroit employer des substances cordiales, du vin pur, et se mettre dans un bain chaud; j'ai plus d'une fois reconnu l'utilité de cette méthode.

On ne peut faire aucun doute sur le danger qu'il y a d'habiter des sols bas, marécageux, surtout s'ils sont situés au Nord, de se tenir dans des appartemens nouvellement construits, dont les plâtres n'ont pas été bien séchés, soit par la chaleur du soleil et de l'été, soit par celle d'un bon feu longtems continué.

On sent encore qu'il faut soigneusement éviter de se trouver exposé à des courans d'air froid, qui entraînent avec eux l'humidité, de rester longtems dans des lieux souterrains, humides, la nuit surtout, sans être vêtu de manière à ne laisser aucune prise à ces agens perfides.

On voit enfin qu'il peut être nuisible, pour les mêmes raisons, de passer trop vite, des habillemens d'hiver et de printems à ceux d'été ; qu'ainsi il ne faut pas trop attendre à la fin de cette dernière saison, pour reprendre des ajustemens plus chauds, puisqu'une très-grande partie des maux qui nous affectent, est due à l'humidité et aux variations considérables qui ont lieu dans l'atmosphère, et auxquelles une négligence pernicieuse ne manqueroit pas de fournir un nouvel aliment. (V. Hygromètre).

HUMILITÉ. L'humilité est une sorte de timidité naturelle ou acquise par la réflexion. L'orgueil lui est opposé. Cette qualité est rare dans les gens d'un grand talent : cependant elle n'en est que plus estimable. L'homme médiocre, modeste, n'est pas humble : il est juste, mais il n'est pas sans courage.

HYDROGÈNE (Gaz). On donne le nom de gaz hydrogène à une des parties constituantes de l'eau, qu'on nommoit auparavant gaz inflammable. Ce gaz est très-léger, mais il a une très-mauvaise odeur, il s'amasse souvent dans les intestins des animaux, mais il est presque toujours mélangé d'autres gaz, qui n'ont ni meilleure odeur, ni plus de respirabilité.

HYDROMEL. On donne le nom d'hydromel au mélange de l'eau avec le miel. C'est une boisson très-saine et très-adoucissante , qui ne peut qu'être utile à tous ceux à qui elle plaît , et qui convient particulièrement aux enfans.

Il y a une autre espèce d'hydromel , qui se fait également avec l'eau et le miel , auxquels on laisse subir un certain degré de fermentation , jusqu'à ce qu'il ait acquis une odeur vineuse : on le nomme alors Hydromel vineux. C'est une liqueur qu'on fait parfaitement bonne en Pologne , et qu'on boit en guise de vin. Si on faisoit excès de cet hydromel , il griseroit , et à la longue, produiroit les mêmes effets que le vin pris inconsidérément.

HYGIÈNE. L'hygiène est une partie de la médecine , qu'on peut regarder comme le régulateur de la santé , parce qu'elle apprend à entretenir le parfait équilibre qui la constitue , à prévenir les maux qui la menacent , et à prolonger l'existence.

L'hygiène possède des moyens bien assurés pour rendre fortes et robustes les constitutions foibles et délicates ; souvent même , dans les maladies , l'hygiène opère plus par le régime , qui est de son ressort, que par les remèdes de la médecine curative.

Cette science n'est point hérissée des difficultés qui rendent les autres parties de la médecine aussi pénibles que profondes ; les principes de l'hygiène sont simples et lumineux : lorsqu'ils sont présentés avec ordre et clarté , l'œil du bon sens suffit pour les saisir. C'est sans contredit l'objet le moins hypothétique de notre art , puisqu'il marche toujours d'un pas assuré vers son but , et qu'il n'en est jamais détourné que par le défaut de savoir , l'ignorance , l'inexpérience , et les passions des hommes. Mais cette vérité incontestable, ne frappe que très-foiblement le plus grand nombre d'entre eux ; de-là cette indifférence pour la santé , à laquelle on ne leur voit que trop souvent sacrifier le plaisir d'un moment , et des intérêts mal combinés. Pourquoi n'en sentent-ils le prix que quand ils sont dans le cas d'en regretter la perte ? c'est que le plus souvent , l'homme qui s'abandonne à ses passions , et que ne retient pas l'expérience ou l'instruction , est un être fort déraisonnable : il accuse la nature de lui avoir départi une existence trop fragile , mais l'imprudent ne fait pas attention , que c'est le plus souvent à son inconduite , qu'il doit , d'en voir altérer et abréger le cours.

L'homme raisonnable se pénétrera facilement de ces vérités , et rendra aux principes de l'hygiène , un hommage aussi juste qu'intéressé. Il fera tout pour conserver sa santé , puisqu'elle est le premier bien de l'être sensible , celui par lequel tous les autres se réalisent , celui sans lequel on les voit s'anéantir. Mais si l'homme mûr se persuade quelquefois aisément ces vérités , comment les rendre profitables à l'âge qui se croit immortel ; c'est en l'instruisant de bonne heure des principes de l'hygiène , en lui montrant les dangers de l'inconduite , dans un âge surtout , où la constitution encore frêle , est loin de pouvoir soutenir les exercices violens en tout genre , auxquels peuvent se livrer impunément les gens d'un âge fait.

Chaque professeur d'histoire naturelle , dans les écoles centrales , doit donc être chargé , en donnant aux élèves des notions préliminaires sur la nature humaine , de semer les vérités importantes , auxquelles tient sa conservation , et de faire sentir que c'est de leur application , que doit dépendre le bonheur ou le malheur de l'existence future. Il n'en faut pas douter, c'est seulement lorsqu'on s'astreindra aux règles simples et faciles de l'hygiène, que la société pourra voir s'élever dans son sein des hommes, dont la constitution physique et morale bien saine, répondra d'abord des progrès qu'ils doivent faire dans l'instruction, et ensuite des vertus et des talens nécessaires pour assurer leur félicité et celle de l'état.

Les philosophes de tous les tems, à la tête desquels on peut placer Hyppocrate, ont observé que le régime, le choix, la quantité, la préparation, le mélange des alimens, n'étoient pas indifférens pour la santé ; ce sont même ces connoissances qui ont commencé l'art de guérir. L'observation n'a pas tardé à y joindre les proportions justes d'exercice et de repos, de sommeil et de veille ; le second pas de l'art a été de mettre en vigueur la gymnastique et les bains, qui, surtout dans les pays chauds, sont devenus autant un besoin journalier, qu'un objet de luxe et d'agrément.

Les premiers instituteurs de la société, les législateurs, ont fait de l'hygiène la base de leurs préceptes physiques, et une partie essentielle de leur législation ; et tandis que pour rendre leurs loix plus imposantes, ils faisoient même intervenir la divinité, le sentiment de la vérité, du besoin, et de l'exemple, introduisoient aussi des coutumes utiles, en sorte que les hommes furent portés à se perfectionner, et à se conserver eux-mêmes par les pouvoirs réunis de la raison, de l'autorité, de la superstition, et de l'habitude. C'est alors que commença la distinction entre l'hygiène privée, et l'hygiène publique, à laquelle les législateurs modernes ont malheureusement mis bien moins d'importance que les anciens, qui, par des institutions sages, croyoient devoir préparer des générations saines et vigoureuses.

Les Chaldéens, et surtout les Egyptiens, commencèrent à donner l'exemple de ces belles institutions. Les jeux publics, et les prix proposés pour les différens exercices, furent dans la Grèce, une suite des institutions politiques, destinées à former le corps, et à lui donner plus de vigueur et de force. Les gymnases étoient les premières écoles où la jeunesse se préparoit à tous ces genres de triomphe. La gymnastique chez les Romains, fut donc regardée comme un objet principal d'éducation : des bains publics furent élevés avec la plus grande magnificence. On consacra des dépenses pour entretenir la propreté des villes, y faire abonder l'eau ; et pour voir jusqu'à quel point tous ces objets intéressoient les anciens, il suffit d'examiner leur hygiène publique, dans leur législation, leurs usages, leurs mœurs, et dans leurs réglemens de police publique.

La législation moderne a cependant fait quelque chose pour l'hygiène publique : on lui doit les lazarets, les fontaines, les hôpitaux et l'inoculation. Des institutions particulières et touchantes, sous le nom de charité maternelle, se sont élevées pour soulager des enfans qui périssoient dans les maisons publiques. Elles ont trouvé les moyens de rendre utiles, des bras perdus pour la société.

Les travaux de Hâles, de Poissonnier, de Lind, de Pringle, d'Azile, de Girod, de Lancisi, attesteront ce que des particuliers ont fait pour solliciter les hommes publics, souvent trop lents à faire le bien. Cependant ce sont les grands travaux utiles, qui seuls peuvent à jamais honorer les législations et les gouvernemens. C'est à eux d'établir, pour la salubrité générale, des bains publics, des naumachies, qui en honorant les arts, par la beauté de l'exécution, fassent le bien des particuliers, surtout des pauvres, qui ont droit aux bienfaits d'un gouvernement, actif, juste et grand.

L'hygiène privée, est celle qui détermine, par des règles prises dans l'observation, dans quelle mesure l'homme pouvant conserver sa santé, doit, suivant son âge, sa constitution, et d'autres circonstances, user de ce qui l'environne, et de ses propres facultés, soit pour ses besoins, soit pour ses plaisirs.

Ces règles sont, ou générales, ou déduites des loix universelles de l'économie animale, et de ses rapports avec tout ce qui nous environne, ou particulières, et relatives aux différences des individus, ou des choses qui sont à leur usage. On trouvera dans le discours du Cⁿ. Hallé, sur l'hygiène, une esquisse très-bien faite, de tout ce qui a rapport à cet objet, sur lequel les bornes de cet ouvrage, ne nous permettent pas de nous étendre.

HYGROMÈTRE. Les hygromètres sont des instrumens physiques, faits avec des cheveux, des crins, de la baleine, ou des tuyaux de plume, qui étant très-perméables à l'humidité de l'air, servent à en démontrer la présence, ou la sécheresse. Les bois qui ne sont pas bien secs, et qui éclatent avec bruit, donnent des effets hygrométriques. Si des substances mortes peuvent produire des effets aussi marqués sur la sécheresse, ou l'humidité de l'air, on peut croire qu'il s'en exerce de plus énergiques sur les organes des animaux vivans, et pourvus de toute leur sensibilité.

Les maux que produit l'humidité, et les observations, rendent l'art hygrométrique aussi important que le barométrique, et le thermométrique.

Il est un effet immédiat de l'humidité, que l'état des découvertes modernes permet d'apprécier. On sait aujourd'hui qu'une des grandes causes de la transpiration, est la dissolution de l'eau, qui arrive à la surface de la peau, par l'air environnant ; qu'elle consiste dans une véritable évaporation, due d'une part, à l'action du cœur qui pousse les liquides à l'extrémité des vaisseaux, et conséquemment à l'organe cutané, et d'une autre part à l'air qui dissout plus ou moins promptement l'eau sortie par les vaisseaux de la peau.

Lorsque l'air est chaud et sec, il dissout avec activité la matière de la transpiration ; et sa propriété dissolvante peut même aller jusqu'à épuiser les individus, comme cela a lieu dans les pays chauds. Au contraire, un air froid et humide, et surtout fort surchargé d'humidité, qui, au lieu de s'y dissoudre, s'en précipite, en raison de l'affaissement de sa température, ne peut pas enlever l'eau qui sort par la peau ; et ce défaut de dissolution de la part de l'air, doit produire un grand effet, une grande surcharge pour nos corps, puisqu'il peut y laisser chaque jour plusieurs livres de la matière de la transpiration.

Sans doute lorsque la santé est vigoureuse et parfaite, la nature a établi dans d'autres organes, les moyens de faire sortir cette masse de liquide, qui ne pourroit pas rester dans le corps, sans faire naître des dangers, et l'on sait que les reins remplissent cette fonction, de manière qu'on les regarde en physiologie, comme destinés à remplacer les fonctions de la peau. Mais s'il arrive qu'ils n'évacuent pas toute la quantité de liqueur, retenue dans les vaisseaux cutanés sécrétoires, cette humeur surabondante devient une espèce de corps étranger, qui surcharge le système vasculaire, et qui souvent, en s'arrêtant dans différens organes, y donne naissance à des maladies plus ou moins graves.

Voilà comment les connoissances d'hygromètrie intéressent l'art de conserver et de rappeller la santé. Il n'est plus permis d'ignorer, d'après cela, l'utilité des hygromètres, et de l'observation de ces instrumens pour la médecine. On ne doit pas manquer de la joindre à celle du baromètre et du thermomètre, et d'accueillir les résultats de toutes les observations météorologiques, pour les comparer à ceux des observations nosologiques, et trouver le rapport qui existe entre les météores, l'état de l'atmosphère, et la production ainsi que les divers événemens des maladies.

HYPOCRISIE. L'hypocrisie est la duplicité personnifiée. L'hypocrite joue également le vice et la vertu, le plaisir, la douleur.

> Le ciel est dans ses yeux, l'enfer est dans son cœur.
>
> VOLT.

L'ame vile et rampante de l'hypocrite, est comme un cadavre, où l'on ne trouve plus ni sensibilité, ni chaleur, qui fasse espérer le retour à la vie. On n'a jamais vu un hypocrite devenir homme de bien ; c'est de tous les fourbes le plus méprisable, mais aussi le plus dangereux, puisqu'on ne se méfie pas de lui.

Fin du premier volume.

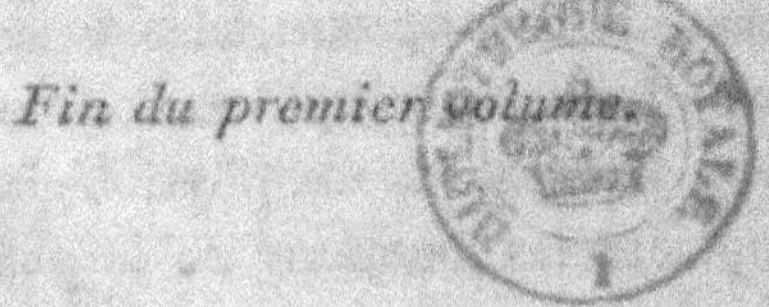

ERRATA

DU TOME Ier

PAGE 9, ligne 3, auxquels, *lisez* auxquelles.
— 16, lig. 15, ombical , *lis.* ombilical.
— 24, lig. 21, inclinations , *lis.* indications.
— 33 , lig. 11 , gros , *lis.* fins.
— 52, lig. 8 , abfortion, *lis.* absorption.
— 57, lig. 27, sucre , *lis.* sucré.
— 68, lig. 10, glusineuse, *lis.* glutineuse.
— 75, lig. 7, naturelle , *lis.* naturel.
— 87, lig. 9, isolement , *lis.* isolément.
— 118, lig. 32, impide , *lis.* insipide.
— 119, lig. 9, blayes, *lis.* bayes.
— 133, lig. 1, babillement , *lis.* babil.
— 140, lig. 9, un chaleur , *lis.* une chaleur.
— 143, lig. 19, conctact , *lis.* contact.
— 149, lig. 21, corps , *lis.* cors.
— 180, lig. 19, plus sains , *lis.* des plus sains.
— 203, lig. 23, uste , *lis.* juste.
— 206, lig. 7, et est , *lis.* et qui est.
— 226, lig. 1 , contenue , *lis.* contenu.
— 229, lig. 21, sur ces bords, *lis.* sur ses bords.
— 236, lig. 1, *rependum*, *lis. repandum.*
— 261, lig. 24, le pied , *lis.* les pieds.
— 263, lig. 32, doute , *lis.* douter.
— 278, lig. 9, qu'il , *lis.* qu'ils.
— *ibid.* lig. 32, licieuse, *lis.* délicieuse.
— 285, lig. 19, parcequ'en , *lis.* parceque.
— 287, lig. 16, tout autre , *lis.* toute autre.
— 288, lig. 8, infectes , *lis.* insectes.
— 293, lig. 30, qu'elle , *lis.* quelle.
— 303, lig. 4, en n'affoiblisse , *lis.* n'en affoiblisse.
— 309, lig. 21, leur, *lis.* lui.
— 360, lig. 25, trop forte , *lis.* trop fortes.
— *ibid.* lig. 29, ÉCLAIRE , *lis.* ÉCLAIRÉ.
— 365, lig. 20, sympatiques, *lis.* lymphatiques.
— 400, lig. 32, dépilation , *lis.* dépilatoire.
— 411 , lig. 6 , soignées , *lis.* soignés.
— 420, lig. 10, Castrat , *lis.* Castration.

Pag. 425 , lig. 3 , airs de vents , *lis.* aires-de vents.

— 431 , lig. 12 , dépourvue , *lis.* dépourvues.

— 435 , lig. 20 , prutréfaction , *Lis.* putréfaction.

— 445 , lig. 2 , d'autres mérites , *lis.* d'autre mérite.

— 451 , lig. 24 , les rend , *lis.* les rendent.

— 467 , lig. 24 , externes , lorsque , *lis.* externes, Lorsque.

— *Ibid.* lig. 25 , quelque part ; *lis.* quelque part ,

— 469 , lig. 17 , on en a eu , *lis.* on a eu.

— 496 , lig. 18 , est , *lis.* n'est.

— 497 , lig. 27 , employé , *lis.* employée.

— 516 , lig. 7 , doit , *lis.* doivent.

— 524 , lig. 18 , changeront , *lis.* changeraient.

— 575 , lig. 31 , celle , *lis.* celles.